实用内科疾病临床思维与实践

主编 马利然 郭 帅 褚衍青 王国山
　　　邱 娜 马家军 夏 青 宫雪艳

上海科学技术文献出版社
Shanghai Scientific and Technological Literature Press

图书在版编目（CIP）数据

实用内科疾病临床思维与实践 / 马利然等主编. --
上海：上海科学技术文献出版社，2024. -- ISBN 978-7-
5439-9108-8

Ⅰ. R5

中国国家版本馆CIP数据核字第2024L0E484号

组稿编辑：张　树
责任编辑：王　珺
封面设计：宗　宁

实用内科疾病临床思维与实践
SHIYONG NEIKE JIBING LINCHUANG SIWEI YU SHIJIAN

主　　编：马利然　郭　帅　褚衍青　王国山
　　　　　邱　娜　马家军　夏　青　宫雪艳
出版发行：上海科学技术文献出版社
地　　址：上海市长乐路746号
邮政编码：200040
经　　销：全国新华书店
印　　刷：山东麦德森文化传媒有限公司
开　　本：787mm×1092mm　1/16
印　　张：23.25
字　　数：595千字
版　　次：2024年6月第1版　2024年6月第1次印刷
书　　号：ISBN 978-7-5439-9108-8
定　　价：200.00元

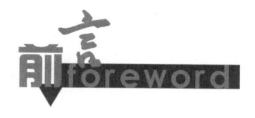

前言 foreword

医学，作为一门博大精深的学科，其内涵之丰富、领域之广阔，足以令每一位医者终身探索。内科，作为医学的重要分支，更是涵盖了人体各系统疾病的诊断与治疗。在内科的临床实践中，医师不仅需要具备扎实的医学理论知识，还需要拥有敏锐的临床思维能力和丰富的实践经验。因此，我们组织了一批具有丰富临床工作经验的专家共同编写了《实用内科疾病临床思维与实践》一书，旨在帮助读者更好地掌握内科疾病的临床诊疗技能，提高临床思维能力。

本书从临床实际出发，紧密结合内科疾病的诊疗过程，系统地介绍了内科常见疾病的临床表现、诊断方法、治疗原则及预后评估。在编写过程中，编者注重理论与实践的结合，既深入剖析了疾病的发病机制，又详细阐述了临床诊疗的具体操作。同时，编者还注重临床思维的分析，引导读者逐步建立科学的临床思维模式。

当然，医学是一门不断发展的学科，内科疾病的诊疗技术也在不断地更新与完善。因此，本书在编写过程中也力求体现最新的医学研究成果和诊疗技术，但由于编写经验不足，加之时间有限，书中难免存在不足之处，敬请广大读者提出宝贵的修改建议，以期再版时修正完善。

最后，我们衷心希望这本《实用内科疾病临床思维与实践》能够成为广大内科医师、医学生及医学爱好者的良师益友。我们相信，通过不断学习和实践，每一位读者都能够在内科疾病的临床诊疗中取得更好的成绩，为人类的健康事业贡献自己的力量。

让大家携手共进，不断探索内科疾病的奥秘，为人类的健康事业谱写更加辉煌的篇章！

《实用内科疾病临床思维与实践》编委会
2024 年 3 月

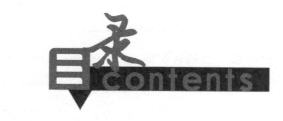

第一章　内科疾病常见的临床表现

第一节　眩　晕

眩晕实际上是一种运动幻觉(幻动),发作时患者感到外界旋转而自身不动,或感环境静止而自身旋转,或两者并存,除旋转外有时则为身体来回摆动、上升下降、地面高低不平、走路晃动。多为阵发性,短暂,但也有持续数周数月。除轻症外,通常均伴程度不等的恶心、呕吐、面色苍白、出汗、眼震、步态不稳,甚至不能坐立,严重时患者卧床不动,头稍转动症状加重。

一、病因

(一)外源性前庭障碍

前庭神经系统(自内耳至脑干前庭神经核、小脑、大脑额叶)以外的病变或环境影响所致。

1.全身性疾病

心脏疾病如充血性心力衰竭、心肌梗死、心律不齐、主动脉瓣狭窄、病态窦房结综合征等,高血压和低血压尤其是直立性低血压、颈动脉窦综合征,血管病如脉管炎、主动脉弓综合征,代谢疾病如糖尿病、低血糖,内分泌疾病如甲状腺及甲状旁腺功能不足、肾上腺皮质功能低下,月经、妊娠、绝经期或更年期等,以及贫血、真性红细胞增多症等。

2.药物中毒

耳毒性抗生素如链霉素、卡那霉素、庆大霉素等,其他如一氧化碳、铅、奎宁、水杨酸钠、苯妥英钠、卡马西平、镇静剂、三环类抗抑郁药等。

3.病灶感染

鼻窦炎、慢性咽炎、龋齿、耳带状疱疹等。

4.晕动病

晕船、晕车、晕飞机。

5.精神病

焦虑症、癔症、精神分裂症。

(二)周围性前庭障碍

即前庭周围性、迷路性或耳源性眩晕,引起眩晕的直接病因在周围性前庭神经系统本身(半规管、椭圆囊、圆囊、前庭神经节、前庭神经）。

1.梅尼埃病

其或称膜迷路积水,主要有三大症状:眩晕、耳鸣、耳聋。多起病于中年,男女发生率相等,影响内耳耳蜗及前庭系统,多为单侧,10%～20%为双侧。起病突然,先有耳鸣、耳聋,随后出现眩晕,持续数分钟至数小时,伴恶心、呕吐等,发作后疲劳、无力、嗜睡;眩晕消失后,耳鸣亦消失,听力恢复。急性期过后,一切如常,或有数小时、数天的平衡失调,间歇期长短不一。起初耳鸣、耳聋可完全消失,但反复发作后,耳鸣持续,听力亦不再恢复,无其他神经症状。间歇期体检,只有听力与前庭功能障碍,眼震为急性发作期的唯一体征,发作过后眼震消失。

2.前庭神经元炎

前庭神经元炎起病于呼吸道或胃肠道病毒感染之后,为突然发作的视物旋转,严重眩晕伴恶心、呕吐及共济失调,但无耳鸣或耳聋。患者保持绝对静卧,头部活动后眩晕加重,持续数天数周,消退很慢,急性期有眼震,慢相向病灶侧,一侧或双侧前庭功能减退,见于青年,有时呈流行性。

3.位置性眩晕

其特点是患者转头至某一位置时出现眩晕,20～30秒后消失,伴恶心、呕吐、苍白,几乎都与位置有关,绝对不会自发,不论头和身体活动的快慢,仰卧时转头或站立时头后仰均能引起发作,听力及前庭功能正常,其症状与伴发的眼震可在位置试验时重现。

大多数位置性眩晕的病变在末梢器官,如圆囊自发变性、迷路震荡、中耳炎、镫骨手术后、前庭动脉闭塞等(位置试验时有一过性眼球震颤,易疲劳,而眩晕较重),故称良性阵发性位置性眩晕。部分位置性眩晕病变在中枢,如听神经、小脑、第四脑室及颞叶肿瘤、多发性硬化、后颅凹蛛网膜炎、脑脊液压力增高等。当头保持某一特定的位置时,眼震持续,但眩晕不明显。

4.迷路炎

迷路炎为中耳炎的并发症,按病情轻重可分为迷路周围炎、浆液性迷路炎和化脓性迷路炎,均有不同程度的眩晕。

5.流行性眩晕

在一段时期内,眩晕患者明显增加。其特点为起病突然,眩晕甚为严重,无耳蜗症状,痊愈后很少再发,以往无类似发作史。可能与病毒感染影响迷路之前庭部位有关。

(三)中枢性前庭障碍

即前庭中枢性眩晕,任何病变累及前庭径路与小脑和大脑颞叶皮层连接的结构都可表现眩晕。

1.颅内肿瘤

肿瘤直接破坏前庭结构,或当颅内压增高时干扰前庭神经元的血液供应均可产生眩晕。成人以胶质瘤、脑膜瘤和转移性肿瘤居多,这些肿瘤除有中枢性位置性眼震外可无其他体征。儿童应考虑髓母细胞瘤。第四脑室囊肿可产生阵发性眩晕伴恶心和呕吐,称 Bruns 征(改变头位时突然出现眩晕、头痛、呕吐,甚至意识丧失,颈肌紧张收缩呈强迫头位)。

听神经瘤最先出现耳鸣,听力减弱,常缓慢进行。眩晕不严重,多为平衡失调而非旋转感,无眼震,前庭功能减退或消失。当肿瘤自内听道扩展至脑桥小脑角时出现角膜反射消失,同侧颜面麻木;当前庭神经核受压时出现眼震;压迫小脑时可有同侧肢体共济失调;压迫舌咽、迷走神经时则有声嘶、吞咽困难、同侧软腭瘫痪,视盘水肿,面瘫常为晚期症状。

2.脑血管病

(1)小脑后下动脉闭塞:引起延髓背外侧部梗死,可出现眩晕、恶心、呕吐及眼震;病侧舌咽、迷走神经麻痹,表现饮水呛咳、吞咽困难、声音嘶哑、软腭麻痹及咽反射消失,病侧小脑性共济失调及 Horner 征,病侧面部和对侧之躯肢痛觉减退或消失(交叉性感觉障碍),称 Wallenberg 综合征,此征常见于椎动脉血栓形成。

(2)迷路卒中:内听动脉分为耳蜗支和前庭支,前庭支受累产生眩晕、恶心、呕吐、虚脱,若耳蜗支同时受累则有耳鸣、耳聋,如为耳蜗支单独梗死则出现突发性耳聋。

(3)椎-基底动脉缺血综合征:典型症状为发作性眩晕和复视,常伴眼震,有时恶心、呕吐,眩晕发作可能是半规管或脑干前庭神经核供血不全影响所致。常见轻偏瘫、偏瘫伴脑神经麻痹,临床表现视脑干损害的不同平面而定,多为一侧下运动神经元型脑神经瘫痪,对侧轻偏瘫,为脑干病变的特征。可有"猝倒发作",突然丧失全身肌张力而倒地,意识清楚,下部脑干或上部脊髓发作性缺血影响皮质脊髓束或网状结构功能所致。可有枕部搏动性痛,在发作时或梗死进展期还可见到下列症状:①同向偏盲(枕叶缺血或梗死)。②幻听、幻视(与颞叶病变有关)。③意识障碍,无动性缄默或昏迷。④轻偏瘫,伴颅神经障碍,辨距不良,共济失调,言语、吞咽困难(继发于脑干损害)。⑤ 位置性眼震。⑥核间性眼肌瘫痪。⑦感觉障碍。眩晕作为首发症状时可不伴神经症状。若一次发作无神经症状,反复发作也无小脑、脑干体征时,那么缺血性椎-基底动脉病的诊断就不能成立。

(4)锁骨下动脉盗血综合征:指无名动脉或锁骨下动脉近端部分闭塞发生患侧椎动脉压力下降,血液反流以致产生椎-基底动脉供血不足症状。以眩晕和视力障碍最常见,其次为晕厥。患侧桡动脉搏动减弱,收缩压较对侧相差 2.7 kPa(20 mmHg)以上。锁骨下可听到血管杂音。

(5)小脑、脑干梗死或出血。

3.颞叶癫痫

眩晕较常见,前庭中枢在颞叶,该处刺激时产生眩晕先兆,或为唯一的发作形式,发作严重时有旋转感,恶心、呕吐时间短暂。听觉中枢亦在颞叶,故同时可有幻听,也有其他幻觉,如幻嗅等。除先兆外常有其他发作症状,如失神、凝视、梦样状态,并有咀嚼、吮唇等自动症及行为异常。此外,有似曾相识,不真实感,视物变大,恐惧、愤怒、忧愁等精神症状。约 2/3 患者有大发作。病因以继发于产伤、外伤、炎症、缺血最常见,其他如肿瘤、血管畸形、变性等。

4.头部外伤

颅底骨折尤其颞骨横贯骨折,病情严重,昏迷醒后发现眩晕。多数外伤后眩晕并无颅底骨折,具体损害部位不明。无论有无骨折,临床多为头痛,头晕,平衡失调,转头时更明显。若有迷路或第八脑神经损害,则有自发性眩晕。若脑干损伤,则表现为瞳孔不等大,形状改变,光反应消失,复视,眼震,症状持续数周、数月甚至数年。有的颅脑伤患者,出现持久的头晕、头痛、神经过敏、性格改变等,则与躯体及精神因素有关,称脑外伤后综合征。

5.多发性硬化

眩晕作为最初出现的症状占 25%,而在所有病例的病程中可占 75%。耳鸣、耳聋少见。眼震呈水平或垂直型。核间性眼肌麻痹(眼球做水平运动时不能内收而外展正常),其他为肢体无力,感觉障碍,深反射亢进,有锥束征及小脑损害体征等。以多灶性,反复发作,病情波动为特征,85%的患者脑脊液中 IgG 指数升高,头颅 CT 或 MRI 有助于诊断。

6.颈源性眩晕

眩晕伴颈枕痛,此外最显著的症状是颈项强直,有压痛,大多由颈椎关节强硬症骨刺压迫通过横突孔的椎动脉所致。

7.眼性眩晕

眼肌瘫痪复视时可产生轻度眩晕;屈光不正,先天性视力障碍,青光眼,视网膜色素变性等也可产生眩晕。

8.其他

延髓空洞症、遗传性共济失调等。

二、诊断

(一)明确是否为眩晕

应着重询问患者病史:发作时情况,有无自身或外界旋转感,发作与头位及运动的关系,起病缓急,程度轻重,持久或短暂等。鼓励患者详细描述,避免笼统地用"头昏"二字概括病情。伴随症状,有无恶心、呕吐、苍白、出汗,有无耳鸣、耳聋、面部和肢体麻木无力、头痛、发热,过去病史中应特别注意耳流脓、颅脑伤、高血压、动脉硬化、应用特殊药物等。根据病史,首先明确是眩晕,还是头重足轻、头昏眼花等一般性头昏。重度贫血、肺气肿咳嗽、久病后或者老年人突然由卧位或蹲位立起,以及神经症患者常诉头昏,正常人过分劳累也头昏等,都不是真正眩晕,应加以区别。

(二)区别周围性或中枢性眩晕

1.周围性(迷路性)眩晕

其特点是明确的发作性旋转感,伴恶心、呕吐、面色苍白、出汗、血压下降,并有眼震、共济失调等,眩晕与伴发症状的严重性成正比。前庭神经核发出的纤维与迷走神经运动背核等有广泛联系,因此病变时可引起反射性内脏功能紊乱。多突然开始,症状严重,数分钟到数小时症状消失,很少超过数天或数周(因中枢神经有代偿作用),发作时出现眼震,水平型或细微旋转型,眼球转向无病变的一侧时眼震加重。严重发作时患者卧床,头不敢转动,常保持固定姿势。因病变同时侵犯耳蜗,故伴发耳鸣和耳聋。本型眩晕见于梅尼埃病、迷路炎、内耳外伤等。

2.中枢性(脑性)眩晕

无严重旋转感,多为持续不平衡感,如步态不稳。不伴恶心、呕吐及其他自主神经症状,可有自发性眼震,若有位置性眼震则方向多变且不固定,眼震的方向及特征多无助于区别中枢或周围性眩晕,但垂直型眼震提示脑干病变,眼震持续时间较长。此外,常有其他脑神经损害症状及长束征。耳鸣、耳聋少见,听力多正常,冷热水反应(变温)试验亦多正常。眩晕持续时间长,数周、数月,甚至数年。其见于椎-基底动脉缺血、脑干或后颅凹肿瘤、脑外伤、癫痫等。

(三)检查

全面体检着重前庭功能及听力检查,诸如错定物位试验、闭目难立征、变温试验等,测两臂及立、卧位血压,尤其查有无位置性眼震(患者仰卧,头悬垂于检查台沿之外 30°,头摆向左侧或右侧,每改变位置时维持 60 秒)。正常时无眼震。周围性病变时产生的眩晕感与患者主诉相同,眼震不超过 15 秒;中枢性位置性眼震无潜伏期。

此外,应有针对性地选择各项辅助检查,如听神经瘤患者腰椎穿刺约 2/3 病例脑脊液蛋白增高。可摄 Towne 位、Stenver 位 X 线片、头颅 CT 或 MRI 等。怀疑"颈源性眩晕"时可摄颈椎 X 线片。癫痫患者可做脑电图检查。经颅多普勒超声(TCD)可了解颅内血管病变及血液循环情况。眼震电图、脑干诱发电位检查有助于前庭系统眩晕的定位诊断。

(张智涛)

第二节 心 悸

一、概述

心悸是人们主观感觉心跳或心慌,患者主诉心脏像擂鼓样,心脏停搏,心慌不稳等,常伴心前区不适,是由心率过快或过缓、心律不齐、心肌收缩力增加或神经敏感性增高等因素引起。一般健康人仅在剧烈运动、神经过度紧张或高度兴奋时才会有心悸的感觉,神经官能症或处于焦虑状态的患者即使没有心律失常或器质性心脏病,也常以心悸为主诉而就诊,而某些患器质性心脏病者或出现频发性期前收缩,甚至心房颤动而并不感觉心悸。

二、诊断

(一)临床表现

由心律失常引起的心悸,在检查患者的当时心律失常不一定存在,因此务必让患者详细陈述发病的缓急、病程的长短;发生心悸当时的主观症状,如有无心脏活动过强、过快、过慢、不规则的感觉;持续性或阵发性;是否伴有意识改变;周围循环状态如四肢发冷、面色苍白以及发作持续时间等;有无多食、怕热、易出汗、消瘦等;心悸发作的诱因与体位、体力活动、精神状态以及麻黄碱、胰岛素等药物的关系。体检重点检查有无心脏疾病的体征,如心脏杂音、心脏扩大及心律改变,有无血压增高、脉压增宽、动脉枪击音、水冲脉等高动力循环的表现,注意甲状腺是否肿大、有无突眼、震颤及杂音以及有无贫血的体征。

(二)辅助检查

为明确有无心律失常存在及其性质应做心电图检查,如常规心电图未发现异常.可根据患者情况予以适当运动如仰卧起坐、蹲踞活动或24小时动态心电图检查,怀疑冠心病、心肌炎者给予运动负荷试验,阳性检出率较高,如高度怀疑有恶性室性心律失常者,应做连续心电图监测。如怀疑有甲状腺功能亢进、低血糖或嗜铬细胞瘤时可进行相关的实验室检查。

三、鉴别诊断

心悸的鉴别需明确其为心脏原发性节律紊乱引起还是继发循环系统以外的疾病所致,进一步需确定其为功能性还是器质性疾病导致的心悸。

(一)心律失常

1.期前收缩

期前收缩为心悸最常见的病因。不少正常人可因期前收缩的发生而以心悸就诊,心突然"悬空""下沉"或"停顿"感是期前收缩的特征。此种感觉不但与代偿间歇的长短有关,且往往与期前收缩后的心搏出量有关。心脏病患者发生期前收缩的机会更多,心肌梗死患者如期前收缩发生在前一心搏的T波上,特别容易引起室性心动过速或心室颤动,应及时处理。听诊可发现心跳不规则,第一心音增强,第二心音减弱或消失,以后有一较长的代偿间歇,桡动脉搏动减弱,甚或消失,形成脉搏短细。

2.阵发性心动过速

阵发性心动过速是一种阵发性规则而快速的异位心律,具有突发突止的特点,发作时间长短不一,心率在每分钟 160～220 次,大多数阵发性室上性心动过速是由折返机制引起,多无器质性心脏病,心动过速发作可由情绪激动、突然用力、疲劳或饱餐所致,亦可无明显诱因出现心悸、心前区不适、精神不安等,严重者可出现血压下降、头晕、乏力甚至心绞痛。室性心动过速最常发生于冠心病,尤其是发生过心肌梗死有室壁瘤的患者及心功能较差者;也可见于其他心脏病甚至无心脏病的患者。阵发性室上性心动过速和室性心动过速心电图不难鉴别,但宽 QRS 波室上性心动过速有时与室速难以区分,必要时可做心脏电生理检查。

3.心房颤动

心房颤动亦为常见心悸原因之一,特别是初发又未经治疗而心率快速者。多发生在器质性心脏病基础上。由于心房活动不协调,失去有效收缩力,加以快而不规则心室节律使心室舒张期缩短,心室充盈不足,因而心排血量不足,常可诱发心力衰竭。体征主要是心律完全不规则,输出量甚少的心搏可引起脉搏短细,心率越快,脉搏短细越显著。心电图检查示窦性 P 波消失,出现细小而形态不一的心房颤动波,心室率绝对不齐则可明确诊断。

(二)心外因素性心悸

1.贫血

常见病因和诱因有钩虫病、溃疡病、痔、月经过多、产后出血、外伤出血等。心悸因心率代偿性增快所致,头晕、眼花、乏力、皮肤黏膜苍白,为贫血疾病的共性,贫血纠正,心悸好转。各种贫血有其特有的临床表现:可有皮肤黏膜出血,上腹部压痛,消瘦,产后出血等。血常规、血小板计数、网织红细胞计数、血细胞比容、外周血及骨髓涂片、粪检寄生虫卵等可资鉴别。

2.甲状腺功能亢进症

以 20～40 岁女性多见。甲状腺激素分泌过多,兴奋和刺激心脏,心悸因代谢亢进心率增快引起,稍活动,心悸明显加剧,伴手震颤、怕热、多汗、失眠、易激动、食欲亢进、消瘦;甲状腺弥漫性肿大;有细震颤和血管杂音;眼球突出,持续性心动过速。实验室检查甲状腺摄碘率升高,甲状腺抑制试验阴性,血总 T_3、T_4 升高,基础代谢率升高等。

3.休克

由于全身组织灌注不足,微循环血流减少,致使心率增快,出现心悸。典型临床症状为皮肤苍白,四肢皮肤湿冷,意识模糊,脉快而弱,血压明显下降,脉压小,尿量减少,二氧化碳结合力和血 pH 有不同程度的降低,收缩压下降至 10.7 kPa(80 mmHg)以下,脉压<2.7 kPa(20 mmHg),原有高血压者收缩压较原有水平下降30%以上。

4.高原病

多见于初入高原者,由于在海拔 3 000 m 以上,大气压和氧分压降低,引起人体缺氧,心率代偿性增快而出现心悸,伴头痛、头晕、眩晕、恶心、呕吐、失眠、疲倦、气喘、胸闷、胸痛、咳嗽、咯血色泡沫痰、呼吸困难等,严重者可出现高原性肺脑水肿。X 线检查:肺动脉段隆凸,右心室肥大,心电图见右心室肥厚及肺性 P 波等;血液检查:红细胞增多,如红细胞数$>6.5\times10^{12}$/L,血红蛋白>18.5 g/L 等。

5.发热性疾病

由病毒、细菌、支原体、立克次体、寄生虫等感染引起。心悸常与发热有明显关系,热退,则心悸缓解。根据原发病不同,有其不同临床体征,血、尿、粪常规检查及 X 线、超声检查等可明确诊断。药物作用所致的心悸:肾上腺素、阿托品、甲状腺素等药物使用后心率加快,出现心悸。停药后心悸逐渐消失。临床表现除原有疾病的症状外,尚有心前区不适、面色潮红、烦躁不安、心动过速等,详细询问用药史及停药后症状消失可资鉴别。

(三)妊娠期心动过速

由于胎儿生长需要,血流量增加,流速加快,心率加快而致心悸。多见于妊娠后期,有妊娠期的变化:如子宫增大、乳房增大、呼吸困难等症状,下肢水肿、心动过速、腹部随妊娠月龄的增加而膨大,可伴有高血压,尿妊娠试验、黄体酮试验、超声检查等鉴别不难。

(四)更年期综合征

主要与卵巢功能衰退,性激素分泌失调有关。多发生于 45～55 岁,激素分泌紊乱、自主神经功能异常而引起心悸。主要特征为月经紊乱,全身不适,面部皮肤阵阵发红,忽冷,忽热,出汗,情绪易激动,失眠、耳鸣、腰背酸痛,性功能减退等。血、尿中的雌激素及催乳素减少。卵泡刺激素(FSH)与黄体生成激素(LH)增高为诊断依据。

(五)心脏神经官能症

主要由于中枢神经功能失调,影响自主神经功能,造成心脏血管功能异常。患者群多为青壮年(20～40 岁)女性,心悸与精神状态、失眠有明显关系,主诉较多。如呼吸困难、心前区疼痛、易激动、易疲劳、失眠、多梦、头晕、头痛、记忆力差、注意力涣散、多汗、手足冷、腹胀、尿频等。X线、心电图、超声心动图等检查正常。

(张智涛)

第三节 咯 血

一、定义

咯血是指喉以下呼吸道任何部位的出血,经口排出。该症需与呕血相区别,呕血是上消化道疾病(指屈氏韧带以上的消化器官,包括食管、胃、十二指肠、空肠上段、肝、胆、胰疾病)或全身性疾病所致的急性上消化道出血,血液经胃从口腔呕出。鼻腔、口腔、咽喉等部位出血吞咽后呕出或呼吸道疾病引起的咯血,不属呕血,应当加以区别。

二、病因

咯血一般由呼吸系统和循环系统疾病引起。

(一)支气管疾病

引起咯血的支气管疾病多见于支气管扩张症、支气管肺癌、支气管内膜结核、慢性支气管炎等;少见的有支气管腺瘤、支气管结石等。

(二)肺部疾病

引起咯血的肺部疾病常见于肺结核、肺炎、肺脓肿等;其次是肺梗死、肺吸虫等。肺结核咯血原因有毛细血管通透性增高,血液渗出,空洞内小动脉瘤破裂或继发的结核性支气管扩张形成的小动静脉瘘破裂;前者咯血较少,后者可引起致命性大咯血。

7

（三）循环系统疾病

导致咯血主要有二尖瓣狭窄，其次为房间隔缺损、动脉导管未闭等先天性心脏病并发肺动脉高压。二尖瓣狭窄咯血原因有肺淤血致肺泡壁或支气管内膜毛细血管破裂，黏膜下层支气管静脉曲张破裂，肺水肿致血液渗漏到肺泡腔或并发出血性肺梗死。其咯血各有特点：小量咯血或痰中带血、大咯血、咯粉红色浆液泡沫样血痰或黏稠暗红色血痰。

（四）其他

血液病（如血小板减少性紫癜、白血病、再生障碍性贫血）、急性传染病（如流行性出血热、肺型钩端螺旋体病）、风湿病（如贝赫切特病、结节性多动脉炎、韦格氏肉芽肿）、肺出血肾炎综合征等均可因出凝血机制障碍与血管炎性损坏而有咯血。子宫内膜异位症则因异位子宫内膜周期性增生脱落，定期咯血。

三、临床表现

（一）年龄

青壮年咯血多见于肺结核、支气管扩张症与风心病二尖瓣狭窄，40岁以上有长期大量吸烟史者，应高度警惕肺癌。

（二）咯血量

每天咯血量＜100 mL者为小量，每天咯血量100～500 mL为中等量，每天咯血量＞500 mL（或一次300～500 mL）为大量。大量咯血主要见于肺结核空洞、支气管扩张症和慢性肺脓肿，肺癌咯血特点是持续或间断痰中带血；慢性支气管炎咳嗽剧烈时，可偶有血性痰。

四、鉴别诊断

临床诊断时需将咯血与口腔、鼻、咽部出血或消化道出血所致呕血进行区别，鉴别要点详见表1-1。

表1-1 咯血与呕血的鉴别要点

	咯血	呕血
病因	肺结核、支气管扩张症、肺炎、肺脓肿、肺癌、二尖瓣狭窄	消化性溃疡、肝硬化、急性糜烂性胃炎、胆管出血
出血前症状	咽喉痒、胸闷、咳嗽	上腹不适、恶心、呕吐
出血方式	咯出	呕出，可喷吐而出
血色	鲜红	棕黑、暗红、有时鲜血
血中混合物	泡沫、痰	胃液、食物残渣
酸碱性	碱性	酸性
黑便	除非咽下，否则没有	有，量多则为柏油样，呕血停止后仍持续数天
出血后痰性状	痰血数天	无痰

五、治疗

咯血急诊治疗的目的：①制止出血；②预防气道阻塞；③维持患者的生命功能。

（一）一般疗法

（1）使患者镇静、休息并对症治疗。

（2）对咯血者对症治疗：①对中量咯血者，应定时测量血压、脉搏、呼吸。鼓励患者轻微咳嗽，将血液咯出，以免滞留于呼吸道内。为防止患者用力大便，加重咯血，应保持大便通畅。②对大咯血伴有休克的患者，应注意保温。③对有高热患者，胸部或头部可置冰袋，有利降温止血。须注意患者早期窒息迹象的发现，做好抢救窒息的准备。大咯血窒息时，应立即体位引流，尽量倒出积血，或用吸引器将喉或气管内的积血吸出。

（二）大咯血的紧急处理

（1）保证气道开放。

（2）安排实验室检查项目：包括全血计数、分类及血小板计数，血细胞容积测定，动脉血气分析，凝血酶原时间和不完全促凝血激酶时间测定，胸部 X 线检查。

（3）配血：在适当时间用新鲜冰冻血浆纠正基础凝血病。

（4）适当应用止咳、镇静剂：如用硫酸可待因，每次 30 mg，肌内注射，每 3～6 小时 1 次，以减少咳嗽。用安定以减少焦虑，每次 10 mg，肌内注射。

（5）应用静脉注射药物：慢性阻塞性肺疾病者用支气管扩张剂；如有指征，用抗生素。

（三）止血药的应用

（1）垂体后叶素是大咯血的常用药。

（2）普鲁卡因用于大量咯血不能使用垂体后叶素者。

（3）卡巴克洛。

（4）维生素 K。

（四）紧急外科手术治疗

如遇咯血患者病情危急，应及时安排外科手术治疗。

（五）支气管镜止血

按照咯血者具体症状，如有必要可使用支气管镜止血。

（袁卫平）

第四节　发　　绀

发绀是指血液中脱氧血红蛋白增多，使皮肤、黏膜呈青紫色的表现。广义的发绀还包括由异常血红蛋白衍生物（高铁血红蛋白、硫化血红蛋白）所致皮肤黏膜青紫现象。发绀在皮肤较薄、色素较少和毛细血管丰富的部位如口唇、鼻尖、颊部与甲床等处较为明显，易于观察。

发绀的原因有血液中还原血红蛋白增多及血液中存在异常血红蛋白衍生物两大类。

一、血液中还原血红蛋白增多

血液中还原血红蛋白增多所致引起的发绀，是发绀的主要原因。

血液中还原血红蛋白绝对含量增多。还原血红蛋白浓度可用血氧未饱和度表示，正常动脉血氧未饱和度为 5%，静脉内血氧未饱和度为 30%，毛细血管中血氧未饱和度约为前两者的平均数。每 1 g 血红蛋白约与 1.34 mL 氧结合。当毛细血管血液的还原血红蛋白量超过 50 g/L（5 g/dL）时，皮肤黏膜即可出现发绀。

（一）中心性发绀

由于心、肺疾病导致动脉血氧饱和度（SaO_2）降低引起。发绀的特点是全身性的，除四肢与面颊外，亦见于黏膜（包括舌及口腔黏膜）与躯干的皮肤，但皮肤温暖。中心性发绀又可分为肺性发绀和心性混血性发绀两种。

1.肺性发绀

（1）病因：见于各种严重呼吸系统疾病，如呼吸道（喉、气管、支气管）阻塞、肺部疾病（肺炎、阻塞性肺气肿、弥漫性肺间质纤维化、肺淤血、肺水肿、急性呼吸窘迫综合征）和肺血管疾病（肺栓塞、原发性肺动脉高压、肺动静脉瘘）等。

（2）发生机制：由于呼吸衰竭，通气或换气功能障碍，肺氧合作用不足，致使体循环血管中还原血红蛋白含量增多而出现发绀。

2.心性混血性发绀

（1）病因：见于发绀型先天性心脏病，如法洛四联症、艾生曼格综合征等。

（2）发生机制：由于心与大血管之间存在异常通道，部分静脉血未通过肺进行氧合作用，即经异常通道分流混入体循环动脉血中，如分流量超过心排血量的 1/3 时，即可引起发绀。

（二）周围性发绀

由于周围循环血流障碍所致，发绀特点是常见于肢体末梢与下垂部位，如肢端、耳垂与鼻尖，这些部位的皮肤温度低、发凉，若按摩或加温耳垂与肢端，使其温暖，发绀即可消失。此点有助于与中心性发绀相互鉴别，后者即使按摩或加温，青紫也不消失。此型发绀又可分为淤血性周围性发绀、缺血性周围性发绀和真性红细胞增多症 3 种。

1.淤血性周围性发绀

（1）病因：如右心衰竭、渗出性心包炎、心包压塞、缩窄性心包炎、局部静脉病变（血栓性静脉炎、上腔静脉综合征、下肢静脉曲张）等。

（2）发生机制：体循环淤血、周围血流缓慢，氧在组织中被过多摄取所致。

2.缺血性周围性发绀

（1）病因：常见于重症休克。

（2）发生机制：由于周围血管痉挛收缩，心排血量减少，循环血容量不足，血流缓慢，周围组织血流灌注不足、缺氧，致皮肤黏膜呈青紫、苍白。

（3）局部血液循环障碍：如血栓闭塞性脉管炎、雷诺（Raynaud）病、肢端发绀症、冷球蛋白血症、网状青斑、严重受寒等，由于肢体动脉阻塞或末梢小动脉强烈痉挛、收缩，可引起局部冰冷、苍白与发绀。

3.真性红细胞增多症

所致发绀亦属周围性，除肢端外，口唇亦可发绀。其发生机制是由于红细胞过多，血液黏稠，致血流缓慢，周围组织摄氧过多，还原血红蛋白含量增高所致。

（三）混合性发绀

中心性发绀与周围性发绀并存，可见于心力衰竭（左心衰竭、右心衰竭和全心衰竭），因肺淤血或支气管-肺病变，致血液在肺内氧合不足以及周围血流缓慢，毛细血管内血液脱氧过多所致。

二、异常血红蛋白衍化物

血液中存在着异常血红蛋白衍化物(高铁血红蛋白、硫化血红蛋白),较少见。

(一)药物或化学物质中毒所致的高铁血红蛋白血症

1.发生机制

由于血红蛋白分子的二价铁被三价铁所取代,致使失去与氧结合的能力,当血液中高铁血红蛋白含量达 30 g/L 时,即可出现发绀。此种情况通常由伯氨喹、亚硝酸盐、氯酸钾、碱式硝酸铋、磺胺类、苯丙砜、硝基苯、苯胺等中毒引起。

2.临床表现

其发绀特点是急骤出现,暂时性,病情严重,经过氧疗青紫不减,抽出的静脉血呈深棕色,暴露于空气中也不能转变成鲜红色,若静脉注射亚甲蓝溶液、硫代硫酸钠或大剂量维生素 C,均可使青紫消退。分光镜检查可证明血中高铁血红蛋白的存在。由于大量进食含有亚硝酸盐的变质蔬菜而引起的中毒性高铁血红蛋白血症,也可出现发绀,称"肠源性青紫症"。

(二)先天性高铁血红蛋白血症

患者自幼即有发绀,有家族史,而无心肺疾病及引起异常血红蛋白的其他原因,身体一般健康状况较好。

(三)硫化血红蛋白血症

1.发生机制

硫化血红蛋白并不存在于正常红细胞中。凡能引起高铁血红蛋白血症的药物或化学物质也能引起硫化血红蛋白血症,但患者须同时有便秘或服用硫化物(主要为含硫的氨基酸),在肠内形成大量硫化氢为先决条件。所服用的含氮化合物或芳香族氨基酸则起触媒作用,使硫化氢作用于血红蛋白,而生成硫化血红蛋白,当血中含量达 5 g/L 时,即可出现发绀。

2.临床表现

发绀的特点是持续时间长,可达几个月或更长时间,因硫化血红蛋白一经形成,不论在体内或体外均不能恢复为血红蛋白,而红细胞寿命仍正常;患者血液呈蓝褐色,分光镜检查可确定硫化血红蛋白的存在。

(袁卫平)

第五节 呼 吸 困 难

正常人平静呼吸时,其呼吸运动无须费力,也不易察觉。呼吸困难尚无公认的明确定义,通常是指伴随呼吸运动所出现的主观不适,如感到空气不足、呼吸费劲等。体格检查时可见患者用力呼吸,辅助呼吸肌参加呼吸运动,如张口抬肩,并可出现呼吸频率、深度和节律的改变。严重呼吸困难时,可出现鼻翼翕动、发绀,患者被迫采取端坐位。许多疾病可引起呼吸困难,如呼吸系统疾病、心血管疾病、神经肌肉疾病、肾脏疾病、内分泌疾病(包括妊娠)、血液系统疾病、类风湿疾病以及精神情绪改变等。正常人运动量大时也会出现呼吸困难。

一、临床类型

(一)肺源性呼吸困难

肺源性呼吸困难的两个主要原因是肺或胸壁顺应性降低引起的限制性缺陷和气流阻力增加引起的阻塞性缺陷。限制性呼吸困难的患者(如肺纤维化或胸廓变形)在休息时可无呼吸困难,但当活动使肺通气接近其最大受限的呼吸能力时,就有明显的呼吸困难。阻塞性呼吸困难的患者(如阻塞性肺气肿或哮喘),即使在休息时,也可因努力增加通气而致呼吸困难,且呼吸费力而缓慢,尤其是在呼气时。尽管详细询问呼吸困难感觉的特性和类型有助于鉴别限制性和阻塞性呼吸困难,然而这些肺功能缺陷常是混合的,呼吸困难可显示出混合和过渡的特征。体格检查和肺功能测定可补充病史。体格检查有助于显示某些限制性呼吸困难的原因(如胸腔积液、气胸),肺气肿和哮喘的体征有助于确定其基础的阻塞性肺病的性质和严重程度。肺功能检查可提供限制性或气流阻塞存在的数据,可与正常值或同一患者不同时期的数据作比较。

(二)心源性呼吸困难

在心力衰竭早期,心排血量不能满足活动期间的代谢增加,因而组织和大脑酸中毒使呼吸运动大大增强,患者过度通气。各种反射因素包括肺内牵张感受器,也可促成过度通气,患者气短,常伴有乏力、窒息感或胸骨压迫感。其特征是"劳力性呼吸困难",即在体力运动时发生或加重,休息或安静状态时缓解或减轻。

在心力衰竭后期,肺充血水肿,僵硬的肺脏通气量降低,通气用力增加。反射因素特别是肺泡-毛细血管间隔内毛细血管旁感受器,有助于肺通气的过度增加。心力衰竭时,循环缓慢是主要原因,呼吸中枢酸中毒和低氧起重要作用。端坐呼吸是在患者卧位时发生的呼吸不舒畅,迫使患者取坐位。其原因是卧位时回流入左心的静脉血增加,而衰竭的左心不能承受这种增加的前负荷,其次是卧位时呼吸用力增加。端坐呼吸有时发生于其他心血管疾病,如心包积液。急性左心功能不全患者常表现为阵发性呼吸困难。其特点是多在夜间熟睡时,因呼吸困难而突然憋醒,胸部有压迫感,被迫坐起,用力呼吸。轻者短时间后症状消失,称为夜间阵发性呼吸困难。病情严重者,除端坐呼吸外,尚可有冷汗、发绀、咳嗽、咳粉红色泡沫样痰,心率加快,两肺出现哮鸣音、湿啰音,称为心源性哮喘。其是由于各种心脏病发生急性左心功能不全,导致急性肺水肿所致。

(三)中毒性呼吸困难

糖尿病酸中毒产生一种特殊的深大呼吸类型,然而由于呼吸能力储存完好,故患者很少主诉呼吸困难。尿毒症患者由于酸中毒、心力衰竭、肺水肿和贫血联合作用造成严重气喘,患者可主诉呼吸困难。急性感染时呼吸加快,是由于体温增高及血中毒性代谢产物刺激呼吸中枢引起的。吗啡、巴比妥类药物急性中毒时,呼吸中枢受抑制,使呼吸缓慢,严重时出现潮式呼吸或间停呼吸。

(四)血源性呼吸困难

由于红细胞携氧量减少,血含氧量减低,引起呼吸加快,常伴有心率加快。发生于大出血时的急性呼吸困难是一个需立即输血的严重指征。呼吸困难也可发生于慢性贫血,除非极度贫血,否则呼吸困难仅发生于活动期间。

(五)中枢性呼吸困难

颅脑疾病或损伤时,呼吸中枢受到压迫或供血减少,功能降低,可出现呼吸频率和节律的改变。如病损位于间脑及中脑上部时出现潮式呼吸;中脑下部与脑桥上部受累时出现深快均匀的中枢型呼吸;脑桥下部与延髓上部病损时出现间停呼吸;累及延髓时出现缓慢不规则的延髓型呼吸,这是中枢呼吸功能不全的晚期表现;叹气样呼吸或抽泣样呼吸常为呼吸停止的先兆。

(六)精神性呼吸困难

癔症时,其呼吸困难主要特征为呼吸浅表频速,患者常因过度通气而发生胸痛、呼吸性碱中毒。易出现手足搐搦症。

二、诊断思维

根据呼吸困难多种多样的临床表现可引导出对某些疾病的诊断思维。以下可供参考。

(一)呼吸频率

每分钟呼吸超过 24 次称为呼吸频率加快,见于呼吸系统疾病、心血管疾病、贫血、发热等。每分钟呼吸少于 10 次称为呼吸频率减慢,是呼吸中枢受抑制的表现,见于麻醉安眠药物中毒、颅内压增高、尿毒症、肝性脑病等。

(二)呼吸深度

呼吸加深见于糖尿病及尿毒症酸中毒,呼吸变浅见于肺气肿、呼吸肌麻痹及镇静剂过量。

(三)呼吸节律

潮式呼吸和间停呼吸见于中枢神经系统疾病和脑部血液循环障碍如颅内压增高、脑炎、脑膜炎、颅脑损伤、尿毒症、糖尿病昏迷、心力衰竭、高山病等。

(四)年龄性别

儿童呼吸困难应多注意呼吸道异物、先天性疾病、急性感染等,青壮年则应想到胸膜疾病、风湿性心脏病、结核,老年人应多考虑冠心病、肺气肿、肿瘤等。癔症性呼吸困难较多见于年轻女性。

(五)呼吸时限

吸气性呼吸困难多见于上呼吸道不完全阻塞如异物、喉水肿、喉癌等,也见于肺顺应性降低的疾病如肺间质纤维化、广泛炎症、肺水肿。呼气性呼吸困难多见于下呼吸道不完全阻塞,如慢性支气管炎、支气管哮喘、肺气肿等。大量胸腔积液、大量气胸、呼吸肌麻痹、胸廓限制性疾病则呼气、吸气均感困难。

(六)起病缓急

呼吸困难缓起者包括心肺慢性疾病,如肺结核、肺尘埃沉着病、肺气肿、肺肿瘤、肺纤维化、冠心病、先心病等。呼吸困难发生较急者有肺水肿、肺不张、呼吸系统急性感染、迅速增长的大量胸腔积液等。突然发生严重呼吸困难者有呼吸道异物、张力性气胸、大块肺梗死、成人呼吸窘迫综合征等。

(七)患者姿势

端坐呼吸见于充血性心力衰竭患者,一侧大量胸腔积液患者常喜卧向患侧,重度肺气肿患者常静坐而缓缓吹气,心肌梗死患者常叩胸作痛苦貌。

(八)劳力活动

劳力性呼吸困难是左心衰竭的早期症状,肺尘埃沉着症、肺气肿、肺间质纤维化、先天性心脏病往往也以劳力性呼吸困难为早期表现。

(九)职业环境

接触各类粉尘的职业是诊断肺尘埃沉着病的基础;饲鸽者、种蘑菇者发生呼吸困难时应考虑外源性过敏性肺泡炎。

（十）伴随症状

伴咳嗽、发热者考虑支气管-肺部感染,伴神经系统症状者注意脑及脑膜疾病或转移性肿瘤,伴何纳综合征者考虑肺尖瘤,伴上腔静脉综合征者考虑纵隔肿块,触及颈部皮下气肿时立即想到纵隔气肿。

（王　涛）

第六节　腹　痛

一、急性腹痛

（一）病因

1.腹腔脏器疾病引起的急性腹痛

（1）炎症性:急性胃炎、急性胃肠炎、急性胆囊炎、急性胰腺炎、急性阑尾炎、急性出血坏死性肠炎、急性局限性肠炎、急性末端回肠憩室炎（Meckel 憩室炎）、急性结肠憩室炎、急性肠系膜淋巴结炎、急性原发性腹膜炎、急性继发性腹膜炎、急性盆腔炎、急性肾盂肾炎。

（2）穿孔性:胃或十二指肠急性穿孔、急性肠穿孔。

（3）梗阻（或扭转）性:胃黏膜脱垂症、急性胃扭转、急性肠梗阻、胆道蛔虫病、胆石症、急性胆囊扭转、肾与输尿管结石、大网膜扭转、急性脾扭转、卵巢囊肿扭转、妊娠子宫扭转。

（4）内出血性:肝癌破裂、脾破裂、肝破裂、腹主动脉瘤破裂、肝动脉瘤破裂、脾动脉瘤破裂、异位妊娠破裂、卵巢破裂（滤泡破裂或黄体破裂）。痛经为常见病因。

（5）缺血性:较少见,如由于心脏内血栓脱落,或动脉粥样硬化血栓形成所引起的肠系膜动脉急性闭塞、腹腔手术后或盆腔炎并发的肠系膜静脉血栓形成。

2.腹腔外疾病引起的急性腹痛

（1）胸部疾病:大叶性肺炎、急性心肌梗死、急性心包炎、急性右心衰竭、膈胸膜炎、肋间神经痛。

（2）神经源性疾病:神经根炎、带状疱疹、腹型癫痫。脊髓肿瘤、脊髓痨亦常有腹痛。

（3）中毒及代谢性疾病:铅中毒、急性铊中毒、糖尿病酮中毒、尿毒症、血紫质病、低血糖状态、原发性高脂血症、低钙血症、低钠血症。细菌（破伤风）毒素可致剧烈腹痛。

（4）变态反应及结缔组织疾病:腹型过敏性紫癜、腹型荨麻疹、腹型风湿热、结节性多动脉炎、系统性红斑狼疮。

（5）急性溶血:可由药物、感染、食物（如蚕豆）或误输异型血引起。

（二）诊断

（1）首先区别急性腹痛起源于腹腔内疾病或腹腔外疾病,腹腔外病变造成的急性腹痛属于内科范畴,常在其他部位可发现阳性体征。不能误认为外科急性腹痛而盲目进行手术。

（2）如已肯定病变在腹腔脏器,应区别属外科（包括妇科）抑或内科疾病。①外科性急腹痛一般具有下列特点:起病急骤,多无先驱症状;如腹痛为主症,常先有腹痛,后出现发热等全身性中毒症状;有腹膜激惹体征（压痛、反跳痛、腹肌抵抗）。②造成内科性急腹痛的腹部脏器病变主要是炎症,其特点:急性腹痛常是各种临床表现中的一个症状,或在整个病程的某一阶段构成主症;

全身中毒症状常出现在腹痛之前;腹部有压痛,偶有轻度腹肌抵抗,但无反跳痛。

(3)进一步确定腹部病变脏器的部位与病因。①详尽的病史和细致的体检仍然是最重要、最基本的诊断手段。一般应询问最初痛在何处及发展经过怎样,阵发性痛或是持续性痛,轻重程度如何,痛与排便有无关系,痛时有无呕吐,呕吐物性质如何,有无放射痛,痛与体位、呼吸的关系等。腹痛性质的分析,常与确定诊断有很大帮助。阵发性绞痛是空腔脏器发生梗阻或痉挛,如胆管绞痛,肾、输尿管绞痛,肠绞痛。阵发性钻顶样痛是胆道、胰管或阑尾蛔虫梗阻的特征。持续性腹痛多是腹内炎症性疾病,如急性阑尾炎、腹膜炎等。结肠与小肠急性炎症时也常发生绞痛,但常伴有腹泻。持续性疼痛伴阵发性加剧,多表明炎症同时伴有梗阻,如胆石症伴发感染。腹痛部位一般即病变部位,但也有例外,如急性阑尾炎初期疼痛在中上腹部或脐周。膈胸膜炎、急性心肌梗死等腹外病变也可能以腹痛为首发症状。中上腹痛伴右肩背部放射痛者,常为胆囊炎、胆石症。上腹痛伴腰背部放射痛者,常为胰腺炎。②体检重点在腹部,同时也必须注意全身检查,如面容表情、体位、心、肺有无过敏性皮疹及紫癜等。肛门、直肠指检应列为常规体检内容,检查时注意有无压痛、膨隆、波动及肿块等,并注意指套上有无血和黏液。一般根据病史和体检查已能作出初步诊断。③辅助检查应视病情需要与许可,有目的地选用。检验:炎症性疾病白细胞计数常增加。急性胰腺炎患者血与尿淀粉酶增高。排除糖尿病酮中毒须查尿糖和尿酮体。X线检查:胸片可以明确或排除肺部和胸膜病变。腹部平片可观察有无气液面和游离气体,有助于肠梗阻和消化道穿孔的诊断。右上腹出现结石阴影提示胆结石或肾结石。下腹部出现结石阴影可能是输尿管结石。腹主动脉瘤的周围可有钙化壳。CT、MRI 检查:较 X 线检查有更高的分辨力,所显示的影像更为清晰。超声波检查:有助于提示腹腔内积液,并可鉴别肿块为实质性或含有液体的囊性。腹腔穿刺和腹腔灌洗:在疑有腹膜炎及血腹时,可做腹腔穿刺。必要时可通过穿刺将透析用导管插入腹腔,用生理盐水灌洗,抽出液体检查可提高阳性率。穿刺液如为血性,说明腹内脏器有破裂出血。化脓性腹膜炎为混浊黄色脓液,含大量中性多核白细胞,有时可镜检和(或)培养得细菌。急性胰腺炎为血清样或血性液体,淀粉酶含量早期升高,超过血清淀粉酶。胆囊穿孔时,可抽得感染性胆汁。急性腹痛的病因较复杂,病情大多危重,且时有变化,诊断时必须掌握全面的临床资料,细致分析。少数难以及时确定诊断的病例,应严密观察,同时采取相应的治疗措施,但忌用镇痛剂,以免掩盖病情,贻误正确的诊断与治疗。

二、慢性腹痛

(一)病因

慢性腹痛是指起病缓慢、病程较长或急性发作后时发时愈者,其病因常与急性腹痛相仿。

1.慢性上腹痛

(1)食管疾病:如反流性食管炎、食管裂孔疝、食管炎、食管溃疡、食管贲门失弛缓症、贲门部癌等。

(2)胃十二指肠疾病:如胃或十二指肠溃疡、慢性胃炎、胃癌、胃黏膜脱垂、胃下垂、胃神经官能症、非溃疡性消化不良、十二指肠炎、十二指肠壅滞症、十二指肠憩室炎等。

(3)肝、胆疾病:如慢性病毒性肝炎、肝脓肿、肝癌、肝片形吸虫病、血吸虫病、华支睾吸虫病、慢性胆囊炎、胆囊结石、胆囊息肉、胆囊切除后综合征、胆道运动功能障碍、原发性胆囊癌、胆系贾第虫病等。

(4)其他:如慢性胰腺炎、胰腺癌、胰腺结核、肝(脾)曲综合征、脾周围炎、结肠癌等。

2.慢性中下腹痛

(1)肠道寄生虫病:如蛔虫、姜片虫、鞭虫、绦虫等以及其他较少见的肠道寄生虫病。

（2）回盲部疾病：如慢性阑尾炎、局限性回肠炎、肠阿米巴病、肠结核、盲肠癌等。

（3）小肠疾病：如肠结核、局限性肠炎、空肠回肠憩室炎、原发性小肠肿瘤等。

（4）结肠、直肠疾病：如慢性结肠炎、结肠癌、直肠癌、结肠憩室炎等。

（5）其他：如慢性盆腔炎、慢性前列腺炎、肾下垂、游离肾、肾盂肾炎、泌尿系统结石、前列腺炎、精囊炎、肠系膜淋巴结结核等。

3.慢性广泛性或不定位性腹痛

如结核性腹膜炎、腹腔内或腹膜后肿瘤、腹型肺吸虫病、血吸虫病、腹膜粘连、血紫质病、腹型过敏性紫癜、神经官能性腹痛等。

（二）诊断

应注意询问过去病史，并根据腹痛部位和特点，结合伴随症状、体征，以及有关的检验结果，综合分析，作出判断。

1.过去史

注意有无急性阑尾炎、急性胰腺炎、急性胆囊炎等急性腹痛病史，以及腹部手术史等。

2.腹痛的部位

常是病变脏器的所在位置，有助于及早明确诊断。

3.腹痛的性质

如消化性溃疡多为节律性上腹痛，呈周期性发作；肠道寄生虫病呈发作性隐痛或绞痛，可自行缓解；慢性结肠病变多为阵发性痉挛性胀痛，大便后常缓解；癌肿的疼痛常呈进行性加重。

4.腹痛与伴随症状、体征的关系

如伴有发热者，提示有炎症、脓肿或恶性肿瘤；伴有吞咽困难、反食者，多见于食管疾病；伴有呕吐者，见于胃十二指肠梗阻性病变；伴有腹泻者，多见于慢性肠道疾病或胰腺疾病；伴有腹块者，应注意是肿大的脏器或炎性包块或肿瘤。

5.辅助检查

如胃液分析对胃癌和消化性溃疡的鉴别诊断有一定价值；十二指肠引流检查、胆囊及胆道造影可了解胆囊结石及胆道病变；疑有食管、胃、小肠疾病可做X线钡餐检查，结肠病变则须钡剂灌肠检查，消化道X线气钡双重造影可提高诊断率；各种内镜检查除可直接观察消化道内腔、腹腔和盆腔病变外，并可采取活组织检查；超声波检查可显示肝、脾、胆囊、胰等脏器及腹块的大小和轮廓等；CT、MRI具有较高的分辨力，并可自不同角度和不同方向对病变部位进行扫描，获得清晰影像，对鉴别诊断有很大帮助。

（张智涛）

第七节　水　　肿

一、概述

内环境保持动态平衡取决于渗出压和回收压，渗出压＝毛细血管内静脉压－血浆胶体渗透压－（组织间隙压＋组织胶体渗透压）；回收压＝组织压＋血浆胶体渗透压－组织胶体渗透压－

毛细血管内压。当上述任何一个环节有改变均可影响水分潴留在组织间隙中,因此产生水肿有下列主要因素:①水钠潴留。②毛细血管内压力增高,如右心衰竭时。③毛细血管通透性增高,如急性肾小球肾炎。④血浆胶体渗透压下降,如肝硬化、肾病时血浆清蛋白下降。⑤淋巴回流受阻时,如血丝虫病。水肿是一个常见症状,有功能性和器质性,器质性中以心、肝、肾疾病为最常见。

二、器质性水肿的常见病因

(一)心源性水肿

各种原因致心力衰竭后心功能下降,有效循环血量减少,肾血流量肾小球滤过率(GFR)下降,同时继发醛固酮(Aldo)及抗利尿激素(ADH)释放,使水钠潴留,加上静脉压增高,毛细血管压力增加,组织回吸收能力下降致组织水肿。从下肢向上的水肿,伴有颈静脉怒张、肝大、肝颈反流征阳性、静脉压增高,可伴胸腔积液、腹水。心源性水肿的特点是从身体下垂部位开始,体检可有心脏听诊异常。

(二)肾性水肿

肾性水肿分为肾炎性水肿和肾病性水肿两类。

1.肾炎性水肿

肾炎性水肿多见于急性肾小球肾炎。肾小球免疫变态反应使肾脏滤过率下降,毛细血管通透性增高,使水钠潴留。开始常在组织疏松的部位如眼睑部出现水肿,以后发展到全身水肿,多为紧张性水肿,凹陷不明显,体重明显增加,儿童可并发心力衰竭,伴有血尿、蛋白尿、高血压。

2.肾病性水肿

肾病综合征时大量蛋白尿,造成血浆清蛋白的低下,胶体渗透压下降,血容量下降,使肾小球滤过率下降;血容量下降又继发 Aldo 和 ADH 增高发生水肿。水肿特别明显,凹陷性,往往伴有胸腔积液、腹水,除蛋白尿外还可有肾功能的损害。

(三)肝脏性水肿

任何肝脏疾病引起血浆蛋白合成障碍,使胶体渗透压下降,继发 Aldo 升高,同时由于肝病门静脉压力增高,故往往先有腹水,再出现下肢水肿,伴有肝功能减退的门静脉高压症状,如腹壁静脉怒张、胃底食管静脉曲张等。

(四)营养不良性水肿

由慢性消耗性疾病及营养障碍性疾病引起,如手术、癌肿、结肠瘘、烧伤、维生素 B_1 缺乏等引起低蛋白血症而发生水肿,往往从足部开始,加上皮下脂肪少,组织松弛加重了组织液的潴留,纠正病因后即可消退。目前已少见。

(五)内分泌性水肿

鉴于甲状腺功能减退、原发性醛固酮增多症、库欣综合征或长期大剂量使用激素、丙酸睾酮等。甲减引起组织中黏蛋白的增多,是非凹陷性水肿,面部明显组织增厚的感觉,血促甲状腺激素(TSH)升高,三碘甲状腺原氨酸(T_3)、甲状腺素(T_4)下降,同时有嗓音变粗、眉毛脱落、便秘、怕冷等症状。

三、功能性水肿的原因

（一）特发性水肿

女性多见。水肿与体位有关,直立及劳累后加重,平卧休息后逐渐消退,常伴有其他神经衰弱症状。目前认为是由于直立时颈动脉窦交感神经感受器兴奋不足,导致脑血流供应相对不足,通过容量感受器的反射引起 Aldo 分泌增加所致。立、卧位水试验可呈阳性。

（二）卵巢功能紊乱

常见的是经前期水肿,在排卵期后逐渐开始眼睑有沉重感或轻度水肿,体重增加、尿量减少、腹胀或下肢轻度水肿,至月经来潮时达高峰,行经后逐步消退,再周而复始。

（三）功能性水肿

女性多见,水肿往往局限于两下肢和(或)眼睑,程度较重,间歇持续数年,可与季节有关(常在初春),与体位无关(此与特发性水肿有区别),常伴全身乏力、食欲缺乏等。

四、局部性水肿

由其静脉或淋巴回流受阻或毛细血管通透性增加所致。

（一）感染中毒性（大多属炎症性）

如血栓性静脉炎、丹毒、疖、痈、蜂窝织炎、痛风以及毒蛇或虫咬中毒等,有感染症状,局部有红肿热痛,血白细胞增高。

（二）淋巴回流梗阻

如慢性淋巴管炎、丝虫病、淋巴周围组织受压等。局部检查除水肿外,皮肤可见橘皮样,毛孔显著;慢性可反复发作,皮肤增厚、色素沉着,疑为丝虫病,可外周血涂片找到尾丝蚴。乳房根治术亦可引起患侧手臂水肿。

（三）物理性

如烧伤、冻伤等。

（四）变态反应性

过敏性接触性皮炎、血管神经性水肿如唇部血管丰富处。

（五）神经营养障碍

如肢体瘫痪等。

（六）上腔静脉受阻

由于纵隔肿瘤、胸腔内动脉瘤或淋巴结肿大等引起上腔静脉回流受阻,表现为头、面、颈及上肢水肿和 Horner 征。

（七）下腔静脉受阻

由于血栓形成,腹内肿块,卵巢囊肿,腹水压迫,癌肿在下腔静脉内转移等,表现为下肢水肿伴腹壁静脉曲张。

（八）正常妊娠

肿大子宫压迫下腔静脉使之回流受阻,同时伴水钠潴留,妊娠期高血压疾病时有蛋白尿、高血压及肾功能改变。

（戴毓华）

第八节　血　　尿

血尿分为肉眼血尿和镜下血尿。肉眼血尿是指尿液颜色呈洗肉水色或者鲜血的颜色,肉眼可见;镜下血尿是指尿色肉眼观察正常,经显微镜检查,离心沉淀后的尿液镜检每高倍视野有红细胞 3 个以上。二者都属于血尿。

血尿是泌尿系统疾病最常见的症状之一,大多数由泌尿系统疾病引起,也可能由全身性疾病或泌尿系统邻近器官病变所致。尿的颜色,如为红色应进一步了解是否进食引起红色尿的药品或食物,是否为女性的月经期间,以排除假性血尿;血尿出现在尿程的哪一段,是否全程血尿,有无血块;是否伴有全身或泌尿系统症状;有无腰腹部新近外伤和泌尿道器械检查史;过去是否有高血压和肾炎史;家族中有无耳聋和肾炎史。

一、临床表现

(一)尿颜色的表现

血尿的主要表现是尿颜色的改变,除镜下血尿其颜色正常外,肉眼血尿根据出血量多少而尿呈不同颜色。尿液呈淡红色像洗肉水样,提示每升尿含血量超过 1 mL。出血严重时尿可呈血液状。外伤性肾出血时,尿与血混合均匀,尿呈暗红色;膀胱或前列腺出血尿色鲜红,有时有血凝块。

尿液红色不一定是血尿。如尿呈暗红色或酱油色,不浑浊无沉淀,镜检无或仅有少量红细胞,见于血红蛋白尿。棕红色或葡萄酒色,不浑浊,镜检无红细胞见于卟啉尿。服用某些药物如大黄、利福平,或进食某些红色蔬菜也可排红色尿,但镜检无红细胞。

(二)分段尿异常

将全程尿分段观察颜色。尿三杯试验是用 3 个清洁玻璃杯分别留起始段,中段和终末段尿。如果起始段血尿提示病变在尿道;终末段血尿提示出血部位在膀胱颈部,三角区或后尿道的前列腺和精囊腺;三段尿均呈红色为全程血尿,提示血尿来自肾或输尿管。

(三)镜下血尿

尿颜色正常,用显微镜检查可判断是肾源性或非肾源性血尿。

1.新鲜尿沉渣相差显微镜检查

变形红细胞血尿为肾小球源性,均一形态正常红细胞尿为非肾小球源性。因红细胞从肾小球基膜漏出,通过具有不同渗透梯度的肾小管时,化学和物理作用使红细胞膜受损,血红蛋白溢出而变形。如镜下红细胞形态单一,与外周血近似,为均一型血尿。提示血尿来源于肾后,见于肾盂、肾盏、输尿管、膀胱和前列腺病变。

2.尿红细胞容积分布曲线

肾小球源性血尿常呈非对称曲线,其峰值红细胞容积小于静脉峰值红细胞容积;非肾小球源性血尿常呈对称性曲线,其峰值红细胞容积大于静脉峰值红细胞容积。

(四)症状性血尿

血尿的同时伴有全身或局部症状。而以泌尿系统症状为主,如伴有肾区钝痛或绞痛提示病变在肾脏,如有尿频尿急和排尿困难提示病变在膀胱和尿道。

(五)无症状性血尿

未有任何伴随的血尿见于某些疾病的早期,如肾结核、肾盂或膀胱癌早期。

二、常见原因

(一)泌尿系统疾病

肾小球疾病如急、慢性肾小球肾炎,IgA 肾病,遗传性肾炎和薄基膜肾病。间质性肾炎、尿路感染、泌尿系统结石、结核、肿瘤、多囊肾、尿路憩室、息肉和先天性畸形等。

(二)全身性疾病

(1)感染性疾病:败血症、流行性出血热、猩红热、钩端螺旋体病和丝虫病等。

(2)血液病:白血病、再生障碍性贫血、血小板减少性紫癜、过敏性紫癜和血友病。

(3)免疫和自身免疫性疾病:系统性红斑狼疮、结节性多动脉炎、皮肌炎、类风湿关节炎、系统性硬化症等引起肾损害时。

(4)心血管疾病:亚急性感染性心内膜炎、急进性高血压、慢性心力衰竭、肾动脉栓塞和肾静脉血栓形成等。

(三)尿路邻近器官疾病

急、慢性前列腺炎,精囊炎,急性盆腔炎或宫颈癌,阴道炎,急性阑尾炎,直肠和结肠癌等。

(四)化学物品或药品对尿路的损害

如磺胺类药、吲哚美辛、甘露醇,汞、铅、镉等重金属对肾小管的损害;环磷酰胺引起的出血性膀胱炎;抗凝药如肝素过量也可出现血尿。

(五)功能性血尿

平时运动量小的健康人,突然加大运动量可出现运动性血尿。

三、伴随症状

(1)血尿伴肾绞痛是肾或输尿管结石的特征。

(2)血尿伴尿流中断见于膀胱和尿道结石。

(3)血尿伴尿流细和排尿困难见于前列腺炎、前列腺癌。

(4)血尿伴尿频尿急尿痛见于膀胱炎和尿道炎,同时伴有腰痛,高热畏寒常为肾盂肾炎。

(5)血尿伴有水肿、高血压、蛋白尿见于肾小球肾炎。

(6)血尿伴肾肿块,单侧可见于肿瘤、肾积水和肾囊肿,双侧肿大见于先天性多囊肾,触及移动性肾脏见于肾下垂或游走肾。

(7)血尿伴有皮肤黏膜及其他部位出血,见于血液病和某些感染性疾病。

(8)血尿合并乳糜尿见于丝虫病、慢性肾盂肾炎。

(张海东)

第九节　蛋　白　尿

蛋白尿是慢性肾脏病的重要临床表现,并参与了肾脏损伤。蛋白尿不仅是反映肾脏损伤严重程度的重要指标,也是反映疾病预后、观察疗效的重要指标。

一、尿蛋白生理

每天经过肾脏循环的血清蛋白有 10～15 g,但 24 小时中只有 100～150 mg 的蛋白质从尿中排泄。肾小球毛细血管壁主要作用是滤过蛋白质,近端肾小管则重吸收大部分滤过的蛋白质。正常情况下,60% 的尿蛋白来源于血浆,其他 40% 则来源于肾脏和尿路。

正常尿蛋白主要包括:①来源于血浆的蛋白,如清蛋白(10～20 mg)、低相对分子质量球蛋白以及大量的多肽类激素。②来源于肾脏和尿路的蛋白,如由髓袢升支合成的 Tamm-Horsfall 蛋白(约有80 mg,但其作用尚未知)、分泌性 IgA、尿激酶等。

二、蛋白尿的定量和定性检查方法

(一)半定量法
半定量法即试纸法,是最常用的蛋白尿的筛查手段,但无法检测出尿中的免疫球蛋白轻链。

(二)尿蛋白定量
测定 24 小时的尿蛋白,其中包含了几乎所有的尿蛋白(包括免疫球蛋白的轻链)。但大量血尿或脓尿有可能影响尿蛋白的定量结果。肉眼血尿(而非镜下血尿)也可能导致大量蛋白尿。

(三)尿清蛋白检测
主要包括尿清蛋白特异性试纸、24 小时尿清蛋白排泄率、尿清蛋白/肌酐比值(ACR)和 24 小时尿清蛋白定量,其中 UAE 和 ACR 目前已广泛应用于临床。UAE 可采用24 小时尿量或 12 小时尿标本测定,ACR 的检测以清晨第一次尿取样比较正规,随意尿样亦可,该比值校正了由脱水引起的尿液浓度变化,但女性、老年人肌酐排泄低,则结果偏高。

(四)尿蛋白电泳
通常用醋酸纤维素膜测定,可以对尿蛋白进行定性测定,对于检测蛋白的来源十分有用。

1.选择性蛋白尿

清蛋白比例大于 80%。一般见于光镜下肾小球无明显损伤的肾病(微小病变所致的肾病综合征)。

2.非选择性蛋白尿

清蛋白比例低于 80%。通常包含各种类型的血清球蛋白。所有的肾脏病都可能引起这种类型的蛋白尿。

3.包含有大量异常蛋白的蛋白尿

尿中 β 或 γ 单株峰的增高意味着单克隆免疫球蛋白轻链的异常分泌。尿本周蛋白的特征是在50 ℃左右时可以积聚,而温度更高时则会分解。

4.小管性蛋白尿

主要包括低相对分子质量的球蛋白,用聚丙烯酰胺胶电泳能根据不同的相对分子质量区分不同的蛋白。

三、临床表现

(一)微量清蛋白尿
所谓微量清蛋白尿(MAU)是指 UAE 20～200 μg/min 或 ACR 10～25 mg/mmol,即尿中

清蛋白含量超出健康人参考范围,但常规尿蛋白试验阴性的低浓度清蛋白尿。MAU是一个全身内皮细胞损伤的标志,也是心血管疾病发病和死亡的危险因素。通过微量清蛋白尿的检测而早期发现肾脏病,这将有利于及时治疗和延缓疾病进程。K/DOQI(Kidney Disease Outcome Quality Initiative)指南推荐对于糖尿病、高血压和肾小球疾病引起的慢性肾脏病(CKD),尿清蛋白是一个比总蛋白更为敏感的指标。近年来MAU作为CKD的早期检测指标逐渐得到重视。

(二)间歇性蛋白尿

其往往见于某些生理性或病理性的状态,如用力、高热、尿路感染、右心衰竭、球蛋白增多症、直立性蛋白尿等。

直立性蛋白尿多见于青春期生长发育较快、体型较高的年轻人,而在青春期结束时可突然消失,年龄大多小于20岁。诊断直立性蛋白尿必须要证实平卧后蛋白尿可消失(收集平卧2小时后的尿样)。直立性蛋白尿患者不伴有血尿或肾外体征,不存在任何病理改变,静脉肾盂造影结果正常。

(三)持续性蛋白尿

病因诊断取决于蛋白尿的量和组成。图1-1提示了蛋白尿的整个诊断思路。

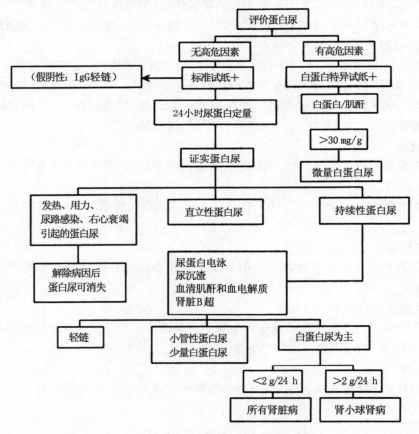

图1-1 蛋白尿的诊断思路

以下几点需要特别指出。

(1)大量蛋白尿而没有肾病综合征的表现,可能由于尿蛋白主要由IgG的轻链组成或是见于新发的肾小球病变。

（2）当肾小球滤过率低于 50 mL/min 时，尿蛋白量也往往随之减少。但对于糖尿病肾病或肾脏淀粉样变的患者仍会有大量蛋白尿，且肾脏体积不缩小。

（3）肾小球病变可能会伴发肾小管或肾血管病变（如肾血流量减少引起的玻璃样变性）。

一般情况下，大多数的肾脏病伴有蛋白尿，但应除外以下情况：①某些新发的肾脏病，需通过肾组织活检确诊。②某些间质性肾病，特别是代谢原因引起的。③不伴有蛋白尿的肾衰竭需考虑流出道梗阻。

（刘新玲）

第二章　神经内科疾病

第一节　头　痛

一、偏头痛

偏头痛是一种反复发作的神经血管紊乱性疾病,表现为发作性的偏侧或两侧交替性搏动性头痛,伴有恶心、呕吐及畏光,在安静、黑暗环境或睡眠后头痛可缓解,间歇期正常。其患病率在欧美国家为8%~28%,亚洲与非洲国家为1%~8%,我国最新公布的调查结果为9.3%。

(一)病因及发病机制

病因尚不清楚。半数以上患者的双亲有偏头痛史,多数属多基因遗传,极少数特殊亚型为染色体显性遗传。很多患者的自主神经系统紊乱,尤其在环境变化、外界刺激、躯体及精神疲劳、睡眠不足、月经周期变化等情况下更易诱发偏头痛。女性偏头痛患者常在月经来潮前发作,多数人在妊娠后发作频度减少或发作消失。某些食物如奶酪、熏鱼、巧克力、柑橘及酒精类饮料等可诱发偏头痛发作。

发病机制主要有血管源性、神经源性及三叉神经血管系统激活等学说。血管源性学说认为偏头痛先兆症状是颅内血管收缩使脑局部缺血所引起的一过性脑功能障碍,表现视觉改变、闪光样暗点、视野缺损。在偏头痛先兆期时局部脑血流可见明显降低,头痛出现后,局部脑血流及颅外动脉血流均显著增加,同时脑脊液乳酸增加,碳酸氢盐含量降低。

神经源性学说认为偏头痛是原发性神经功能紊乱、伴继发性血管运动的改变。偏头痛呈现的各种复杂症状是大脑皮质功能紊乱的结果,可能是原发于下丘脑/间脑水平的脑部阈值障碍。各种诱发因素只要导致脑部阈值下降就能引起头痛发作。大脑皮质出现的局部脑电活动异常,并以3 mm/min的速度缓慢自枕叶向顶叶和颞叶扩散,称为皮质扩散性抑制,扩散的速度和先兆症状特点相同,先兆症状中发光视幻觉为刺激症状,与皮质去极化有关;而随后出现的视野内的暗点、偏盲、黑矇为抑制症状,与皮质抑制有关。皮质扩散性抑制对丘脑、三叉神经脊束核、蓝斑等中枢疼痛处理有广泛作用,还可引起与偏头痛有关的一氧化氮、降钙素基因相关肽等递质释放,并产生与痛觉过敏及炎症有关的基因表达如神经生长因子、神经胶质纤维酸性蛋白、环氧合酶2等,这可能是皮质扩散性抑制样神经电活动引起头痛及其相关临床表现的重要原因。

三叉神经血管系统激活学说认为脑膜中动脉和颅内大动脉主要由三叉神经纤维支配,而支配这些血管的大量交感和副交感纤维其投射也属于三叉神经血管系统。偏头痛时,受累的脑内大动脉和脑膜中动脉不断发生兴奋,激活三叉神经,使脑膜血管扩张,血流增加,血管周围水肿,血管内皮细胞、血小板、肥大细胞被激活等炎症反应,局部释放活性致痛物质,如降钙素基因相关肽、P物质和神经激肽A等,这些物质又可作为兴奋冲动使受累动脉更加扩张,形成恶性循环。

(二)临床表现

女性多于男性,约为3∶1,多在青春期起病,部分患者有家族史,病初可每年发作1至数次,以后有的每月发作1至数次,少数患者可每周发作数次。根据临床表现主要分为先兆性偏头痛、无先兆偏头痛、特殊类型偏头痛。

1.先兆性偏头痛

先兆性偏头痛约占偏头痛的20%,临床发作可分为4个时期。

(1)前驱期:约60%患者在头痛发作前数小时至数天可表现为精神症状如抑郁、乏力、懒散、嗜睡、情绪激动、易激惹、欣快等,也可表现自主神经症状如面色苍白、厌食或明显饥饿感、口渴、尿频、尿少、腹痛、腹泻、心慌、气短等。不同患者前驱症状有很大的差异,同一患者前驱症状相对固定。

(2)先兆期:多为局灶神经症状,偶为全面性神经功能障碍,持续5分钟至1小时以内,最常见的先兆为视觉性先兆,如闪光、暗点、视物变形、视野缺损。其次为躯体感觉性先兆,如一侧肢体感觉异常或面部麻木等。运动性先兆较少见,可出现肢体轻偏瘫及言语障碍。如果出现脑干症状或单眼黑矇,分别称为脑干先兆或视网膜先兆。先兆可不伴头痛出现,称为偏头痛等位症,多见于儿童偏头痛,有时见于中年以后,先兆可为主要临床表现而头痛很轻或无头痛,也可与头痛发作交替出现。

(3)头痛期:疼痛多始于一侧眼眶部或额颞部,逐渐加剧,并扩展至半侧头部或整个头部。头痛呈搏动或胀痛,并伴有恶心、呕吐、畏光、怕声、面色苍白、精神萎靡、厌食,有的伴有球结膜和鼻黏膜充血和分泌物增多,也可伴有尿频、排尿障碍、便秘或腹泻、高血压或低血压、心慌,甚至出现心律失常等自主神经功能障碍。日常活动如上下楼梯可加重头痛,故患者多躲至较暗的安静处休息。头痛发作数小时,有的达1~3天,持续时间超过3天以上者,称为偏头痛持续状态。

(4)缓解期:服止痛剂或睡眠后头痛明显缓解。头痛缓解后数天之内,仍可表现疲倦乏力、昏昏欲睡、肌肉酸痛、情绪低落、烦躁、易怒、注意力不集中等后续症状。

2.无先兆偏头痛

无先兆偏头痛为最常见类型,约占80%,除无先兆症状外,其他表现同先兆型偏头痛。

3.特殊类型偏头痛

(1)眼肌麻痹型偏头痛:见于年轻的成年人,在头痛发作中或发作后,头痛侧常见为动眼神经麻痹,表现为上睑下垂、瞳孔散大、眼球上、下、内收运动障碍,少部分尚有滑车神经、展神经麻痹的症状,每次发作可持续数小时至数周不等,极少数不能恢复。

(2)偏瘫型偏头痛:多在儿童期发病。可分为两类:一类为阳性家族史,多呈常染色体显性遗传,半数病例与19号染色体连锁,亦与P/Q型钙通道突变有关;另一类为散发型,有或无先兆偏头痛交替发作。表现为轻偏瘫和(或)偏侧麻木、偶伴失语。数十分钟后发生同侧或对侧头痛,而偏瘫可持续数十分钟至数天不等。

(3)脑干先兆型偏头痛:多发生于少年或青年女性,发作与月经有明显的关系。先兆期表现脑干症状,如眩晕、眼震、耳鸣、构音障碍、共济障碍、双侧肢体麻木、无力或口周感觉异常等,也可出现意识模糊和跌倒发作。先兆症状持续 20 分钟后出现搏动性头痛,多位于枕后部,向后颈部放射,常伴有恶心、呕吐,在头痛高峰期部分患者可有短暂意识障碍。头痛持续数小时,发作后恢复正常,间歇期一切正常。

(4)视网膜型偏头痛:表现为反复发作偏头痛伴有同侧的视网膜循环障碍,单侧眼的畏光、黑矇、暗点甚至失明。反复发作可造成中心视网膜动脉及其分支血栓形成或视神经乳头萎缩。

(三)诊断及鉴别诊断

根据年轻人好发,女性多见,长期多次发作,每次发作性质相类似的头痛史,同时还具有下述的特点:偏侧搏动性痛或胀痛,日常活动会加重的中至重度疼痛,伴恶心呕吐、畏光或畏声,每次疼痛持续数小时但多数不超过 3 天,发作间歇期正常,常有家族史,神经系统检查无异常发现。如果伴有先兆还有:至少有 1 次完整的发作,症状持续 5～60 分钟,随后头痛发作。患者具备上述临床特点,诊断不难。但对出现严重的先兆或先兆时间延长者,以及近期出现严重的头痛者应进行颅脑 CT、MRI、MRA 或 DSA 等影像学检查。

有先兆或无先兆偏头痛诊断多无困难,但其他特殊类型的偏头痛诊断应十分慎重,首先要排除引起头痛的常见疾病。

1.丛集性头痛

头痛位于一侧眶部周围,重者波及全头部,头痛发作无先兆呈密集性。呈钻痛或爆裂样痛,非常剧烈,发作迅速并可突然停止。发作时伴有头痛侧鼻黏膜、球结膜充血、流泪、鼻塞,少数出现上睑下垂,每天发作 1 至数次,可在睡眠中发作,每次发作数十分钟至 3 小时,在数周内可连续有规律地发作,缓解期可长达数月至数年之久。

2.血管性头痛

由于某些患者脑血管本身具有动脉粥样硬化、血管畸形及动脉瘤等病理改变,加之伴有高血压,在血流冲击下,血管易极度扩张,刺激血管感觉神经末梢,引起类似偏头痛的头痛,但常无典型偏头痛发作过程,颅内动脉瘤和动静脉畸形可出现相应的神经功能缺损症状或癫痫发作,神经影像学检查可显示病变。

3.颈动脉痛综合征

颈动脉痛综合征是一种多因素所致的头痛综合征,多见于老年人。表现为一侧面部、颈部、下颌或眶周的搏动性、刀割样疼痛或钝痛,疼痛为持续性阵发性加剧,每次疼痛数分钟到数小时,持续数天至数周才缓解,疼痛常因颈部活动、吞咽、咀嚼、哈欠、咳嗽等诱发或加重,检查时发现颈动脉区有触痛,周围组织有水肿。常见病因为颈动脉夹层、颈动脉炎或动脉粥样硬化,部分病例病因不明。彩色多普勒超声、MRA、DSA 等检查有助于诊断。

4.颅内占位病变

早期头痛可为间歇性或晨起为重,后演变为持续性,有颅内压增高表现:头痛、恶心、呕吐、视盘水肿,并可出现局灶性症状与体征,头颅 CT 和 MRI 检查可助于鉴别。

(四)治疗及预后

偏头痛为反复发作性的疾病,要解除或减轻疼痛,同时要预防以减少头痛的复发,因此偏头痛的治疗和预防应掌握个体化的原则。

1.发作期治疗

目的是快速止痛。使患者保持安静,消除精神上恐惧感,安置在稍暗的房间里,避免焦虑和紧张,让患者保持适度的睡眠。

对轻-中度头痛患者,服用解热镇痛剂或非甾体消炎药物即可显效。常用药物如阿司匹林、索米痛片、布洛芬、芬必得、萘普生、双氯芬酸钠等。恶心、呕吐可应用甲氧氯普胺。对重度头痛患者,常用麦角胺咖啡因片(每片含咖啡因 100 mg,酒石酸麦角胺 1 mg),在偏头痛发作开始时即服 1～2 片,必要时隔数小时或 12 小时再加服 1 片,可重复 2 次,直至头痛消失为止,每次发作用量不超过 5 片,1 周总量不超过 10 片。如有剧烈呕吐不能口服药物时,可皮下或肌内注射酒石酸麦角胺 0.25～0.5 mg。麦角碱药物的不良反应较大,现多选用作用迅速、不良反应小的曲普坦类药物,如舒马曲普坦 25～50 mg,口服,24 小时内不宜超过 300 mg,或皮下注射 6 mg,1 小时后可重复,24 小时内不宜超过 12 mg;亦可用佐米曲普坦 2.5～5 mg,口服,2 小时后可重复,每天不宜超过 10 mg。还可使用利扎曲普坦:口服给药,1 次 5～10 mg(1～2 粒),每次用药的时间间隔至少为 2 小时,1 天最高剂量不得超过 30 mg(6 粒)。有冠心病和高血压等血管病的患者不能使用曲普坦类药物。

2.预防性治疗

目的是减少发作次数,减轻头痛程度,增强急性期止痛药物效果。至少 3 个月为 1 个疗程。具体用法:①普萘洛尔,为 β 肾上腺素能受体阻滞剂,10～40 mg,每天 2～4 次;②钙通道阻滞剂,如氟桂利嗪 5～10 mg,睡前服用。③抗抑郁药,如阿米替林、氟西汀等。④抗惊厥药,如丙戊酸钠、托吡酯等。过去常用的苯噻啶、噻庚啶、苯乙肼、可乐定、萘普生、双氯芬酸钠等,可酌情选用。

大约 2/3 的偏头痛患者在更年期后,头痛逐渐消失或显著减轻,还有部分演变为慢性头痛,极少数为顽固性头痛。

二、紧张性头痛

紧张性头痛是原发性头痛中最常见的一种,发病率高于偏头痛,表现为双侧头部束带样或全头部紧缩性或压迫性头痛。

(一)病因及发病机制

尚未完全明确,可能与多种因素有关,由于长时的特殊头位,或由于精神因素、疲劳等应激因素所致的颈部肌肉或肌筋膜结构持久的收缩,肌肉血液循环的障碍和缺血,细胞内、外钾离子转运障碍,以及中枢单胺能系统间断性功能障碍等所致。

颅周肌肉疾病是紧张性头痛的原因还是结果,或仅是紧张性头痛发病机制中的因素之一,尚无定论。对紧张性头痛患者进行痛阈研究,发现不管是偶发型、频发型还是慢性型,对疼痛敏感均显著高于正常人,说明患者可能具有周围性和中枢性疼痛敏感增强的现象。临床上可见到紧张性头痛和偏头痛同时发生在同一患者,有些患者最初表现为偏头痛,当发作频率逐渐增加后表现为发作性紧张性头痛,并可转为慢性紧张性头痛。

(二)临床表现

多在 20～40 岁发病,女性多于男性。病前多有应激或长期在紧张下工作或生活情况,持续时间从 30 分钟到 7 天。其临床特征为双侧头部呈钝痛、无搏动性,头痛位于顶、颞、额及枕部或全头部,轻到中度头痛,不因体力活动而加重,患者觉头顶重压发紧或头部带样箍紧感,并在枕颈部发紧僵硬,转颈时尤显,一般不伴恶心、呕吐,无畏光或畏声等症状。多数患者伴有头昏、失眠、焦虑或抑郁等症状。神经系统检查多无阳性体征,半数患者在颅周肌肉如颞肌、颈枕部肌肉、头顶部、斜方肌有压痛,有时轻揉和捏压这些肌肉反觉轻松和舒适。

临床上根据头痛的发作频率和持续时间分成偶发(1月不到 1 次)、频发(1 月内少于 15 天发作)和慢性(1 个月内发作≥15 天,连续 3 个月以上)三型。频发和慢性型患者常因头痛程度严重而去医院诊治。

(三)诊断及鉴别诊断

主要根据患者的多次相同临床表现,双侧头部对称性闷痛、钝痛、压迫性痛等(无搏动性),轻至中等程度疼痛,持续 30 分钟到 7 天,一般体检及神经系统检查无异常发现,神经影像学检查无异常发现,诊断不难。在明确紧张性头痛诊断同时最好还要根据标准进行分型,尤其是颅周肌肉是否有疼痛亦要说明以供选择治疗方法与药物。

紧张性头痛患者若头痛病程较短,应注意与颅内各类器质性疾病相鉴别。

(四)治疗及预后

包括急性期止痛和预防性治疗。在急性期可使用非甾体抗炎药物,如布洛芬、芬必得、萘普生、双氯芬、普鲁奎松等;也可应用普通的镇静剂,如地西泮、劳拉西泮、硝西泮等;预防治疗中可以使用抗焦虑、抑郁剂,如阿米替林、万拉法新、杜洛西汀等。消除各种应激因素可以明显改善头痛。紧张性头痛也可用物理疗法,包括松弛锻炼、生物反馈治疗、理疗、按摩、针灸等,使头痛症状得到改善。

约半数患者在 3~4 年里逐渐好转,头痛消失。1/3 的患者会演变成慢性紧张性头痛。

三、丛集性头痛

丛集性头痛是一种较少见的原发性头痛,表现为一侧眼眶部和(或)额颞部剧烈疼痛,伴副交感神经激惹症状,在丛集期内,以反复的密集性发作为其特征。

(一)病因及发病机制

其病因和发病机制尚不明,可能与下丘脑功能障碍有关以及脑干副交感神经核与蝶颚神经节激惹有关。有学者发现丛集性头痛发作时海绵窦部位的颈内动脉扩张,睾酮水平变化,松果体黑色素分泌高峰在晚上减弱,并受视交叉上核调控,PET 研究发现丛集性头痛患者下丘脑有变化。因此认为丛集性头痛病灶位于下丘脑灰质,系调控生物钟的神经元功能紊乱所致。

(二)临床表现

多在 20~50 岁发病,男女之比约为 4∶1,无家族遗传史。常在夜间入睡后突然发作,而使患者痛醒,短时间内达高峰。疼痛开始无先兆,先表现为一侧眼球后牵拉或压迫感,在数分钟内发展为眼眶周围剧烈疼痛呈钻痛性或搏动性,常扩散到同侧额颞部或上颌部,也可扩散到颈枕部或颈部,站立后头痛可减轻,因此患者常表现特有的来回踱步,常用拳捶打头部或以头撞墙。痛侧常伴有鼻黏膜、球结膜充血、流泪、鼻塞、颜面潮红。约有 1/4 病例在头痛同侧出现颈交感神经麻痹综合征(Horner 征),可出现畏光,不伴恶心、呕吐。发作持续数十分钟至 3 小时,常每天有 1 次或数次发作,连续数天或数周,然后头痛停止,间隔数月或数年后又出现,易在每年春季和(或)秋季发作。在丛集期,饮酒或使用血管扩张药可诱发发作。

(三)诊断及鉴别诊断

主要根据病史、临床表现、体格检查及必要特殊检查排除其他器质性头痛,诊断多无困难,应与偏头痛进行鉴别。

丛集性头痛诊断必须符合:①至少发作 5 次;②重度偏侧眼眶、眶上或颞部疼痛,持续 15~180 分钟;③头痛侧至少具有以下 1 项症状:结膜充血、流泪、鼻塞、流涕、前额及面部出汗少、瞳孔缩小、眼裂变窄、眼睑水肿;④丛集发作时,可以隔天1次至8次/天。

（四）治疗

治疗包括急性止痛治疗、过渡性治疗和维持性治疗。急性止痛治疗系采用面罩纯氧吸入(7～15升/分),多数患者在15分钟内头痛缓解,还可以皮下注射舒马曲普坦;过渡性治疗是指急性止痛后使用的药物能够继续缓解头痛直至维持性治疗药物发挥作用,包括短期静脉滴注皮质类固醇、2%利多卡因溶液滴鼻、枕大神经封闭等;维持性治疗使用如维拉帕米、碳酸锂、氟桂利嗪、丙戊酸钠、托吡酯等药物,头痛丛集期终止后才可以停药。治疗期间要避免饮酒,减少诱发。

四、低颅压性头痛

低颅压性头痛是指由于各种原因引起颅内压降低,腰穿脑脊液压力低于 0.7 kPa(70 mmH$_2$O),甚至无法测出,表现以站立时头痛为主的一组综合征。

（一）病因及发病机制

原发性低颅压性头痛病因不明,可能与血管舒缩障碍引起的侧脑室的脉络丛脑脊液分泌减少或因上矢状窦的蛛网膜颗粒和脊髓静脉的蛛网膜绒毛吸收增加有关。

继发性低颅压性头痛的病因有颅脑外伤、颅脑手术后、腰椎穿刺后、脑室分流术或脊膜撕裂等使脑脊液漏出增多。其他如感染、脱水、休克、低血压、脑供血不足、过度换气、糖尿病酮症酸中毒、内分泌及代谢紊乱(垂体功能减退、肾上腺功能低下、胰岛素功能亢进等)、尿毒症、慢性巴比妥类药物中毒等。由于上述病理改变,均可使脑脊液生成减少,导致低颅压性头痛。

颅内压力降低后,脑组织移位下沉使颅底的疼痛敏感组织如硬脑膜、血管、神经等被牵拉而引起头痛。

（二）临床表现

可发生于各年龄段,男女均可罹患。头痛与体位变化有明显关系,起坐或站立时头痛加剧,平卧后头痛减轻或消失。头痛部位在枕部或后颈部,有时位于前额或全头。疼痛呈胀痛、钻痛、牵扯痛或搏动性痛。当咳嗽、打喷嚏、摇头、用力时可使头痛加重,可伴有头晕、耳鸣、恶心、呕吐、视物模糊等症状。神经系统检查多无异常。

腰椎穿刺后低颅压性头痛,通常在腰穿后10～12小时发生,最常发生于腰穿后第2～3天,持续3～5天后恢复,少数可达两周或更长时间。

（三）诊断及鉴别诊断

根据典型的临床表现,头痛与体位的特殊关系,大多诊断不难。个别诊断尚不能明确者,可行腰椎穿刺测定脑脊液压力低于 0.68 kPa(70 mmH$_2$O),部分病例压力更低或测不出,放不出脑脊液。少数病例脑脊液可见白细胞或红细胞轻度增多,或蛋白轻度增加,糖和氯化物正常。头颅MRI可见脑垂直移位,脑桥基底部依在斜坡上,鞍上池消失,增强扫描可见全脑膜弥漫性强化。放射性核素脑池造影对腰穿后头痛、头部外伤后头痛或疑有脑脊液漏是一种敏感的检测手段。

本病应与高颅压性头痛鉴别,后者头痛常伴有颅内压增高征,眼底视盘水肿,卧位时头痛不减轻,使用脱水治疗后头痛可缓解。

（四）治疗

根据颅内低压性头痛的病因分别给予处理,如控制感染、纠正脱水、治疗糖尿病酮症酸中毒等。在一般对症治疗中应卧床休息,大量饮水,每天口服 3 000～4 000 mL 生理盐水,每天静脉滴注低渗液或林格液 1 000～2 000 mL,给予适量镇痛剂。严重病例可于鞘内注入生理盐水,每次 20～30 mL。还可应用硬膜外自体血修补法,采用自体血 15 mL 缓慢注入脊柱的硬脊膜漏段硬膜外腔,压迫硬膜囊,阻塞脑脊液漏出口,增加脑脊液压力,此法不良反应有感染并发蛛网膜炎、脊神经炎、下肢感觉异常和背痛等。此外还可采用垂体后叶素、麻黄素、地塞米松等治疗,也可行颈交感神经节封闭疗法对外伤性的低颅压性头痛效果佳。

(五)预后

绝大多数患者经药物治疗预后良好,只有个别患者需要手术修补。

五、精神性头痛

精神性头痛是继发性头痛的一种类型,常见于原发性精神障碍的头痛症状,也有认为是严重头痛的一种精神行为紊乱的并发症状,其头痛特点表现为部位不固定、痛觉阈值显著降低、疼痛性质带有鲜明情感色彩或幻妄想特征。

(一)病因及发病机制

病因和机制不清。现在认为脑的高级皮层功能参与了疼痛的感知过程,如抑郁症的血清素能系统与头痛的神经生物学作用存在高度的相似性,某些头痛患者的相关心理特征更加类似于精神病理学的特征,在头痛、焦虑抑郁或者精神疾病发生常有特有的时间顺序上的综合关系,因此,精神疾病与头痛之间的相关性已经得到了广泛的认可。

(二)临床表现

男女均可患此病,可以是焦虑抑郁发生的早期症状,也可以是焦虑抑郁症的一个重要临床表现,主要表现头痛发作部位变化不定,不能用解剖结构与功能进行解释,头痛病程迁延,程度较重,较轻的甚至无关的刺激都可以诱发头痛。精神障碍患者的头痛可以带有恐怖或者幻妄想的色彩,严重者还可以出现显著行为方式的紊乱。严重头痛患者也可以在原有头痛特点的基础上出现上述症状。

特异性的检查尚有待开发。相关的焦虑抑郁等临床量表检查常常异常。头痛日记中的记录常会有所帮助。

(三)诊断及鉴别诊断

病史特点是诊断的关键性依据。除继发性头痛有明确的体征外,常常需要抑郁症的或精神行为紊乱的核心症状的支持,如焦虑、心境恶劣、人格障碍等,在此基础上头痛性质发生明显改变,尤其是精神障碍加重了头痛,当精神障碍减轻后头痛亦随之缓解或改善,易于诊断。如果精神障碍加重了预先存在的原发性头痛,则原发性头痛和精神病性头痛这两个诊断均可能成立。

(四)治疗及预后

这类患者对普通止痛药物治疗效果常常不满意,或者依赖止痛药物。因此,要根据患者的整个病史联合应用药物和非药物治疗。抗抑郁药物中阿米替林、万拉法辛和度洛西汀是最常使用的有效药物。抗精神病药物中的奥氮平也常常需小剂量长期使用。

早期诊断和及时的治疗常可以获得疗效。

(夏　青)

第二节 血栓形成性脑梗死

脑梗死又称缺血性脑卒中,是指各种原因引起的脑部血液供应障碍,导致脑组织缺血、缺氧性坏死。脑梗死的分型方法有很多种,目前临床上常用的分型方法是按发病机制将脑梗死分为动脉粥样硬化性血栓性脑梗死、脑栓塞、腔隙性脑梗死和脑分水岭梗死等。血栓形成性脑梗死又叫脑血栓形成、动脉粥样硬化性血栓性脑梗死,主要是脑动脉主干或皮质支动脉粥样硬化导致血管增厚、管腔狭窄闭塞和血栓形成,引起脑局部血流减少或供血中断,脑组织缺血、缺氧导致软化坏死,出现局灶性神经系统症状和体征,如偏瘫、偏身感觉障碍和偏盲等。大面积脑梗死还有颅内高压症状,严重者可发生昏迷和脑疝。因为,大约90%的血栓形成性脑梗死是在动脉粥样硬化的基础上发生的,因此称动脉粥样硬化性血栓形成性脑梗死。

一、病因与发病机制

(一)病因

1.动脉壁病变

血栓形成性脑梗死最常见的病因为动脉粥样硬化,常伴高血压,与动脉粥样硬化互为因果。其次为各种原因引起的动脉炎、血管异常(如夹层动脉瘤、先天性动脉瘤)等。

2.血液成分异常

血液黏度增高,以及真性红细胞增多症、血小板增多症、高脂血症等,都可使血液黏度增高,血液淤滞,引起血栓形成。如果没有血管壁的病变为基础,不会发生血栓。

3.血流动力学异常

在动脉粥样硬化的基础上,当血压下降、血流缓慢、脱水、严重心律失常及心功能不全时,可导致灌注压下降,有利于血栓形成。

(二)发病机制

主要是动脉内膜深层的脂肪变性和胆固醇沉积,形成粥样硬化斑块及各种继发病变,使管腔狭窄甚至阻塞。病变逐渐发展,则内膜分裂,内膜下出血和形成内膜溃疡。内膜溃疡易发生血栓形成,使管腔进一步狭窄或闭塞。由于动脉粥样硬化好发于大动脉的分叉处及拐弯处,故脑血栓的好发部位为大脑中动脉、颈内动脉的虹吸部及起始部、椎动脉及基底动脉的中下段等。由于脑动脉有丰富的侧支循环,管腔狭窄需达到80%才会影响脑血流量。逐渐发生的动脉硬化斑块一般不会出现症状,当内膜损伤破裂形成溃疡后,血小板及纤维素等血中有形成分黏附、聚集、沉着形成血栓。当血压下降、血流缓慢、脱水等血液黏度增加,致供血减少或促进血栓形成的情况下,即出现急性缺血症状。

病理生理学研究发现,脑的耗氧量约为总耗氧量的20%,故脑组织缺血缺氧是以血栓形成性脑梗死为代表的缺血性脑血管疾病的核心发病机制。脑组织缺血缺氧将会引起神经细胞肿胀、变性、坏死、凋亡以及胶质细胞肿胀、增生等一系列继发反应。脑血流阻断1分钟后神经元活动停止,缺血缺氧4分钟即可造成神经元死亡。脑缺血的程度不同而神经元损伤的程度也不同。脑神经元损伤导致局部脑组织及其功能的损害。缺血性脑血管疾病的发病是多方面而且相当复杂的过程,脑缺血损害也是一个渐进的过程,神经功能障碍随缺血时间的延长而加重。目前的研究发现氧自由基的形成、钙离子超载、一氧化氮(NO)和一氧化氮合成酶的作用、兴奋性氨基酸毒性作用、炎症细胞因子损害、凋亡调控基因的激活、缺血半暗带功能障碍等方面参与了其发生机制。这些机制作用于多种生理、病理过程的不同环节,对脑功能演变和细胞凋亡给予调节,同时也受到多种基因的调节和制约,构成一种复杂的相互调节与制约的网络关系。

1.氧自由基损伤

脑缺血时氧供应下降和ATP减少,导致过氧化氢、羟自由基以及起主要作用的过氧化物等氧自由基的过度产生和超氧化物歧化酶等清除自由基的动态平衡状态遭到破坏,攻击膜结构和DNA,破坏内皮细胞膜,使离子转运、生物能的产生和细胞器的功能发生一系列病理生理改变,导致神经细胞、胶质细胞和血管内皮细胞损伤,增加血-脑屏障通透性。自由基损伤可加重脑缺血后的神经细胞损伤。

2.钙离子超载

研究认为,Ca^{2+}超载及其一系列有害代谢反应是导致神经细胞死亡的最后共同通路。细胞内Ca^{2+}超载有多种原因:①在蛋白激酶C等的作用下,兴奋性氨基酸(EAA)、内皮素和NO等物质释放增加,导致受体依赖性钙通道开放使大量Ca^{2+}内流。②细胞内Ca^{2+}浓度升高可激活磷脂酶、三磷酸酯醇等物质,使细胞内储存的Ca^{2+}释放,导致Ca^{2+}超载。③ATP合成减少,Na^+,K^+-ATP酶功能降低而不能维持正常的离子梯度,大量Na^+内流和K^+外流,细胞膜电位下降产生去极化,导致电压依赖性钙通道开放,大量Ca^{2+}内流。④自由基使细胞膜发生脂质过氧化反应,细胞膜通透性发生改变和离子运转,引起Ca^{2+}内流使神经细胞内Ca^{2+}浓度异常升高。⑤多巴胺、5-羟色胺和乙酰胆碱等水平升高,使Ca^{2+}内流和胞内Ca^{2+}释放。Ca^{2+}内流进一步干扰了线粒体氧化磷酸化过程,且大量激活钙依赖性酶类,如磷脂酶、核酸酶及蛋白酶,以及自由基形成、能量耗竭等一系列生化反应,最终导致细胞死亡。

3.一氧化氮(NO)和一氧化氮合成酶的作用

有研究发现,NO作为生物体内重要的信使分子和效应分子,具有神经毒性和脑保护双重作用,即低浓度NO通过激活鸟苷酸环化酶使环鸟苷酸(cGMP)水平升高,扩张血管,抑制血小板聚集、白细胞-内皮细胞的聚集和黏附,阻断NMDA受体,减弱其介导的神经毒性作用起保护作用;而高浓度NO与超氧自由基作用形成过氧亚硝酸盐或者氧化产生亚硝酸阴离子,加强脂质过氧化,使ATP酶活性降低,细胞蛋白质损伤,且能使各种含铁硫的酶失活,从而阻断DNA复制及靶细胞内的能量合成和能量衰竭,亦可通过抑制线粒体呼吸功能实现其毒性作用而加重缺血脑组织的损害。

4.兴奋性氨基酸毒性作用

兴奋性氨基酸(EAA)是广泛存在于哺乳动物中枢神经系统的正常兴奋性神经递质,参与传递兴奋性信息,同时又是一种神经毒素,以谷氨酸(Glu)和天冬氨酸(Asp)为代表。脑缺血使物质转化(尤其是氧和葡萄糖)发生障碍,使维持离子梯度所必需的能量衰竭和生成障碍。因为能量缺乏,膜电位消失,细胞外液中谷氨酸异常增高导致神经元、血管内皮细胞和神经胶质细胞持续去极化,并有谷氨酸从突触前神经末梢释放。胶质细胞和神经元对神经递质的再摄取一般均需耗能,神经末梢释放的谷氨酸发生转运和再摄取障碍,导致细胞间隙EAA异常堆积,产生神经毒性作用。EAA毒性可以直接导致急性细胞死亡,也可通过其他途径导致细胞凋亡。

5.炎症细胞因子损害

脑缺血后炎症级联反应是一种缺血区内各种细胞相互作用的动态过程,是造成脑缺血后的第2次损伤。在脑缺血后,由于缺氧及自由基增加等因素均可通过诱导相关转录因子合成,淋巴细胞、内皮细胞、多形核白细胞和巨噬细胞、小胶质细胞以及星形胶质细胞等一些具有免疫活性的细胞均能产生细胞因子,如肿瘤坏死因子(TNF-α)、血小板活化因子(PAF)、白细胞介素(IL)系列、转化生长因子(TGF)-β_1 等,细胞因子对白细胞又有趋化作用,诱导内皮细胞表达细胞间黏附分子(ICAM-1)、P-选择素等黏附分子,白细胞通过其毒性产物、巨噬细胞作用和免疫反应加重缺血性损伤。

6.凋亡调控基因的激活

细胞凋亡是由体内外某种信号触发细胞内预存的死亡程序而导致的以细胞 DNA 早期降解为特征的主动性自杀过程。细胞凋亡在形态学和生化特征上表现为细胞皱缩,细胞核染色质浓缩,DNA 片段化,而细胞的膜结构和细胞器仍完整。脑缺血后,神经元生存的内外环境均发生变化,多种因素如过量的谷氨酸受体的激活、氧自由基释放和细胞内 Ca^{2+} 超载等,通过激活与调控凋亡相关基因、启动细胞死亡信号转导通路,最终导致细胞凋亡。缺血性脑损伤所致的细胞凋亡可分 3 个阶段:信号传递阶段、中央调控阶段和结构改变阶段。

7.缺血半暗带功能障碍

缺血半暗带(IP)是无灌注的中心(坏死区)和正常组织间的移行区。IP 是不完全梗死,其组织结构存在,但有选择性神经元损伤。围绕脑梗死中心的缺血性脑组织的电活动中止,但保持正常的离子平衡和结构上的完整。假如再适当增加局部脑血流量,至少在急性阶段突触传递能完全恢复,即 IP 内缺血性脑组织的功能是可以恢复的。缺血半暗带是兴奋性细胞毒性、梗死周围去极化、炎症反应、细胞凋亡起作用的地方,使该区迅速发展成梗死灶。缺血半暗带的最初损害表现为功能障碍,有独特的代谢紊乱。主要表现在葡萄糖代谢和脑氧代谢这两方面:①当血流速度下降时,蛋白质合成抑制,启动无氧糖酵解、神经递质释放和能量代谢紊乱。②急性脑缺血缺氧时,神经元和神经胶质细胞由于能量缺乏、K^+ 释放和谷氨酸在细胞外积聚而去极化,缺血中心区的细胞只去极化而不复极;而缺血半暗带的细胞以能量消耗为代价可复极,如果细胞外的 K^+和谷氨酸增加,这些细胞也只去极化,随着去极化细胞数量的增大,梗死灶范围也不断扩大。

尽管对缺血性脑血管疾病一直进行着研究,但对其病理生理机制尚不够深入,希望随着中西医结合对缺血性脑损伤治疗的研究进展,其发病机制也随之更深入地阐明,从而更好地为临床和理论研究服务。

二、病理

动脉闭塞 6 小时以内脑组织改变尚不明显,属可逆性,8～48 小时缺血最重的中心部位发生软化,并出现脑组织肿胀、变软,灰白质界限不清。如病变范围扩大、脑组织高度肿胀时,可向对侧移位,甚至形成脑疝。镜下见组织结构不清,神经细胞及胶质细胞坏死,毛细血管轻度扩张,周围可见液体和红细胞渗出,此期为坏死期。动脉阻塞 2～3 天后,特别是 7～14 天,脑组织开始液化,脑组织水肿明显,病变区明显变软,神经细胞消失,吞噬细胞大量出现,星形胶质细胞增生,此期为软化期。3～4 周后液化的坏死组织被吞噬和移走,胶质增生,小病灶形成胶质瘢痕,大病灶形成中风囊,此期称恢复期,可持续数月至 1～2 年。上述病理改变称白色梗死。少数梗死区,由于血管丰富,于再灌流时可继发出血,呈现出血性梗死或称红色梗死。

三、临床表现

(一)症状与体征

多在 50 岁以后发病,常伴有高血压、糖尿病、高脂血症、冠心病等病史;多在安静状态下或睡眠中发病,醒来才发现肢体偏瘫。也有部分患者反复出现短暂性脑缺血发作的前驱症状,多数症状在数小时、半天甚至 1~2 天内达高峰,通常意识清楚,但大面积脑梗死或基底动脉闭塞可有意识障碍,甚至发生脑疝等危重症状。神经系统定位体征视脑血管闭塞的部位及梗死的范围而定。

(二)临床分型

1.按病程和病情分型

(1)进展型:局限性脑缺血症状逐渐加重,呈阶梯式加重,可持续 6 小时至数天。

(2)缓慢进展型:在起病后 1~2 周症状仍逐渐加重,血栓逐渐发展,脑缺血和脑水肿的范围继续扩大,症状由轻变重,直到出现对侧偏瘫、意识障碍,甚至发生脑疝,类似颅内肿瘤,又称类脑瘤型。

(3)大块梗死型:又称爆发型,如颈内动脉或大脑中动脉主干等较大动脉的急性脑血栓形成,往往症状出现快,伴有明显脑水肿、颅内压增高,患者头痛、呕吐、病灶对侧偏瘫,常伴意识障碍,很快进入昏迷,有时发生脑疝,类似脑出血,又称类脑出血型。

(4)可逆性缺血性神经功能缺损:此型患者症状、体征持续超过 24 小时,但在 2~3 周完全恢复,不留后遗症。病灶多数发生于大脑半球半卵圆中心,可能由于该区尤其是非优势半球侧侧支循环迅速而充分地代偿,缺血尚未导致不可逆的神经细胞损害,也可能是一种较轻的梗死。

2.OCSP 分型

OCSP 分型即英国牛津郡社区脑卒中研究规划的分型。

(1)完全前循环梗死(TACI):表现为三联征,即完全大脑中动脉(MCA)综合征的表现。①大脑高级神经活动障碍(意识障碍、失语、失算、空间定向力障碍等);②同向偏盲;③对侧 3 个部位(面、上肢和下肢)较严重的运动和(或)感觉障碍。多为 MCA 近段主干,少数为颈内动脉虹吸段闭塞引起的大面积脑梗死。

(2)部分前循环梗死(PACI):有以上三联征中的两个,或只有高级神经活动障碍,或感觉运动缺损较 TACI 局限。提示是 MCA 远段主干、各级分支或 ACA 及分支闭塞引起的中、小梗死。

(3)后循环梗死(POCI):表现为各种不同程度的椎-基底动脉综合征——可表现为同侧脑神经瘫痪及对侧感觉运动障碍;双侧感觉运动障碍;双眼协同活动及小脑功能障碍,无长束征或视野缺损等。为椎-基底动脉及分支闭塞引起的大小不等的脑干、小脑梗死。

(4)腔隙性梗死(LACI):表现为腔隙综合征,如纯运动性偏瘫、纯感觉性脑卒中、共济失调性轻偏瘫、手笨拙-构音不良综合征等。大多是基底节或脑桥小穿支病变引起的小腔隙灶。

OCSP 分型方法简便,更加符合临床实际的需要,临床医师不必依赖影像或病理结果即可对急性脑梗死迅速分出亚型,并作出有针对性的处理。

(三)临床综合征

1.颈内动脉闭塞综合征

颈内动脉闭塞综合征指颈内动脉血栓形成,主干闭塞。病史中可有头痛、头晕、晕厥、半身感觉异常或轻偏瘫;病变对侧有偏瘫、偏身感觉障碍和偏盲;可有精神症状,严重时有意识障碍;病变侧有视力减退,有的还有视神经乳头萎缩;病灶侧有 Horner 综合征;病灶侧颈动脉搏动减弱或消失;优势半球受累可有失语,非优势半球受累可出现体象障碍。

2.大脑中动脉闭塞综合征

大脑中动脉闭塞综合征指大脑中动脉血栓形成,大脑中动脉主干闭塞,引起病灶对侧偏瘫、偏身感觉障碍和偏盲,优势半球受累还有失语。累及非优势半球可有失用、失认和体象障碍等顶叶症状。病灶广泛,可引起脑肿胀,甚至死亡。

(1)皮质支闭塞:引起病灶对侧偏瘫、偏身感觉障碍,面部及上肢重于下肢,优势半球病变有运动性失语,非优势半球病变有体象障碍。

(2)深穿支闭塞:出现对侧偏瘫和偏身感觉障碍,优势半球病变可出现运动性失语。

3.大脑前动脉闭塞综合征

大脑前动脉闭塞综合征指大脑前动脉血栓形成,大脑前动脉主干闭塞。在前交通动脉以前发生阻塞时,因为病损脑组织可通过对侧前交通动脉得到血供,故不出现临床症状;在前交通动脉分出之后阻塞时,可出现对侧中枢性偏瘫,以面瘫和下肢瘫为重,可伴轻微偏身感觉障碍;并可有排尿障碍(旁中央小叶受损);精神障碍(额极与胼胝体受损);强握及吸吮反射(额叶受损)等。

(1)皮质支闭塞:引起对侧下肢运动及感觉障碍;轻微共济运动障碍;排尿障碍和精神障碍。

(2)深穿支闭塞:引起对侧中枢性面、舌及上肢瘫。

4.大脑后动脉闭塞综合征

大脑后动脉闭塞综合征指大脑后动脉血栓形成。约70%的患者两条大脑后动脉来自基底动脉,并有后交通动脉与颈内动脉联系交通。有20%～25%的人一条大脑后动脉来自基底动脉,另一条来自颈内动脉;其余的人中,两条大脑后动脉均来自颈内动脉。

大脑后动脉供应颞叶的后部和基底面、枕叶的内侧及基底面,并发出丘脑膝状体及丘脑穿动脉供应丘脑血液。

(1)主干闭塞:引起对侧同向性偏盲,上部视野受损较重,黄斑回避(黄斑视觉皮质代表区为大脑中、后动脉双重血液供应,故黄斑视力不受累)。

(2)中脑水平大脑后动脉起始处闭塞:可见垂直性凝视麻痹、动眼神经麻痹、眼球垂直性歪扭斜视。

(3)双侧大脑后动脉闭塞:有皮质盲、记忆障碍(累及颞叶)、不能识别熟悉面孔(面容失认症)、幻视和行为综合征。

(4)深穿支闭塞:丘脑穿动脉闭塞则引起红核丘脑综合征,病侧有小脑性共济失调,意向性震颤。舞蹈样不自主运动和对侧感觉障碍。丘脑膝状体动脉闭塞则引起丘脑综合征,病变对侧偏身感觉障碍(深感觉障碍较浅感觉障碍为重),病变对侧偏身自发性疼痛。轻偏瘫,共济失调和舞蹈-手足徐动症。

5.椎-基底动脉闭塞综合征

椎-基底动脉闭塞综合征指椎-基底动脉血栓形成。椎-基底动脉实为一连续的脑血管干并有着共同的神经支配,无论是结构、功能还是临床病症的表现,两侧互为影响,实难予以完全分开,故常总称为"椎-基底动脉系疾病"。

(1)基底动脉主干闭塞综合征:指基底动脉主干血栓形成。发病虽然不如脑桥出血那么急,但病情常迅速恶化,出现眩晕、呕吐、四肢瘫痪、共济失调、昏迷和高热等。大多数在短期内死亡。

(2)双侧脑桥正中动脉闭塞综合征:指双侧脑桥正中动脉血栓形成,为典型的闭锁综合征,表现为四肢瘫痪、假性延髓性麻痹、双侧周围性面瘫、双眼球外展麻痹、两侧的侧视中枢麻痹。但患者意识清楚,视力、听力和眼球垂直运动正常,所以,患者通过听觉、视觉和眼球上下运动表示意识和交流。

(3)基底动脉尖综合征:基底动脉尖分出两对动脉——小脑上动脉和大脑后动脉,分支供应中脑、丘脑、小脑上部、颞叶内侧及枕叶。血栓性闭塞多发生于基底动脉中部,栓塞性病变通常发生在基底动脉尖。栓塞性病变导致眼球运动及瞳孔异常,表现为单侧或双侧动眼神经部分或完全麻痹、眼球上视不能(上丘受累)、光反射迟钝而调节反射存在(顶盖前区病损)、一过性或持续性意识障碍(中脑或丘脑网状激活系统受累)、对侧偏盲或皮质盲(枕叶受累)、严重记忆障碍(颞叶内侧受累)。如果是中老年人突发意识障碍又较快恢复,有瞳孔改变、动眼神经麻痹、垂直注视障碍、无明显肢体瘫痪和感觉障碍应想到该综合征的可能。如果还有皮质盲或偏盲、严重记忆障碍更支持本综合征的诊断,需做头部 CT 或 MRI 检查,若发现有双侧丘脑、枕叶、颞叶和中脑病灶则可确诊。

(4)中脑穿动脉综合征:指中脑穿动脉血栓形成,亦称 Weber 综合征,病变位于大脑脚底,损害锥体束及动眼神经,引起病灶侧动眼神经麻痹和对侧中枢性偏瘫。中脑穿动脉闭塞还可引起 Benedikt 综合征,累及动眼神经髓内纤维及黑质,引起病灶侧动眼神经麻痹及对侧锥体外系症状。

(5)脑桥支闭塞综合征:指脑桥支血栓形成引起的 Millard-Gubler 综合征,病变位于脑桥的腹外侧部,累及展神经核和面神经核以及锥体束,引起病灶侧眼球外直肌麻痹、周围性面神经麻痹和对侧中枢性偏瘫。

(6)内听动脉闭塞综合征:指内听动脉血栓形成(内耳卒中)。内耳的内听动脉有两个分支,较大的耳蜗动脉供应耳蜗及前庭迷路下部;较小的耳蜗动脉供应前庭迷路上部,包括水平半规管及椭圆囊斑。由于口径较小的前庭动脉缺乏侧支循环,以致前庭迷路上部对缺血选择性敏感,故迷路缺血常出现严重眩晕、恶心呕吐。若耳蜗支同时受累则有耳鸣、耳聋。耳蜗支单独梗死则会突发耳聋。

(7)小脑后下动脉闭塞综合征:指小脑后下动脉血栓形成,也称 Wallenberg 综合征。表现为急性起病的头晕、眩晕、呕吐(前庭神经核受损)、交叉性感觉障碍,即病侧面部感觉减退、对侧肢体痛觉、温度觉障碍(病侧三叉神经脊束核及对侧交叉的脊髓丘脑束受损),同侧 Horner 综合征(下行交感神经纤维受损),同侧小脑性共济失调(绳状体或小脑受损),声音嘶哑、吞咽困难(疑核受损)。小脑后下动脉常有解剖变异,常见不典型临床表现。

四、辅助检查

(一)影像学检查

1.胸部 X 线检查

了解心脏情况及肺部有无感染和癌肿等。

2.CT 检查

不仅可确定梗死的部位及范围,而且可明确是单发还是多发。在缺血性脑梗死发病 12～24 小时,CT 常没有明显的阳性表现。梗死灶最初表现为不规则的稍低密度区,病变与血管分布区一致。常累及基底节区,如为多发灶,亦可连成一片。病灶大、水肿明显时可有占位效应。在发病后 2～5 天,病灶边界清晰,呈楔形或扇形等。1～2 周,水肿消失,边界更清,密度更低。发病第 2 周,可出现梗死灶边界不清楚,边缘出现等密度或稍低密度,即模糊效应;在增强扫描后往往呈脑回样增强,有助于诊断。4～5周,部分小病灶可消失,而大片状梗死灶密度进一步降低和囊变,后者CT值接近脑脊液。

在基底节和内囊等处的小梗死灶(一般在15 mm以内)称之为腔隙性脑梗死,病灶亦可发生在脑室旁深部白质、丘脑及脑干。

在CT排除脑出血并证实为脑梗死后,CT血管成像(CTA)对探测颈动脉及其各主干分支的狭窄准确性较高。

3.MRI检查

对病灶较CT敏感性、准确性更高的一种检测方法,其无辐射、无骨伪迹、更易早期发现小脑、脑干等部位的梗死灶。常规MRI于脑梗死后6小时左右便可检测到由于细胞毒性水肿造成T_1和T_2加权延长引起的MRI信号变化。近年除常规应用SE法的T_1和T_2加权以影像对比度原理诊断外,更需采用功能性磁共振成像,如弥散成像(DWI)和表观弥散系数、液体衰减反转恢复序列(FLAIR)等进行水平位和冠状位检查。功能性MRI也叫多模式MRI,往往在脑缺血发生后1～1.5小时便可发现脑组织水含量增加引起的MRI信号变化,并随即可进一步行磁共振血管成像(MRA)、CT血管成像(CTA)或数字减影血管造影(DSA)以了解梗死血管部位,为超早期施行动脉内介入溶栓治疗创造条件,有时还可发现血管畸形等非动脉硬化性血管病变。

(1)超早期:脑梗死临床发病后1小时内,DWI便可描出高信号梗死灶,ADC序列显示暗区。实际上DWI显示的高信号灶仅是血流低下引起的缺血灶。随着缺血的进一步进展,DWI从高信号渐转为等信号或低信号,病灶范围渐增大;PWI、FLAIR及T_2WI均显示高信号病灶区。值得注意的是,DWI对超早期脑干缺血性病灶,在水平位不易发现,而往往在冠状位可清楚显示。

(2)急性期:血-脑屏障尚未明显破坏,缺血区有大量水分子聚集,T_1WI和T_2WI明显延长,T_1WI呈低信号,T_2WI呈高信号。

(3)亚急性期及慢性期:由于正血红铁蛋白游离,T_1WI呈边界清楚的低信号,T_2WI和FLAIR均呈高信号;迨至病灶区水肿消除,坏死组织逐渐产生,囊性区形成,乃至脑组织萎缩,FLAIR呈低信号或低信号与高信号混杂区,中线结构移向病侧。

(二)脑脊液检查

脑梗死患者脑脊液检查一般正常,大块梗死型患者可有压力增高和蛋白含量增高;出血性梗死时可见红细胞。

(三)经颅多普勒超声

TCD是诊断颅内动脉狭窄和闭塞的手段之一,对脑底动脉严重狭窄(>65%)的检测有肯定的价值。局部脑血流速度改变与频谱图形异常是脑血管狭窄最基本的TCD改变。三维B超检查可协助发现颈内动脉粥样硬化斑块的大小和厚度,有没有管腔狭窄及严重程度。

(四)心电图检查

进一步了解心脏情况。

(五)血液学检查

1.血常规、红细胞沉降率、抗"O"和凝血功能检查

了解有无感染征象、活动风湿和凝血功能情况。

2.血糖

了解有无糖尿病。

3.血清脂质

血清脂质包括总胆固醇和甘油三酯(三酰甘油)有无增高。

4.脂蛋白

低密度脂蛋白胆固醇(LDL-C)由极低密度脂蛋白胆固醇(VLDL-C)转化而来。通常情况下,LDL-C 从血浆中清除,其所含胆固醇酯由脂肪酸水解,当体内 LDL-C 显著升高时,LDL-C 附着到动脉的内皮细胞与 LDL 受体结合,而易被巨噬细胞摄取,沉积在动脉内膜上形成动脉硬化。有一组报道正常人组 LDL-C(2.051 ± 0.853)mmol/L,脑梗死患者组为(3.432 ± 1.042)mol/L。

5.载脂蛋白 B

载脂蛋白 B(ApoB)是血浆低密度脂蛋白(LDL)和极低密度脂蛋白(VLDL)的主要载脂蛋白,其含量能精确反映出 LDL 的水平,与动脉粥样硬化(AS)的发生关系密切。在 AS 的硬化斑块中,胆固醇并不是孤立地沉积于动脉壁上,而是以 LDL 整个颗粒形成沉积物;ApoB 能促进沉积物与氨基多糖结合成复合物,沉积于动脉内膜上,从而加速 AS 形成。对总胆固醇(TC)、LDL-C 均正常的脑血栓形成患者,ApoB 仍然表现出较好的差别性。

ApoA-I 的主要生物学作用是激活卵磷脂胆固醇转移酶,此酶在血浆胆固醇(Ch)酯化和 HDL 成熟(即 HDL$\rightarrow$HDL$_2\rightarrow$HDL$_3$)过程中起着极为重要的作用。ApoA-I 与 HDL$_2$ 可逆结合以完成 Ch 从外周组织转移到肝脏。因此,ApoA-I 显著下降时,可形成 AS。

6.血小板聚集功能

近些年来的研究提示血小板聚集功能亢进参与体内多种病理反应过程,尤其是对缺血性脑血管疾病的发生、发展和转归起重要作用。血小板最大聚集率(PMA)、解聚型出现率(PDC)和双相曲线型出现率(PBC),发现缺血型脑血管疾病 PMA 显著高于对照组,PDC 明显低于对照组。

7.血栓烷 A$_2$ 和前列环素

许多文献强调花生四烯酸(AA)的代谢产物在影响脑血液循环中起着重要作用,其中血栓烷 A$_2$(TXA$_2$)和前列环素(PGI$_2$)的平衡更引人注目。脑组织细胞和血小板等质膜有丰富的不饱和脂肪酸,脑缺氧时,磷脂酶 A$_2$ 被激活,分解膜磷脂使 AA 释放增加。后者在环氧化酶的作用下血小板和血管内皮细胞分别生成 TXA$_2$ 和 PGI$_2$。TXA$_2$ 和 PGI$_2$ 水平改变在缺血性脑血管疾病的发生上是原发还是继发的问题,目前还不清楚。TXA$_2$ 大量产生,PGI$_2$ 的生成受到抑制,使正常情况下 TXA$_2$ 与 PGI$_2$ 之间的动态平衡受到破坏。TXA$_2$ 强烈的缩血管和促进血小板聚集作用因失去对抗而占优势,对于缺血性低灌流的发生起着重要作用。

8.血液流变学

缺血性脑血管疾病全血黏度、血浆比黏度、血细胞比容升高,血小板电泳和红细胞电泳时间延长。通过对脑血管疾病进行 133 例脑血流(CBF)测定,并将黏度相关的几个变量因素与 CBF 做了统计学处理,发现全部患者的 CBF 均低于正常,证实了血液黏度因素与 CBF 的关系。有学者把血液流变学各项异常作为脑梗死的危险因素之一。

红细胞表面带有负电荷,其所带电荷越少,电泳速度就越慢。有一组报道示脑梗死组红细胞电泳速度明显慢于正常对照组,说明急性脑梗死患者红细胞表面电荷减少,聚集性强,可能与动脉硬化性脑梗死的发病有关。

五、诊断与鉴别诊断

(一)诊断

(1)中年以后发病。

(2)常伴有动脉粥样硬化、高血压、糖尿病、高脂血症等危险因素。

(3)部分患者发病前可有反复的 TIA 发作史。

(4)常在安静状态下或休息时发病,醒后发现症状。症状常在数小时或数天内达到高峰。

(5)神经功能缺损表现及梗死的范围与某一脑动脉的供血区域相一致。如病灶对侧偏瘫、偏身感觉障碍和偏盲,优势半球病变还有语言功能障碍。

(6)多无明显头痛、呕吐和意识障碍。

(7)大面积脑梗死有颅内高压症状,头痛、呕吐或昏迷,严重时发生脑疝。

(8)脑脊液检查多属正常。

(9)发病 24～48 小时后头部 CT 出现低密度灶。

(10)MRI 检查可更早发现梗死灶。

(二)鉴别诊断

1.脑出血

血栓形成性脑梗死和脑出血均为中老年人多见的急性起病的脑血管疾病,必须进行 CT/MRI 检查予以鉴别。

2.脑栓塞

血栓形成性脑梗死和脑栓塞同属脑梗死范畴,且均为急性起病,后者多有心脏病病史,或有其他肢体栓塞史,心电图检查可发现心房颤动等,以供鉴别诊断。

3.颅内占位性病变

少数颅内肿瘤、慢性硬膜下血肿和脑脓肿患者可以突然发病,表现局灶性神经功能缺失症状,而易与脑梗死相混淆。但颅内占位性病变常有颅内高压症状和逐渐加重的临床经过,颅脑 CT 对鉴别诊断有确切的价值。

4.脑寄生虫病

如脑囊虫病、脑型血吸虫病,也可在癫痫发作后,急性起病偏瘫。寄生虫的有关免疫学检查和神经影像学检查可帮助鉴别。

六、治疗

要根据不同的病情、不同的发病时间和不同的病因,采取针对性的治疗措施,注意对患者进行整体化综合治疗和个体化治疗相结合。原则上,急性期治疗主要是溶解血栓和脑保护治疗;康复期治疗主要是减轻脑梗死引起的功能缺损,提高患者的生活质量。

(一)溶栓治疗

理想的治疗方法是在缺血组织出现坏死之前,尽早清除栓子,早期使闭塞脑血管再开通和缺血区的供血重建,以减轻神经组织的损害,正因为如此,溶栓治疗脑梗死一直引起人们的广泛关注。近年来,由于溶栓治疗急性心肌梗死的患者取得了很大的成功,大大减少了心肌梗死的范围,病死率下降 20%～50%。溶栓治疗脑梗死又受到了很大的鼓舞。再者,CT 扫描能及时排除颅内出血,可在早期或超早期进行溶栓治疗,因而提高了疗效和减少脑出血等并发症。

1.治疗时间窗

目前认为有效抢救缺血半暗带组织的时间窗为 4.5 小时或 6.0 小时。国立神经疾病和中风研究所(NINDS)试验结果显示,3 小时内阿替普酶静脉溶栓组 3 个月完全或接近完全神经功能恢复者显著高于安慰剂对照组;两组病死率相似;症状性颅内出血发生率治疗组高于对照组。欧洲合作组织急性卒中研究Ⅲ(ECASS Ⅲ)试验结果显示在发病后 3.0～4.5 小时静脉使用阿替普酶仍然有效。系统评价分析了 12 项阿替普酶静脉溶栓试验,提示发病 6 小时内阿替普酶静脉溶栓能增加患者的良好临床结局。在发病 3 小时内,年龄＞80 岁与≤80 岁患者效果相似;发病 3.0～4.5 小时,年龄＞80 岁患者接受阿替普酶静脉溶栓的有效性与安全性与≤80 岁的患者一致;对既往有脑卒中病史及糖尿病患者,阿替普酶静脉溶栓与发病 3 小时内接受治疗同样有效;患者服用华法林抗凝治疗,如果 INR≤1.7,PT＜15 秒,阿替普酶静脉溶栓相对是安全有效的。

我国"九五"攻关课题"急性缺血性脑卒中 6 小时内的尿激酶静脉溶栓治疗"试验分为两个阶段。第一阶段开放试验初步证实国产尿激酶的安全性,确定了尿激酶使用剂量为 100 万～150 万 U。第二阶段为多中心随机、双盲、安慰剂对照试验,结果显示发病 6 小时内的急性缺血性脑卒中患者接受尿激酶(剂量 100 万 U 和 150 万 U)溶栓相对安全、有效。由于缺乏进一步的临床研究,尿激酶静脉溶栓的适应证、禁忌证及相对禁忌证尚未修订或更新,有待进一步研究。

2.溶栓药物

(1)尿激酶:从健康人新鲜尿液中提取分离,然后再进行高度精制而得到的蛋白质,没有抗原性,不引起变态反应。其溶栓特点为不仅溶解血栓表面,而且深入栓子内部,但对陈旧性血栓则难起作用。尿激酶是非特异性溶栓药,与纤维蛋白的亲和力差,常易引起出血并发症。尿激酶的剂量和疗程目前尚无统一标准,剂量波动范围也大。

静脉滴注法:尿激酶每次 100 万～150 万 U 溶于生理盐水 100～200 mL,静脉滴注,30 分钟滴完,剂量应根据患者的具体情况来确定。

动脉滴注法:关于动脉溶栓的推荐意见,《中国脑卒中防治指导规范(2021 年版)》和《中国急性缺血性脑卒中诊疗指南 2018》是一致的。动脉溶栓可使溶栓药物直接到达血栓局部,理论上血管再通率应高于静脉溶栓,且出血风险降低。然而,其益处可能被溶栓启动时间的延迟所抵消。由于缺乏充分的证据证实动脉溶栓的获益,因此,目前一线的血管内治疗是应用血管内机械取栓治疗,而不是动脉溶栓。

(2)阿替普酶(rt-PA):第一种获得美国食品药品监督管理局(FDA)批准的溶栓药,特异性作用于纤溶酶原,激活血块上的纤溶酶原,而对血循环中的纤溶酶原亲和力小。因纤溶酶赖氨酸结合部位已被纤维蛋白占据,血栓表面的 α_2-抗纤溶酶作用很弱,但血中的纤溶酶赖氨酸结合部位未被占据,故可被 α_2-抗纤溶酶很快灭活。因此,rt-PA 优点为局部溶栓,很少产生全身抗凝、纤溶状态,而且无抗原性。但 rt-PA 半衰期短(3～5 分钟),而且血循环中纤维蛋白原激活抑制物的活性高于 rt-PA,会有一定的血管再闭塞,故临床溶栓必须用大剂量连续静脉滴注。

使用方法:阿替普酶(rt-PA)0.9 mg/kg(最大剂量为 90 mg)静脉滴注,其中,10％的剂量在最初 1 分钟内静脉推注,其余 90％的剂量持续静脉滴注 1 小时。小剂量用法:rt-PA 0.6 mg/kg(最大剂量为 60 mg),其中,15％的剂量在最初 1 分钟内静脉推注,其余 85％的剂量持续静脉滴注 1 小时。3 小时内 rt-PA 静脉溶栓的适应证、禁忌证及相对禁忌证见表 2-1。6 小时内尿激酶静脉溶栓的适应证及禁忌证见表 2-2。

表 2-1 3 小时内 rt-PA 静脉溶栓的适应证、禁忌证及相对禁忌证

适应证	1.有缺血性脑卒中导致的神经功能缺损症状
	2.症状出现时间＜3 小时
	3.年龄≥18 岁
	4.患者或家属签署知情同意书
禁忌证	1.颅内出血(包括脑实质出血、脑室内出血、蛛网膜下腔出血、硬膜下/外血肿等)
	2.既往颅内出血史
	3.近 3 个月有严重头颅外伤史或脑卒中史
	4.颅内肿瘤、巨大颅内动脉瘤
	5.近期(3 个月内)有颅内或椎管内手术
	6.近 2 周内有大型外科手术
	7.近 3 周内有胃肠或泌尿系统出血
	8.活动性内脏出血
	9.主动脉弓夹层
	10.近 1 周内有在不易压迫止血部位的动脉穿刺
	11.血压升高:收缩压≥24.0 kPa(180 mmHg)或舒张压≥13.3 kPa(100 mmHg)
	12.急性出血倾向,包括血小板计数＜100×10^9/L 或其他情况
	13.24 小时内接受过低分子肝素治疗
	14.口服抗凝剂且 INR＞1.7 或 PT＞15 秒
	15.48 小时内使用凝血酶抑制剂或 Ⅹ a 因子抑制剂,或各种实验室检查异常(如 APTT、INR、血小板计数、ECT、TT 或 Ⅹ a 因子活性测定等)
	16.血糖＜2.8 mmol/L 或＞22.22 mmol/L
	17.头 CT 或 MRI 提示大面积梗死(梗死面积＞1/3 大脑中动脉供血区)
相对禁忌证	1.轻型非致残性脑卒中
	2.症状迅速改善的脑卒中
	3.惊厥发作后出现的神经功能损害(与此次脑卒中发生相关)
	4.颅外段颈部动脉夹层
	5.近 2 周内严重外伤(未伤及头颅)
	6.近 3 个月内有心肌梗死史
	7.孕产妇
	8.痴呆
	9.既往疾病遗留较重神经功能残疾
	10.未破裂且未经治疗的动静脉畸形、颅内小动脉瘤(＜10 mm)
	11.少量脑内微出血(1~10 个)
	12.使用违禁药物
	13.类脑卒中

注:rt-PA:重组组织型纤溶酶原激活剂;INR:国际标准化比值;APTT:活化部分凝血酶时间;ECT:蛇静脉酶凝结时间;TT:凝血酶时间。

表 2-2   6 小时内尿激酶静脉溶栓的适应证及禁忌证

适应证	1.有缺血性脑卒中导致的神经功能缺损症状
	2.症状出现<6 小时
	3.年龄 18～80 岁
	4.意识清楚或嗜睡
	5.脑 CT 无明显早期脑梗死低密度改变
	6.患者或家属签署知情同意书
禁忌证	与 rt-PA 禁忌证相同

(二)降纤治疗

降纤治疗可以降解血栓蛋白质,增加纤溶系统的活性,抑制血栓形成或促进血栓溶解。此类药物亦应早期应用,最好是在发病后 6 小时内,但没有溶栓药物严格,特别适应于合并高纤维蛋白原血症者。目前,国内纤溶药物种类很多,现介绍下面几种。

1.巴曲酶

巴曲酶又名东菱克栓酶,能分解纤维蛋白原,抑制血栓形成,促进纤溶酶的生成,而纤溶酶是溶解血栓的重要物质。巴曲酶的剂量和用法:第 1 天 10 BU,第 3 天和第 5 天各为 5 BU 稀释于 250 mL 生理盐水中,静脉滴注 1 小时以上。

2.精纯链激酶

精纯链激酶又名注射用降纤酶,是以我国尖吻蝮蛇(又名五步蛇)的蛇毒为原料,经现代生物技术分离、纯化而精制的蛇毒制剂。本品为缬氨酸蛋白水解酶,能直接作用于血中的纤维蛋白 α-链释放出肽 A。此时生成的肽 A 血纤维蛋白体的纤维系统,诱发 t-PA 的释放,增加t-PA的活性,促进纤溶酶的生成,使已形成的血栓得以迅速溶解。本品不含出血毒素,因此很少引起出血并发症。剂量和用法:首次 10 U 稀释于 100～250 mL 生理盐水中,静脉滴注 1 小时以上,每天 1 次,连用 3～4 天。

3.降纤酶

曾用名蝮蛇抗栓酶和去纤酶。取材于东北白眉蝮蛇蛇毒,是单一成分蛋白水解酶。剂量和用法:每次 10 U 稀释于 100～250 mL 生理盐水中,静脉滴注 1 小时以上,每天 1 次,连用 3～4 天。

4.注射用纤溶酶

从蝮蛇蛇毒中提取纤溶酶并制成制剂,其原理是利用抗体最重要的生物学特性——抗体与抗原能特异性结合,即抗体分子只与其相应的抗原发生结合。纤溶酶单克隆抗体纯化技术,就是用纤溶酶抗体与纤溶酶进行特异性结合,从而达到分离纯化纤溶酶,同时去除蛇毒中的出血毒素和神经毒。剂量和用法:若患者一般状况较好,除第一次使用 300 单位(3 支)外,以后可每天使用 1 次,每次用 200～300 单位(2～3 支),加到 500 mL 的 0.9%氯化钠注射液或 5%葡萄糖注射液中稀释进行静脉滴注,7～10 天为 1 个疗程。若患者一般状况较差,除第一次使用 100 单位(1 支)外,以后可隔天用 200 单位(2 支)进行静脉滴注,1 个疗程仍为 7～10 天。

(三)抗血小板聚集药

抗血小板聚集药又称血小板功能抑制剂。随着对血栓性疾病发生机制认识的加深,发现血小板在血栓形成中起着重要的作用。近年来,抗血小板聚集药在预防和治疗脑梗死方面越来越引起人们的重视。

抗血小板聚集药主要包括血栓烷 A_2 抑制剂(阿司匹林)、ADP 受体拮抗剂(噻氯匹定、氯吡格雷)、磷酸二酯酶抑制剂(双嘧达莫)、糖蛋白(GP)Ⅱb/Ⅲa 受体拮抗剂和其他抗血小板药物。

1.阿司匹林

阿司匹林是一种强效的血小板聚集抑制剂。阿司匹林抗栓作用的机制,主要是基于对环氧化酶的不可逆性抑制,使血小板内花生四烯酸转化为血栓烷 A_2（TXA_2）受阻,因为 TXA_2 可使血小板聚集和血管平滑肌收缩。在脑梗死发生后,TXA_2 可增加脑血管阻力、促进脑水肿形成。小剂量阿司匹林,可以最大限度地抑制 TXA_2 和最低限度地影响前列环素(PGI_2),从而达到比较理想的效果。国际脑卒中实验协作组和 CAST 协作组两项非盲法随机干预研究表明,脑卒中发病后 48 小时内应用阿司匹林是安全有效的。

阿司匹林预防和治疗缺血性脑卒中效果的不恒定,可能与用药剂量有关。有些研究者认为每天给 75～325 mg 最为合适。有学者分别给患者口服阿司匹林每天 50 mg、100 mg、325 mg 和 1 000 mg,进行比较,发现 50 mg/d 即可完全抑制 TXA_2 生成,出血时间从 5.03 分钟延长到 6.96 分钟,100 mg/d 出血时间 7.78 分钟,但 1 000 mg/d 反而缩减至 6.88 分钟。也有人观察到口服阿司匹林 45 mg/d,尿内 TXA_2 代谢产物能被抑制 95%,而尿内 PGI_2 代谢产物基本不受影响;每天 100 mg,则尿内 TXA_2 代谢产物完全被抑制,而尿内 PGI_2 代谢产物保持基线的 25%～40%;若用 1 000 mg/d,则上述两项代谢产物完全被抑制。根据以上实验结果和临床体会提示,阿司匹林每天 100～150 mg 最为合适,既能达到预防和治疗的目的,又能避免发生不良反应。

《中国脑血管病防治指南》建议:①多数无禁忌证的未溶栓患者,应在脑卒中后尽早(最好48 小时内)开始使用阿司匹林。②溶栓患者应在溶栓 24 小时后,使用阿司匹林,或阿司匹林与双嘧达莫缓释剂的复合制剂。③阿司匹林的推荐剂量为 150～300 mg/d,分2 次服用,2～4 周后改为预防剂量(50～150 mg/d)。

2.氯吡格雷

由于噻氯匹定有明显的不良反应,已基本被淘汰,被第 2 代 ADP 受体拮抗剂氯吡格雷所取代。氯吡格雷和噻氯匹定一样对 ADP 诱导的血小板聚集有较强的抑制作用,对花生四烯酸、胶原、凝血酶、肾上腺素和血小板活化因子诱导的血小板聚集也有一定的抑制作用。与阿司匹林不同的是,它们对 ADP 诱导的血小板第Ⅰ相和第Ⅱ相的聚集均有抑制作用,且有一定的解聚作用。它还可以与红细胞膜结合,降低红细胞在低渗溶液中的溶解倾向,改变红细胞的变形能力。

氯吡格雷和阿司匹林均可作为治疗缺血性脑卒中的一线药物,多项研究都说明氯吡格雷的效果优于阿司匹林。氯吡格雷与阿司匹林合用防治缺血性脑卒中,比单用效果更好。氯吡格雷可用于预防颈动脉粥样硬化高危患者急性缺血事件。有文献报道 23 例颈动脉狭窄患者,在颈动脉支架置入术前常规服用阿司匹林 100 mg/d,介入治疗前晚给予负荷剂量氯吡格雷 300 mg,术后服用氯吡格雷 75 mg/d,3 个月后经颈动脉彩超发现,新生血管内皮已完全覆盖支架,无血管闭塞和支架内再狭窄。

氯吡格雷的使用剂量为每次 50～75 mg,每天 1 次。它的不良反应与阿司匹林比较,发生胃肠道出血的风险明显降低,发生腹泻和皮疹的风险略有增加,但明显低于噻氯匹定。主要不良反应有头昏、头胀、恶心、腹泻,偶有出血倾向。氯吡格雷禁用于对本品过敏者及近期有活动性出血者。

3.双嘧达莫

双嘧达莫又名潘生丁,通过抑制磷酸二酯酶活性,阻止环腺苷酸(cAMP)的降解,提高血小板 cAMP 的水平,具有抗血小板黏附聚集的能力。双嘧达莫已作为预防和治疗冠心病、心绞痛的药物,而用于防治缺血性脑卒中的效果仍有争议。欧洲脑卒中预防研究(ESPS)大宗 RCT 研究认为双嘧达莫与阿司匹林联合防治缺血性脑卒中,疗效是单用阿司匹林或双嘧达莫的 2 倍,并不会导致更多的出血不良反应。

美国 FDA 最近批准了阿司匹林和双嘧达莫复方制剂用于预防脑卒中。这一复方制剂每片含阿司匹林 50 mg 和缓释双嘧达莫 400 mg。一项单中心大规模随机试验发现,与单用小剂量阿司匹林比较,这种复方制剂可使脑卒中发生率降低 22%,但这项资料的价值仍有争论。

双嘧达莫的不良反应轻而短暂,长期服用可有头痛、头晕、呕吐、腹泻、面红、皮疹和皮肤瘙痒等。

4.血小板糖蛋白(glycoprotein,GP)Ⅱb/Ⅲa 受体拮抗剂

GPⅡb/Ⅲa 受体拮抗剂是一种新型抗血小板药,其通过阻断 GPⅡb/Ⅲa 受体与纤维蛋白原配体的特异性结合,有效抑制各种血小板激活剂诱导的血小板聚集,进而防止血栓形成。GPⅡb/Ⅲa 受体是一种血小板膜蛋白,是血小板活化和聚集反应的最后通路。GPⅡb/Ⅲa 受体拮抗剂能完全抑制血小板聚集反应,是作用最强的抗血小板药。

GPⅡb/Ⅲa 受体拮抗剂分 3 类,即抗体类如阿昔单抗、肽类如依替巴肽和非肽类如替罗非班。这 3 种药物均获美国 FDA 批准应用。

该药还能抑制动脉粥样硬化斑块的其他成分,对预防动脉粥样硬化和修复受损血管壁起重要作用。GPⅡb/Ⅲa 受体拮抗剂在缺血性脑卒中二级预防中的剂量、给药途径、时间、监护措施以及安全性等目前仍在探讨之中。

有报道对于阿替普酶(rt-PA)溶栓和球囊血管成形术机械溶栓无效的大血管闭塞和急性缺血性脑卒中患者,GPⅡb/Ⅲa 受体拮抗剂能够提高治疗效果。阿昔单抗的抗原性虽已减低,但仍有部分患者可引起变态反应。

5.西洛他唑

西洛他唑又名培达,可抑制磷酸二酯酶(PDE),特别是 PDEⅢ,提高 cAMP 水平,从而起到扩张血管和抗血小板聚集的作用,常用剂量为每次 50~100 mg,每天 2 次。

为了检测西洛他唑对颅内动脉狭窄进展的影响,Kwan 进行了一项多中心双盲随机与安慰剂对照研究,将 135 例大脑中动脉 M1 段或基底动脉狭窄有急性症状者随机分为两组,一组接受西洛他唑200 mg/d 治疗,另一组给予安慰剂治疗,所有患者均口服阿司匹林 100 mg/d,在进入试验和 6 个月后分别做 MRA 和 TCD 对颅内动脉狭窄程度进行评价。主要转归指标为 MRA 上有症状颅内动脉狭窄的进展,次要转归指标为临床事件和 TCD 的狭窄进展。西洛他唑组,45 例有症状颅内动脉狭窄者中有 3 例(6.7%)进展、11 例(24.4%)缓解;而安慰剂组 15 例(28.8%)进展、8 例(15.4%)缓解,两组差异有显著性意义。

有症状颅内动脉狭窄是一个动态变化的过程,西洛他唑有可能防止颅内动脉狭窄的进展。西洛他唑的不良反应可有皮疹、头晕、头痛、心悸、恶心、呕吐,偶有消化道出血、尿路出血等。

6.三氟柳

三氟柳的抗血栓形成作用是通过干扰血小板聚集的多种途径实现的,如不可逆性抑制环氧化酶(CoX)和阻断血栓素 A_2(TXA_2)的形成。三氟柳抑制内皮细胞 CoX 的作用极弱,不影响前列腺素合成。另外,三氟柳及其代谢产物 2-羟基-4-三氟甲基苯甲酸可抑制磷酸二酯酶,增加血小板和内皮细胞内 cAMP 的浓度,增强血小板的抗聚集效应,该药应用于人体时不会延长出血时间。

有研究将 2 113 例 TIA 或脑卒中患者随机分组,进行三氟柳(600 mg/d)或阿司匹林(325 mg/d)治疗,平均随访 30.1 个月,主要转归指标为非致死性缺血性脑卒中、非致死性心肌梗死和血管性疾病死亡的联合终点,结果两组联合终点发生率、各个终点事件发生率和存活率均无明显差异,三氟柳组出血性事件发生率明显低于阿司匹林组。

7.沙格雷酯

沙格雷酯又名安步乐克,是 5-HT$_2$ 受体阻滞剂,具有抑制由 5-HT 增强的血小板聚集作用和由 5-HT 引起的血管收缩的作用,增加被减少的侧支循环血流量,改善周围循环障碍等。口服沙格雷酯后 1~5 小时即有抑制血小板的聚集作用,可持续 4~6 小时。口服每次 100 mg,每天 3 次。不良反应较少,可有皮疹、恶心、呕吐和胃部灼热感等。

8.曲克芦丁

曲克芦丁又名维脑路通,能抑制血小板聚集,防止血栓形成,同时能对抗 5-HT、缓激肽引起的血管损伤,增加毛细血管抵抗力,降低毛细血管通透性等。每次 200 mg,每天 3 次,口服;或每次 400~600 mg 加入 5% 葡萄糖注射液或 0.9% 氯化钠注射液 250~500 mL 中静脉滴注,每天 1 次,可连用 15~30 天。不良反应较少,偶有恶心和便秘。

(四)扩张血管药

扩张血管药目前仍然是广泛应用的药物,但脑梗死急性期不宜使用,因为脑梗死病灶后的血管处于血管麻痹状态,此时应用血管扩张药,能扩张正常血管,对病灶区的血管不但不能扩张,还要从病灶区盗血,称"偷漏现象"。因此,血管扩张药应在脑梗死发病 2 周后才应用。常用的扩张血管药有以下几种。

1.倍他司汀

每次 10~30 mg 加入 5% 葡萄糖注射液或 0.9% 氯化钠注射液 250~500 mL 中静脉滴注,每天 1 次,连用 10~15 天;或每次 8 mg,每天 3 次,口服。有些患者会出现恶心、呕吐和皮疹等不良反应。

2.盐酸法舒地尔注射液

每次 60 mg(2 支)加入 5% 葡萄糖注射液或 0.9% 氯化钠注射液 250 mL 中静脉滴注,每天 1 次,连用 10~14 天。可有一过性颜面潮红、低血压和皮疹等不良反应。

3.丁咯地尔

每次 200 mg 加入 5% 葡萄糖注射液或 0.9% 氯化钠注射液 250~500 mL 中,缓慢静脉滴注,每天 1 次,连用 10~14 天。可有头痛、头晕、肠胃道不适等不良反应。

4.银杏达莫注射液

每次 20 mL 加入 5% 葡萄糖注射液或 0.9% 氯化钠注射液 500 mL 中静脉滴注,每天 1 次,可连用 14 天。偶有头痛、头晕、恶心等不良反应。

5.葛根素注射液

每次 200~400 mg 加入 5% 葡萄糖注射液或 0.9% 氯化钠注射液 250~500 mL 中静脉滴注,每天 1 次,连用 14 天。少数患者可出现皮肤瘙痒、头痛、头昏、皮疹等不良反应,停药后可自行消失。

6.灯盏花素注射液

每次 10～20 mg 加入 5％葡萄糖注射液或 0.9％氯化钠注射液 250 mL 中静脉滴注,每天 1 次,连用 14 天。偶有头痛、头昏等不良反应。

(五)改善脑侧支循环治疗

急性缺血性脑卒中(脑梗死)的治疗目的除了恢复大血管再通外,脑侧支循环代偿程度与急性缺血性脑卒中预后密切相关,建议开展临床研究寻找有利于改善脑侧支循环的药物或方法。目前国内改善脑侧支循环的药物主要有以下两种。

1.丁基苯酞

丁基苯酞是近年来国内开发的Ⅰ类化学新药,主要作用机制为改善脑缺血区的微循环,促进缺血区血管新生,增加缺血区脑血流。用法:每次 200 mg,每天 3 次,口服。偶见恶心,腹部不适,有严重出血倾向者忌用。

2.人尿激肽原酶

人尿激肽原酶是近年来国内开发的另一个Ⅰ类化学新药,具有改善脑动脉循环的作用。用法:应在起病 48 小时内开始用药,每次 0.15 PNA 单位,溶于 50 mL 或 100 mL 氯化钠注射液中,静脉滴注 30 分钟,每天 1 次,3 周为 1 个疗程。

(六)防治脑水肿

大面积脑梗死、出血性梗死的患者多有脑水肿,应给予降低颅压处理,如床头抬高 30°角,避免有害刺激、解除疼痛、适当吸氧和恢复正常体温等基本处理;有条件行颅内压测定者,脑灌注压应保持在 9.3 kPa(70 mmHg)以上;避免使用低渗和含糖溶液,如脑水肿明显者应快速给予降颅压处理。

1.甘露醇

甘露醇对缩小脑梗死面积与减轻病残有一定的作用。甘露醇除降低颅内压外,还可降低血液黏度、增加红细胞变形性、减少红细胞聚集、减少脑血管阻力、增加灌注压、提高灌注量、改善脑的微循环。同时,还可提高心排血量。用法:每次 125～250 mL 静脉滴注,6 小时 1 次,连用 7～10 天。甘露醇治疗脑水肿疗效快、效果好。不良反应:降颅压有反跳现象,可能引起心力衰竭、肾功能损害、电解质紊乱等。

2.复方甘油注射液

能选择性脱出脑组织中的水分,可减轻脑水肿;在体内参加三羧酸循环代谢后转换成能量,供给脑组织,增加脑血流量,改善脑循环,因而有利于脑缺血病灶的恢复。用法:每天 500 mL 静脉滴注,每天 2 次,可连用 15～30 天。静脉滴注速度应控制在 2 mL/min,以免发生溶血反应。由于要控制静脉滴速,并不能用于急救。有大面积脑梗死的患者,有明显脑水肿甚至发生脑疝,一定要应用足量的甘露醇,或甘露醇与复方甘油同时或交替用药,这样可以维持恒定的降颅压作用和减少甘露醇的用量,从而减少甘露醇的不良反应。

3.七叶皂苷钠注射液

有抗渗出、消水肿、增加静脉张力、改善微循环和促进脑功能恢复的作用。用法:每次 5～10 mg加入 5％葡萄糖注射液或 0.9％氯化钠注射液 250 mL 中静脉滴注,每天 1 次,连用 10～14天。

4.手术减压治疗

主要适用于恶性大脑中动脉(MCA)梗死和小脑梗死。

(七)提高血氧和辅助循环

高压氧是有价值的辅助疗法,在脑梗死的急性期和恢复期都有治疗作用。最近研究提示,脑广泛缺血后,纠正脑的乳酸中毒或脑代谢产物积聚,可恢复神经功能。高压氧向脑缺血区域弥散,可使这些区域的细胞在恢复正常灌注前得以生存,从而减轻缺血缺氧后引起的病理改变,保护受损的脑组织。

(八)神经细胞活化剂

据一些药物实验研究报告,这类药物有一定的营养神经细胞和促进神经细胞活化的作用,但确切的效果,尚待进一步大宗临床验证和评价。

1.胞磷胆碱

参与体内卵磷脂的合成,有改善脑细胞代谢的作用和促进意识的恢复。用法:每次 250~500 mg 加入 5% 葡萄糖注射液 250 mL 中静脉滴注,每天 1 次,连用 15~30 天。

2.三磷酸胞苷二钠

三磷酸胞苷二钠主要药效成分是三磷酸胞苷,该物质不仅能直接参与磷脂与核酸的合成,而且还间接参与磷脂与核酸合成过程中的能量代谢,有神经营养、调节物质代谢和抗血管硬化的作用。用法:临用前,加氯化钠注射液溶解。肌内注射或静脉注射,一次 10~20 mg,一天 10~40 mg。

3.小牛血去蛋白提取物

小牛血去蛋白提取物又名爱维治,是一种小分子肽、核苷酸和寡糖类物质,不含蛋白质和致热原。爱维治可促进细胞对氧和葡萄糖的摄取和利用,使葡萄糖的无氧代谢转向为有氧代谢,使能量物质生成增多,延长细胞生存时间,促进组织细胞代谢、功能恢复和组织修复。用法:每次 200~800 mg 加入 5% 葡萄糖注射液或 0.9% 氯化钠注射液 250 mL 中静脉滴注,每天 1 次,可连用 15~30 天。

4.依达拉奉

依达拉奉是一种自由基清除剂,有抑制脂自由基的生成、抑制细胞膜脂质过氧化连锁反应及抑制自由基介导的蛋白质、核酸不可逆的破坏作用,是一种脑保护药物。用法:每次 30 mg 加入 5% 葡萄糖注射液 250 mL 中静脉滴注,每天 2 次,连用 14 天。

(九)其他内科治疗

1.调节和稳定血压

急性脑梗死患者的血压检测和治疗是一个存在争议的领域。因为血压偏低会减少脑血流灌注,加重脑梗死。在急性期,患者会出现不同程度的血压升高。原因是多方面的,如脑卒中后的应激反应、膀胱充盈、疼痛及机体对脑缺氧和颅内压升高的代偿反应等,且其升高的程度与脑梗死病灶大小和部位、疾病前是否患高血压有关。脑梗死早期的高血压处理取决于血压升高的程度及患者的整体情况。根据中国指南的要求,血压应控制在收缩压<24.0 kPa(180 mmHg),舒张压<13.3 kPa(100 mmHg),否则应给予谨慎缓慢降压治疗,并严密观察血压变化,防止血压降得过低。然而有一些脑血管治疗中心,主张只有在出现下列情况才考虑降压治疗,如合并夹层动脉瘤、肾衰竭、心力衰竭及高血压脑病时。但在溶栓治疗时,需及时降压治疗,应避免收缩压≥24.0 kPa(180 mmHg),以防止继发性出血。《中国急性缺血性脑卒中诊疗指南 2018》推荐:血压持续升高至收缩压≥26.7 kPa(200 mmHg)或舒张压≥14.7 kPa(110 mmHg),或伴有严重心功能不全、主动脉夹层、高血压脑病的患者,可给予降压治疗,并严密观察血压变化。可选用拉贝洛尔、尼卡地平等静脉药物,建议使用微量输液泵给予降压治疗,避免使用可引起血压急剧下降

的药物。血压过低对脑梗死不利,应适当提高血压。

2.控制血糖

糖尿病是脑卒中的危险因素之一,并可加重急性脑梗死和局灶性缺血再灌注损伤。欧洲脑卒中组织(ESO)《缺血性脑卒中和短暂性脑缺血发作处理指南》[欧洲脑卒中促进会(EUSI),2008年]指出,已证实急性脑卒中后高血糖与大面积脑梗死、皮质受累及其功能转归不良有关,但积极降低血糖能否改善患者的临床转归,尚缺乏足够证据。如果过去没有糖尿病史,只是急性脑卒中后血糖应激性升高,则不必应用降糖措施,只需输液中尽量不用葡萄糖注射液即可降低血糖水平;有糖尿病史的患者必须同时应用降糖药适当控制高血糖;血糖超过 10 mmol/L(180 mg/dL)时需降糖处理。

3.心脏疾病的防治

对并发心脏疾病的患者要采取相应防治措施,如果要应用甘露醇脱水治疗,则必须加用呋塞米以减少心脏负荷。

4.防治感染

对有吞咽困难或意识障碍的脑梗死患者,常常容易合并肺部感染,应给予相应抗生素和止咳化痰药物,必要时行气管切开,有利吸痰。

5.保证营养和水、电解质的平衡

特别是对有吞咽困难和意识障碍的患者,应采用鼻饲,保证营养、水与电解质的补充。

6.体温管理

在实验室脑卒中模型中,发热与脑梗死体积增大和转归不良有关。体温升高可能是中枢性高热或继发感染的结果,均与临床转归不良有关。应积极迅速找出感染灶并予以适当治疗,并可使用乙酰氨基酚进行退热治疗。

七、预后与预防

(一)预后

(1)如果得到及时的治疗,特别是能及时在卒中单元获得早期溶栓疗法等系统规范的中西医结合治疗,可提高疗效,减少致残率,30%～50%的患者能自理生活,甚至恢复工作能力。

(2)脑梗死国外病死率为 6.9%～20%,其中颈内动脉系梗死为 17%,椎-基底动脉系梗死为18%。秦震等观察随访经 CT 证实的脑梗死 1～7 年的预后,发现:①累计生存率,6 个月为96.8%,12 个月为 91%,2 年为 81.7%,3 年为 81.7%,4 年为 76.5%,5 年为76.5%,6 年为 71%,7 年为 71%。急性期病死率为22.3%,其中颈内动脉系 22%,椎-基底动脉系 25%。意识障碍、肢体瘫痪和继发肺部感染是影响预后的主要因素。②累计病死率在开始半年内迅速上升,一年半达高峰。说明发病后一年半不能恢复自理者,继续恢复的可能性较小。

(二)预防

1.一级预防

一级预防是指发病前的预防,即通过早期改变不健康的生活方式,积极主动地控制危险因素,从而达到使脑血管疾病不发生或发病年龄推迟的目的。从流行病学角度看,只有一级预防才能降低人群发病率,所以对于病死率及致残率很高的脑血管疾病来说,重视并加强开展一级预防的意义远远大于二级预防。

对血栓形成性脑梗死的危险因素及其干预管理有下述几方面:服用降血压药物,有效控制高血压,防治心脏病,冠心病患者应服用小剂量阿司匹林,定期监测血糖和血脂,合理饮食和应用降糖药物和降脂药物,不抽烟、不酗酒,对动脉狭窄患者及无症状颈内动脉狭窄患者一般不推荐手术治疗或血管内介入治疗,对重度颈动脉狭窄(≥70%)的患者在有条件的医院可以考虑行颈动脉内膜切除术或血管内介入治疗。

2.二级预防

脑卒中首次发病后应尽早开展二级预防工作,可预防或降低再次发生率。二级预防有下述几个方面:首先要对第1次发病机制正确评估,管理和控制血压、血糖、血脂和心脏病,应用抗血小板聚集药物,颈内动脉狭窄的干预同一级预防,有效降低同型半胱氨酸水平等。

(夏　青)

第三节　动脉粥样硬化性脑梗死

动脉粥样硬化性脑梗死是脑梗死中最常见的类型。在脑动脉粥样硬化等原因引起的血管壁病变的基础上,管腔狭窄、闭塞或有血栓形成,造成局部脑组织因血液供应中断而发生缺血缺氧性坏死,引起相应的神经系统症状和体征。

一、病因与发病机制

最常见的病因是动脉粥样硬化,其次为高血压、糖尿病和血脂异常等。脑动脉粥样硬化性闭塞或有血栓形成,是造成动脉粥样硬化性脑梗死的核心环节。脑动脉粥样硬化性闭塞是在脑动脉粥样硬化血管狭窄的基础上,由于动脉壁粥样斑块内新生的血管破裂形成血肿,血肿使斑块进一步隆起,甚至完全闭塞管腔,导致急性供血中断;或因斑块表面的纤维帽破裂,粥样物自裂口逸入血流,遗留粥瘤样溃疡,排入血流的坏死物质和脂质形成胆固醇栓子,引起动脉管腔闭塞。脑动脉血栓形成是动脉粥样硬化性脑梗死最常见的发病机制,斑块破裂形成溃疡后,由于胶原暴露,可促进血栓形成,血栓形成通常发生在血管内皮损伤(如动脉粥样斑块)或血流产生漩涡(如血管分支处)的部位,血管内皮损伤和血液"湍流"是动脉血栓形成的主要原因,血小板激活并在损伤的动脉壁上黏附和聚集是动脉血栓形成的基础。

实验证明,神经细胞在完全缺血、缺氧后十几秒即出现电位变化,20～30秒后大脑皮质的生物电活动消失,30～90秒后小脑及延髓的生物电活动也消失。脑动脉血流中断持续5分钟,神经细胞就会发生不可逆性损害,出现脑梗死。上述变化是一个复杂的过程,称为缺血性级联反应。严重缺血的脑组织能量很快耗竭,能量依赖性神经细胞膜的泵功能衰竭,脑缺血引起膜去极化和突触前兴奋性递质(主要是谷氨酸和天门冬氨酸)的大量释放,细胞外液中的 Ca^{2+} 通过电压门控通道和 NMDA 受体门控通道进入细胞内,细胞内还由于 ATP 供应不足和乳酸酸中毒,使细胞内的结合钙大量释放,细胞内 Ca^{2+} 稳态失调在神经细胞缺血损害中起重要作用,称为细胞内钙超载。受 Ca^{2+} 调节的多种酶类被激活,导致膜磷脂分解和细胞骨架破坏,大量自由基的生成,细胞产生不可逆性损伤。在上述过程中,还包括有转录因子的合成及炎性介质的产生等参与。造成缺血性损伤的另一种机制是细胞凋亡。到目前为止,缺血性级联反应的很多机制尚未完全阐明,有待于进一步研究。

急性脑梗死病灶是由缺血中心区及其周围的缺血半暗带组成。缺血中心区的脑血流阈值为10 mL/(100 g·min),神经细胞膜离子泵和细胞能量代谢衰竭,脑组织发生不可逆性损害。缺血半暗带的脑血流处于电衰竭[约为 20 mL/(100 g·min)]与能量衰竭[约为 10 mL/(100 g·min)]之间,局部脑组织存在大动脉残留血流和(或)侧支循环,尚有大量存活的神经元,如能在短时间内迅速恢复缺血半暗带的血流,该区脑组织功能是可逆的,神经细胞可存活并恢复功能。缺血中心区和缺血半暗带是一个动态的病理生理过程,随着缺血程度的加重和时间的延长,中心坏死区逐渐扩大,缺血半暗带逐渐缩小。因此尽早恢复缺血半暗带的血液供应和应用有效的脑保护药物对减少脑卒中的致残率是非常重要的,但这些措施必须在一个限定的时间内进行,这个时间段即为治疗时间窗(TTW)。它包括再灌注时间窗(RTW)和神经细胞保护时间窗(CTW),前者指脑缺血后,若血液供应在一定时间内恢复,脑功能可恢复正常;后者指在时间窗内应用神经保护药物,可防止或减轻脑损伤,改善预后。缺血半暗带的存在受 TTW 影响之外,还受到脑血管闭塞的部位、侧支循环、组织对缺血的耐受性及体温等诸多因素的影响,因此不同的患者 TTW 存在着差异。一般认为 RTW 为发病后的 3~4 小时内,不超过 6 小时,在进展性脑卒中可以相应的延长。CTW 包含部分或全部 RTW,包括所有神经保护疗法所对应的时间窗,时间可以延长至发病数小时后,甚至数天。

二、病理

颈内动脉系统脑梗死占 80%,椎-基底动脉系统脑梗死占 20%。闭塞好发的血管依次为颈内动脉、大脑中动脉、大脑后动脉、大脑前动脉及椎-基底动脉等。闭塞血管内可见动脉粥样硬化改变、血栓形成或栓子。局部血液供应中断引起的脑梗死多为白色梗死(即贫血性梗死)。如果闭塞的血管再开通,再灌流的血液可经已损害的血管壁大量渗出,使白色梗死转变成红色梗死(即出血性梗死)。

脑梗死首先表现为凝固性坏死,然后是坏死组织液化,最后有可能形成囊腔。脑细胞死亡有坏死性细胞死亡和细胞凋亡(程序性细胞死亡)两种方式。最早的形态学改变发生在细胞死亡12~24 小时后,其典型神经元凝固性坏死的形态学改变为神经元核裂解,细胞质嗜伊红,称红色神经元。与凋亡性细胞死亡不同,缺血坏死性细胞死亡与细胞质和线粒体肿胀相关联,并在随后出现细胞膜的分解。这两种细胞死亡方式可以并存,通常坏死性细胞死亡主要发生在脑梗死发病数小时内,而凋亡在发病数周内都可出现。脑梗死 1 天后,梗死灶开始出现边界模糊水肿区,并出现大量炎性细胞浸润。梗死 1~2 天后,大量毛细血管和内皮细胞增生,中性粒细胞被巨噬细胞替代。脑梗死 3~5 天脑水肿达高峰,大面积梗死时脑组织高度肿胀,可向对侧移位,导致脑疝形成。在脑梗死发生的数天内,巨噬细胞数量迅速增加,吞噬大量细胞和组织碎片,并最终返回血液循环。7~14 天脑梗死的坏死组织转变为液化的蜂窝状囊腔。3~4 周后,小病灶形成胶质瘢痕,大病灶可形成中风囊。

三、临床表现

中老年患者多见,病前有脑梗死的危险因素,如高血压、糖尿病、冠心病及血脂异常等。常在安静状态下或睡眠中起病,部分病例在发病前可有 TIA 发作。临床表现决定于梗死灶的大小和部位,主要为局灶性神经功能缺损的症状和体征。如偏瘫、偏身感觉障碍、失语共济失调等,部分可有头痛、呕吐、昏迷等全脑症状。患者一般意识清楚,在发生基底动脉血栓或大面积脑梗死时,病情严重,出现意识障碍,甚至有脑疝形成,最终导致死亡。下面介绍一下不同部位脑梗死的临床表现。

(一)颈内动脉系统(前循环)脑梗死

1.颈内动脉血栓形成

颈内动脉闭塞的临床表现复杂多样。如果侧支循环代偿良好,可以全无症状。若侧支循环不良,可引起 TIA,也可表现为大脑中动脉和(或)大脑前动脉缺血症状,或分水岭梗死(位于大脑前、中动脉或大脑中、后动脉之间)。临床表现可有同侧 Horner 征,对侧偏瘫、偏身感觉障碍、双眼对侧同向性偏盲,优势半球受累可出现失语,非优势半球受累可有体象障碍。当眼动脉受累时,可有单眼一过性失明,偶尔成为永久性视力丧失。颈部触诊发现颈内动脉搏动减弱或消失,听诊可闻及血管杂音。

2.大脑中动脉血栓形成

大脑中动脉主干闭塞可出现对侧偏瘫、偏身感觉障碍和同向性偏盲,可伴有双眼向病灶侧凝视,优势半球受累可出现失语,非优势半球病变可有体象障碍。由于主干闭塞引起大面积的脑梗死,患者多有不同程度的意识障碍,脑水肿严重时可导致脑疝形成,甚至死亡。皮层支闭塞引起的偏瘫及偏身感觉障碍,以面部和上肢为重,下肢和足部受累较轻,累及优势半球可有失语,意识水平不受影响。深穿支闭塞更为常见,表现为对侧偏瘫,肢体、面和舌的受累程度均等,对侧偏身感觉障碍,可伴有偏盲、失语等。

3.大脑前动脉血栓形成

大脑前动脉近段阻塞时由于前交通动脉的代偿,可全无症状。非近段闭塞时,对侧偏瘫,下肢重于上肢,有轻度感觉障碍,主侧半球病变可有 Broca 失语,可伴有尿失禁(旁中央小叶受损)及对侧强握反射等。深穿支闭塞,出现对侧面、舌瘫及上肢轻瘫(内囊膝部及部分内囊前肢)。双侧大脑前动脉闭塞时,可出现淡漠、欣快等精神症状,双下肢瘫痪,尿潴留或尿失禁,及强握等原始反射。

(二)椎-基底动脉系统(后循环)脑梗死

1.大脑后动脉血栓形成

大脑后动脉闭塞引起的临床症状变异很大,动脉的闭塞位置和 Willis 环的代偿功能在很大程度上决定了脑梗死的范围和严重程度。

(1)主干闭塞表现为对侧偏盲、偏瘫及偏身感觉障碍,丘脑综合征,优势半球受累可伴有失读。

(2)皮质支闭塞出现双眼对侧视野同向偏盲(但有黄斑回避),偶为象限盲,可伴有视幻觉、视物变形和视觉失认等,优势半球受累可表现为失读、命名性失语等症状,非优势半球受累可有体象障碍。基底动脉上端闭塞,尤其是双侧后交通动脉异常细小时,会引起双侧大脑后动脉皮层支闭塞,表现为双眼全盲(黄斑回避),光反射存在,有时可伴有不成形的幻视发作;累及颞叶的下内侧时,会出现严重的记忆力损害。

(3)深穿支闭塞的表现。①丘脑膝状体动脉闭塞出现丘脑综合征:表现为对侧偏身感觉障碍,以深感觉障碍为主,自发性疼痛,感觉过度,轻偏瘫,共济失调,舞蹈-手足徐动。②丘脑穿动脉闭塞出现红核丘脑综合征:表现为病灶侧舞蹈样不自主运动、意向性震颤、小脑性共济失调,对侧偏身感觉障碍。③中脑脚间支闭塞出现 Weber 综合征(表现为同侧动眼神经麻痹,对侧偏瘫)或 Benedikt 综合征(表现为同侧动眼神经麻痹,对侧不自主运动)。

2.椎动脉血栓形成

若两侧椎动脉的粗细差别不大,当一侧闭塞时,通过对侧椎动脉的代偿作用,可以无明显的症状。约10%的患者一侧椎动脉细小,脑干仅由另一侧椎动脉供血,此时供血动脉闭塞引起的病变范围,等同于基底动脉或双侧椎动脉阻塞后的梗死区域,症状较为严重。

延髓背外侧综合征:在小脑后下动脉,或椎动脉供应延髓外侧的分支闭塞时发生。临床表现为眩晕、恶心、呕吐和眼球震颤(前庭神经核受损);声音嘶哑、吞咽困难及饮水呛咳(舌咽、迷走神经,疑核受累);病灶侧小脑性共济失调(绳状体或小脑损伤);交叉性感觉障碍:即病灶同侧面部痛、温觉减退或消失(三叉神经脊束核受损),病灶对侧偏身痛、温觉减退或消失(对侧交叉的脊髓丘脑束受损);病灶同侧 Horner 征(交感神经下行纤维损伤)。由于小脑后下动脉的解剖变异很大,除上述症状外,还可能有一些不典型的临床表现,需仔细识别。

3.基底动脉血栓形成

基底动脉主干闭塞表现为眩晕、恶心、呕吐及眼球震颤、复视、构音障碍、吞咽困难及共济失调等,病情进展迅速而出现延髓性麻痹、四肢瘫、昏迷、中枢性高热、应激性溃疡,常导致死亡。

基底动脉分支的闭塞会引起脑干和小脑的梗死,表现为各种临床综合征,下面介绍几种常见的类型。

(1)脑桥前下部综合征:Millard-Gubler 综合征是基底动脉的短旋支闭塞,表现为同侧面神经和展神经麻痹,对侧偏瘫;Foville 综合征是基底动脉的旁正中支闭塞,表现为两眼不能向病灶侧同向运动,病灶侧面神经和展神经麻痹,对侧偏瘫。

(2)闭锁综合征:脑桥基底部双侧梗死,表现为双侧面瘫、延髓性麻痹、四肢瘫、不能讲话,但因脑干网状结构未受累,患者意识清楚,能随意睁闭眼,可通过睁闭眼或眼球垂直运动来表达自己的意愿。

(3)基底动脉尖综合征:基底动脉尖端分出两对动脉,大脑后动脉和小脑上动脉,供血区域包括中脑、丘脑、小脑上部颞叶内侧和枕叶。临床表现为眼球运动障碍,瞳孔异常,觉醒和行为障碍,可伴有记忆力丧失,病灶对侧偏盲或皮质盲,少数患者可出现大脑脚幻觉。

四、辅助检查

(一)血液化验及心电图

血液化验包括血常规、血流变、肾功能、离子、血糖及血脂。这些检查有利于发现脑梗死的危险因素。

(二)头颅 CT

对于急性卒中患者,头颅 CT 平扫是最常用的检查,它对于发病早期脑梗死与脑出血的识别很重要。脑梗死发病后的 24 小时内,一般无影像学改变,在 24 小时后,梗死区出现低密度病灶。在脑梗死的超早期阶段(发病 6 小时内),CT 可以发现一些轻微的改变:大脑中动脉高密度征;皮质边缘(尤其是岛叶)以及豆状核区灰白质分界不清楚;脑沟消失等。这些改变的出现提示梗死灶较大,预后较差,选择溶栓治疗应慎重。发病后 2 周左右,脑梗死病灶处因水肿减轻和吞噬细胞浸润可与周围正常脑组织等密度,CT 上难以分辨,称为"模糊效应"。通常平扫为临床上提供的信息已经足够,但由于对超早期缺血性病变和皮质或皮质下小的梗死灶不敏感,特别是后颅窝的脑干和小脑梗死更难检出。进行 CT 血管成像、灌注成像,或要排除肿瘤、炎症等则需注射造影剂增强显像。灌注 CT 可区别可逆性与不可逆性缺血,因此可识别缺血半暗带,但其在指导急性脑梗死治疗方面的作用尚未肯定。

(三)MRI检查

脑梗死发病数小时后,即可显示 T_1 低信号,T_2 高信号的病变区域。与 CT 相比,MRI 可以发现脑干、小脑梗死及小灶梗死。功能性 MRI,如弥散加权成像(DWI)和灌注加权成像(PWI),可以在发病后的数分钟内检测到缺血性改变,DWI 与 PWI 显示的病变范围相同区域,为不可逆性损伤部位,DWI 与 PWI 的不一致区,为缺血性半暗带。功能性 MRI 对超早期溶栓治疗提供了科学依据。DWI 可以早期显示缺血组织的大小、部位,甚至可显示皮质下、脑干和小脑的小梗死灶。早期梗死的诊断敏感性达到 88%~100%,特异性达到 95%~100%。PWI 是静脉注射顺磁性造影剂后显示脑组织相对血流动力学改变的成像。灌注加权改变的区域较弥散加权改变范围大,目前认为弥散-灌注不匹配区域为半暗带。MRI 的最大缺陷是诊断急性脑出血不如 CT 灵敏,需应用梯度回波技术(GRE)和平面回波敏感加权技术观察急性脑实质出血。标准的 MRI 序列(T_1、T_2 和质子相)对发病几个小时内的脑梗死不敏感。

(四)血管造影数字减影

血管造影(DSA)、CT 血管造影(CTA)和磁共振动脉成像(MRA)可以显示脑部大动脉的狭窄、闭塞和其他血管病变,如血管炎、纤维肌性发育不良、颈动脉或椎动脉壁分离及烟雾病等。作为无创性检查,MRA 的应用非常广泛,但对于小血管显影不清,尚不能替代 DSA 及 CTA。

(五)彩色多普勒超声检查(TCD)

对评估颅内外血管狭窄、闭塞、血管痉挛或者侧支循环建立的程度有帮助。应用于溶栓治疗监测,对预后判断有参考意义。

(六)SPECT 和 PET

能在发病后数分钟显示脑梗死的部位和局部脑血流的变化。通过对脑血流量(CBF)的测定,可以识别缺血性半暗带,指导溶栓治疗,并判定预后。

(七)脑脊液(CSF)检查

CSF 一般正常,当有出血性脑梗死时,CSF 中可见红细胞。在大面积脑梗死时,CSF 压力可升高,细胞数和蛋白可增加。目前已不再广泛用于诊断一般的脑卒中。怀疑蛛网膜下腔出血而 CT 未显示或怀疑卒中继发于感染性疾病可行腰椎穿刺检查。

五、诊断及鉴别诊断

(一)诊断

第一步,需明确是否为卒中。中年以上的患者,急性起病,迅速出现局灶性脑损害的症状和体征,并能用某一动脉供血区功能损伤解释,排除非血管性病因,临床应考虑急性脑卒中。第二步,明确是缺血性还是出血性脑卒中。CT 或 MRI 检查可排除脑出血和其他病变,帮助进行鉴别诊断。当影像学检查发现责任梗死灶时,即可明确诊断。当缺乏影像学责任病灶时,如果症状或体征持续 24 小时以上,也可诊断急性脑梗死。第三步,需明确是否适合溶栓治疗。卒中患者首先应了解发病时间及溶栓治疗的可能性。若在溶栓治疗时间窗内,应迅速进行溶栓适应证筛查,对有指征者实施紧急血管再灌注治疗。此外,还应评估卒中的严重程度(如 NIHSS 卒中量表),了解脑梗死发病是否存在低灌注及其病理生理机制,并进行脑梗死病因分型。

动脉粥样硬化性脑梗死的 TOAST 分型诊断标准:①血管影像学检查证实有与脑梗死神经功能缺损相对应的颅内或颅外大动脉狭窄超过 50% 或闭塞,且血管病变符合动脉粥样硬化改变;或存在颅内或颅外大动脉狭窄超过 50% 或闭塞的间接证据,如影像学(CT 或 MRI)显示大脑皮质、脑干、小脑或皮质下梗死灶的直径大于 1.5 cm,临床表现主要为皮质损害体征,如失语、意识改变、体象障碍等,或有脑干、小脑损害体征。②有至少一个动脉粥样硬化卒中危险因素(如高龄、高血压、高血脂、糖尿病、吸烟等)或系统性动脉粥样硬化(如斑块、冠心病等)证据。③排除心源性栓塞所致脑梗死。

(二)鉴别诊断

主要需与以下疾病相鉴别。

1.脑出血

脑梗死有时与脑出血的临床表现相似,但活动中起病、病情进展快、发病当时血压明显升高常提示脑出血,CT 检查发现出血灶可明确诊断(表 2-3)。

表 2-3　脑梗死与脑出血的鉴别要点

鉴别要点	脑梗死	脑出血
发病年龄	多为 60 岁以上	多为 60 岁以下
起病状态	安静或睡眠中	动态起病(活动中或情绪激动)
起病速度	10 余小时或 1~2 天症状达到高峰	10 分钟至数小时症状达到高峰
全脑症状	轻或无	头痛、呕吐、嗜睡、打哈欠等颅压高症状
意识障碍	无或较轻	多见且较重
神经体征	多为非均等性偏瘫(大脑中动脉主干或皮质支)	多为均等性偏瘫(基底核区)
CT 检查	脑实质内低密度病灶	脑实质内高密度病灶
脑脊液	无色透明	可有血性

2.脑栓塞

起病急骤,局灶性体征在数秒至数分钟达到高峰,常有栓子来源的基础疾病如心源性(心房颤动、风湿性心脏病、冠心病、心肌梗死、亚急性细菌性心内膜炎等)非心源性(颅内外动脉粥样硬化斑块脱落、空气脂肪滴等)。大脑中动脉栓塞最常见。

3.颅内占位病变

颅内肿瘤、硬膜下血肿和脑脓肿可呈卒中样发病,出现偏瘫等局灶性体征,颅内压增高征象不明显时易与脑梗死混淆,须提高警惕,CT 或 MRI 检查有助确诊。

六、治疗

挽救缺血半暗带,避免或减轻原发性脑损伤,是急性脑梗死治疗的最根本目标。"时间就是大脑",对有指征的患者,应力争尽早实施再灌注治疗。临床医师应重视卒中指南的指导作用,根据患者发病时间、病因、发病机制、卒中类型、病情严重程度、伴发的基础疾病、脑血流储备功能和侧支循环状态等具体情况,制定适合患者的最佳个体化治疗方案。

(一)一般处理

1.吸氧和通气支持

必要时可给予吸氧,以维持氧饱和度 94% 以上。对脑干梗死和大面积脑梗死等病情危重患者或有气道受累者,需要气道支持和辅助通气。轻症、无低氧血症的卒中患者无须常规吸氧。

2.心脏监测和心脏病变处理

脑梗死后 24 小时内应常规进行心电图检查,有条件者可根据病情进行 24 小时或更长时间的心电监护,以便早期发现阵发性心房纤颤或严重心律失常等心脏病变;避免或慎用增加心脏负担的药物。

3.体温控制

对体温超过 38 ℃的患者应给予退热措施。发热主要源于下丘脑体温调节中枢受损、并发感染或吸收热、脱水等情况。体温升高可以增加脑代谢耗氧及自由基产生,从而增加卒中患者死亡率及致残率。对中枢性发热患者,应以物理降温为主(冰帽、冰毯或乙醇擦浴),必要时予以人工亚冬眠治疗,如存在感染应给予抗生素治疗。

4.血压控制

约 70%脑梗死患者急性期血压升高,主要原因:病前存在高血压、疼痛、恶心呕吐、颅内压增高、尿潴留、焦虑、卒中后应激状态等。多数患者在卒中后 24 小时内血压自发降低。病情稳定而无颅内高压或其他严重并发症的患者,24 小时后血压水平基本可反映其病前水平。

急性脑梗死血压的调控应遵循个体化、慎重、适度原则。①准备溶栓者,血压应控制在收缩压<24.0 kPa(180 mmHg)、舒张压<13.3 kPa(100 mmHg)。②发病 72 小时内,通常收缩压≥26.7 kPa(200 mmHg)或舒张压≥14.7 kPa(110 mmHg),或伴有急性冠脉综合征、急性心力衰竭、主动脉夹层、先兆子痫/子痫等其他需要治疗的合并症,才可缓慢降压治疗,且在卒中发病最初 24 小时内降压一般不应超过原有血压水平的 15%。可选用拉贝洛尔、尼卡地平等静脉药物,避免使用引起血压急剧下降和不易调控血压的药物,如舌下含服短效硝苯地平。③卒中后若病情稳定,持续血压≥18.7/12.0 kPa(140/90 mmHg),可于发病数天后恢复发病前使用的降压药物或开始,启动降压治疗。④对卒中后低血压和低血容量,应积极寻找和处理原因,必要时采用扩容升压措施,可静脉输注 0.9%氯化钠溶液纠正低血容量,纠正可能引起心排血量减少的心律失常。

5.血糖

脑卒中急性期高血糖较常见,可以是原有糖尿病的表现或应激反应。血糖超过 10 mmol/L时应给予胰岛素治疗,并加强血糖监测,注意避免低血糖,血糖值可控制在 7.7~10 mmol/L 之间。发生低血糖(<3.36 mmol/L)时,可用 10%~20%的葡萄糖口服或静脉注射纠正。

6.营养支持

卒中后呕吐、吞咽困难等可引起脱水及营养不良,导致神经功能恢复减慢。应重视卒中后液体及营养状况评估。急性脑卒中入院 7 天内应开始肠内营养,对营养不良或有营养不良风险的患者可使用营养补充剂。不能正常经口进食者可鼻饲,持续时间长者(2~3 周)可行经皮内镜下胃造口术(PEC)管饲补充营养。

(二)特异性治疗

指针对缺血损伤病理生理机制中某一特定环节进行的干预。

1.静脉溶栓

静脉溶栓是目前最主要的恢复血流措施,rtPA 和尿激酶是我国目前使用的主要溶栓药。

(1)rtPA 静脉溶栓:发病 3 小时内或 3~4.5 小时,应按照适应证和禁忌证严格筛选患者,尽快给予 rtPA 静脉溶栓治疗。使用方法:rtPA 0.9 mg/kg(最大剂量 90 mg)静脉滴注,其中 10%在最初 1 分钟内静脉推注,其余持续滴注 1 小时。溶栓药用药期间及用药 24 小时内应严密监护患者,定期进行血压和神经功能检查。如出现严重头痛、高血压、恶心和呕吐或神经症状体征明显恶化,考虑合并脑出血时,应立即停用溶栓药物并行颅脑 CT 检查。

迄今为止,发病3小时内rtPA标准静脉溶栓疗法是唯一被严格的临床科学试验证实具有显著疗效并被批准应用于临床的急性脑梗死药物治疗方法。每溶栓治疗100例急性脑梗死,就有32例在发病3个月时临床完全或基本恢复正常,溶栓较安慰剂增加了13例完全恢复,但同时也增加了3例症状性脑出血,净获益29例。①适应证:有急性脑梗死导致的神经功能缺损症状;症状出现<3小时;年龄≥18岁;患者或家属签署知情同意书。②禁忌证:既往有颅内出血史;近3个月内有重大头颅外伤史或卒中史;可疑蛛网膜下腔出血;已知颅内肿瘤、动静脉畸形、动脉瘤;近1周内有在不易压迫止血部位的动脉穿刺或近期颅内、椎管内手术史;血压升高[收缩压≥24.0 kPa(180 mmHg)或舒张压≥13.3 kPa(100mmHg)];活动性内出血;急性出血倾向,包括血小板计数低于$100×10^9$/L或其他情况,如48小时内接受过肝素治疗(APTT超出正常范围上限、已口服抗凝药且INR>1.7或PT>15秒、目前正在使用凝血酶抑制剂或Ⅹa因子抑制剂、各种敏感的实验室检查异常(如APTT、INR、血小板计数、ECT、TT或恰当的Ⅹa因子活性测定等);血糖<2.7 mmol/L;QCT提示多脑叶梗死(低密度影>1/3大脑半球)。③相对禁忌证:轻型卒中或症状快速改善的卒中;妊娠;痫性发作后出现的神经功能损害症状;近2周内有大型外科手术或严重外伤;近3周内有胃肠或泌尿系统出血;近3个月内有心肌梗死史。

国内外卒中指南对发病3~4.5小时rtPA标准静脉溶栓疗法均给予了最高推荐,但目前循证医学的证据还不够充分。因时间延长,其疗效只有3小时内rtPA标准静脉溶栓疗法的一半;因入选溶栓的标准更严格,其症状性脑出血发生率相似。①适应证:有急性脑梗死导致的神经功能缺损症状;症状持续时间在发病3~4.5小时;年龄18~80岁;患者或家属签署知情同意书。②禁忌证同3小时内rtPA静脉溶栓。③相对禁忌证:年龄>80岁;严重卒中(NIHSS>25);口服抗凝药(不考虑INR水平);有糖尿病和缺血性卒中病史。

(2)尿激酶静脉溶栓:我国"九五"攻关课题研究结果表明,尿激酶静脉溶栓治疗发病6小时内急性脑梗死相对安全、有效。如没有条件使用rtPA,且发病在6小时内,对符合适应证和禁忌证的患者,可考虑静脉给予尿激酶。①使用方法:尿激酶100万~150万U,溶于生理盐水100~200 mL,持续静脉滴注30分钟。②适应证:有急性脑梗死导致的神经功能缺损症状;症状出现<6小时;年龄18~80岁;意识清楚或嗜睡;脑CT无明显早期脑梗死低密度改变;患者或家属签署知情同意书。③禁忌证同3小时内rtPA静脉溶栓。

2.血管内介入治疗

血管内介入治疗包括动脉溶栓、桥接、机械取栓、血管成形和支架术等。

采用rtPA标准静脉溶栓治疗,大血管闭塞的血管再通率较低(ICA<10%,MCA<30%),疗效欠佳。对rtPA标准静脉溶栓治疗无效的大血管闭塞患者,在发病6小时内给予补救机械取栓,每治疗3~7个患者,就可多1个临床良好结局。对最后看起来正常的时间为6~24小时的前循环大血管闭塞患者,在特定条件下也可进行机械取栓。对非致残性卒中患者(改良Rankin量表评分0~2),如果有颈动脉血运重建的二级预防指征,且没有早期血运重建的禁忌证时,应在发病48小时~7天之间进行颈动脉内膜切除术(CEA)或颈动脉血管成形和支架植入术(CAS),而不是延迟治疗。

3.抗血小板治疗

常用的抗血小板聚集剂包括阿司匹林和氯吡格雷。未行溶栓的急性脑梗死患者应在48小时之内尽早服用阿司匹林(150~325 mg/d),但在阿司匹林过敏或不能使用时,可用氯吡格雷替代。一般2周后按二级预防方案选择抗栓治疗药物和剂量。如果发病24小时内,患者NIHSS评分

≤3,应尽早给予阿司匹林联合氯吡格雷治疗21天,以预防卒中的早期复发。由于目前安全性还没有确定,通常动脉粥样硬化性脑梗死急性期不建议阿司匹林联合氯吡格雷治疗,在溶栓后24小时内也不推荐抗血小板或抗凝治疗,以免增加脑出血风险。合并不稳定型心绞痛和冠状动脉支架置入是特殊情况,可能需要双重抗血小板治疗,甚至联合抗凝治疗。

4.抗凝治疗

一般不推荐急性期应用抗凝药来预防卒中复发、阻止病情恶化或改善预后。但对于合并高凝状态、有形成深静脉血栓和肺栓塞风险的高危患者,可以使用预防剂量的抗凝治疗。对于大多数合并房颤的急性缺血性脑卒中患者,可在发病后4～14天开始口服抗凝治疗,进行卒中二级预防。

5.脑保护治疗

脑保护剂包括自由基清除剂、阿片受体阻断剂、电压门控性钙通道阻断剂、兴奋性氨基酸受体阻断剂、镁离子和他汀类药物等,可通过降低脑代谢、干预缺血引发细胞毒性机制减轻缺血性脑损伤。大多数脑保护剂在动物实验中显示有效,但目前还没有一种脑保护剂被多中心、随机双盲的临床试验研究证实有明确的疗效。他汀类药物在内皮功能脑血流、炎症等方面发挥神经保护作用,近来研究提示脑梗死急性期短期停用他汀与病死率和致残率增高相关。推荐急性脑梗死病前已服用他汀的患者,继续使用他汀。

6.扩容治疗

纠正低灌注适用于血流动力学机制所致的脑梗死。

7.其他药物治疗

(1)降纤治疗:疗效尚不明确。可选药物有巴曲酶、降纤酶和安克洛酶等,使用中应注意出血并发症。

(2)丁基苯酞、人尿激肽原酶是近年国内开发的两个新药,对脑缺血和微循环均有一定改善作用。

(三)急性期并发症处理

1.脑水肿和颅内压增高

治疗目标是降低颅内压、维持足够脑灌注[脑灌注压超过9.3 kPa(70 mmHg)]和预防脑疝发生。推荐床头抬高20°～45°,避免和处理引起颅内压增高的因素,如头颈部过度扭曲、激动、用力、发热、癫痫、呼吸道不通畅、咳嗽、便秘等。可使用20%甘露醇每次125～250 mL静脉滴注,每6～8小时1次;对心、肾功能不全患者可改用呋塞米20～40 mg静脉注射,每6～8小时1次;可酌情同时应用甘油果糖每次250～500 mL静脉滴注,1～2次/天;还可用注射用七叶皂苷钠和白蛋白辅助治疗。

对于发病48小时内、60岁以下的恶性大脑中动脉梗死伴严重颅内压增高患者,施行去骨瓣减压术是有效挽救生命的措施。60岁以上患者手术减压可降低死亡和严重残疾,但独立生活能力并未显著改善。对具有占位效应的小脑梗死患者施行去骨瓣减压术可有效防治脑疝和脑干受压。去骨瓣减压术的最佳时机尚不明确,一般将脑水肿引起的意识水平降低作为选择手术的标准。

2.梗死后出血

脑梗死出血转化发生率为8.5%～30%,其中有症状的为1.5%～5%。症状性出血转化应停用抗栓治疗等致出血药物,无症状性脑出血转化一般抗栓治疗可以继续使用。需抗栓治疗时,应权衡利弊,一般可于症状性出血病情稳定后数天或数周后开始抗血小板治疗;对于再发血栓风险相对较低或全身情况较差者,可用抗血小板药物代替华法林。除非合并心脏机械瓣膜,症状性脑出血后至少4周内应避免抗凝治疗。

3.癫痫

不推荐预防性应用抗癫痫药物。孤立发作一次者或急性期痫性发作控制后,不建议长期使用抗癫痫药物。卒中后2～3个月再发的癫痫,按常规进行抗癫痫长期药物治疗。

4.感染

脑卒中患者(尤其存在意识障碍者)急性期容易发生呼吸道、泌尿系统等感染,感染是导致病情加重的重要原因。应实施口腔卫生护理以降低卒中后肺炎的风险。患者采用适当的体位,经常翻身叩背及防止误吸是预防肺炎的重要措施。肺炎的治疗主要包括呼吸支持(如氧疗)和抗生素治疗;尿路感染主要继发于尿失禁和留置导尿,尽可能避免插管和留置导尿,间歇导尿和酸化尿液可减少尿路感染。一旦发生感染应及时根据细菌培养和药敏试验应用敏感抗生素。

5.上消化道出血

高龄和重症脑卒中患者急性期容易发生应激性溃疡,建议常规应用静脉抗溃疡药;对已发生消化道出血患者,应进行冰盐水洗胃、局部应用止血药(如口服或鼻饲云南白药、凝血酶等);出血量多引起休克者,必要时输注新鲜全血或红细胞成分输血,及进行胃镜下止血或手术止血。

6.深静脉血栓形成(DVT)和肺栓塞(PE)

高龄、严重瘫痪和房颤均增加DVT风险,DVT增加PE风险。应鼓励患者尽早活动,下肢抬高,避免下肢静脉输液(尤其是瘫痪侧)。对发生DVT和PE风险高的患者可给予较低剂量的抗凝药物进行预防性抗凝治疗,如低分子肝素4 000 U左右,皮下注射,1次/天。

7.吞咽困难

约50%的卒中患者入院时存在吞咽困难。为防治卒中后肺炎与营养不良,应重视吞咽困难的评估与处理。患者开始进食、饮水或口服药物之前应筛查吞咽困难,识别高危误吸患者。对怀疑误吸的患者,可进行造影、光纤内镜等检查来确定误吸是否存在,并明确其病理生理学机制,从而指导吞咽困难的治疗。

8.心脏损伤

脑卒中合并的心脏损伤是脑心综合征的表现之一,主要包括急性心肌缺血、心肌梗死、心律失常及心力衰竭。应密切观察心脏情况,必要时进行动态心电监测和心肌酶谱检查,及时发现心脏损伤,并及时治疗。治施包括:减轻心脏负荷,慎用增加心脏负担的药物,注意输液速度及输液量,对高龄患者或原有心脏病患者甘露醇用量减半或改用其他脱水剂,积极处理心脏损伤。

(四)早期康复治疗

应制定短期和长期康复治疗计划,分阶段、因地制宜地选择治疗方法。卒中发病24小时内不应进行早期、大量的运动。在病情稳定的情况下应尽早开始坐、站、走等活动。卧床者注意良肢位摆放,尽量减少皮肤摩擦和皮肤受压,保持良好的皮肤卫生,防止皮肤皲裂,使用特定的床垫、轮椅坐垫和座椅,直到恢复行走能力。应重视语言、运动和心理等多方面的康复训练,常规进行卒中后抑郁的筛查,并对无禁忌证的卒中后抑郁患者进行抗抑郁治疗,目的是尽量恢复患者日常生活自理能力。

(五)早期开始二级预防

不同病情患者卒中急性期长短有所不同,通常规定卒中发病2周后即进入恢复期。对于病情稳定的急性卒中患者,应尽可能早期安全启动卒中的二级预防,并向患者进行健康教育。

七、预后

本病发病 30 天内的病死率为 5%～15%,致残率达 50% 以上。存活者中 40% 以上复发,且复发次数越多病死率和致残率越高。预后受年龄、伴发基础疾病、是否出现并发症等多种因素影响。

近来研究表明,NIHSS 基线评分是早期死亡风险最强的预测指标之一。NIHSS 基线评分在 0～7、8～13、14～21、22～42 不同区间时,其急性脑梗死 30 天病死率分别为 4.2%、13.9%、31.6% 和 53.5%。溶栓治疗前,如果 NIHSS 基线评分＞20,溶栓合并症状性脑出血的发生率高达 17%,如果基线颅脑 CT 显示早期脑梗死低密度改变大于 1/3 大脑中动脉分布区,症状性脑出血的发生率则高达 31%。大动脉粥样硬化型脑梗死复发风险与其血管狭窄程度直接相关。如果症状性颅内动脉狭窄超过 70%,其年卒中发生率为 18%,而动脉狭窄 70% 以下者,仅为 6%。一般症状性颅内动脉狭窄患者卒中复发风险高于颈动脉狭窄患者。

(夏　青)

第四节　脑　出　血

脑出血(intracerebral hemorrhage,ICH)也称脑溢血,是指原发性非外伤性脑实质内出血,故又称原发性或自发性脑出血。脑出血系脑内的血管病变破裂而引起的出血,绝大多数是高血压伴发小动脉微动脉瘤在血压骤升时破裂所致,称为高血压性脑出血。主要病理特点为局部脑血流变化、炎症反应,以及脑出血后脑血肿的形成和血肿周边组织受压、水肿、神经细胞凋亡。80% 的脑出血发生在大脑半球,20% 发生在脑干和小脑。脑出血起病急骤,临床表现为头痛、呕吐、意识障碍、偏瘫、偏身感觉障碍等。在所有脑血管疾病患者中,脑出血占 20%～30%,年发病率为(60～80)/10 万,急性期病死率为 30%～40%,是病死率和致残率很高的常见疾病。该病常发生于 40～70 岁,其中＞50 岁的人群发病率最高,达 93.6%,但近年来发病年龄有越来越年轻的趋势。

一、病因与发病机制

(一)病因

高血压及高血压合并小动脉硬化是 ICH 的最常见病因,约 95% 的 ICH 患者患有高血压。其他病因有先天性动静脉畸形或动脉瘤破裂、脑动脉炎血管壁坏死、脑瘤出血、血液病并发脑内出血、烟雾病(moyamoya 病)、脑淀粉样血管病变、梗死性脑出血、药物滥用、抗凝或溶栓治疗等。

(二)发病机制

尚不完全清楚,与下列因素相关。

1.高血压

持续性高血压引起脑内小动脉或深穿支动脉壁脂质透明样变性和纤维蛋白样坏死,使小动脉变脆,血压持续升高引起动脉壁疝或内膜破裂,导致微小动脉瘤或微夹层动脉瘤。血压骤然升高时血液自血管壁渗出或动脉瘤壁破裂,血液进入脑组织形成血肿。此外,高血压引起远端血管痉挛,导致小血管缺氧坏死、血栓形成、斑点状出血及脑水肿,继发脑出血,可能是子痫时高血压脑出血的主要机制。脑动脉壁中层肌细胞薄弱,外膜结缔组织少且缺乏外层弹力层,豆纹动脉等穿动脉自大脑中动脉近端呈直角分出,受高血压血流冲击易发生粟粒状动脉瘤,使深穿支动脉成为脑出血的主要好发部位,故豆纹动脉外侧支称为出血动脉。

2.淀粉样脑血管病

它是老年人原发性非高血压性脑出血的常见病因,好发于脑叶,易反复发生,常表现为多发性脑出血。发病机制不清,可能为血管内皮异常导致渗透性增加,血浆成分包括蛋白酶侵入血管壁,形成纤维蛋白样坏死或变性,导致内膜透明样增厚,淀粉样蛋白沉积,使血管中膜、外膜被淀粉样蛋白取代,弹性膜及中膜平滑肌消失,形成蜘蛛状微血管瘤扩张,当情绪激动或活动诱发血压升高时血管瘤破裂引起出血。

3.其他因素

血液病如血友病、白血病、血小板减少性紫癜、红细胞增多症、镰状细胞病等可因凝血功能障碍引起大片状脑出血。肿瘤内异常新生血管破裂或侵蚀正常脑血管也可导致脑出血。维生素 B_1、维生素 C 缺乏或毒素(如砷)可引起脑血管内皮细胞坏死,导致脑出血,出血灶特点通常为斑点状而非融合成片。结节性多动脉炎、病毒性和立克次体性疾病等可引起血管床炎症,炎症致血管内皮细胞坏死、血管破裂发生脑出血。脑内小动、静脉畸形破裂可引起血肿,脑内静脉循环障碍和静脉破裂亦可导致出血。血液病、肿瘤、血管炎或静脉窦闭塞性疾病等所致脑出血亦常表现为多发性脑出血。

(三)脑出血后脑水肿的发生机制

脑出血后机体和脑组织局部发生一系列病理生理反应,其中自发性脑出血后最重要的继发性病理变化之一是脑水肿。由于血肿周围脑组织形成水肿带,继而引起神经细胞及其轴突的变性和坏死,成为患者病情恶化和死亡的主要原因之一。目前认为,ICH 后脑水肿与占位效应、血肿内血浆蛋白渗出和血凝块回缩、血肿周围继发缺血、血肿周围组织炎症反应、水通道蛋白-4(AQP-4)及自由基级联反应等有关。

1.占位效应

主要是通过机械性压力和颅内压增高引起。巨大血肿可立即产生占位效应,造成周围脑组织损害,并引起颅内压持续增高。早期主要为局灶性颅内压增高,随后发展为弥漫性颅内压增高,而颅内压的持续增高可引起血肿周围组织广泛性缺血,并加速缺血组织的血管通透性改变,引发脑水肿形成。同时,脑血流量降低、局部组织压力增加可促发血管活性物质从受损的脑组织中释放,破坏血-脑屏障,引发脑水肿形成。因此,血肿占位效应虽不是脑水肿形成的直接原因,但可通过影响脑血流量、周围组织压力以及颅内压等因素,间接地在脑出血后脑水肿形成机制中发挥作用。

2.血肿内血浆蛋白渗出和血凝块回缩

血肿内血液凝结是脑出血超急性期血肿周围组织脑水肿形成的首要条件。在正常情况下,脑组织细胞间隙中的血浆蛋白含量非常低,但在血肿周围组织细胞间隙中却可见血浆蛋白和纤维蛋白聚积,这可导致细胞间隙胶体渗透压增高,使水分渗透到脑组织内形成水肿。此外,血肿形成后由于血凝块回缩,使血肿腔静水压降低,这也将导致血液中的水分渗透到脑组织间隙形成水肿。凝血连锁反应激活、血凝块回缩(血肿形成后血块分离成 1 个红细胞中央块和 1 个血清包绕区)以及纤维蛋白沉积等,在脑出血后血肿周围组织脑水肿形成中发挥着重要作用。血凝块形成是脑出血血肿周围组织脑水肿形成的必经阶段,而血浆蛋白(特别是凝血酶)则是脑水肿形成的关键因素。

3.血肿周围继发缺血

脑出血后血肿周围局部脑血流量显著降低,而脑血流量的异常降低可引起血肿周围组织缺血。一般脑出血后 6～8 小时,血红蛋白和凝血酶释出细胞毒性物质,兴奋性氨基酸释放增多等,细胞内钠聚集,则引起细胞毒性水肿;出血后 4～12 小时,血-脑屏障开始破坏,血浆成分进入细胞间液,则引起血管源性水肿。同时,脑出血后形成的血肿在降解过程中,产生的渗透性物质和缺血的代谢产物,也使组织间渗透压增高,促进或加重脑水肿,从而形成血肿周围半暗带。

4.血肿周围组织炎症反应

脑出血后血肿周围中性粒细胞、巨噬细胞和小胶质细胞活化,血凝块周围活化的小胶质细胞和神经元中白细胞介素-1(IL-1)、白细胞介素-6(IL-6)、细胞间黏附因子-1(ICAM-1)和肿瘤坏死因子-α(TNF-α)表达增加。临床研究采用双抗夹心酶联免疫吸附试验检测 41 例脑出血患者脑脊液 IL-1 和 S100 蛋白含量发现,急性患者脑脊液 IL-1 水平显著高于对照组,提示 IL-1 可能促进了脑水肿和脑损伤的发展。ICAM-1 在中枢神经系统中分布广泛。Gong 等的研究证明,脑出血后 12 小时神经细胞开始表达 ICAM-1,3 天达高峰,持续 10 天逐渐下降;脑出血后 1 天时血管内皮开始表达 ICAM-1,7 天达高峰,持续 2 周。表达 ICAM-1 的白细胞活化后能产生大量蛋白水解酶,特别是基质金属蛋白酶(MMP),促使血-脑屏障通透性增加,血管源性脑水肿形成。

5.水通道蛋白-4(AQP-4)与脑水肿

过去一直认为水的跨膜转运是通过被动扩散实现的,而水通道蛋白(aquaporin,AQP)的发现完全改变了这种认识。现在认为,水的跨膜转运实际上是一个耗能的主动过程,是通过 AQP 实现的。AQP 在脑组织中广泛存在,可能是脑脊液重吸收、渗透压调节、脑水肿形成等生理、病理过程的分子生物学基础。迄今已发现的 AQP 至少存在 10 种亚型,其中 AQP-4 和 AQP-9 可能参与血肿周围脑组织水肿的形成。实验研究脑出血后不同时间点大鼠脑组织 AQP-4 的表达分布发现,对照组和实验组未出血侧 AQP-4 在各时间点的表达均为弱阳性,而水肿区从脑出血后 6 小时开始表达增强,3 天时达高峰,此后逐渐回落,1 周后仍明显高于正常组。另外,随着出血时间的推移,出血侧 AQP-4 表达范围不断扩大,表达强度不断增强,并且与脑水肿严重程度呈正相关。以上结果提示,脑出血能导致细胞内外水和电解质失衡,细胞内外渗透压发生改变,激活位于细胞膜上的 AQP-4,进而促进水和电解质通过 AQP-4 进入细胞内导致细胞水肿。

6.自由基级联反应

脑出血后脑组织缺血缺氧发生一系列级联反应造成自由基浓度增加。自由基通过攻击脑内细胞膜磷脂中多聚不饱和脂肪酸和脂肪酸的不饱和双键,直接造成脑损伤发生脑水肿;同时引起脑血管通透性增加,亦加重脑水肿从而加重病情。

二、病理

肉眼所见:脑出血病例尸检时脑外观可见到明显动脉粥样硬化,出血侧半球膨隆肿胀,脑回宽、脑沟窄,有时可见少量蛛网膜下腔积血,颞叶海马与小脑扁桃体处常可见脑疝痕迹,出血灶一般在 2～8 cm,绝大多数为单灶,仅 1.8%～2.7% 为多灶。常见的出血部位为壳核出血,出血向内发展可损伤内囊,出血量大时可破入侧脑室。丘脑出血时,血液常穿破第三脑室或侧脑室,向外可损伤内囊。脑桥和小脑出血时,血液可穿破第四脑室,甚至可经中脑导水管逆行进入侧脑室。原发性脑室出血,出血量小时只侵及单个脑室或多个脑室的一部分;大量出血时全部脑室均可被血液充满,脑室扩张积血形成铸型。脑出血血肿周围脑组织受压,水肿明显,颅内压增高,脑组织可移位。幕上半球出血,血肿向下破坏或挤压丘脑下部和脑干,使其变形、移位和继发出血,并常出现小脑幕疝;如中线部位下移可形成中心疝;颅内压增高明显或小脑出血较重时均易发生枕骨大孔疝,这些都是导致患者死亡的直接原因。急性期后,血块溶解,含铁血黄素和破坏的脑组织被吞噬细胞清除,胶质增生,小出血灶形成胶质瘢痕,大者形成囊腔,称为中风囊,腔内可见黄色液体。

显微镜观察可分为 3 期:①出血期,可见大片出血,红细胞多新鲜。出血灶边缘多出现坏死。软化的脑组织,神经细胞消失或呈局部缺血改变,常有多形核白细胞浸润。②吸收期,出血 24～36 小时即可出现胶质细胞增生,小胶质细胞及来自血管外膜的细胞形成格子细胞,少数格子细胞含铁血黄素。星形胶质细胞增生及肥胖变性。③修复期,血液及坏死组织渐被清除,组织缺损部分由胶质细胞、胶质纤维及胶原纤维代替,形成瘢痕。出血灶较小可完全修复,较大则遗留囊腔。血红蛋白代谢产物长久残存于瘢痕组织中,呈现棕黄色。

三、临床表现

脑出血常发生于 50 岁以上的患者,多有高血压病史,在活动中或情绪激动时突然起病,少数在安静状态下发病,发病后症状在数分钟至数小时内达到高峰,临床表现的轻重主要取决于出血量和出血部位。常见临床表现及特点如下。

(一)症状与体征

1.意识障碍

多数患者发病时很快出现不同程度的意识障碍,轻者可呈嗜睡,重者可昏迷。

2.高颅压征

表现为头痛、呕吐。头痛以病灶侧为重,意识蒙眬或浅昏迷者可见患者用健侧手触摸病灶侧头部;呕吐多为喷射性,呕吐物为胃内容物,如合并消化道出血可为咖啡样物。

3.偏瘫

病灶对侧肢体瘫痪。

4.偏身感觉障碍

病灶对侧肢体感觉障碍,主要是痛觉、温度觉减退。

5.脑膜刺激征

脑膜刺激征见于脑出血已破入脑室、蛛网膜下腔以及脑室原发性出血之时,可有颈项强直或强迫头位,Kernig 征阳性。

6.失语症

优势半球出血者多伴有运动性失语症。

7.瞳孔与眼底异常

瞳孔可不等大、双瞳孔缩小或散大。眼底可有视网膜出血和视盘水肿。

8.其他症状

如心律不齐、呃逆、呕吐咖啡色样胃内容物、呼吸节律紊乱、体温迅速上升及心电图异常等变化。脉搏常有力或缓慢,血压多升高,可出现肢端发绀,偏瘫侧多汗,面色苍白或潮红。

(二)不同部位脑出血的临床表现

1.基底节区出血

基底节区出血为脑出血中最多见者,占 60%～70%。其中壳核出血最多,约占脑出血的60%,主要是豆纹动脉尤其是其外侧支破裂引起;丘脑出血较少,约占 10%,主要是丘脑穿动脉或丘脑膝状体动脉破裂引起;尾状核及屏状核等出血少见。虽然各核出血有其特点,但出血较多时均可侵及内囊,出现一些共同症状。现将常见的症状分轻、重两型叙述如下。

(1)轻型:多属壳核出血,出血量一般为数毫升至 30 mL,或为丘脑小量出血,出血量仅数毫升,出血限于丘脑或侵及内囊后肢。患者突然头痛、头晕、恶心呕吐、意识清楚或轻度障碍,出血灶对侧出现不同程度的偏瘫,亦可出现偏身感觉障碍及偏盲(三偏征),两眼可向病灶侧凝视,优势半球出血可有失语。

(2)重型:多属壳核大量出血,向内扩展或穿破脑室,出血量可达 30～160 mL;或丘脑较大量出血,血肿侵及内囊或破入脑室。发病突然,意识障碍重,鼾声明显,呕吐频繁,可吐咖啡样胃内容物(由胃部应激性溃疡所致)。丘脑出血病灶对侧常有偏身感觉障碍或偏瘫,肌张力低,可引出病理反射,平卧位时,患侧下肢呈外旋位。但感觉障碍常先于或重于运动障碍,部分病例病灶对侧可出现自发性疼痛。常有眼球运动障碍(眼球向上注视麻痹,呈下视内收状态)。瞳孔缩小或不等大,一般为出血侧散大,提示已有小脑幕疝形成;部分病例有丘脑性失语(言语缓慢而不清、重复言语、发音困难、复述差,朗读正常)或丘脑性痴呆(记忆力减退、计算力下降、情感障碍、人格改变等)。如病情发展,血液大量破入脑室或损伤丘脑下部及脑干,昏迷加深,出现去大脑强直或四肢弛缓,面色潮红或苍白,出冷汗,鼾声大作,中枢性高热或体温过低,甚至出现肺水肿、上消化道出血等内脏并发症,最后多发生枕骨大孔疝死亡。

2.脑叶出血

脑叶出血又称皮质下白质出血。应用 CT 以后,发现脑叶出血约占脑出血的 15%,发病年龄 11～80 岁,40 岁以下占 30%,年轻人多由血管畸形(包括隐匿性血管畸形)、烟雾病引起,老年人常见于高血压动脉硬化及淀粉样血管病等。脑叶出血以顶叶最多见,以后依次为颞叶、枕叶、额叶,40%为跨叶出血。脑叶出血除意识障碍、颅内高压和抽搐等常见症状外,还有各脑叶的特异表现。

(1)额叶出血:常有一侧或双侧的前额痛、病灶对侧偏瘫。部分病例有精神行为异常、凝视麻痹、言语障碍和癫痫发作。

(2)顶叶出血:常有病灶侧颞部疼痛;病灶对侧的轻偏瘫或单瘫、深浅感觉障碍和复合感觉障碍;体象障碍、手指失认和结构失用症等,少数病例可出现下象限盲。

(3)颞叶出血:常有耳部或耳前部疼痛,病灶对侧偏瘫,但上肢瘫重于下肢,中枢性面、舌瘫可有对侧上象限盲;优势半球出血可出现感觉性失语或混合性失语;可有颞叶癫痫、幻嗅、幻视、兴奋躁动等精神症状。

(4)枕叶出血:可出现同侧眼部疼痛,同向性偏盲和黄斑回避现象,可有一过性黑矇和视物变形。

3.脑干出血

(1)中脑出血:中脑出血少见,自 CT 应用于临床后,临床已可诊断。轻症患者表现为突然出现复视、眼睑下垂、一侧或两侧瞳孔扩大、眼球不同轴、水平或垂直眼震,同侧肢体共济失调,也可表现大脑脚综合征(Weber 综合征)或红核综合征(Benedikt 综合征)。重者出现昏迷、四肢迟缓性瘫痪、去大脑强直,常迅速死亡。

(2)脑桥出血:占脑出血的10%左右。病灶多位于脑桥中部的基底部与被盖部之间。患者表现突然头痛,同侧第Ⅵ、Ⅶ、Ⅷ对脑神经麻痹,对侧偏瘫(交叉性瘫痪),出血量大或病情重者常有四肢瘫,很快进入意识障碍、针尖样瞳孔、去大脑强直、呼吸障碍,多迅速死亡。可伴中枢性高热、大汗和应激性溃疡等。一侧脑桥小量出血可表现为脑桥腹内侧综合征(Foville综合征)、闭锁综合征和脑桥腹外侧综合征(Millard-Gubler综合征)。

(3)延髓出血:延髓出血更为少见,突然意识障碍,血压下降,呼吸节律不规则,心律失常,轻症病例可呈延髓背外侧综合征(Wallenberg综合征),重症病例常因呼吸心跳停止而死亡。

4.小脑出血

约占脑出血的10%。多见于一侧半球的齿状核部位,小脑蚓部也可发生。发病突然,眩晕明显,频繁呕吐,枕部疼痛,病灶侧共济失调,可见眼球震颤,同侧周围性面瘫,颈项强直等,如不仔细检查,易误诊为蛛网膜下腔出血。当出血量不大时,主要表现为小脑症状,如病灶侧共济失调,眼球震颤,构音障碍和吟诗样语言,无偏瘫。出血量增加时,还可表现有脑桥受压体征,如展神经麻痹、侧视麻痹等,以及肢体偏瘫和(或)锥体束征。病情如继续加重,颅内压增高明显,昏迷加深,极易发生枕骨大孔疝死亡。

5.脑室出血

分原发与继发两种,继发性是指脑实质出血破入脑室者;原发性指脉络丛血管出血及室管膜下动脉破裂出血,血液直流入脑室者。以前认为脑室出血罕见,现已证实占脑出血的3%～5%。55%的患者出血量较少,仅部分脑室有血,脑脊液呈血性,类似蛛网膜下腔出血。临床常表现为头痛、呕吐、项强、Kernig征阳性、意识清楚或一过性意识障碍,但常无偏瘫体征,脑脊液血性,酷似蛛网膜下腔出血,预后良好,可以完全恢复正常;出血量大,全部脑室均被血液充满者,其临床表现符合既往所谓脑室出血的症状,即发病后突然头痛、呕吐、昏迷、瞳孔缩小或时大时小,眼球浮动或分离性斜视,四肢肌张力增高,病理反射阳性,早期出现去大脑强直,严重者双侧瞳孔散大,呼吸深,鼾声明显,体温明显升高,面部充血多汗,预后极差,多迅速死亡。

四、辅助检查

(一)头颅 CT

发病后CT平扫可显示近圆形或卵圆形均匀高密度的血肿病灶,边界清楚,可确定血肿部位、大小、形态及是否破入脑室,血肿周围有无低密度水肿带及占位效应(脑室受压、脑组织移位)和梗阻性脑积水等。早期可发现边界清楚、均匀的高密度灶,CT值为60～80 Hu,周围环绕低密度水肿带。血肿范围大时可见占位效应。根据CT影像估算出血量可采用简单易行的多田计算公式:出血量(mL)=0.5×最大面积长轴(cm)×最大面积短轴(mL)×层面数。出血后3～7天,血红蛋白破坏,纤维蛋白溶解,高密度区向心性缩小,边缘模糊,周围低密度区扩大。病后2～4周,形成等密度或低密度灶。病后2个月左右,血肿区形成囊腔,其密度与脑脊液近乎相等,两侧脑室扩大;增强扫描,可见血肿周围有环状高密度强化影,其大小、形状与原血肿相近。

(二)头颅 MRI/MRA

脑出血的MRI表现比较复杂,主要取决于血肿所含血红蛋白量的变化。根据血肿的时间长短有所不同:超急性期(0～2小时),血肿为T_1低信号,T_2高信号,与脑梗死不易区别;急性期(2～72小时),血肿为T_1等信号,T_2低信号;亚急性期(3天～3周),血肿为T_1高信号,T_2也为高信号；慢性期(>3周)，血肿为 T_1 低信号，T_2 高信号。MRI 在发现慢性出血、脑肿瘤脑卒中及脑血管畸形方面优于 CT，但其耗时较长、费用较高，一般不作为脑出血的首选影像学检查。

(三)数字减影血管造影(DSA)

对脑叶出血、原因不明或怀疑脑血管畸形、血管瘤、烟雾病和血管炎等患者有意义，尤其血压正常的年轻患者应通过 DSA 查明病因。

(四)腰椎穿刺检查

在无条件做 CT 时，且患者病情不重，无明显颅内高压者可进行腰椎穿刺检查。脑出血者脑脊液压力常增高，若出血破入脑室或蛛网膜下腔者脑脊液多呈均匀血性。有脑疝及小脑出血者应禁做腰椎穿刺检查。

(五)经颅多普勒超声(TCD)

由于简单及无创性，可在床边进行检查，已成为监测脑出血患者脑血流动力学变化的重要方法。

(1)通过检测脑动脉血流速度，间接监测脑出血的脑血管痉挛范围及程度，脑血管痉挛时其血流速度增高。

(2)测定血流速度、血流量和血管外周阻力可反映颅内压增高时脑血流灌注情况，如颅内压超过动脉压时收缩期及舒张期血流信号消失，无血流灌注。

(3)提供脑动静脉畸形、动脉瘤等病因诊断的线索。

(六)脑电图(EEG)

可反映脑出血患者脑功能状态。意识障碍可见两侧弥漫性慢活动，病灶侧明显；无意识障碍时，基底节和脑叶出血出现局灶性慢波，脑叶出血靠近皮质时可有局灶性棘波或尖波发放；小脑出血无意识障碍时脑电图多正常，部分患者同侧枕颞部出现慢活动；中脑出血多见两侧阵发性同步高波幅慢活动；脑桥出血患者昏迷时可见 8～12 Hz α 波、低波幅 β 波、纺锤波或弥漫性慢波等。

(七)心电图

可及时发现脑出血合并心律失常或心肌缺血，甚至心肌梗死。

(八)血液检查

重症脑出血急性期白细胞数可增至 $(10～20)×10^9/L$，并可出现血糖含量升高、蛋白尿、尿糖、血尿素氮含量增加，以及血清肌酶含量升高等。但均为一过性，可随病情缓解而消退。

五、诊断与鉴别诊断

(一)诊断要点

1.一般性诊断要点

(1)急性起病，常有头痛、呕吐、意识障碍、血压增高和局灶性神经功能缺损症状，部分病例有眩晕或抽搐发作。饮酒、情绪激动、过度劳累等是常见的发病诱因。

(2)常见的局灶性神经功能缺损症状和体征包括偏瘫、偏身感觉障碍、偏盲等，多于数分钟至数小时内达到高峰。

(3)头颅 CT 扫描可见病灶中心呈高密度改变，病灶周边常有低密度水肿带。头颅 MRI/MRA 有助于脑出血的病因学诊断和观察血肿的演变过程。

2.各部位脑出血的临床诊断要点

(1)壳核出血:①对侧肢体偏瘫,优势半球出血常出现失语。②对侧肢体感觉障碍,主要是痛觉、温度觉减退。③对侧偏盲。④凝视麻痹,呈双眼持续性向出血侧凝视。⑤尚可出现失用、体象障碍、记忆力和计算力障碍、意识障碍等。

(2)丘脑出血:①丘脑型感觉障碍,对侧半身深浅感觉减退、感觉过敏或自发性疼痛。②运动障碍,出血侵及内囊可出现对侧肢体瘫痪,多为下肢重于上肢。③丘脑性失语,言语缓慢而不清、重复言语、发音困难、复述差,朗读正常。④丘脑性痴呆,记忆力减退、计算力下降、情感障碍、人格改变。⑤眼球运动障碍,眼球向上注视麻痹,常向内下方凝视。

(3)脑干出血:①中脑出血,突然出现复视,眼睑下垂;一侧或两侧瞳孔扩大,眼球不同轴,水平或垂直眼震,同侧肢体共济失调,也可表现 Weber 综合征或 Benedikt 综合征;严重者很快出现意识障碍,去大脑强直。②脑桥出血,突然头痛,呕吐,眩晕,复视,眼球不同轴,交叉性瘫痪或偏瘫、四肢瘫等。出血量较大时,患者很快进入意识障碍,针尖样瞳孔,去大脑强直,呼吸障碍,并可伴有高热、大汗、应激性溃疡等,多迅速死亡;出血量较少时可表现为一些典型的综合征,如 Foville 综合征、Millard-Gubler 综合征和闭锁综合征等。③延髓出血,突然意识障碍,血压下降,呼吸节律不规则,心律失常,继而死亡。轻者可表现为不典型的 Wallenberg 综合征。

(4)小脑出血:①突发眩晕、呕吐、后枕部疼痛,无偏瘫。②有眼震,站立和步态不稳,肢体共济失调、肌张力降低及颈项强直。③头颅 CT 扫描示小脑半球或小脑蚓高密度影及第四脑室、脑干受压。

(5)脑叶出血:①额叶出血,前额痛、呕吐、痫性发作较多见;对侧偏瘫、共向偏视、精神障碍;优势半球出血时可出现运动性失语。②顶叶出血,偏瘫较轻,而偏侧感觉障碍显著;对侧下象限盲,优势半球出血时可出现混合性失语。③颞叶出血,表现为对侧中枢性面、舌瘫及上肢为主的瘫痪;对侧上象限盲;优势半球出血时可有感觉性或混合性失语;可有颞叶癫痫、幻嗅、幻视。④枕叶出血,对侧同向性偏盲,并有黄斑回避现象,可有一过性黑矇和视物变形;多无肢体瘫痪。

(6)脑室出血:①突然头痛、呕吐,迅速进入昏迷或昏迷逐渐加深。②双侧瞳孔缩小,四肢肌张力增高,病理反射阳性,早期出现去大脑强直,脑膜刺激征阳性。③常出现丘脑下部受损的症状及体征,如上消化道出血、中枢性高热、大汗、应激性溃疡、急性肺水肿、血糖增高、尿崩症等。④脑脊液压力增高,呈血性。⑤轻者仅表现头痛、呕吐、脑膜刺激征阳性,无局限性神经体征。临床上易误诊为蛛网膜下腔出血,需通过头颅 CT 检查来确定诊断。

(二)鉴别诊断

1.脑梗死

老年患者多见,多在安静时起病,发病较缓,或病情呈进行性加重;可有偏瘫症状,无头痛、呕吐等颅内压增高症状;典型病例一般不难鉴别;但脑出血与大面积脑梗死、少量脑出血与脑梗死临床症状相似,鉴别较困难,常需头颅 CT 鉴别。

2.脑栓塞

青壮年患者多见,起病急骤,临床症状常较重,常以偏瘫症状多见,常伴有风湿性心脏病、心房颤动、细菌性心内膜炎、心肌梗死或其他容易产生栓子来源的疾病。

3.蛛网膜下腔出血

各种年龄均可发病,多好发于青壮年人,表现为突发剧烈头痛,呈胀痛或呈爆裂样头痛,以颈枕部明显,呕吐较频繁,少数严重患者呈喷射状呕吐。约 50% 的患者可出现短暂、不同程度的意识障碍,尤以老年患者多见。常见一侧动眼神经麻痹,其次为视神经、三叉神经和展神经麻痹,发病数小时后可见脑膜刺激征阳性,无偏瘫等脑实质损害的体征,头颅 CT 可帮助鉴别。

4.外伤性脑出血

外伤性脑出血是闭合性头部外伤所致,发生于受冲击颅骨下或对冲部位,常见于额极和颞极,外伤史可提供诊断线索,CT 可显示血肿外形不整。

5.内科疾病导致的昏迷

(1)糖尿病昏迷:①糖尿病酮症酸中毒,多数患者在发生意识障碍前数天有多尿、烦渴多饮和乏力,随后出现食欲缺乏、恶心、呕吐,常伴头痛、嗜睡、烦躁、呼吸深快,呼气中有烂苹果味(丙酮)。随着病情进一步发展,出现严重失水,尿量减少,皮肤弹性差,眼球下陷,脉细速,血压下降,至晚期时各种反射迟钝甚至消失,嗜睡甚至昏迷。尿糖、尿酮体呈强阳性,血糖和血酮体均有升高。头部 CT 结果阴性。②高渗性非酮症糖尿病昏迷,起病时常先有多尿、多饮,但多食不明显,或反而食欲缺乏,以致常被忽视。失水随病程进展逐渐加重,出现神经精神症状,表现为嗜睡、幻觉、定向障碍、偏盲、上肢拍击样粗震颤、痫性发作(多为局限性发作)等,最后陷入昏迷。尿糖强阳性,但无酮症或较轻,血尿素氮及肌酐升高。突出地表现为血糖常高至 33.3 mmol/L(600 mg/dL)以上,一般为 33.3~66.6 mmol/L(600~1 200 mg/dL);血钠升高可达 155 mmol/L;血浆渗透压显著增高达 330~460 mmol/L,一般在 350 mmol/L 以上。头部 CT 结果阴性。

(2)肝性昏迷:有严重的肝病病史或广泛的门体侧支循环形成,以代谢紊乱为基础,以中枢神经系统功能失调为特征。当肝脏正常功能或者结构发生严重损害时,无法清除体内毒素,就会引起患者的行为、情绪、睡眠、言语或者行为方式发生异常变化,严重者出现意识障碍、行为失常和昏迷。可见有明显的肝功能损害或血氨升高。扑翼(击)样震颤和典型的脑电图改变(高波幅的 δ 波,每秒少于 4 次)等,有助于诊断与鉴别诊断。

(3)尿毒症昏迷:有尿毒症或慢性肾衰竭病史,可见有少尿(<400 mL/d)或无尿(<100 mL/d),尿常规可见血尿,蛋白尿,管型尿,实验室检查有氮质血症,肌酐明显偏高,水电解质紊乱和酸碱失衡等表现。

(4)急性酒精中毒:①兴奋期,血乙醇浓度达到 11 mmol/L(50 mg/dL)即感头痛、欣快、兴奋。血乙醇浓度超过 16 mmol/L(75 mg/dL),健谈、饶舌、情绪不稳定、自负、易激怒,可有粗鲁行为或攻击行动,也可能沉默、孤僻;浓度达到 22 mmol/L(100 mg/dL)时,驾车易发生车祸。②共济失调期,血乙醇浓度达到 33 mmol/L(150 mg/dL)时,肌肉运动不协调,行动笨拙,言语含糊不清,眼球震颤,视力模糊,复视,步态不稳,出现明显共济失调。浓度达到 43 mmol/L(200 mg/dL)时,出现恶心、呕吐、困倦。③昏迷期,血乙醇浓度升至 54 mmol/L(250 mg/dL)时,患者进入昏迷期,表现昏睡、瞳孔散大、体温降低。血乙醇浓度超过 87 mmol/L(400 mg/dL)时,患者陷入深昏迷,心率快、血压下降,呼吸慢而有鼾音,可出现呼吸、循环麻痹而危及生命。实验室检查可见血清乙醇浓度升高,呼出气中乙醇浓度与血清乙醇浓度相当;动脉血气分析可见轻度代谢性酸中毒;电解质失衡,可见低血钾、低血镁和低血钙;血糖可降低。

(5)低血糖昏迷:是指各种原因引起的重症的低血糖症。患者突然昏迷、抽搐,表现为局灶性神经系统症状的低血糖易被误诊为脑出血。血糖检查低于 2.8 mmol/L,推注葡萄糖后症状迅速缓解,发病后 72 小时复查头部 CT 结果阴性。

(6)药物中毒:①镇静催眠药中毒,有服用大量镇静催眠药史,出现意识障碍和呼吸抑制及血压下降。胃液、血液、尿液中可检出镇静催眠药。②阿片类药物中毒,有服用大量吗啡或哌替啶的阿片类药物史,或有吸毒史,除了出现昏迷、针尖样瞳孔(哌替啶的急性中毒瞳孔反而扩大)、呼吸抑制"三联征"等特点外,还可出现发绀、面色苍白、肌肉无力、惊厥、牙关紧闭、角弓反张,呼吸先浅而慢,后叹息样或潮式呼吸、肺水肿、休克、瞳孔对光反射消失,死于呼吸衰竭。血、尿阿片类毒物成分,定性试验呈阳性。使用纳洛酮可迅速逆转阿片类药物所致的昏迷、呼吸抑制、缩瞳等毒性作用。

(7)一氧化碳中毒:一氧化碳中毒是含碳物质燃烧不完全时产生的一氧化碳(CO)经呼吸道吸入人体后引起的中毒。中毒机制是一氧化碳与血红蛋白的亲和力比氧与血红蛋白的亲和力高200～300倍,所以一氧化碳极易与血红蛋白结合,形成碳氧血红蛋白($COHb$),使血红蛋白丧失携氧的能力和作用,造成组织缺氧、窒息。临床表现主要为缺氧,其严重程度与$COHb$的饱和度呈比例关系。①轻度中毒,血液碳氧血红蛋白($COHb$)可高于10%～20%。患者有剧烈头痛、头晕、心悸、口唇黏膜呈樱桃红色、四肢无力、恶心、呕吐、嗜睡、意识模糊、视物不清、感觉迟钝、谵妄、幻觉、抽搐等。②中度中毒,血液$COHb$浓度可高达30%～40%。患者出现呼吸困难、意识丧失、昏迷,对疼痛刺激可有反应,瞳孔对光反射和角膜反射可迟钝,腱反射减弱,呼吸、血压和脉搏可有改变。经治疗可恢复且无明显并发症。③重度中毒,血液$COHb$浓度可高于50%以上。深昏迷,各种反射消失。患者可呈去大脑皮质状态(患者可以睁眼,但无意识,不语,不动,不主动进食或大小便,呼之不应,推之不动,肌张力增强),常有脑水肿、惊厥、呼吸衰竭、肺水肿、上消化道出血、休克和严重的心肌损害,出现心律失常,偶可发生心肌梗死。有时并发脑局灶损害,出现锥体系或锥体外系损害体征。监测血中$COHb$浓度可明确诊断。

应详细询问病史,内科疾病导致昏迷者有相应的内科疾病病史,仔细查体,局灶体征不明显;脑出血者则同向偏视、一侧瞳孔散大、一侧面部船帆现象、一侧上肢出现扬鞭现象、一侧下肢呈外旋位,血压升高。CT检查可助鉴别。

六、治疗

急性期的主要治疗原则:保持安静,防止继续出血;积极抗脑水肿,降低颅内压;调整血压;减轻血肿造成的继发性损害,促进神经功能恢复;加强护理,防治并发症。

(一)一般治疗

1.保持安静

(1)卧床休息3～4周,脑出血发病后24小时内,特别是6小时内可有活动性出血或血肿继续扩大,应尽量减少搬运,就近治疗。重症需严密观察体温、脉搏、呼吸、血压、瞳孔和意识状态等生命体征变化。

(2)保持呼吸道通畅,头部抬高15°～30°角,切忌无枕仰卧;疑有脑疝时应床脚抬高45°角,意识障碍患者应将头歪向一侧,以利于口腔、气道分泌物及呕吐物流出;痰稠不易吸出,则要行气管切开,必要时吸氧,以使动脉血氧饱和度维持在90%以上。

(3)意识障碍或消化道出血者宜禁食24～48小时,发病后3天,仍不能进食者,应鼻饲以确保营养。过度烦躁不安的患者可适量用镇静药。

(4)注意口腔护理,保持大便通畅,留置尿管的患者应做膀胱冲洗以预防尿路感染。加强护理,经常翻身,预防压疮,保持肢体功能位置。

(5)注意水、电解质平衡,加强营养。注意补钾,液体量应控制在2 000 mL/d左右,或以尿量+500 mL的液体量来估算,不能进食者鼻饲各种营养品。对于频繁呕吐、胃肠道功能减弱或有严重的应激性溃疡者,应考虑给予肠外营养。如有高热、多汗、呕吐或腹泻者,可适当增加入液量,或 10%脂肪乳 500 mL 静脉滴注,每天 1 次。如需长期采用鼻饲,应考虑胃造瘘术。

(6)脑出血急性期血糖含量增高可以是原有糖尿病的表现或是应激反应。高血糖和低血糖都能加重脑损伤。当患者血糖含量增高超过 11.1 mmol/L 时,应立即给予胰岛素治疗,将血糖控制在8.3 mmol/L 以下。同时应监测血糖,若发生低血糖,可用葡萄糖口服或注射纠正低血糖。

2.亚低温治疗

亚低温治疗是一种以物理方法为主将患者的体温降低到并维持在 30～35 ℃的预期水平而达到治疗某些疾病的一种方法。其作用机制是可以调节脑血流,降低脑氧代谢率,改善细胞能量代谢,能够减轻脑水肿,减少自由基的产生,促进神经功能缺损恢复,改善患者预后。降温方法:立即行气管切开,静脉滴注冬眠肌松合剂(0.9%氯化钠注射液 500 mL＋氯丙嗪 100 mg＋异丙嗪 100 mg),同时冰毯机降温。行床旁监护仪连续监测体温(T)、心率(HR)、血压(BP)、呼吸(R)、脉搏(P)、血氧饱和度(SPO$_2$)、颅内压(ICP)。直肠温度(RT)维持在 34～36 ℃,持续 3～5 天。冬眠肌松合剂用量和速度根据患者 T、HR、BP、肌张力等调节。保留自主呼吸,必要时应用同步呼吸机辅助呼吸,维持 SPO$_2$ 在 95%以上,10～12 小时将 RT 降至 34～36 ℃。当 ICP 降至正常后 72 小时,停止亚低温治疗。采用每天恢复1～2 ℃,复温速度不超过 0.1 ℃/h。在24～48 小时,将患者 RT 复温至 36.5～37 ℃。局部亚低温治疗实施越早,效果越好,建议在脑出血发病6 小时内使用,治疗时间最好持续 48～72 小时。目前,低温或亚低温治疗脑出血的疗效及安全性还有待深入研究,因此一般主张维持正常体温为妥。

(二)调控血压和防止再出血

脑出血患者一般血压都高,甚至比平时更高,这是因为颅内压增高时机体保证脑组织供血的代偿性反应,当颅内压下降时血压亦随之下降,因此一般不应使用降血压药物,尤其是注射利血平等强有力降压剂。目前理想的血压控制水平还未确定,主张采取个体化原则,应根据患者年龄、病前有无高血压、病后血压情况等确定适宜血压水平。但血压过高时,容易增加再出血的危险性,则应及时控制高血压。对于收缩压>29.3 kPa(220 mmHg)的脑出血患者,应积极使用静脉抗高血压药物进行降压治疗;对于收缩压>24.0 kPa(180 mmHg)的脑出血患者,可使用静脉抗高血压药物进行降压治疗,并根据患者临床表现调整降压速度,临床上常将 21.3/12.0 kPa(160/90 mmHg)作为降压目标参考值。脑出血早期积极降压到 18.7 kPa(140 mmHg)是安全的,但其改善患者预后的有效性仍有待进一步研究证实,可选择合适的患者进行积极降压治疗。在降压治疗期间应严密观察血压水平的变化,每隔 5～15 分钟进行 1 次血压监测。急性期过后(约 2 周),血压仍持续过高时可系统使用降压药。如果急性期血压急骤下降,表明病情严重,应给予升压药物以保证足够的脑供血量。

止血剂及凝血剂对脑出血并无效果,但如合并消化道出血或有凝血障碍时仍可使用。消化道出血时,还可经胃管鼻饲或口服云南白药、三七粉、氢氧化铝凝胶和(或)冰牛奶、冰盐水等。

(三)控制脑水肿

脑出血后 48 小时水肿达到高峰,维持 3～5 天或更长时间后逐渐消退。脑水肿可使 ICP 增高和导致脑疝,是影响功能恢复的主要因素和导致早期死亡的主要死因。积极控制脑水肿、降低ICP 是脑出血急性期治疗的重要环节,必要时可行 ICP 监测。治疗目标是使 ICP 降至 2.7 kPa(20 mmHg)以下,脑灌注压超过 9.3 kPa(70 mmHg),应首先控制可加重脑水肿的因素,保持呼吸道通畅,适当给氧,维持有效脑灌注,限制液体和盐的入量等。应用皮质类固醇减轻脑出血后脑水肿和降低 ICP,其有效证据不充分;脱水药只有短暂作用,常用 20%甘露醇、利尿药如呋塞米等。

1.20％甘露醇

20％甘露醇为渗透性脱水药,可在短时间内使血浆渗透压明显升高,形成血与脑组织间渗透压差,使脑组织间液水分向血管内转移,经肾脏排出,每 8 g 甘露醇可由尿带出水分 100 mL,用药后 20～30 分钟开始起效,2～3 小时作用达峰。常用剂量:125～250 mL,每次 6～8 小时,疗程为 7～10 天。如患者出现脑疝征象可快速加压经静脉或颈动脉推注,可暂时缓解症状,为术前准备赢得时间。冠心病、心肌梗死、心力衰竭和肾功能不全者慎用,注意用药不当可诱发肾衰竭和水盐及电解质失衡。因此,在应用甘露醇脱水时,一定要严密观察患者尿量、血钾和心肾功能,一旦出现尿少、血尿、无尿时应立即停用。

2.利尿剂

呋塞米注射液较常用,脱水作用不如甘露醇,但可抑制脑脊液产生,用于心肾功能不全不能用甘露醇的患者,常与甘露醇合用,减少甘露醇用量。每次 20～40 mg,每天 2～4 次,静脉注射。

3.甘油果糖氯化钠注射液

该药为高渗制剂,通过高渗透性脱水,能使脑水分含量减少,降低颅内压。本品降低颅内压作用起效较缓,持续时间较长,可与甘露醇交替使用。推荐剂量为每次 250～500 mL,每天 1～2 次,静脉滴注,连用 7 天左右。

4.10％人血清蛋白

通过提高血浆胶体渗透压发挥对脑组织脱水降颅压作用,改善病灶局部脑组织水肿,作用持久。适用于低蛋白血症的脑水肿伴高颅压的患者。推荐剂量:每次 10～20 g,每天 1～2 次,静脉滴注。该药可增加心脏负担,心功能不全者慎用。

5.地塞米松

可防止脑组织内星形胶质细胞肿胀,降低毛细血管通透性,维持血-脑屏障功能。抗脑水肿作用起效慢,用药后 12～36 小时起效。剂量每天 10～20 mg,静脉滴注。由于易并发感染或使感染扩散,可促进或加重应激性上消化道出血,影响血压和血糖控制等,临床不主张常规使用,病情危重、不伴上消化道出血者可早期短时间应用。

若药物脱水、降颅压效果不明显,出现颅高压危象时可考虑转外科手术开颅减压。

(四)控制感染

发病早期或病情较轻时通常不需使用抗生素,老年患者合并意识障碍易并发肺部感染,合并吞咽困难易发生吸入性肺炎,尿潴留或导尿易合并尿路感染,可根据痰液或尿液培养、药物敏感试验等选用抗生素治疗。

(五)维持水电解质平衡

患者液体的输入量最好根据其中心静脉压(CVP)和肺毛细血管楔压(PCWP)来调整,CVP保持在 0.7～1.6 kPa(5～12 mmHg)或者 PCWP 维持在 1.3～1.9 kPa(10～14 mmHg)。无此条件时每天液体输入量可按前 1 天尿量＋500 mL 估算。使用液体种类应以 0.9％氯化钠注射液或复方氯化钠注射液(林格液)为主,避免用高渗糖水,若用糖时可按每 4 g 糖加 1 U 胰岛素后再使用。由于患者使用大量脱水药、进食少、合并感染等原因,极易出现电解质紊乱和酸碱失衡,应加强监护和及时纠正,意识障碍患者可通过鼻饲管补充足够热量的营养和液体。

(六)对症治疗

1.中枢性高热

宜先行物理降温,如头部、腋下及腹股沟区放置冰袋,戴冰帽或睡冰毯等。效果不佳者可用多巴胺受体激动剂如溴隐亭 3.75 mg/d,逐渐加量至 7.5～15.0 mg/d,分次服用。

2.痫性发作

可静脉缓慢推注(注意患者呼吸)地西泮 10～20 mg,控制发作后可予卡马西平片,每次 100 mg,每天 2 次。

3.应激性溃疡

临床常用的用于预防应激性溃疡的药物包括质子泵抑制剂(PPI)、H_2 受体阻滞剂(H_2RA)、胃黏膜保护剂、抗酸药等,其中首选 PPI。

(1)抑酸药:应激性溃疡发病早期胃酸及胃蛋白酶原等分泌增加,抑制胃酸并提高胃内 pH 对预防应激性溃疡具有重要作用,运用抑酸药后消化道出血率明显下降。抑酸药主要包括 PPI 和 H_2RA,PPI 比 H_2RA 更能持续稳定的提高胃内 pH,降低应激性溃疡相关出血风险的效果明显优于 H_2RA。对于准备脱机的机械通气患者,与不使用 PPI 或使用其他药物相比,预防性使用兰索拉唑可降低上消化道出血的发生率。因此,PPI 是预防应激性溃疡的首选药物,推荐在原发病发生后以标准剂量 PPI 静脉滴注,每 12 小时 1 次,至少连续使用 3 天。

(2)胃黏膜保护剂:可增加胃黏膜的防御功能,但是不能中和胃酸和提高胃内 pH。其降低应激性溃疡相关出血风险的效果可能不及 PPI。但与 H_2RA 相比,硫糖铝能够明显降低 ICU 患者发生获得性肺炎的风险,并且对出血和死亡风险的影响无明显差异。

(3)抗酸药:氢氧化铝、铝碳酸镁、5%碳酸氢钠溶液等,可从胃管内注入,使胃内 pH 升高,但其降低应激性溃疡相关出血风险的效果不及 PPI 和 H_2RA。

4.心律失常

心房颤动常见,多见于病后前 3 天。心电图复极改变常导致易损期延长,易损期出现的期前收缩可导致室性心动过速或心室颤动。这可能是脑出血患者易发生猝死的主要原因。心律失常影响心排血量,降低脑灌注压,可加重原发脑病变,影响预后。应注意改善冠心病患者的心肌供血,给予常规抗心律失常治疗,及时纠正电解质紊乱,可试用 β 受体阻滞剂和钙通道阻滞剂治疗,维护心脏功能。

5.大便秘结

脑出血患者,由于卧床等原因,常会出现便秘。用力排便时腹压增高,从而使颅内压升高,可加重脑出血症状。便秘时腹胀不适,使患者烦躁不安,血压升高,亦可使病情加重,故脑出血患者便秘的护理十分重要。便秘可用甘油灌肠剂(支),患者侧卧位插入肛门内 6～10 cm,将药液缓慢注入直肠内 60 mL,5～10 分钟即可排便;亦可口服乳果糖、聚乙二醇电解质散;或者中药番泻叶3～9 g泡服。

6.稀释性低钠血症

稀释性低钠血症又称血管升压素分泌异常综合征,10%的脑出血患者可发生。因血管升压素分泌减少,尿排钠增多,血钠降低,可加重脑水肿,每天应限制水摄入量在 800～1 000 mL,补钠 9～12 g;宜缓慢纠正,以免导致脑桥中央髓鞘溶解症。另有脑耗盐综合征,是心钠素分泌过高导致低钠血症,应输液补钠治疗。

7.下肢深静脉血栓形成

急性脑卒中患者易并发下肢和瘫痪肢体深静脉血栓形成,患肢进行性水肿和发硬,肢体静脉血流图检查可确诊。勤翻身、被动活动或抬高瘫痪肢体可预防;治疗可用肝素 5 000 U,静脉滴注,每天 1 次;或低分子量肝素,每次 4 000 U,皮下注射,每天 2 次。

(七)早期康复治疗

原则上应尽早开始。在神经系统症状不再进展，没有严重精神、行为异常，生命体征稳定，没有严重的并发症、合并症时即可开始康复治疗的介入，但需注意康复方法的选择。早期康复治疗对恢复患者的神经功能，提高生活质量是十分有利的。早期对瘫痪肢体进行按摩及被动运动，开始有主动运动时即应根据康复要求按阶段进行训练，以促进神经功能恢复，避免出现关节挛缩、肌肉萎缩和骨质疏松；对失语患者需加强言语康复训练。

七、预后与预防

(一)预后

脑出血的预后与出血量、部位、病因及全身状况等有关。脑干、丘脑及大量脑室出血预后差。脑水肿、颅内压增高及脑疝、并发症及脑-内脏(脑-心、脑-肺、脑-肾、脑-胃肠)综合征是致死的主要原因。早期多死于脑疝，晚期多死于中枢性衰竭、肺炎和再出血等继发性并发症。影响本病的预后因素有：①年龄较大；②昏迷时间长和程度深；③颅内压高和脑水肿重；④反复多次出血和出血量大；⑤小脑、脑干出血；⑥神经体征严重；⑦出血灶多和生命体征不稳定；⑧伴癫痫发作、去大脑皮质强直或去大脑强直；⑨伴有脑-内脏联合损害；⑩合并代谢性酸中毒、代谢障碍或电解质紊乱者，预后差。及时给予正确的中西医结合治疗和内外科治疗，可大大改善预后，减少病死率和致残率。

(二)预防

总的原则是定期体检，早发现、早预防、早治疗。脑出血是多危险因素所致的疾病。研究证明，高血压是最重要的独立危险因素，心脏病、糖尿病是肯定的危险因素。多种危险因素之间存在错综复杂的相关性，它们互相渗透、互相作用、互为因果，从而增加了脑出血的危险性，也给预防和治疗带来困难。目前，我国仍存在对高血压知晓率低、用药治疗率低和控制率低等"三低"现象，恰与我国脑卒中患病率高、致残率高和病死率高等"三高"现象形成鲜明对比。因此，加强高血压的防治宣传教育是非常必要的。在高血压治疗中，轻型高血压可选用尼群地平和吲达帕胺，对其他类型的高血压则应根据病情选用钙通道阻滞剂、β-受体阻滞剂、血管紧张素转化酶抑制剂(ACEI)、利尿剂等联合治疗。

有些危险因素是先天决定的，而且是难以改变甚至不能改变的(如年龄、性别)；有些危险因素是环境造成的，很容易预防(如感染)；有些是人们生活行为的方式，是完全可以控制的(如抽烟、酗酒)；还有些疾病常常是可治疗的(如高血压)。虽然大部分高血压患者都接受过降压治疗，但规范性、持续性差，这样非但没有起到降低血压、预防脑出血的作用，反而使血压忽高忽低，易于引发脑出血。所以控制血压除进一步普及治疗外，重点应放在正确的治疗方法上。预防工作不可简单、单一化，要采取突出重点、顾及全面的综合性预防措施，才能有效地降低脑出血的发病率、病死率和复发率。

除针对危险因素进行预防外，日常生活中须注意经常锻炼、戒烟酒，合理饮食，调理情绪。饮食上提倡"五高三低"，即高蛋白质、高钾、高钙、高纤维素、高维生素及低盐、低糖、低脂。锻炼要因人而异，方法灵活多样，强度不宜过大，避免激烈运动。

(马利然)

第三章 呼吸内科疾病

第一节 流行性感冒

流行性感冒(简称流感)是由流行性感冒病毒引起的急性呼吸道传染病,是人类面临的主要公共健康问题之一。

一、病原学与致病性

流感病毒呈多形性,其中球形直径为80~120 nm,有囊膜。流感病毒属正黏病毒科,流感病毒属,基因组为分节段、单股、负链RNA。根据病毒颗粒核蛋白(NP)和基质蛋白(M_1)抗原及其基因特性的不同,流感病毒分为甲、乙、丙3型。

甲型流感病毒基因组由8个节段的单链RNA组成,负责编码病毒所有结构蛋白和非结构蛋白。甲型流感病毒囊膜上有3种突起:H、N和M_2蛋白,血凝素(H)和神经氨酸酶(N)为2种穿膜糖蛋白,它们突出于脂质包膜表面,分别与病毒吸附于敏感细胞和从受染细胞释放有关。第3种穿膜蛋白是M_2蛋白,这是一种离子通道蛋白,为病毒进入细胞后脱衣壳所必需。根据其表面H和N抗原的不同,甲型流感病毒又分成许多亚型。甲型流感病毒的血凝素共有16个亚型($H_{1\sim16}$)。神经氨酸酶则有9个亚型($N_{1\sim9}$)。所有16个亚型的血凝素和9个亚型的神经氨酸酶都在禽类中检测出,但只有H_1、H_2、H_3、H_5、H_7、H_9、N_1、N_2、N_3、N_7,可能还有N_8亚型引起人类流感流行。

流感病毒表面抗原特别是H抗原具有高度易变性,以此逃脱机体免疫系统对它的记忆、识别和清除。流感病毒抗原性变异形式有两种:抗原性飘移和抗原性转变。抗原性飘移主要是由于编码H或N蛋白基因点突变导致H或N蛋白分子上抗原位点氨基酸的替换,并由于人群选择压力使得小变异逐步积累。抗原性转变只发生于甲型流感病毒,当2种不同的甲型流感病毒同时感染同一宿主细胞时,其基因组的各节段可能会重新分配或组合,导致新的血凝素和(或)神经氨酸酶的出现,或者是H、N之间新的组合,从而产生一种新的甲型流感的亚型。

流感病毒在进入宿主细胞之后,其血凝素蛋白需先经宿主细胞的蛋白酶消化,成为2个由二硫键相连的多肽,这一过程病毒的致病性密切相关。在人类呼吸道和禽类胃肠道中有一种胰酶样的蛋白酶能够酶切流感病毒的血凝素,因此流感病毒往往引起人类呼吸道感染和禽类胃肠道感染。宿主细胞表面对病毒血凝素的受体在人和禽类之间是不同的,因此通常多数禽流感病毒不感染人类,但是已经有越来越多的证据表明,某些禽流感病毒可越过种属界限而感染人类。当两种分别来源于人和禽的流感同时感染同一例患者时,或另一种可能的中间宿主猪(因为猪对禽流感和人流感都敏感,而且与禽类和人都可能有密切接触),2 种病毒就有可能在复制自身的过程中发生基因成分的交换,产生新的"杂交"病毒。由于人类对其缺乏免疫力,因此患者往往病情严重,死亡率极高。

二、流行病学

流感传染源主要为流感患者和隐性感染者。人禽流感主要是患禽流感或携带禽流感病毒的鸡、鸭、鹅等家禽及其排泄物,特别是鸡传播。流感病毒主要是通过空气飞沫和直接接触传播。人禽流感是否还可通过消化道或伤口传播,至今尚缺乏证据。人对流感病毒普遍易感,新生儿对流感及其病毒的敏感性与成年人相同。青少年发病率高,儿童病情较重。流感流行具有一定的季节性。我国北方常发生于冬季,而南方多发生在冬夏两季,然而流感大流行可发生在任何季节。

根据发生特点不同,流感发生可分为散发、暴发、流行和大流行。散发一般在非流行期间,病例在人群中呈散在零星分布,各病例在发病时间及地点上没有明显的联系。暴发是指一个集体或小地区在相当短时间内突然发生很多流感病例。流行是指在较大地区内流感发病率明显超出当地同期发病率水平,流感流行时发病率一般为 5%~20%。大流行的发生是由于新亚型毒株出现,人群普遍缺乏免疫力,疾病传播迅速,流行范围超出国界和洲界,发病率可超过 50%。世界性流感大流行间隔 10 年左右,常有 2~3 个波,通常第一波持续时间短,发病率高,第二波持续时间长,发病率低,有时还有第三波,第一波主要发生在城市和交通便利的地方,第二波主要发生在农村及交通闭塞地区。

三、临床表现

流感的潜伏期一般为 1~3 天。起病多急骤,症状变化较多,主要以全身中毒症状为主,呼吸道症状轻微或不明显。季节性流感多发于青少年,临床表现和轻重程度差异颇大,病死率通常不高,一般恢复快,不留后遗症,死者多为年迈体衰、年幼体弱或合并有慢性疾病的患者。在亚洲国家发生的人感染 H_5N_1 禽流感病毒有别于常见的季节性流感。感染后的临床症状往往比较严重,死亡率高达 50%,并且常常累及多种器官。流感根据临床表现可分为单纯型、肺炎型、中毒型、胃肠型。

(一)单纯型

最为常见,先有畏寒或寒战,发热,继之全身不适、腰背发酸、四肢疼痛、头昏、头痛。大部分患者有轻重不同的打喷嚏、鼻塞、流涕、咽痛、干咳或伴有少量黏液痰,有时有胸骨后烧灼感、紧压感或疼痛。发热可高达 39~40 ℃,一般持续 2~3 天渐降。部分患者可出现食欲缺乏、恶心、便秘等消化道症状。年老体弱的患者,症状消失后体力恢复慢,常感软弱无力、多汗,咳嗽可持续 1~2 周或更长。体格检查:患者可呈重病容,衰弱无力,面部潮红,皮肤上偶有类似麻疹、猩红热、荨麻疹样皮疹,软腭上有时有点状红斑,鼻咽部充血水肿。本型中较轻者病情似一般感冒,全身和呼吸道症状均不显著,病程仅 1~2 天,单从临床表现难以确诊。

(二)肺炎型

本型常发生在 2 岁以下的小儿,或原有慢性基础疾病,如二尖瓣狭窄、肺源性心脏病、免疫力低下以及孕妇、年老体弱者。其特点是:在发病后 24 小时内可出现高热、烦躁、呼吸困难、咳血痰和明显发绀。全肺可有呼吸音减低、湿啰音或哮鸣音,但无肺实变体征。胸部 X 线可见双肺广泛小结节性浸润,近肺门较多,肺周围较少。上述症状可进行性加重,抗生素无效。病程 1 周至 2 月余,大部分患者可逐渐恢复,也可因呼吸循环衰竭在 5～10 天内死亡。

(三)中毒型

较少见。肺部体征不明显,具有全身血管系统和神经系统损害,有时可有脑炎或脑膜炎表现。临床表现为高热不退,神志昏迷,成人常有谵妄,儿童可发生抽搐。少数患者由于血管神经系统紊乱或肾上腺出血,导致血压下降或休克。

(四)胃肠型

主要表现为恶心、呕吐和严重腹泻,病程 2～3 天,恢复迅速。

四、诊断

流感的诊断主要依据流行病学资料,并结合典型临床表现确定,但在流行初期,散发或轻型的病例诊断比较困难,确诊往往需要实验室检查。流感常用辅助检查。

(一)一般辅助检查

1.外周血常规

白细胞总数不高或偏低,淋巴细胞相对增加,重症患者多有白细胞总数及淋巴细胞下降。

2.胸部影像学检查

单纯型患者胸部 X 线检查可正常,但重症尤其肺炎型患者胸部 X 线检查可显示单侧或双侧肺炎,少数可伴有胸腔积液等。

(二)流感病毒病原学检测及分型

流感病毒病原学检测及分型对确诊流感及与其他疾病如严重急性呼吸综合征(SARS)等鉴别十分重要,常用病毒学检测方法主要有以下几种。

1.病毒培养分离

病毒培养分离是诊断流感最常用和最可靠的方法之一。目前分离流感病毒主要应用马达犬肾细胞(Madin-Darby canine kidney,MDCK)为宿主系统。培养过程中观察细胞病变效应,并可应用血清学实验来进行鉴定和分型。传统的培养方法对于流感病毒的检测因需要时间较长(一般需要 4～5 天),不利于早期诊断和治疗。近年来新出现了一种快速流感病毒实验室培养技术——离心培养技术(shell vial culure,SVC),在流感病毒的快速培养分离上发挥了很大作用。离心培养法是在标本接种后进行长时间的低速离心,使标本中含病毒的颗粒在外力作用下被挤压吸附于培养细胞上,从而大大缩短了培养时间。

2.血清学诊断

血清学诊断主要是检测患者血清中的抗体水平,即用已知的流感病毒抗原来检测血清中的抗体,此法简便易行、结果可信。血清标本应包括急性期和恢复期双份血清。急性期血样应在发病后 7 天内采集,恢复期血样应在发病后 2～4 周采集。双份血清进行抗体测定,恢复期抗体滴度较急性期有 4 倍或以上升高,有助于确诊和回顾性诊断,单份血清一般不能用作诊断。

3.病毒抗原检测

对于病毒抗原的检测方法主要有两类:直接荧光抗体检测(direct fluorescent antibody test,DFA)和快速酶(光)免法。DFA 用抗流感病毒的单克隆抗体直接检测临床标本中的病毒抗原,应用亚型特异性的单抗能够快速和直接地检测标本中的病毒抗原,并且可以进一步进行病毒的分型,不仅可用于诊断,还可以用于流行病学的调查。目前快速酶免、光免法主要有 Directigen FluA、Directigen Flu A plus B、Binax Now Flu A and B、Biostar FLU OIA、Quidel Quick vue 和 Zstat Flu test 等。值得注意的是,上述几种检测方法对于乙型流感病毒的检测效果不如甲型。

4.病毒核酸检测

以聚合酶链反应(polymerase chainreaction,PCR)技术为基础发展出了各种各样的病毒核酸检测方法,在流感病毒鉴定和分型方面发挥着越来越大的作用,不仅可以快速诊断流感,并且可以根据所分离病毒核酸序列的不同对病毒进行准确分型。常用的方法有核酸杂交、逆转录-聚合酶链反应、多重逆转录-聚合酶链反应、酶联免疫 PCR、实时定量 PCR、依赖性核酸序列扩增、荧光 PCR 等方法。

以上述各种检测方法为基础,很多生物制品公司开发出多种试剂盒供临床快速检测应用。近年来,应用基因芯片对流感病毒进行检测和分型是研究的一大热点,基因芯片灵敏度极高,并且可以同时检测多种病毒,尤其适用于流感多亚型、易变异的特点。目前多种基因芯片技术已应用到流感病毒的检测和分型中。

五、鉴别诊断

主要与除流感病毒的多种病毒、细菌等病原体引起的流感样疾病(influenza like illness,ILI)相鉴别。确诊需依据实验室检查,如病原体分离、血清学检查和核酸检测。

(一)普通感冒

普通感冒可由多种呼吸道病毒感染引起。除注意收集流行病学资料以外,通常流感全身症状比普通感冒重,而普通感冒呼吸道局部症状更突出。

(二)严重急性呼吸综合征(SARS)

SARS 是由 SARS 冠状病毒引起的一种具有明显传染性,可累及多个脏器、系统的特殊肺炎,临床上以发热、乏力、头痛、肌肉关节疼痛等全身症状和干咳、胸闷、呼吸困难等呼吸道症状为主要表现。临床表现类似肺炎型流感。根据流行病学史,临床症状和体征,一般实验室检查,胸部 X 线影像学变化,配合 SARS 病原学检测阳性,排除其他疾病,可作出 SARS 的诊断。

(三)肺炎支原体感染

发热、头痛、肌肉疼痛等全身症状较流感轻,呛咳症状较明显,或伴少量黏痰。胸部 X 线检查可见两肺纹理增深,并发肺炎时可见肺部斑片状阴影等间质肺炎表现。痰及咽拭子标本分离肺炎支原体可确诊。血清学检查对诊断有一定帮助,核酸探针或 PCR 有助于早期快速诊断。

(四)衣原体感染

发热、头痛、肌肉疼痛等全身症状较流感轻,可引起鼻旁窦炎、咽喉炎、中耳炎、气管-支气管炎和肺炎。实验室检查可帮助鉴别诊断,包括病原体分离、血清学检查和 PCR 检测。

(五)嗜肺军团菌感染

夏秋季发病较多,并常与空调系统及水源污染有关。起病较急,畏寒、发热、头痛等,全身症状较明显,呼吸道症状表现为咳嗽、黏痰、痰血、胸闷、气促,少数可发展为 ARDS;呼吸道以外的症状也常见,如腹泻、精神症状以及心功能和肾功能障碍,胸部 X 线检查示炎症浸润影。呼吸道分泌物、痰、血培养阳性可确定诊断,但检出率低。对呼吸道分泌物用直接荧光抗体法(DFA)检测抗原或用 PCR 检查核酸,对早期诊断有帮助。血清、尿间接免疫荧光抗体测定也具诊断意义。

六、治疗

隔离患者,流行期间对公共场所加强通风和空气消毒,避免传染他人。

合理应用对症治疗药物,可对症应用解热药、缓解鼻黏膜充血药物、止咳祛痰药物等。

尽早应用抗流感病毒药物治疗:抗流感病毒药物治疗只有早期(起病1~2天内)使用才能取得最佳疗效。抗流感病毒化学治疗药物现有离子通道 M_2 阻滞剂(表3-1)和神经氨酸酶抑制剂两类,前者包括金刚烷胺和金刚乙胺;后者包括奥司他韦和扎那米韦。

表 3-1 金刚烷胺和金刚乙胺用法和剂量

药名	年龄(岁)			
	1~9	10~12	13~16	≥65
金刚烷胺	5 mg/(kg·d)(最高 150 mg/d)分 2 次	100 mg 每天 2 次	100 mg 每天 2 次	≤100 mg/d
金刚乙胺	不推荐使用	不推荐使用	100 mg 每天 2 次	100 mg 或 200 mg/d

(一)离子通道 M_2 阻滞剂

金刚烷胺和金刚乙胺。对甲型流感病毒有活性,抑制其在细胞内的复制。在发病24~48小时内使用,可减轻发热和全身症状,减少病毒排出,防止病毒扩散。金刚烷胺在肌酐清除率≤50 mL/min时酌情减少用量,并密切观察其不良反应,必要时停药。血透对金刚烷胺清除的影响不大。肌酐清除率<10 mL/min时金刚乙胺应减为 100 mg/d;对老年和肾功能减退患者应监测不良反应。不良反应主要有:中枢神经系统有神经质、焦虑、注意力不集中和轻微头痛等,其发生率金刚烷胺高于金刚乙胺;胃肠道反应主要表现为恶心和呕吐。这些不良反应一般较轻,停药后大多可迅速消失。

(二)神经氨酸酶抑制剂

神经氨酸酶抑制剂对甲、乙两型流感病毒都是有效的,目前有2个品种,即奥司他韦和扎那米韦,我国临床目前只有奥司他韦。

1.用法和剂量

奥司他韦为成人 75 mg,每天 2 次,连服 5 天,应在症状出现 2 天内开始用药。儿童用法见表3-2,1 岁以内不推荐使用。扎那米韦为 6 岁以上儿童及成人剂量均为每次吸入 10 mg,每天 2 次,连用 5 天,应在症状出现 2 天内开始用药。6 岁以下儿童不推荐使用。

2.不良反应

奥司他韦不良反应少,一般为恶心、呕吐等消化道症状,也有腹痛、头痛、头晕、失眠、咳嗽、乏力等不良反应的报道。扎那米韦吸入后最常见的不良反应有头痛、恶心、咽部不适、眩晕、鼻出血等。个别哮喘和慢性阻塞性肺疾病(COPD)患者使用后可出现支气管痉挛和肺功能恶化。

表 3-2 儿童奥司他韦用量

药名	体重(kg)			
	≤15	16~23	24~40	>40
奥司他韦(mg)	30	45	60	75

3.其他

肾功能不全的患者无须调整扎那米韦的吸入剂量。对肌酐清除率<30 mL/min 的患者,奥司他韦减量至 75 mg,每天 1 次。

需要注意的是:因神经氨酸酶抑制剂对甲、乙两型流感病毒均有效且耐药发生率低,不会引起支气管痉挛,而 M_2 阻滞剂都只对甲型流感病毒有效且在美国耐药率较高,因此美国目前推荐使用抗流感病毒药物仅有奥司他韦和扎那米韦,只有有证据表明流行的流感病毒对金刚烷胺或金刚乙胺敏感才用于治疗和预防流感。对于那些非卧床的流感患者,早期吸入扎那米韦或口服奥司他韦能够降低发生下呼吸道并发症的可能性。另外自 2004 年以来,绝大多数 H_5N_1 病毒株对神经氨酸酶抑制剂敏感,而对金刚烷胺类耐药,因此确诊为 H_5N_1 禽流感病毒感染的患者或疑似患者推荐用奥司他韦治疗。

(三)并发症治疗

肺炎型流感常见并且最重要的并发症为细菌的二重感染,尤其是细菌性肺炎。肺炎型流感尤其重症患者往往有严重呼吸窘迫、缺氧,严重者可发生急性呼吸窘迫综合征(ARDS),应给予患者氧疗,必要时行无创或有创机械通气治疗。对于中毒型或胃肠型流感患者,应注意纠正患者水电解质平衡,维持血流动力学稳定。

七、预防

隔离患者,流行期间对公共场所加强通风和空气消毒,切断传染链,终止流感流行。流行期间减少大型集会及集体活动,接触者应戴口罩。

接种流感病毒疫苗是当今预防流感疾病发生、流行的最有效手段。当疫苗和流行病毒抗原匹配良好时,流感疫苗在年龄<65 岁的健康人群中可预防 70%~90%的疾病发生。由于免疫系统对接种疫苗需要 6~8 周才起反应,所以疫苗必须在流感季节到来之前接种,最佳时间为 10 月中旬至 11 月中旬。由于流感病毒抗原性变异较快,所以人类无法获得持久的免疫力,进行流感疫苗接种后人体可产生免疫力,但对新的变异病毒株无保护作用。因此,在每年流感疫苗生产之前,都要根据当时所流行病毒的抗原变化来调整疫苗的组成,以求最大的保护效果。

流感疫苗包括减毒活疫苗和灭活疫苗。至今对于病毒快速有效的减毒方法和准确的减毒标准仍存在许多不确定因素,因此减毒疫苗仍不能广泛应用。现在世界范围内广泛使用的流感病毒疫苗以纯化、多价的灭活疫苗为主。

美国疾病预防控制中心制订的流感疫苗和抗病毒剂使用指南推荐,每年接受一次流感疫苗接种的人员包括:学龄儿童;6 个月至 4 岁的儿童;50 岁以上的老年人;6 个月至 18 岁的高危 Reye 综合征(因长期使用阿司匹林治疗)患者;将在流感季节怀孕的妇女;慢性肺炎(包括哮喘)患者;心脏血管(高血压除外)疾病患者;肾、肝、血液或代谢疾病(包括糖尿病)患者;免疫抑制人员;在某些条件下危及呼吸功能人员;居住在养老院的人员和其他慢性疾病患者的护理人员;卫生保健人员;接触年龄<5 岁和年龄>50 岁人群的健康人员和爱心志愿者(特别是接触小于 6 个月婴儿的人员);感染流感可引发严重并发症的人员。

流感疫苗接种的不良反应主要为注射部位疼痛,偶见发热和全身不适,大多可自行恢复。

应用抗流感病毒药物。明确或怀疑某部门流感暴发时,对所有非流感者和未进行疫苗接种的医务人员可给予金刚烷胺、金刚乙胺或奥司他韦进行预防性治疗,时间持续 2 周或流感暴发结束后 1 周。

(王　涛)

第二节　急性上呼吸道感染

急性上呼吸道感染(简称上感)是鼻腔、咽或喉部急性炎症的总称。常见病原体为病毒,仅少数由细菌引起。本病患者不分年龄、性别、职业和地区,某些病种具有传染性,有时可引起严重的并发症。

一、流行病学

本病全年均可发病,但冬春季节好发。主要通过含有病毒的飞沫传播,也可通过被污染的手和用具传染。多数为散发性,在气候突然变化时可引起局部或大范围的流行。由于病毒表面抗原易于发生变异,产生新的亚型,不同亚型之间无交叉免疫,因此不仅同一个人可在 1 年内多次罹患本病,而且间隔数年后易于引起较大范围的流行。

二、病因和发病机制

(一)病因

急性上呼吸道感染有 70%～80% 由病毒引起。其中主要包括流感病毒(甲、乙、丙)、副流感病毒、呼吸道合胞病毒、腺病毒、鼻病毒、埃可病毒、柯萨奇病毒、麻疹病毒和风疹病毒等。细菌感染占20%～30%,以溶血性链球菌最为多见,其次为流感嗜血杆菌、肺炎链球菌和葡萄球菌等,偶见革兰阴性杆菌。

(二)诱因

各种可导致全身或呼吸道局部防御功能降低的原因,如受凉、淋雨、过度紧张或疲劳等均可诱发本病。

(三)发病机制

当机体或呼吸道局部防御功能降低时,原先存在于上呼吸道或从外界侵入的病毒和细菌迅速繁殖,引起本病。年老体弱者和儿童易患本病。

三、病理

可无明显病理学改变,也可出现上皮细胞破坏和少量单核细胞浸润。鼻腔和咽黏膜充血、水肿,有较多浆液性及黏液性炎性渗出。继发细菌感染后,有中性粒细胞浸润和脓性分泌物。

四、临床表现

(一)普通感冒

俗称"伤风",又称急性鼻炎,以鼻咽部卡他症状为主要临床表现。成人多数由鼻病毒引起,也可由副流感病毒、呼吸道合胞病毒、埃可病毒、柯萨奇病毒等引起。

本病起病较急,初期有咽部干、痒或烧灼感,可有喷嚏、鼻塞、流清水样鼻涕等症状。2～3 天后,鼻涕变稠,常伴咽痛、流泪、听力减退、味觉迟钝、咳嗽、声音嘶哑和呼吸不畅等上呼吸道症状。通常无全身症状和发热,有时可出现低热、轻度畏寒和头痛。体检时可见鼻黏膜充血、水肿,有分泌物,咽部轻度充血等。

(二)急性病毒性咽炎、喉炎

1.急性病毒性咽炎

多数由鼻病毒、腺病毒、流感病毒、副流感病毒、肠病毒或呼吸道合胞病毒等引起。临床主要表现为咽部发痒和灼热感,咳嗽少见。流感病毒和腺病毒感染时可有发热和乏力,咽部明显充血、水肿,颌下淋巴结肿痛;腺病毒感染时常常合并眼结膜炎;当有吞咽疼痛时,提示链球菌感染。

2.急性病毒性喉炎

常由鼻病毒、甲型流感病毒、副流感病毒或腺病毒等引起。临床特征为声音嘶哑、说话困难、咳嗽伴咽喉疼痛及发热等。体检时可见喉部水肿、充血、局部淋巴结轻度肿大伴触痛,有时可闻及喘鸣音。

(三)疱疹性咽峡炎

主要由柯萨奇病毒引起。临床表现为明显咽痛、发热,体检时可见咽部充血,软腭、悬雍垂、咽部和扁桃体表面有灰白色疱疹和浅表溃疡,周围有红晕。病程为1周左右。夏季好发,儿童多见,偶见于成人。

(四)咽结膜热

主要由腺病毒和柯萨奇病毒等引起。临床表现为发热、咽痛、畏光、流泪等;体检时可见咽部和结膜充血明显。病程为4～6天。夏季好发,儿童多见,游泳者中易于传播。

(五)细菌性咽-扁桃体炎

主要由溶血性链球菌引起,也可由流感嗜血杆菌、肺炎链球菌、葡萄球菌等致病菌引起。临床特点为起病急、咽痛明显、畏寒、发热(体温可达39℃以上)等。体检时可见咽部充血明显,扁桃体肿大、充血、表面有脓性分泌物,颌下淋巴结肿大、压痛,肺部检查无异常发现。

五、并发症

本病如不及时治疗,易于并发急性鼻窦炎、中耳炎、气管-支气管炎或肺炎。少数患者可并发风湿病、肾小球肾炎和病毒性心肌炎等。

六、实验室和辅助检查

(一)外周血象

病毒性感染时白细胞计数正常或偏低,淋巴细胞比例升高;细菌性感染时,白细胞总数和中性粒细胞比例增多,出现核左移现象。

(二)病原学检查

一般情况下可不做。必要时可用免疫荧光法、酶联免疫吸附检测法、血清学诊断法或病毒分离和鉴定方法确定病毒的类型;细菌培养和药物敏感试验有助于细菌感染的诊断和治疗。

七、诊断和鉴别诊断

(一)诊断

1.临床诊断

根据患者的病史、流行情况、鼻咽部的卡他和炎症症状以及体征,结合外周血象和胸部 X 线检查结果等,可作出本病的临床诊断。

2.病因学诊断

借助于病毒分离、细菌培养,或病毒血清学检查、免疫荧光法、酶联免疫吸附检测法和血凝抑制试验等,可确定病因学诊断。

(二)鉴别诊断

本病应与下列疾病相鉴别。

1.过敏性鼻炎

临床症状与本病相似,易于混淆。过敏性鼻炎与本病不同之处包括:①起病急骤,可在数分钟内突然发生,亦可在数分钟至2小时内症状消失。②鼻腔发痒、频繁喷嚏、流出大量清水样鼻涕。③发作与气温突变或与接触周围环境中的变应原有关。④鼻腔黏膜苍白、水肿,鼻分泌物涂片可见大量嗜酸性粒细胞。

2.流行性感冒

患者可有上呼吸道感染表现,但具有下列特点:①传染性强,常有较大范围的流行。②起病急,全身症状较重,有高热、全身酸痛和眼结膜炎。③鼻咽部炎症症状和体征较轻。④致病原是流感病毒,患者鼻洗液中黏膜上皮细胞的涂片标本,经过荧光标记的流感病毒免疫血清染色检查、核酸或病毒分离等可明确诊断。

3.急性传染病

麻疹、脊髓灰质炎、脑炎等急性传染病的早期常有上呼吸道症状,易与本病混淆。为了防止误诊和漏诊,对于在上述传染病流行季节和流行地区有上呼吸道感染症状的患者,应密切观察,进行必要的实验室检查。

八、治疗

对于呼吸道病毒感染目前尚无特效抗病毒药物,故本病的治疗以对症和中医治疗为主。

(一)对症治疗

1.休息

发热、病情较重或年老体弱的患者应卧床休息,多饮水,保持室内空气流通,防止受寒。

2.解热镇痛

有头痛、发热、周身肌肉酸痛症状者,可酌情应用解热镇痛药,如对乙酰氨基酚、阿司匹林、布洛芬等。

3.抗鼻塞

有鼻塞,鼻黏膜充血、水肿,咽痛等症状者,可应用盐酸伪麻黄碱等选择性收缩上呼吸道黏膜血管的药物,也可用1%麻黄碱滴鼻。

4.抗过敏

有频繁喷嚏、大量流涕等症状的患者,可酌情选用马来酸氯苯那敏或苯海拉明等抗过敏药物。为了减轻这类药物引起的头晕、嗜睡等不良反应,宜在临睡前服用。

5.镇咳

对于咳嗽症状较为明显者,可给予右美沙芬、喷托维林等镇咳药。

鉴于本病患者常常同时存在上述多种症状,有人主张应用由上述数种药物组成的复方制剂,以方便服用,还可抵消其中有些药物的不良反应。为了避免抗过敏药物引起的嗜睡作用对白天工作和学习的影响,一些复方抗感冒药物分为白片和夜片,仅在夜片中加入抗过敏药。

(二)病因治疗

1.抗病毒感染

有一定的疗效。金刚烷胺及其衍生物甲基金刚烷胺可用于预防和治疗甲型流感病毒;吗啉胍对流感病毒、腺病毒和鼻病毒等有一定的疗效;广谱抗病毒药利巴韦林和奥司他韦对流感病毒、副流感病毒、呼吸道合胞病毒等 RNA 病毒和 DNA 病毒均有较强的抑制作用,主张早期使用可缩短病程。

2.抗细菌感染

如有细菌感染,可酌情选用适当的抗感染药物,如青霉素类、头孢菌素类、大环内酯类,在高水平青霉素耐药肺炎链球菌感染时可使用呼吸氟喹诺酮类(左氧氟沙星、莫西沙星、吉米沙星)等。对于单纯病毒感染者不应用抗菌药物。

九、预后和预防

(一)预后
多数上呼吸道感染的患者预后良好,但极少数年老体弱、有严重并发症的患者预后不良。

(二)预防
增强机体抵抗力是预防本病的主要方法。

1.避免发病诱因
包括避免与感冒患者的接触;避免受凉、淋雨;避免过度疲劳等。

2.增强体质
坚持有规律的、适度的运动;坚持耐寒锻炼等。

3.免疫调节药物和疫苗
对于经常、反复发生上呼吸道感染的患者,可酌情应用卡介苗素或黄芪口服液,有适应证者可注射呼吸道多价菌苗。

(王　涛)

第三节　慢性支气管炎

慢性支气管炎是由于感染或非感染因素引起气管、支气管黏膜及其周围组织的慢性非特异性炎症。临床上以慢性咳嗽、咳痰或气喘为主要症状。疾病不断进展,可并发阻塞性肺气肿、肺源性心脏病,严重影响劳动和健康。

一、病因和发病机制

病因尚未完全清楚,一般认为是多种因素长期相互作用的结果,这些因素可分为外因和内因两个方面。

(一)吸烟
大量研究证明吸烟与慢性支气管炎的发生有密切关系。吸烟时间越长,量越多,患病率也越高。戒烟可使症状减轻或消失,病情缓解,甚至痊愈。

(二)理化因素

理化因素包括刺激性烟雾、粉尘、大气污染（如二氧化硫、二氧化氮、氯气、臭氧等）的慢性刺激。这些有害气体的接触者慢性支气管炎患病率远较不接触者为高。

(三)感染因素

感染是慢性支气管炎发生、发展的重要因素,病毒感染以鼻病毒、黏液病毒、腺病毒和呼吸道合胞病毒为多见。细菌感染常继发于病毒感染之后,如肺炎链球菌、流感嗜血杆菌等。这些感染因素造成气管、支气管黏膜的损伤和慢性炎症。感染虽与慢性支气管炎的发病有密切关系,但目前尚无足够证据说明为首发病因。只认为是慢性支气管炎的继发感染和加剧病变发展的重要因素。

(四)气候

慢性支气管炎发病及急性加重常见于冬天寒冷季节,尤其是在气候突然变化时。寒冷空气可以刺激腺体,增加黏液分泌,使纤毛运动减弱,黏膜血管收缩,有利于继发感染。

(五)过敏因素

主要与喘息性支气管炎的发生有关。在患者痰液中嗜酸性粒细胞数量与组胺含量都有增高倾向,说明部分患者与过敏因素有关。尘埃、尘螨、细菌、真菌、寄生虫、花粉及化学气体等,都可以成为过敏因素而致病。

(六)呼吸道局部免疫功能减低及自主神经功能失调

为慢性支气管炎发病提供内在的条件。老年人常因呼吸道的免疫功能减退,免疫球蛋白的减少,呼吸道防御功能退化等导致患病率较高。副交感神经反应增高时,微弱刺激即可引起支气管收缩痉挛,分泌物增多,而产生咳嗽、咳痰、气喘等症状。

综上所述,当机体抵抗力减弱时,呼吸道在不同程度易感性的基础上,有一种或多种外因的存在,长期反复作用,可发展成为慢性支气管炎。如长期吸烟损害呼吸道黏膜,加上微生物的反复感染,可发生慢性支气管炎。

二、病理

由于炎症反复发作,引起上皮细胞变性、坏死和鳞状上皮化生,纤毛变短,参差不齐或稀疏脱落。黏液腺泡明显增多,腺管扩张,杯状细胞也明显增生。支气管壁有各种炎性细胞浸润、充血、水肿和纤维增生。支气管黏膜发生溃疡,肉芽组织增生,严重者支气管平滑肌和弹性纤维也遭破坏以致机化,引起管腔狭窄。

三、临床表现

(一)症状

起病缓慢,病程长,常反复急性发作而逐渐加重。主要表现为慢性咳嗽、咳痰、喘息。开始症状轻微,气候变冷或感冒时,则引起急性发作,这时患者咳嗽、咳痰、喘息等症状加重。

1.咳嗽

主要由支气管黏膜充血、水肿或分泌物积聚于支气管腔内而引起咳嗽。咳嗽严重程度视病情而定,一般晨间和晚间睡前咳嗽较重,有阵咳或排痰,白天则较轻。

2.咳痰

痰液一般为白色黏液或浆液泡沫性,偶可带血。起床后或体位变动可刺激排痰,因此,常以清晨排痰较多。急性发作伴有细菌感染时,则变为黏液脓性,咳嗽和痰量也随之增加。

3.喘息或气急

喘息性慢性支气管炎可有喘息,常伴有哮鸣音。早期无气急。反复发作数年,并发阻塞性肺气肿时,可伴有轻重程度不等的气急,严重时生活难以自理。

(二)体征

早期可无任何异常体征。急性发作期可有散在的干、湿性啰音,多在背部及肺底部,咳嗽后可减少或消失。喘息型可听到哮鸣音及呼气延长,而且不易完全消失。并发肺气肿时有肺气肿体征。

四、实验室和其他检查

(一)X线检查

早期可无异常;病变反复发作,可见两肺纹理增粗、紊乱,呈网状或条索状、斑点状阴影,以下肺野较明显。

(二)呼吸功能检查

早期常无异常;如有小呼吸道阻塞时,最大呼气流速-容积曲线在75%和50%肺容量时,流量明显降低,它比第1秒用力呼气容积更为敏感。发展到呼吸道狭窄或有阻塞时,常有阻塞性通气功能障碍的肺功能表现,如第1秒用力呼气量占用力肺活量的比值减少(<70%),最大通气量减少(低于预计值的80%);流速-容量曲线减低更为明显。

(三)血液检查

慢支急性发作期或并发肺部感染时,可见白细胞计数及中性粒细胞增多。喘息型者嗜酸性粒细胞可增多。缓解期多无变化。

(四)痰液检查

涂片或培养可见致病菌。涂片中可见大量中性粒细胞,已破坏的杯状细胞,喘息型者常见较多的嗜酸性粒细胞。

五、诊断和鉴别诊断

(一)诊断标准

根据咳嗽、咳痰或伴喘息,每年发病持续3个月,连续2年或以上,并排除其他引起慢性咳嗽的心、肺疾病,可作出诊断。如每年发病持续不足3个月,而有明确的客观检查依据(如X线片、呼吸功能等)也可诊断。

(二)分型、分期

1.分型

可分为单纯型和喘息型两型。单纯型的主要表现为咳嗽、咳痰;喘息型者除有咳嗽、咳痰外尚有喘息,伴有哮鸣音,喘鸣在阵咳时加剧,睡眠时明显。

2.分期

按病情进展可分为3期。急性发作期是指"咳""痰""喘"等症状任何一项明显加剧,痰量明显增加并出现脓性或黏液脓性痰,或伴有发热等炎症表现1周之内。慢性迁延期是指有不同程度的"咳""痰""喘"症状迁延1个月以上者。临床缓解期是指经治疗或临床缓解,症状基本消失或偶有轻微咳嗽少量痰液,保持2个月以上者。

(三)鉴别诊断

慢性支气管炎需与下列疾病相鉴别。

1.支气管哮喘

常于幼年或青年突然起病,一般无慢性咳嗽、咳痰史,以发作性、呼气性呼吸困难为特征。发作时两肺布满哮鸣音,缓解后可无症状。常有个人或家族过敏性疾病史。喘息型慢性支气管炎多见于中、老年,一般以咳嗽、咳痰伴发喘息及哮鸣音为主要症状,感染控制后症状多可缓解,但肺部可听到哮鸣音。典型病例不难区别,但哮喘并发慢性支气管炎和(或)肺气肿则难以区别。

2.咳嗽变异性哮喘

以刺激性咳嗽为特征,常由受到灰尘、油烟、冷空气等刺激而诱发,多有家族史或过敏史。抗生素治疗无效,支气管激发试验阳性。

3.支气管扩张

具有咳嗽、咳痰反复发作的特点,合并感染时有大量脓痰,或反复咯血。肺部以湿啰音为主,可有杵状指(趾)。X线检查常见下肺纹理粗乱或呈卷发状。支气管造影或CT检查可以鉴别。

4.肺结核

多有发热、乏力、盗汗、消瘦等结核中毒症状,咳嗽、咯血等以及局部症状。经X线检查和痰结核菌检查可以明确诊断。

5.肺癌

患者年龄常在40岁以上,特别是有多年吸烟史,发生刺激性咳嗽,常有反复发生或持续的血痰,或者慢性咳嗽性质发生改变。X线检查可发现有块状阴影或结节状影或阻塞性肺炎。用抗生素治疗,未能完全消散,应考虑肺癌的可能,痰脱落细胞检查或经纤维支镜活检一般可明确诊断。

6.肺尘埃沉着病(尘肺)

有粉尘等职业接触史。X线检查肺部可见硅结节,肺门阴影扩大及网状纹理增多,可作出诊断。

六、治疗

在急性发作期和慢性迁延期应以控制感染和祛痰、镇咳为主。伴发喘息时,应予解痉平喘治疗。对临床缓解期宜加强锻炼,增强体质,提高机体抵抗力,预防复发为主。

(一)急性发作期的治疗

1.控制感染

根据致病菌和感染严重程度或药敏试验选择抗生素。轻者可口服,较重患者用肌内注射或静脉滴注抗生素。常用的有喹诺酮类、头孢菌素类、大环内酯类、β内酰胺类或磺胺类口服,如左氧氟沙星 0.4 g,1 次/天;罗红霉素 0.3 g,2 次/天;阿莫西林 2~4 g/d,分 2~4 次口服;头孢呋辛 1.0 g/d,分 2 次口服;复方磺胺甲噁唑 2 片,2 次/天。能单独应用窄谱抗生素应尽量避免使用广谱抗生素,以免二重感染或产生耐药菌株。

2.祛痰、镇咳

可改善患者症状,迁延期仍应坚持用药。可选用氯化铵合剂 10 mL,3 次/天;也可加用溴己新 8~16 mg,3 次/天;盐酸氨溴索 30 mg,3 次/天。干咳则可选用镇咳药,如右美沙芬、那可丁等。中成药镇咳也有一定效果。对年老体弱无力咳痰者或痰量较多者,更应以祛痰为主,协助排痰,畅通呼吸道。应避免应用强的镇咳药,如可卡因等,以免抑制中枢,加重呼吸道阻塞和炎症,导致病情恶化。

3.解痉、平喘

主要用于喘息明显的患者,常选用氨茶碱 0.1 g,3 次/天,或用茶碱控释药;也可用特布他林、沙丁胺醇等 β₂ 激动药加糖皮质激素吸入。

4.气雾疗法

对于痰液黏稠不易咳出的患者,雾化吸入可稀释气管内的分泌物,有利排痰。目前主要用超声雾化吸入,吸入液中可加入抗生素及痰液稀释药。

(二)缓解期治疗

(1)加强锻炼,增强体质,提高免疫功能,注意个人卫生,注意预防呼吸道感染,如感冒流行季节避免到拥挤的公共场所,出门戴口罩等。

(2)避免各种诱发因素的接触和吸入,如戒烟、脱离接触有害气体的工作岗位等。

(3)反复呼吸道感染者可试用免疫调节药或中医中药治疗,如卡介苗、多糖核酸、胸腺素等。

(王　涛)

第四节　弥漫性泛细支气管炎

弥漫性泛细支气管炎(diffuse panbronchiolitis,DPB)是以两肺弥漫性呼吸性细支气管及其周围慢性炎症为特征的独立性疾病。目前认为 DPB 是东亚地区所特有的人种特异性疾病。DPB 的病理学特点为以呼吸性细支气管为中心的细支气管炎及细支气管周围炎,因炎症累及呼吸性细支气管壁的全层,故称之为弥漫泛细支气管炎。临床表现主要为慢性咳嗽、咳痰、活动后呼吸困难。胸部听诊可闻及间断性啰音。80％以上的 DPB 患者合并或既往有慢性鼻旁窦炎。胸部 X 线可见两肺弥漫性颗粒样结节状阴影,尤其胸部 CT 扫描显示两肺弥漫性小叶中心性颗粒样结节状阴影对协助诊断具有重要意义。肺功能检查主要为阻塞性通气功能障碍,但早期出现低氧血症,而弥散功能通常在正常范围内。实验室检查血清冷凝集试验效价升高,多在 1:64以上。本病是一种可治性疾病,治疗首选红霉素等大环内酯类,疗效显著。

一、病因

DPB 的病因至今不明,但可能与以下因素有关。

(一)遗传因素

近年研究表明 DPB 发病有明显的人种差别,且部分患者有家族发病。此外,84.8％的 DPB 患者合并有慢性鼻旁窦炎或家族内鼻旁窦炎支气管综合征,因此有学者推测遗传因素可能是DPB 及其与慢性鼻旁窦炎相关性的发病基础。目前认为 DPB 可能是一种具有多基因遗传倾向的呼吸系统疾病。最近研究结果表明,DPB 与人体白细胞抗原(HLA)基因密切相关,日本 DPB患者与HLA-B54(尤其是 HLA-B54)基因有高度的相关性;而在韩国 DPB 患者与 HLA-A11,有高度的相关性。有报道我国 DPB 患者可能与 HLA-B54 及 HLA-A11 有一定相关性。

(二)慢性气道炎症与免疫系统异常

部分 DPB 患者支气管肺泡灌洗液(BALF)中中性粒细胞、IL-8 及白三烯 B4 等均明显升高,提示本病存在慢性气道炎症病变。此外,以下因素提示本病可能与免疫系统功能障碍有关:①血冷凝集试验效价升高以及部分患者 IgA 增高;②病理检查显示呼吸性细支气管区域主要为淋巴细胞、浆细胞浸润和聚集;③DPB患者 BALF 中 CD8 淋巴细胞总数增高;④部分 DPB 患者与类风湿关节炎、成人 T 细胞白血病、非霍奇金淋巴瘤等并存。

（三）感染

DPB 患者常合并铜绿假单胞菌感染,但铜绿假单胞菌是 DPB 的病因还是继发感染尚不清楚。有报道应用铜绿假单胞菌接种到动物气道内可成功建立 DPB 动物模型。也有人认为由于细菌停滞于气道黏膜上,引起由铜绿假单胞菌产生的弹性硬蛋白酶和一些炎症介质的生成,可能是造成 DPB 气道上皮细胞的损伤和气道炎症的原因。

二、病理

DPB 的病理学特征为以两肺呼吸性细支气管为中心的细支气管炎及细支气管周围炎。因炎症病变累及两肺呼吸性细支气管的全层,故称之为弥漫性泛细支气管炎。

大体标本肉眼观察肺表面及切面均可见弥漫性分布的浅黄色或灰白色 2～3 mm 的小结节,结节大小较均匀,位于呼吸性细支气管区域,以两肺下叶多见。通常显示肺过度充气。镜下可见在呼吸性细支气管区域有淋巴细胞、浆细胞、组织细胞等圆形细胞的浸润,导致管壁增厚,常伴有淋巴滤泡增生。由于息肉样肉芽组织充填于呼吸性细支气管腔内,导致管壁狭窄或闭塞;呼吸性细支气管壁及周围的肺间质、肺泡隔、肺泡腔内可见吞噬脂肪的泡沫细胞聚集。病情进展部分患者可见支气管及细支气管扩张和末梢气腔的过度膨胀。有日本学者提出以下 DPB 病理诊断标准:①病变为累及两肺的弥漫性慢性气道炎症;②慢性炎症以细支气管及肺小叶中心部为主;③呼吸性细支气管壁、肺泡壁及肺泡间质泡沫细胞聚集和淋巴细胞浸润。

三、临床表现

本病常隐匿缓慢发病。发病可见于任何年龄,但多见于 40～50 岁的成年人。发病无性别差异。临床表现如下。

（一）症状

主要为慢性咳嗽、咳痰、活动后呼吸困难。首发症状常为咳嗽、咳痰,逐渐出现活动后呼吸困难。患者常在疾病早期反复合并有下呼吸道感染,咳大量脓性痰,而且痰量异常增多,每天咳痰量可达数百毫升。如不能及时治疗,病情呈进行性进展,可发展为继发性支气管扩张、呼吸衰竭、肺动脉高压和肺源性心脏病。

（二）体征

胸部听诊可闻及间断性湿啰音或粗糙的捻发音,有时可闻及干啰音或哮鸣音,尤以两下肺明显。啰音的多少主要取决于支气管扩张及气道感染等病变的程度。祛痰药物或抗生素治疗后,啰音均可减少。部分患者因存在支气管扩张可有杵状指。

（三）合并慢性鼻窦炎

80% 以上 DPB 患者都合并有或既往有慢性鼻旁窦炎,部分患者有鼻塞、流脓涕或嗅觉减退等,但有些患者无症状,仅在进行影像学检查时被发现。如疑诊为 DPB 患者,应常规拍摄鼻窦 X 线或鼻窦 CT。

四、辅助检查

(一)胸部 X 线/肺部 CT 检查

胸部 X 线可见两肺野弥漫性散在分布的边缘不清的颗粒样结节状阴影,直径在 2～5 mm,多在2 mm以下,以两下肺野显著,常伴有肺过度膨胀。随病情进展,常可见肺过度膨胀及支气管扩张的双轨征。

肺部 CT 或胸部高分辨 CT(HRCT)特征:①两肺弥漫性小叶中心性颗粒状结节影;②结节与近端支气管血管束的细线相连形成 Y 字形树芽征;③病情进展细小支气管扩张呈小环状或管状影,伴有管壁增厚。HRCT 的这种特征性改变是诊断 DPB 非常重要的影像学依据。影像学显示的颗粒样小结节状阴影为呼吸性细支气管区域的炎性病变所致,随着病情加重或经大环内酯类抗生素治疗后,小结节状阴影可扩大或缩小乃至消失。

(二)肺功能检查及血气分析

肺功能主要为阻塞性通气功能障碍,病情进展可伴有肺活量下降,残气量(率)增加,但通常弥散功能在正常范围内。部分患者可伴有轻、中度的限制性通气功能障碍或混合性通气功能障碍。一秒用力呼气容积与用力肺活量比值(FEV$_1$/FVC)＜70%,肺活量占预计值的百分比(VC%)＜80%。残气量占预计值的百分比(RV%)＞150%或残气量占肺总量的百分比(RV/TLC%)＞45%。在日本早期的 DPB 诊断指标中,曾要求在以上肺功能检查中至少应具备三项,但弥散功能和肺顺应性通常在正常范围内,这对于我国临床诊断 DPB 患者有一定的参考价值。动脉血氧分压(PaO$_2$)＜10.7 kPa(80 mmHg),发病初期就可以发生低氧血症,进展期可有高碳酸血症。

(三)实验室检查

日本 DPB 患者 90%血清冷凝集试验效价升高,多在 1∶64 以上,但支原体抗体多为阴性。我国患者冷凝集试验阳性率较低。部分患者可有血清 IgA、IgM 和血 CD4/CD8 比值增高,γ-球蛋白增高,红细胞沉降率增快,类风湿因子阳性,但非特异性。部分患者可有血清 HLA-B54 或 HLA-A11 阳性。痰细菌学检查可发现起病初期痰中多为流感嗜血杆菌及肺炎链球菌,晚期多为铜绿假单胞菌感染。

(四)慢性鼻旁窦炎的检查

可选择鼻窦 X 线或鼻窦 CT 检查,以确定有无鼻旁窦炎。受累部位可为单侧或双侧上颌窦、筛窦、额窦等。

(五)病理检查

病理检查是确诊 DPB 的"金标准"。如果肺活检能发现典型的 DPB 病理学改变即可确诊。经支气管镜肺活检(TBLB)方法简便且安全,但常因标本取材少,而且不一定能取到呼吸性细支气管肺组织,有一定的局限性。如欲提高检出率,应在 TBLB 检查时,取 3～5 块肺组织,如仍不能确诊,应行胸腔镜下肺活检或开胸肺活检,可提高本病的确诊率。

五、诊断标准

(一)临床诊断标准

1.必要条件

(1)持续咳嗽、咳痰、活动后呼吸困难。

（2）影像学确定的慢性鼻旁窦炎或有明确的既往史。

（3）胸部 X 线可见弥漫性分布的两肺颗粒样结节状阴影或胸部 CT 见两肺弥漫性小叶中心性颗粒样结节状阴影。

2.参考条件

（1）胸部间断性湿啰音。

（2）第 1 秒用力呼气容积与用力肺活量比值（$FEV_1/FVC\%$）＜70％以及动脉血氧分压（PaO_2）＜10.7 kPa（80 mmHg）。

（3）血清冷凝集试验效价＞1：64。

3.临床诊断

（1）临床确诊：符合必要条件（1）＋（2）＋（3）加参考条件中的 2 项以上。

（2）临床拟诊：符合必要条件（1）＋（2）＋（3）。

（3）临床疑似诊断：符合必要条件（1）＋（2）。

（二）病理确诊

肺组织病理学检查是诊断 DPB 的金标准。肺活检如能发现前述典型的 DPB 病理学改变即可确诊。

（三）鉴别诊断

本病应与慢性支气管炎和慢性阻塞性肺气肿、支气管扩张症、阻塞性细支气管炎（BO）、肺间质纤维化、支气管哮喘、囊性纤维化、尘肺、粟粒肺结核、支气管肺泡癌等相鉴别。

1.慢性阻塞性肺疾病

本病主要临床特点为长期咳嗽、咳痰或伴有喘息，晚期有呼吸困难，在冬季症状加重。患者多有长期较大量吸烟史。多见于老年男性。胸部 X 线可出现肺纹理增多、紊乱，呈条索状、斑点状阴影，以双下肺野明显。晚期肺充气过度，肺容积扩大，肋骨平举，肋间隙增宽，横膈低平下移，心影呈垂滴形，部分患者有肺大疱。胸部 CT 检查可确定小叶中心型或全小叶型肺气肿。肺功能检查为阻塞性通气功能障碍，$FEV_1/FVC\%$ 下降和残气量（RV）增加更为显著，弥散功能可有降低。COPD 的病理改变为终末细支气管远端气腔持续性不均、扩大及肺泡壁的破坏，而 DPB 病理为局灶性肺充气过度，极少有肺泡破坏。DPB80％以上患者存在慢性副鼻旁窦炎，大部分患者血清冷凝集试验效价增高，而且 DPB 患者的肺弥散功能和顺应性通常在正常范围，此外，DPB 影像学胸部 X 线可见弥漫性分布两肺的颗粒样结节状阴影或胸部 CT 可见两肺弥漫性小叶中心性颗粒样结节状阴影，也与 COPD 不同，可资鉴别。

2.支气管扩张症

本病主要症状为慢性咳嗽、咳痰和反复咯血。肺部可闻及固定性持续不变的湿性啰音。本病胸部 HRCT 可见多发囊状阴影及明确均匀的壁，然而支气管扩张的囊状阴影一般按支气管树分布，位于肺周围者较少，囊壁较厚，同时可见呈轨道征或迂曲扩张的支气管阴影。DPB 患者一般无咯血，晚期患者胸部 X 线可有细支气管扩张改变，但 DPB 影像学主要表现为两肺弥漫性分布的颗粒样结节状阴影。对可疑患者应进一步检查有无慢性副鼻旁窦炎和血清冷凝集试验效价等，以除外在 DPB 的基础上合并继发性支气管扩张症。

3.阻塞性细支气管炎（BO）

本病是一种小气道疾病。临床表现为急速进行性呼吸困难，肺部可闻及高调的吸气中期干鸣音；X 线提示肺过度通气，但无浸润影，也很少有支气管扩张；肺功能显示阻塞性通气功能障碍,而弥散功能正常;肺组织活检显示直径为 1～6 mm 的小支气管和细支气管的瘢痕狭窄和闭塞,管腔内无肉芽组织息肉,而且肺泡管和肺泡正常。DPB 患者起病缓慢,先有慢性咳嗽、咳痰史,活动时呼吸困难逐渐发生。胸部听诊多为间断性湿啰音。胸部 X 线检查可见弥漫性分布的两肺颗粒样结节状阴影,HRCT 可见两肺弥漫性小叶中心性颗粒样结节阴影,与 BO 不同。此外,病理改变也与阻塞性细支气管炎不同,故可以鉴别。

4.肺间质纤维化

本病最主要的症状是进行性加重的呼吸困难,其次为干咳。体征上本病有半数以上的患者双肺可闻及 Velcro 啰音。胸片主要为间质性改变,早期可有磨玻璃样阴影,此后可出现细结节样或网状结节影,易与 DPB 混淆,但肺间质纤维化有肺容积的缩小和网状、蜂窝状阴影。此外,肺间质纤维化有明显的肺弥散功能降低,而且病理可以与 DPB 不同,可资鉴别。

六、治疗

目前红霉素、克拉霉素及罗红霉素等大环内酯类药物已成为治疗 DPB 的基本用药。大环内酯类药物阿奇霉素可能也有效,但尚需更多病例观察来证实。本病一旦确诊后应尽早开始治疗。

(一)治疗方案

1.一线治疗

日本方案:红霉素 400～600 mg/d,分 2 次口服。我国红霉素剂型不同于日本,具体方案为红霉素 250 mg,每天口服 2 次。用药期间应注意复查肝功能等。如果存在以下情况可选用二线治疗药物:①存在红霉素的不良反应;②药物相互拮抗作用;③使用红霉素治疗 1～3 个月无效者。

2.二线治疗

日本方案:克拉霉素 200～400 mg/d,或服用罗红霉素 150～300 mg/d,每天口服 1～2 次。我国具体方案为:克拉霉素 250～500 mg/d,每天口服 1～2 次;罗红霉素 150～300 mg/d,每天口服 1～2 次。用药期间应监测肝功能等不良反应。

(二)疗效评估及疗程

在用药后 1～3 个月,评估临床症状并行肺功能、动脉血气分析及胸部影像学检查,以确定是否有效。如有效(临床症状、肺功能、血气分析及胸部影像学改善),可继续使用红霉素或克拉霉素或罗红霉素,用药至少需要 6 个月。服药 6 个月后如果仍有临床症状,应继续服用以上药物 2 年。如应用以上药物治疗 3 个月以上仍无效者,应考虑是否为 DPB 患者,应谨慎排除其他疾病的可能。

(三)停药时间

(1)早期 DPB 患者,经 6 个月治疗后病情恢复正常者可考虑停药。

(2)进展期 DPB 患者,经 2 年治疗后病情稳定者可以停药。停药后复发者再用药仍有效。

(3)DPB 伴有严重肺功能障碍或广泛支气管扩张或伴有呼吸衰竭的患者,需长期给药,疗程不少于 2 年。

(四)DPB 急性发作期治疗

如果 DPB 患者出现发热、咳脓痰、痰量增加等急性加重情况时,多为铜绿假单胞菌等细菌导致支气管扩张合并感染,此时应加用其他抗生素,如 β 内酰胺类/酶抑制药或头孢三代或氟喹诺酮类抗生素等,或根据痰培养结果选择抗生素。

(五)其他辅助治疗

其他辅助治疗包括使用祛痰药和支气管扩张药,有低氧血症时进行氧疗。

（王　涛）

第五节　支气管哮喘

支气管哮喘是由嗜酸性粒细胞、肥大细胞和 T 细胞等多种炎症细胞参与的气道慢性炎症。这种炎症使易感者产生气道高反应性和气道缩窄。临床上表现为发作性的带有哮鸣音的呼气性呼吸困难、胸闷或咳嗽。本病可发生于任何年龄,但半数以上在 12 岁前发病。约 40％的患者有家族史。

一、病因和发病机制

(一)病因

哮喘的病因目前还不十分清楚,大多认为与多基因遗传及环境因素有关。

1.遗传因素

许多调查资料表明,哮喘患者亲属发病率高于群体发病率,亲缘关系越近发病率越高。一些学者认为气道高反应性、IgE 调节和特异性反应相关的基因在哮喘发病中起着重要作用。

2.激发因素

尘螨、花粉、真菌、动物毛屑、二氧化硫、氨气等特异和非特异吸入物,细菌、病毒、支原体等的感染,食用鱼虾、鸡蛋、奶制品等异种蛋白,阿司匹林、青霉素等药物,气候变化、运动、妇女的月经期、妊娠等都可能是哮喘的激发因素。

(二)发病机制

哮喘的发病机制目前仍不完全清楚,多数人认为哮喘与变态反应、气道炎症、气道反应性增高及神经等因素相互作用有关。

1.变态反应

当有过敏体质的人接触到某种变应原后,可刺激机体通过 T 细胞的传递,由 B 细胞合成特异性 IgE,后者结合于肥大细胞和嗜碱性粒细胞上,当变应原再次进入体内,抗原抗体相结合,使该细胞合成并释放多种活性物质如组胺、缓激肽、嗜酸性粒细胞趋化因子、慢反应物质等,导致支气管平滑肌收缩、黏液分泌增加、血管通透性增高和炎细胞浸润等。

接触变应原后立即发生哮喘称为速发型哮喘。而更常见的是接触变应原后数小时乃至数十小时后发作的哮喘,称为迟发型哮喘。现在认为迟发型哮喘是由于多种炎症细胞相互作用,许多介质和细胞因子参与的一种慢性炎症反应。

2.气道炎症

目前认为哮喘与气道的慢性炎症有密切的关系,气道内多种炎症细胞如肥大细胞、嗜酸性粒细胞、巨噬细胞、中性粒细胞等浸润、聚集和相互作用,分泌出大量炎症介质和细胞因子,如白三烯(LT)、前列腺素(PG)、血小板活化因子(PAF)、血栓素(TX)等,引起气道反应性增高,气道收缩,腺体分泌增加,微血管通透性增加。

3.气道高反应性(AHR)

AHR 表现为气道对物理、化学、生物等各种刺激因子出现过强、过早的收缩反应,是哮喘发生发展的一个重要因素。目前普遍认为气道炎症是导致气道高反应性的重要原因,当气道受到变应原或其他刺激后,由于多种炎症细胞、炎症介质和细胞因子的参与,气道上皮和上皮内神经的损害均可导致气道高反应性。

4.神经因素

支气管受自主神经支配,除了胆碱能神经、肾上腺素能神经,目前研究还有非肾上腺素能非胆碱能(NANC)神经。β 肾上腺素受体功能低下和迷走神经功能亢进可导致支气管哮喘。NANC 能释放舒张支气管平滑肌的神经递质如血管活性肠肽(VIP)、一氧化氮(NO)及收缩支气管平滑肌的递质如 P 物质、神经激肽,两者平衡失调,则可引起支气管平滑肌收缩。

二、病理

肺膨胀、支气管及细支气管内有大量黏稠痰液及黏液栓。组织学检查见支气管平滑肌肥厚、黏膜及黏膜下血管增生、血管扩张和微血管渗漏、黏膜水肿、上皮脱落、基底膜显著增厚,支气管壁有嗜酸性粒细胞、中性粒细胞和淋巴细胞浸润。

三、临床表现

(一)症状

发作性的伴有哮鸣音的呼气性呼吸困难或发作性胸闷和咳嗽,有时咳嗽可为唯一的症状(咳嗽变异性哮喘)。严重者被迫采取端坐位,口唇发绀,大汗淋漓。发作持续数小时至数天,可自行缓解或用支气管舒张药缓解。在夜间及凌晨发作和加重是哮喘的特征之一。缓解期无任何症状或异常体征。

(二)体征

哮喘发作时,患者胸廓饱满呈吸气状态,呼吸动度减弱,两肺有广泛哮鸣音。但在严重哮喘时,也可听不到哮鸣音。在严重哮喘时还可出现奇脉、胸腹反常运动、发绀等。

四、并发症

哮喘发作时可并发气胸、纵隔气肿等。长期反复发作和感染易并发慢性支气管炎、肺气肿、肺心病。

五、实验室及其他辅助检查

血液检查嗜酸性粒细胞增高,合并感染时,白细胞总数及中性粒细胞增多。

(一)痰液检查

痰液中可见较多嗜酸性粒细胞,还可见到夏科雷登结晶及库什曼螺旋体。如合并呼吸道感染痰涂片镜检,细菌培养及药敏试验有助于指导治疗。

(二)胸部 X 线检查

检查哮喘发作时,两肺透光度增强,肋间隙增宽,膈平坦。缓解期可无异常。如合并感染可有肺纹理增强或炎性浸润阴影。同时要注意肺不张、气胸或纵隔气肿等并发症的存在。

（三）肺功能检查

哮喘发作时呼气流速各项指标均显著下降:第 1 秒用力呼气量(FEV_1)、第 1 秒用力呼气量占用力肺活量比值($FEV_1/FVC\%$)、最大呼气中期流速(MMER)、25% 与 50% 肺活量时的最大呼气流量($MEF_{25\%}$ 与 $MEF_{50\%}$)以及呼气流量峰值(PEF)均减少。在缓解期或使用支气管扩张剂后上述指标可好转。

（四）血气分析

哮喘发作时,如有缺氧可有 PaO_2 降低,由于过度通气可使 $PaCO_2$ 下降,pH 上升,表现呼吸性碱中毒。重症哮喘时,气道阻塞严重,可使二氧化碳潴留,$PaCO_2$ 上升,表现呼吸性酸中毒。如缺氧明显,可合并代谢性酸中毒。

（五）特异性变应原检测

可用放射性变应原吸附试验(RAST)测定特异性 IgE,过敏性哮喘患者血清 IgE 可较正常人高 2~6 倍。在缓解期用来判断变应原,但应防止发生变态反应。也可做皮肤变应原测试,需根据病史和当地生活环境选择可疑的变应原通过皮肤点刺等方法进行,皮试阳性提示患者对该变应原过敏。

六、诊断

（一）诊断标准

(1)反复发作性喘息、呼吸困难、胸闷或咳嗽,多与接触变应原、冷空气、物理、化学性刺激、病毒性上呼吸道感染、运动有关。

(2)发作时在双肺可闻及散在或弥漫性以呼气相为主的哮鸣音,呼气相延长。

(3)上述症状可经治疗缓解或自行缓解。

(4)除外其他疾病引起的喘息、胸闷、咳嗽,如慢性支气管炎、阻塞性肺气肿、支气管扩张、肺间质纤维化、急性左心衰竭等。

(5)症状不典型者(如无明显喘息或体征)至少以下一项试验阳性:支气管舒张试验阳性(FEV_1 增加 15% 以上);支气管激发试验或运动试验阳性;PEF 日内变异率或昼夜波动率≥20%。

符合(1)~(4)条或(4)、(5)条者,即可诊断为支气管哮喘。

（二）哮喘控制水平评估

为了指导临床治疗,世界各国哮喘防治专家共同起草,并不断更新了《全球哮喘防治创议》(GINA)。《GINA》建议根据哮喘的临床控制情况对其严重程度进行分级(表 3-3,表 3-4)。

表 3-3　哮喘控制水平分级

临床特征	控制 （满足以下所有表现）	部分控制 （任意 1 周出现以下 1 种表现）	未控制
白天症状	无（或≤2 次/周）	>2 次/周	任意 1 周出现部分控制表现≥3 项
活动受限	无	任何 1 次	
夜间症状和(或)憋醒	无	任何 1 次	

临床特征	控制 (满足以下所有表现)	部分控制 (任意1周出现以下1种表现)	未控制
需接受缓解药物治疗 和(或)急救治疗	无(或≤2次/周)	>2次/周	
肺功能(PEE和FEV$_1$)	正常	<80%预计值或 个人最佳值(若 已知)	
急性加重	没有	≥1次/年	任意1周出现1次

表 3-4　哮喘发作严重程度的评价

临床特点	轻度	中度	重度	危重
气短	步行、上楼时	稍事活动	休息时	
体位	可平卧	多为坐位	端坐呼吸	
讲话方式	连续成句	常有中断	单字	不能讲话
精神状态	尚安静	时有焦虑或烦躁	常焦虑、烦躁	意识障碍
出汗	无	有	大汗淋漓	
呼吸频率	轻度增加	增加	常>30次/分	
三凹征	无	可有	常有	胸腹矛盾运动
哮鸣音	散在	弥漫	弥漫	可无
脉率	<100次/分	100~120次/分	>120次/分	缓慢
奇脉	无	可有	常有	
使用β$_2$肾上腺素受体激动剂后PEF占正常预计或本人平素最高值%	>80%	60%~80%	<60%	
PaO$_2$	正常	8.0~10.7 kPa	<8.0 kPa	
PaCO$_2$	<6.0 kPa	≤6.0 kPa	>6.0 kPa	
SaO$_2$	>95%	91%~95%	≤90%	
pH			降低	

　　推荐用于哮喘临床控制水平评估的工具包括哮喘控制测试(ACT)、哮喘控制问卷(ACQ)、哮喘疗效评估问卷(ATAQ)和哮喘控制记分系统。这些工具有助于改善哮喘的控制,逐周或逐月提供可重复的客观指标,改善医护人员和患者之间的交流与沟通。

七、鉴别诊断

(一)心源性哮喘

　　心源性哮喘常见于左心衰竭,发作时的症状与哮喘相似,但心源性哮喘常有高血压、冠心病、风心病等病史,常有阵发性咳嗽、咳大量粉红色泡沫痰,两肺布满湿啰音及哮鸣音,心界扩大,心尖部可闻及奔马律,胸部X线检查可见心脏增大,肺淤血征。

(二)慢性喘息型支气管炎

现认为是慢性支气管炎合并哮喘,多见于老年人,有慢性咳嗽、咳痰病史,多于冬季加重,两肺可闻及湿啰音。

(三)支气管肺癌

中央型肺癌导致支气管狭窄或伴有感染或有类癌综合征时,可出现喘鸣或类似哮喘样呼吸困难,肺部可闻及哮鸣音。但肺癌常有咯血,呼吸困难及哮鸣症状常进行性加重,用支气管扩张剂效果差。胸部X线、CT或纤维支气管镜检查有助于诊断。

(四)变态反应性肺浸润

致病原因为寄生虫、原虫、花粉、化学药品、职业粉尘等,多有接触史,症状轻,多有发热,胸部X线表现为多发的此起彼伏的淡片状浸润阴影,可自行消失或再发。

八、治疗

哮喘的防治原则是消除病因、控制发作、防止复发。根据病情,因人而异采取相应综合措施。

(一)去除病因

尽量避免或消除引起哮喘发作的各种诱发因素。

(二)药物治疗

治疗哮喘的药物主要分两类:支气管舒张药和抗炎药。

1.支气管舒张药

(1)β_2肾上腺素受体激动剂(简称β_2受体激动剂):为目前常用的支气管扩张剂,主要是通过激动呼吸道的β_2受体,激活腺苷酸环化酶,使细胞内环磷酸腺苷(cAMP)含量增高,从而松弛支气管平滑肌。常用药物有沙丁胺醇、特布他林、非诺特罗等,属短效β_2受体激动剂,作用时间为4～6小时。新一代长效β_2受体激动剂如福莫特罗、丙卡特罗、沙美特罗、班布特罗等,作用时间达12～24小时。

β_2受体激动剂的用药方法可采用吸入、口服或静脉注射。首选吸入法,因药物吸入气道直接作用于呼吸道,局部浓度高且作用迅速,全身不良反应少。使用方法为沙丁胺醇或特布他林气雾剂,每天3～4次,每次1～2喷,长效β_2受体激动剂如福莫特罗4.5 μg,每天2次,每次1喷。沙丁胺醇或特布他林一般口服用法为2.4～2.5 mg,每天3次。注射用药多用于重症哮喘。

(2)茶碱类:也是临床常用的平喘药物之一。除了抑制磷酸二酯酶,提高平滑肌细胞内的cAMP浓度外,还具有拮抗腺苷受体、刺激肾上腺分泌肾上腺素、增强呼吸肌收缩、增强气道纤毛消除功能和抗炎作用。

轻度哮喘可口服给药,氨茶碱每次0.1～0.2 g,每天3次,茶碱控释片200～600 mg/d。中度以上哮喘静脉给药,静脉注射首次剂量4～6 mg/kg。缓慢注射,静脉滴注维持量为0.8～1.0 mg/kg,每天总量不超过1.0 g。也可选用喘定0.25 g肌内注射,或0.5～1.0 g加入5%葡萄糖注射液静脉滴注。

氨茶碱的不良反应有胃肠道症状(恶心、呕吐),心血管反应(心动过速、心律失常、血压下降),严重者可引起抽搐甚至死亡。故老年人、妊娠、有心、肝、肾功能障碍、甲亢患者应慎用,合用西咪替丁、大环内酯类、喹诺酮类等药物可影响茶碱代谢而使其排泄减慢,最好进行血药浓度监测。

(3)抗胆碱药:可减少cGMP浓度,从而减少活性物质的释放,使支气管平滑肌松弛。由于全身用药不良反应大,现多用吸入抗胆碱药如异丙托溴铵,一次 20~80 μg,每天 3~4 次。

2.抗炎药

主要治疗哮喘的气道炎症。

(1)糖皮质激素:由于气道慢性非特异性炎症是哮喘的病理基础,糖皮质激素是治疗哮喘最有效的药物。其作用机制是抑制炎症细胞的迁移和活化;抑制细胞因子的生成;抑制炎症介质的释放;增强平滑肌细胞 β_2 受体的反应性,可吸入、口服和静脉使用。

吸入剂是目前推荐长期抗感染治疗哮喘的最常用药,具有用量小、局部高效、不良反应少等优点。目前常用的有倍氯米松、布地奈德、氟替卡松等,根据病情,吸入剂量 200~1 000 μg/d。不良反应为口咽部念珠菌感染、声音嘶哑或呼吸道不适,喷药后用清水漱口可减轻局部反应和胃肠吸收。与长效 β_2 受体激动剂合用增加其抗炎作用,减少吸入激素用量。

常用的口服剂有泼尼松和泼尼松龙。用于吸入糖皮质激素无效或需要短期加强的患者。30~40 mg/d,症状缓解后逐渐减量,然后停用或改为吸入剂。

重度及危重哮喘发作应静脉给药,如氢化可的松 100~400 mg/d,或地塞米松 10~30 mg/d,或甲泼尼龙 80~160 mg/d,症状缓解后逐渐减量,然后改为口服或吸入维持。

(2)色苷酸钠:能抑制肥大细胞释放递质,还能直接抑制神经反射性支气管痉挛。主要用于预防哮喘发作,雾化吸入 3.5~7 mg,或干粉吸入 20 mg,每天 3~4 次。

(3)酮替酚:是 H_1 受体拮抗剂,具有抑制肥大细胞和嗜碱性粒细胞释放生物活性物质的作用。对过敏性、运动性哮喘均有效。每次 1 mg,日服 2 次。也可选用新一代 H_1 受体拮抗剂如阿司咪唑、曲尼斯特、氯雷他定等。不良反应可有倦怠、胃肠道反应、嗜睡、眩晕等。

(4)白三烯拮抗剂:白三烯在气道炎症中起重要作用,它不仅能使气道平滑肌收缩,还能促进嗜酸性粒细胞积聚,使黏液分泌增加,气道血浆渗出。白三烯拮抗剂可减少哮喘的发作,减少支气管扩张剂的应用,与糖皮质激素合用具有协同抗炎效应。临床常用的有扎鲁司特 20 mg,每天 2 次,或孟鲁司特 10 mg,每天 1 次。

(三)重度及危重哮喘的处理

哮喘不能控制,进行性加重往往有下列因素存在如变应原持续存在、呼吸道感染未能控制、痰栓阻塞气道、酸碱平衡失调和电解质紊乱,并发肺不张或自发性气胸等,应详细分析分别对症处理,同时采取综合治疗措施。

(1)氧疗注意气道湿化。

(2)迅速解除支气管痉挛,静脉滴注氨茶碱、糖皮质激素,雾化吸入 β_2 受体激动剂,也可配合雾化吸入抗胆碱药,口服白三烯拮抗剂。

(3)积极控制感染选用有效抗菌药物。

(4)补液、纠正酸碱失衡及电解质紊乱。

(5)如有并发症如气胸、纵隔气肿、肺不张等,参照有关章节处理。

(6)上述措施仍不能纠正缺氧加重时,进行机械通气。

(四)缓解期治疗

制止哮喘发作最好的办法就是预防,因此在缓解期应根据病情程度制定长期控制计划。

(1)间歇性哮喘患者在运动前或暴露于变应原前吸入 β_2 受体激动剂或色苷酸钠,或者用吸入型抗胆碱能药物或短效茶碱作为吸入型短效 β_2 受体激动剂的替代药物。

(2)轻度哮喘患者需长期每天用药。基本的治疗是抗感染治疗。每天定量吸入小剂量糖皮质激素($\leqslant 500\ \mu g/d$),也可加用缓释茶碱或 β_2 受体激动剂。

(3)中度哮喘患者吸入型糖皮质激素量应该每天 $500\sim 1\ 000\ \mu g$,同时加用缓释茶碱、长效 β_2 受体激动剂。效果不佳时可改为口服糖皮质激素,哮喘控制后改为吸入。

(4)重度哮喘发作患者治疗需要每天使用多种长期预防药物。糖皮质激素每天 $>1\ 000\ \mu g$,联合吸入长效口服 β_2 受体激动剂、茶碱缓释片、白三烯拮抗剂或吸入型抗胆碱药。症状不能控制者加用糖皮质激素片剂。

以上方案为基本原则,还应根据每个地区和个人不同情况制定治疗方案。每 $3\sim 6$ 个月对病情进行一次评估,然后再根据病情调整治疗方案,或升级或降级治疗。

九、哮喘的教育与管理

实践表明哮喘患者的教育和管理是哮喘防治工作中十分重要的组成部分。通过哮喘教育可以显著地提高哮喘患者对于疾病的认识,更好地配合治疗和预防,提高患者防治依从性,达到减少哮喘发作,维持长期稳定,提高生活质量,并减少医疗经费开支的目的。通过教育使患者了解或掌握以下内容:①相信通过长期、规范的治疗,可以有效地控制哮喘;②了解诱发哮喘的各种因素,结合每位患者的具体情况,找出具体的促(诱)发因素以及避免诱因的方法,如减少变应原吸入,避免剧烈运动,忌用可以诱发哮喘的药物等;③初步了解哮喘的本质和发病机制;④熟悉哮喘发作先兆表现及相应处理办法;⑤了解峰流速仪的测定和记录方法,并鼓励记录哮喘日记;⑥学会在哮喘发作时进行简单的紧急自我处理办法;⑦初步了解常用的治疗哮喘药物的作用特点、正确用法,并了解各种药物的不良反应及如何减少、避免这些不良反应;⑧正确掌握使用各种定量雾化吸入器的技术;⑨根据病情程度医患双方联合制订初步治疗方案;⑩认识哮喘加重恶化的征象以及知道此时应采取的相应行动;⑪知道什么情况下应去医院就诊或看急诊;⑫了解心理因素在哮喘发病和治疗中的作用,掌握必要的心理调适技术。

在此基础上采取一切必要措施对患者进行长期系统管理,定期强化有关哮喘规范治疗的内容,提高哮喘患者对哮喘的认识水平和防治哮喘的技能,重点是定量气雾剂吸入技术以及落实环境控制措施,定期评估病情和治疗效果。提高哮喘患者对医护人员的信任度,改善哮喘患者防治疾病的依从性。

根据《GINA》,成功的哮喘管理目标是:①达到并维持哮喘症状的控制;②保持正常活动,包括运动;③保持肺功能尽可能接近正常水平;④预防哮喘急性发作;⑤避免药物不良反应;⑥预防哮喘导致的死亡。

(曹洪涛)

第六节 肺 炎

一、葡萄球菌肺炎

(一)定义

葡萄球菌肺炎是致病性葡萄球菌引起的急性化脓性肺部炎症,主要为原发性(吸入性)金黄色葡萄球菌肺炎和继发性(血源性)金黄色葡萄球菌肺炎。临床上化脓坏死倾向明显,病情严重,细菌耐药率高,预后多较凶险。

(二)易感人群和传播途径

多见于儿童和年老体弱者,尤其是长期应用糖皮质激素、抗肿瘤药物及其他免疫抑制剂者、慢性消耗性疾病患者,如糖尿病、恶性肿瘤、再生障碍性贫血、严重肝病、急性呼吸道感染和长期应用抗生素的患者。金黄色葡萄球菌肺炎的传染源主要有葡萄球菌感染病灶,特别是感染医院内耐药菌株的患者,其次为带菌者。主要通过接触和空气传播,医务人员的手、诊疗器械、患者的生活用品及铺床、换被褥都可能是院内交叉感染的主要途径。细菌可以通过呼吸道吸入或血源播散导致肺炎。目前因介入治疗的广泛开展和各种导管的应用,为表皮葡萄球菌的入侵提供了更多的机会,其在院内感染性肺炎中的比例也在提高。

(三)病因

葡萄球菌为革兰阳性球菌,兼性厌氧,分为金黄色葡萄球菌、表皮葡萄球菌、腐生葡萄球菌,其中金黄色葡萄球菌致病性最强。血浆凝固酶可以使纤维蛋白原转变成纤维蛋白,后者包绕于菌体表面,从而逃避白细胞的吞噬,与细菌的致病性密切相关。凝固酶阳性的细菌,如金黄色葡萄球菌,凝固酶阴性的细菌,如表皮葡萄球菌、腐生葡萄球菌。但抗甲氧西林金黄色葡萄球菌(MRSA)和抗甲氧西林凝固酶阴性葡萄球菌(MRSCN)的感染日益增多,同时对多种抗生素耐药,包括喹诺酮类、大环内酯类、四环素类、氨基糖苷类等。近年来,国外还出现了耐万古霉素金黄色葡萄球菌(VRSA)的报道。目前 MRSA 分为两类,分别是医院获得性 MRSA(HA-MRSA)和社区获得性 MRSA(CA-MRSA)。

(四)诊断

1.临床表现

(1)多数急性起病,血行播散者常有皮肤疖痈史,皮肤黏膜烧伤、裂伤、破损,一些患者有金黄色葡萄球菌败血症病史,部分患者找不到原发灶。

(2)通常全身中毒症状突出,衰弱、乏力、大汗、全身关节肌肉酸痛、急起高热、寒战、咳嗽,由咳黄脓痰演变为脓血痰或粉红色乳样痰、无臭味儿,胸痛和呼吸困难进行性加重、发绀,重者甚至出现呼吸窘迫及血压下降、少尿等末梢循环衰竭的表现。少部分患者肺炎症状不典型,可亚急性起病。

(3)血行播散引起者早期以中毒性表现为主,呼吸道症状不明显。有时虽无严重的呼吸系统症状和高热,而患者已发生中毒性休克,出现少尿、血压下降。

(4)早期呼吸道体征轻微与其严重的全身中毒症状不相称是其特点之一,不同病情及病期体征不同,典型大片实变少见,如有则病侧呼吸运动减弱,局部叩诊浊音,可闻及管样呼吸音。有时可闻及湿啰音,双侧或单侧。合并脓胸、脓气胸时,视程度不同可有相应的体征。部分患者可有肺外感染灶、皮疹等。

(5)社区获得性肺炎中,若出现以下情况需要高度怀疑 CA-MRSA 的可能:流感样前驱症状;严重的呼吸道症状伴迅速进展的肺炎,并发展为 ARDS;体温超过 39 ℃;咯血;低血压;白细胞计数降低;X 线显示多叶浸润阴影伴空洞;近期接触 CA-MRSA 的患者;属于 CA-MRSA 寄殖群体;近 6 个月来家庭成员中有皮肤脓肿或疖肿的病史。

2.实验室及辅助检查

外周血白细胞在 $20\times10^9/L$ 左右,可高达 $50\times10^9/L$,重症者白细胞可低于正常。中性粒细胞数增高,有中毒颗粒、核左移现象。血行播散者血培养阳性率可达50%。原发吸入者阳性率低。痰涂片革兰染色可见大量成堆的葡萄球菌和脓细胞,白细胞内见到球菌有诊断价值。普通痰培养阳性有助于诊断,但有假阳性,通过保护性毛刷采样定量培养,细菌数量$>10^3$ cfu/mL时几乎没有假阳性。

血清胞壁酸抗体测定对早期诊断有帮助,血清滴度$\geqslant 1 : 4$为阳性,特异性较高。

3.影像学检查

肺浸润、肺脓肿、肺气囊肿和脓胸、脓气胸是金黄色葡萄球菌感染的四大X线征象,在不同类型和不同病期以不同的组合表现。早期病变发展,金黄色葡萄球菌最常见的胸片异常是支气管肺炎伴或不伴脓肿形成或胸腔积液。原发性感染者早期胸部X线表现为大片絮状、密度不均的阴影,可呈节段或大叶分布,也呈小叶样浸润,病变短期内变化大,可出现空洞或蜂窝状透亮区,或在阴影周围出现大小不等的气肿大泡。血源性感染者的胸部X线表现呈两肺多发斑片状或团块状阴影或多发性小液平空洞。

(五)鉴别诊断

1.其他细菌性肺炎

如流感嗜血杆菌、克雷伯杆菌、肺炎链球菌引起的肺炎,典型者可通过发病年龄、起病急缓、痰的颜色、痰涂片、胸部X线等检查加以初步鉴别。各型不典型肺炎的临床鉴别较困难,最终的鉴别均需病原学检查。

2.肺结核

上叶金黄色葡萄球菌肺炎易与肺结核混淆,尤其是干酪性肺炎,也有高热、畏寒、大汗、咳嗽、胸痛,胸部X线也有相似之处,还应与发生在下叶的不典型肺结核鉴别,通过仔细询问病史及相关的实验室检查大多可以区别,还可以观察治疗反应帮助诊断。

(六)治疗

1.对症治疗

休息、祛痰、吸氧、物理或化学降温、合理饮食、防止脱水和电解质紊乱,保护重要脏器功能。

2.抗菌治疗

(1)经验性治疗:治疗的关键是尽早选用敏感有效的抗生素,防止并发症。可根据金黄色葡萄球菌感染的来源(社区还是医院)和本地区近期药敏资料选择抗生素。社区获得性感染考虑为金黄色葡萄球菌感染,不宜选用青霉素,应选用苯唑西林和头孢唑林等第一代头孢菌素,若效果欠佳,在进一步病原学检查时可换用糖肽类抗生素治疗。怀疑医院获得性金黄色葡萄球菌肺炎,则首选糖肽类抗生素。经验性治疗中,尽可能获得病原学结果,根据药敏结果修改治疗方案。

(2)针对病原菌治疗:治疗应依据痰培养及药物敏感试验结果选择抗生素。对青霉素敏感株,首选大剂量青霉素治疗,过敏者,可选大环内酯类、克林霉素、半合成四环素类、SMZco或第一代头孢菌素。甲氧西林敏感的产青霉素酶菌仍以耐酶半合成青霉素治疗为主,如甲氧西林、苯唑西林、氯唑西林,也可选头孢菌素(第一代或第二代头孢菌素)。对MRSA和MRSCN首选糖肽类抗生素。①万古霉素:$1\sim 2$ g/d,(或去甲万古霉素1.6 g/d),但要将其血药浓度控制在20 μg/mL以下,防止其耳、肾毒性的发生。②替考拉宁:0.4 g,首3剂每12小时1次,以后维持剂量为0.4 g/d,肾功能不全者应调整剂量。疗程不少于3周。MRSA、MRSCN还可选择利奈唑胺,(静脉或口服)一次600 mg,每12小时1次,疗程10~14天。

3.治疗并发症

如并发脓胸或脓气胸时可行闭式引流,抗感染时间可延至8~12周。合并脑膜炎时,最好选用脂溶性强的抗生素,如头孢他啶、头孢哌酮、万古霉素及阿米卡星等,疗程要长。

4.其他治疗

避免应用可导致白细胞减少的药物和糖皮质激素。

(七)临床路径

(1)详细询问近期有无皮肤感染、中耳炎、进行介入性检查或治疗,有无慢性肝肾疾病、糖尿病病史,是否接受放化疗或免疫抑制剂治疗。了解起病急缓、痰的性状及演变,有无胸痛、呼吸困难、程度及全身中毒症状,尤应注意高热、全身中毒症状明显与呼吸系统症状不匹配者。

(2)体检要注意生命体征,皮肤黏膜有无感染灶和皮疹,肺部是否有实变体征,还要仔细检查心脏有无新的杂音。

(3)进行必要的辅助检查,包括血常规、血培养(发热时)、痰的涂片和培养(用抗生素之前)、胸部 X 线检查,并动态观察胸部影像学变化,必要时可行支气管镜检查及局部灌洗。

(4)处理:应用有效的抗感染治疗,加强对症支持,防止并积极治疗并发症。

(5)预防:增强体质,防止流感,可进行疫苗注射。彻底治疗皮肤及深部组织的感染,加强年老体弱者的营养支持,隔离患者和易感者,严格抗生素的使用规则,规范院内各项操作及消毒制度,减少交叉感染。

二、病毒性肺炎

病毒性肺炎是由不同种类病毒侵犯肺脏引起的肺部炎症,通常是由于上呼吸道病毒感染向下呼吸道蔓延所致。临床主要表现为发热、头痛、全身酸痛、干咳等。本病一年四季均可发生,但冬春季更为多见。肺炎的发生除与病毒的毒力、感染途径及感染数量有关外,还与宿主年龄、呼吸道局部和全身免疫功能状态有关。通常小儿发病率高于成人,婴幼儿发病率高于年长儿童。据报道在非细菌性肺炎中病毒性肺炎占25%~50%,婴幼儿肺炎中约60%为病毒性肺炎。

(一)流行病学

罹患各种病毒感染的患者为主要传染源,通常以空气飞沫传播为主,患者和隐性感染者说话、咳嗽、打喷嚏时可将病毒播散到空气中,易感者吸入后即可被感染。其次通过被污染的食具、玩具及与患者直接接触也可引起传播。粪-口传播仅见于肠道病毒。此外,也可以通过输血和器官移植途径传播,在新生儿和婴幼儿中母婴间的垂直传播也是一条重要途径。

病毒性肺炎以婴幼儿和老年人多见,流感病毒性肺炎则好发于原有心肺疾病和慢性消耗性疾病患者。某些免疫功能低下者,如艾滋病患者、器官移植者、肿瘤患者接受大剂量免疫抑制剂、细胞毒药物及放射治疗时,病毒性肺炎的发生率明显升高。据报道骨髓移植患者中约50%可发生弥漫性间质性肺炎,其中约半数为巨细胞病毒(CMV)所致。肾移植患者中约30%发生 CMV 感染,其中40%为 CMV 肺炎。

病毒性肺炎一年四季均可发生,但以冬春季节为多,流行方式多表现为散发或暴发。一般认为,在引起肺炎的病毒中以流感病毒最多见。根据近年来我国北京、上海、广州、河北、新疆等地区病原学监测,小儿下呼吸道感染中腺病毒和呼吸道合胞病毒引起者分别占第1、2位。北方地区发病率普遍高于南方,病情也比较严重。此外,近年来随着器官移植的广泛开展,CMV 肺炎的发生率有明显增高趋势。

(二)病因

1.流感病毒

流感病毒属正黏液病毒科,系单股 RNA 类病毒,有甲、乙、丙 3 型,流感病毒性肺炎多由甲型流感病毒引起,由乙型和丙型引起者较少。甲型流感病毒抗原变异比较常见,主要是血凝素和神经氨酸酶的变异。当抗原转变产生新的亚型时可引起大流行。

2.腺病毒

腺病毒为无包膜的双链 DNA 病毒,主要在细胞核内繁殖,耐湿、耐酸、耐脂溶剂能力较强。现已分离出 41 个与人类有关的血清型,其中容易引起肺炎的有 3、4、7、11、14 和 21 型。我国以 3、7 型最为多见。

3.呼吸道合胞病毒(RSV)

RSV 系具有包膜的单股 RNA 病毒,属副黏液病毒科肺病毒属,仅 1 个血清型。RSV 极不稳定,室温中两天内效价下降 100 倍,为下呼吸道感染的重要病原体。

4.副流感病毒

副流感病毒属副黏液病毒科,与流感病毒一样表面有血凝素和神经氨酸酶。与人类相关的副流感病毒分为 1、2、3、4 四型,其中 4 型又分为 A、B 两个亚型。在原代猴肾细胞或原代人胚肾细胞培养中可分离出本病毒。近年来,在我国北京和南方一些地区调查结果表明引起婴幼儿病毒性肺炎的病原体排序中副流感病毒仅次于合胞病毒和腺病毒,居第 3 位。

5.麻疹病毒

麻疹病毒属副黏液病毒科,仅有 1 个血清型。电镜下呈球形或多形性。外壳小突起中含血凝素,但无神经氨酸酶,故与其他副黏液病毒不同。该病毒在人胚和猴肾细胞中培养 5～10 天后可出现多核巨细胞和核内包涵体。本病毒经上呼吸道和眼结膜侵入人体引起麻疹。肺炎是麻疹最常见的并发症,也是引起麻疹患儿死亡的主要原因。

6.水痘-带状疱疹病毒(VZV)

VZV 为双链 DNA 病毒,属疱疹病毒科,仅对人有传染性。其在外界环境中生存力很弱,可被乙醚灭活。该病毒在被感染的细胞核内增生,存在于患者疱疹的疱浆、血液及口腔分泌物中。接种人胚羊膜等组织内可产生特异性细胞病变,在细胞核内形成包涵体。成人水痘患者发生水痘肺炎的较多。

7.鼻病毒

鼻病毒属微小核糖核酸病毒群,为无包膜单股 RNA 病毒,已发现 100 多个血清型。鼻病毒是人类普通感冒的主要病原,也可引起下呼吸道感染。

8.巨细胞病毒(CMV)

CMV 属疱疹病毒科,系在宿主细胞核内复制的 DNA 病毒。CMV 具有很强的种族特异性。人的 CMV 只感染人。CMV 通常是条件致病源。除可引起肺炎外还可引起全身其他脏器感染。

此外,EB 病毒、冠状病毒及柯萨奇病毒、埃可病毒等也可引起肺炎,只是较少见。

(三)发病机制与病理

病毒性肺炎通常是由于上呼吸道病毒感染向下蔓延累及肺脏的结果。正常人群感染病毒后并不一定发生肺炎,只有在呼吸道局部或全身免疫功能低下时才会发病。上呼吸道发生病毒感染时常损伤上呼吸道黏膜,屏障和防御功能下降,造成下呼吸道感染,甚至引起细菌性肺炎。

单纯病毒性肺炎的主要病理改变为细支气管及其周围炎和间质性肺炎。细支气管病变包括上皮破坏、黏膜下水肿,管壁和管周可见以淋巴细胞为主的炎性细胞浸润,在肺泡壁和肺泡间隔的结缔组织中有单核细胞浸润,肺泡水肿,被覆着含有蛋白和纤维蛋白的透明膜,使肺泡内气体弥散距离增大。严重时出现以细支气管为中心的肺泡组织片状坏死,在坏死组织周边可见包涵体。在由合胞病毒、麻疹病毒、CMV 引起的肺炎患者的肺泡腔内还可见到散在的多核巨细胞。腺病毒性肺炎患者常可出现肺实变,以左下叶最多见,实质以外的肺组织可有明显过度充气。

继发细菌性肺炎时肺泡腔可见大量的以中性粒细胞为主的炎性细胞浸润。严重者可形成小脓肿,或形成纤维条索性、化脓性胸膜炎及广泛性出血。

(四)临床表现

病毒性肺炎通常起病缓慢,绝大部分患者开始时均有咽干、咽痛,其后打喷嚏、鼻塞、流涕、发热、头痛、食欲减退、全身酸痛等上呼吸道感染症状,病变进一步向下发展累及肺脏发生肺炎时则表现为咳嗽,多为阵发性干咳,并有气急、胸痛、持续高热。此时体征尚不明显,有时可在下肺区闻及细湿啰音。病程多为 2 周左右,病情较轻。婴幼儿及免疫缺陷者罹患病毒性肺炎时病情多比较严重,除肺炎的一般表现外,还多有持续高热、剧烈咳嗽、血痰、气促、呼吸困难,发绀、心悸等。体检可见三凹征和鼻翼翕动。在肺部可闻及广泛的干、湿性啰音和哮鸣音,也可出现急性呼吸窘迫综合征(ARDS)、心力衰竭、急性肾衰竭、休克。胸部 X 线检查主要为间质性肺炎,两肺呈网状阴影,肺纹理增粗、模糊。严重者两肺中下野可见弥漫性结节性浸润,但大叶性实变少见。胸部 X 线改变多在 2 周后逐渐消退,有时可遗留散在的结节状钙化影。

流感病毒性肺炎多见于流感流行时,慢性心肺疾病患者及孕妇为易感人群。起病前流感症状明显,多有高热,呼吸道症状突出,病情多比较严重,病程达 3~4 周,病死率较高。腺病毒感染所致肺炎表现突然高热,体温达 39~40 ℃,呈稽留热,热程较长。约半数患者出现呕吐、腹胀、腹泻,可能与腺病毒在肠道内繁殖有关。合胞病毒性肺炎绝大部分为 2 岁以内儿童,多有一过性高热,喘憋症状明显。麻疹病毒性肺炎为麻疹并发症,起病初期多有上呼吸道感染症状,典型者表现为起病 2~3 天后,首先在口腔黏膜出现麻疹斑,1~2 天后从耳后发际开始出皮疹,以后迅速扩展到颜面、颈部、躯干、四肢。麻疹肺炎可发生于麻疹的各个病期,但以出疹后一周内最多见。因此在患儿发疹期,尤其是疹后期发热持续不退,或退热后又发热,同时呼吸道症状加重,肺部出现干湿性啰音,提示继发肺炎。水痘是由水痘-带状疱疹病毒引起的一种以全身皮肤水疱疹为主要表现的急性传染病。成人水痘并发肺炎较为常见。原有慢性疾病和(或)免疫功能低下者水痘并发肺炎的机会多。水痘肺炎多发生于水痘出疹后 1~6 天,高热、咳嗽、血痰,两肺可闻及湿啰音和哮鸣音,很少有肺实变。

(五)实验室检查

1.血液及痰液检查

病毒性肺炎患者白细胞总数一般多正常,也可降低,红细胞沉降率往往正常。继发细菌感染时白细胞总数增多和中性粒细胞增高。痰涂片所见的白细胞以单核细胞为主,痰培养多无致病细菌生长。

2.病原学检查

(1)病毒分离:由于合胞病毒、流感病毒、单纯疱疹病毒等对外界温度特别敏感,故发病后应尽早用鼻咽拭子取材,或收集鼻咽部冲洗液、下呼吸道分泌物,取材后放置冰壶内尽快送到实验室。如有可能最好床边接种标本,通过鸡胚接种、人胚气管培养等方法分离病毒。上述方法可靠、重复性好、特异性强,但操作烦琐费时,对急性期诊断意义不大。但对流行病学具有重要作用。

(2)血清学检查:血清学诊断技术包括补体结合试验、中和试验和血凝抑制试验等。比较急性期和恢复期双份血清抗体滴度,效价升高 4 倍或 4 倍以上即可确诊。本法主要为回顾性诊断,不适合早期诊断。采用急性期单份血清检测合胞病毒、副流感病毒的特异性 IgM 抗体,其敏感性和特异性比较高,可作为早期诊断指标。

(3)特异性快速诊断:①电镜技术用于合胞病毒、副流感病毒、单纯疱疹病毒及腺病毒之诊断。由于检查耗时、技术复杂、费用昂贵,难以推广使用。②免疫荧光技术敏感性和特异性均与组织培养相近。其合胞病毒抗原检测的诊断准确率达 70%～98.9%,具有快速、简便、敏感、特异性高等特点。③酶联免疫吸附试验及酶标组化法广泛用于检测呼吸道病毒抗原,既快速又简便。

4.包涵体检测

CMV 感染时可在呼吸道分泌物,包括支气管肺泡灌洗液和经支气管肺活检标本中发现嗜酸粒细胞核内和胞质内含包涵体的巨细胞,可确诊。

(六)诊断

病毒性肺炎的诊断主要依据是其临床表现及相关实验室检查。由于各型病毒性肺炎缺乏明显的特征,因而最后确诊往往需要凭借病原学检查结果。当然某些病毒原发感染的典型表现,如麻疹早期颊黏膜上的麻疹斑、水痘时典型皮疹均可为诊断提供重要依据。

(七)鉴别诊断

主要需与细菌性肺炎进行鉴别。病毒性肺炎多见于小儿,常有流行,发病前多有上呼吸道感染和全身不适等前驱表现,外周血白细胞总数正常或偏低,分类中性粒细胞不高。而细菌性肺炎以成人多见,无流行性,白细胞总数及中性粒细胞明显增高。X 线检查时病毒性肺炎以间质性肺炎为主,肺纹理增粗,而细菌性肺炎多以某一肺叶或肺段病变为主,显示密度均匀的片状阴影。中性粒细胞碱性磷酸酶试验、四唑氮盐还原试验、C 反应蛋白水平测定以及疫苗培养和病毒学检查均有助于两种肺炎的鉴别。需要注意的是呼吸道病毒感染基础上容易继发肺部细菌感染,其中以肺炎链球菌、金黄色葡萄球菌、流感嗜血杆菌及溶血性链球菌为多见,通常多发生于原有病毒感染热退 1～4 天后患者再度畏寒、发热,呼吸道症状加剧,咳嗽、咳黄痰、全身中毒症状明显。

此外病毒性肺炎尚需与病毒性上呼吸道感染、急性支气管炎、支原体肺炎、衣原体肺炎和某些传染病的早期进行鉴别。

(八)治疗

目前缺少特效抗病毒药物,因而仍以对症治疗为主。

1.一般治疗

退热、止咳、祛痰、维持呼吸道通畅、给氧,纠正水和电解质、酸碱失衡。

2.抗病毒药物

金刚烷胺,成人 0.1 g,每天 2 次;小儿酌减,连服 3～5 天。早期应用对防治甲型流感有一定效果。利巴韦林对合胞病毒、腺病毒及流感病毒性肺炎均有一定疗效,每天用量为 10 mg/kg,口服或肌内注射。近来提倡气道内给药。年龄<2 岁者每次 10 mg,2 岁以上的每次 20～30 mg,溶于 30 mL 蒸馏水内雾化吸入,每天2 次,连续 5～7 天。由 CMV、疱疹病毒引起的肺炎患者可用阿昔洛韦、阿糖腺苷等治疗。

3.生物制剂

有报道肌内注射 γ-干扰素治疗小儿呼吸道病毒感染,退热快、体征恢复迅速、缩短疗程、无明显不良反应。雾化吸入从初乳中提取的 SIgA 治疗婴幼儿 RSV 感染也取得良好效果。此外还可试用胸腺素、转移因子等制剂。继发细菌性肺炎时应给予敏感的抗生素。

(九)预后

大多数病毒性肺炎预后良好,无后遗症。但是如系流感后发生重症肺炎,或年老体弱、原有慢性病者感染病毒性肺炎后易继发细菌性肺炎,预后较差。另外 CMV 感染者治疗也颇为棘手。

(十)预防

接种流感疫苗、水痘疫苗和麻疹疫苗对于预防相应病毒感染有一定效果,但免疫功能低下者禁用麻疹减毒活疫苗。口服 3、4、7 型腺病毒减毒活疫苗对预防腺病毒性肺炎有一定效果。早期较大剂量注射丙种球蛋白对于麻疹和水痘的发病有一定预防作用。应用含高滴度 CMV 抗体免疫球蛋白被动免疫对预防 CMV 肺炎也有一定作用。对于流感病毒性肺炎、CMV 肺炎、水痘疱疹病毒性肺炎患者应予隔离,减少交叉感染。

三、肺炎支原体肺炎

(一)定义

肺炎支原体肺炎是由肺炎支原体引起的急性呼吸道感染和肺部炎症,即"原发性非典型肺炎",占社区获得性肺炎的 15%～30%。

(二)病因

支原体是介于细菌与病毒之间能独立生活的最小微生物,无细胞壁,仅有 3 层膜组成细胞膜,共有30 余种,部分可寄生于人体,但不致病,至目前为止,仅肯定肺炎支原体能引起呼吸道病变。当其进入下呼吸道后,一般并不侵入肺泡内,当存在超免疫反应时,可导致肺炎和神经系统、心脏损害。

(三)诊断

1.临床表现

(1)病史:本病潜伏期 2～3 周,儿童、青年发病率高,以秋冬季为多发,以散发为主,多由患者急性期飞沫经呼吸道吸入而感染。

(2)症状:起病较细菌性肺炎和病毒性肺炎缓慢,约半数患者并无症状。典型肺炎表现者仅占 10%,还可以咽炎、支气管炎、大泡性耳鼓膜炎形式出现。开始表现为上呼喊道感染症状,咳嗽、头痛、咽痛、低热继之出现中度发热,顽固的刺激性咳嗽常为突出表现,也可有少量黏痰或少量脓性痰。

(3)体征:胸部体检可无胸部体征或仅有少许湿啰音。其临床症状轻,体征轻于胸部 X 线表现是其特点之一。

(4)肺外表现:极少数患者可伴发肺外其他系统的病变,出现胃肠炎、溶血性贫血、心肌炎、心包炎、肝炎。少数还伴发周围神经炎、脑膜炎以及小脑共济失调等神经系统症状。

本病的症状一般较轻,发热持续 1～3 周,咳嗽可延长至 4 周或更久始消失。极少数伴有肺外严重并发症时可能引起死亡。

2.胸部 X 线表现

胸片表现多样化,但无特异性,肺部浸润多呈斑片状或均匀的模糊阴影,中、下肺野明显,有时呈网状、云雾状、粟粒状或间质浸润,严重者中、下肺结节影,少数病例可有胸腔积液。

3.实验室检查

血常规显示白细胞总数正常或轻度增加,以淋巴细胞为主。红细胞沉降率加快。痰、鼻分泌物和咽拭子培养可获肺炎支原体,但检出率较低。目前诊断主要靠血清学检查。可通过补体结合试验、免疫荧光试验、酶联免疫吸附试验测定血清中特异性抗体。补体结合抗体于起病 10 天后出现,在恢复期滴度高于或>1:64,抗体滴度呈 4 倍增长对诊断有意义。应用免疫荧光技术、核酸探针及 PCR 技术直接检测抗原有更高的敏感性、特异性及快速性。

(四)诊断依据

肺炎支原体肺炎的诊断需结合临床症状、胸部影像学检查和实验室资料确诊。

(五)鉴别诊断

1.病毒性肺炎

发病以冬春季节多见。免疫力低下的儿童和老年人是易感人群。不同病毒可有其特征性表现。麻疹病毒所致口腔黏膜斑,从耳后开始逐渐波及全身的皮疹。疱疹病毒性肺炎可同时伴发有皮肤疱疹。巨细胞病毒所致伴有迁移性关节痛,肌肉痛的发热。本病肺实变体征少见,这种症状重而体征少胸部 X 线表现轻不对称性是病毒性肺炎的特点之一。用抗生素治疗无效。确诊有赖于病原学和血清学检查。

2.肺炎球菌肺炎

起病急骤,先有寒战,继之高热,体温可达 39~41 ℃,多为稽留热,早期有干咳,渐有少量黏痰、脓性痰或典型的铁锈色痰。常有肺实变体征或胸部 X 线改变,痰中可查到肺炎链球菌。

3.军团菌肺炎

本病多发生在夏秋季,中老年发病多,暴发性流行,持续性高热,发热约半数超过 40 ℃,1/3有相对缓脉。呼吸系统症状相对较少,而精神神经系统症状较多,约 1/3 患者出现嗜睡、神志模糊、谵语、昏迷、痴呆、焦虑、惊厥、定向障碍、抑郁、幻觉、失眠、健忘、言语障碍、步态失常等。早期部分患者有早期消化道症状,尤其是水样腹泻。从痰、胸液、血液中可直接分离出军团菌,血清学检查有助于诊断。

4.肺结核

起病缓慢,有结核接触史,病变位于上肺野,短期内不消失,痰中可查到结核杆菌,红霉素治疗无效。

(六)治疗

(1)抗感染治疗:支原体肺炎主要应用大环内酯类抗生素,红霉素为首选,剂量为 1.5~2.0 g/d,分 3~4 次服用,或用交沙霉素 1.2~1.8 g/d,克拉霉素 0.5 g/次,2 次/天,疗程 10~14 天。新型大环内酯类抗生素,如克拉霉素和阿奇霉素对肺炎支原体感染效果良好。克拉霉素 0.5 g,2 次/天;阿奇霉素第 1 天 0.5 g 后 4 天每次 0.25 g,1 次/天。也可应用氟喹诺酮类抗菌药物,如氧氟沙星、环丙沙星或左氧氟沙星等;病情重者可静脉给药,但不宜用于 18 岁以下的患者和孕妇。

(2)对症和支持:如镇咳和雾化吸入治疗。

(3)出现严重肺外并发症,应给予相应处理。

四、衣原体肺炎

衣原体是一组专性细胞内寄生物。目前已发现衣原体有 4 个种:沙眼衣原体、鹦鹉热衣原体、肺炎衣原体和牲畜衣原体。其中与肺部感染关系最大的是鹦鹉热衣原体和肺炎衣原体,下面分别介绍由这两种衣原体引起的肺炎。

(一)鹦鹉热肺炎

鹦鹉热是由鹦鹉热衣原体引起的急性传染病。这种衣原体寄生于鹦鹉、鸽、鸡、野鸡、火鸡、鸭、鹅、孔雀等百余种鸟类体内。由于最先是在鹦鹉体内发现的,并且是最常见的宿主,故得此名。

病原体吸入后首先在呼吸道局部的单核、巨噬细胞系统中繁殖,之后经血液循环播散到肺内及其他器官。肺内病变常位于肺门,并向外周扩散引起小叶性和间质性肺炎,以下垂部位的肺叶、肺段为主。早期肺泡内充满中性粒细胞及渗出液,其后为单核细胞。病变部位可发生突变、小量出血,严重时发生肺组织坏死,或者黏稠的明胶样黏液分泌物阻塞支气管引起严重缺氧。此外本病也可累及肝、脾、心、肾、消化道和脑、脑膜。

1.临床表现

本病潜伏期多为 7～15 天。起病多隐袭。少数无症状,起病轻者如流感样,中重度者急性起病,寒战、高热,第一周体温可高达 40 ℃。头痛、乏力、肌肉痛、关节痛、畏光、鼻出血。1 周之后咳嗽、少量黏痰,重症者出现精神症状,如嗜睡、谵妄、木僵、抽搐,并出现缺氧、呼吸窘迫。此外还可出现一些消化道症状,如食欲下降、恶心、呕吐、腹痛。主要体征:轻症者只有咽部充血;中、重度者出现类似伤寒的玫瑰疹,相对缓脉,肺部可闻及湿啰音;重症者可出现肺实变体征,此外还可出现黄疸、肝脾肿大、浅表淋巴结肿大。

2.辅助检查

血白细胞多正常,红细胞沉降率增快。将患者血及支气管分泌物接种到鸡胚、小白鼠或组织培养液中,可分离到衣原体。特异性补体结合试验或凝集试验呈阳性,急性期与恢复期(发病后 2～3 周)双份血清补体试验滴度增加 4 倍有诊断意义。X 线检查显示从肺门向外周放射状浸润病灶,下叶为多,呈弥漫性支气管肺炎或间质性肺炎表现,偶见粟粒样结节或实变影,偶有少量胸腔积液。

3.诊断与鉴别诊断

参照禽类接触史、症状、体征、辅助检查结果进行诊断。由于本病临床表现、胸部 X 线检查无特异性,故应注意与各种病毒性肺炎、细菌性肺炎、真菌性肺炎以及伤寒、布氏杆菌病、传染性单核细胞增多症区别。

4.治疗

四环素 2～3 g/d,分 4～6 次口服,连服 2 周,或退热后再继续服 10 天。必要时吸氧及其他对症处理,重症者可给予支持疗法。如发生急性呼吸窘迫综合征(ARDS),应迅速采取相应措施。

5.预后

轻者可自愈。重症未经治疗者病死率可达 20%～40%,近年来应用抗生素治疗后病死率明显下降到 1%。

(二)肺炎衣原体肺炎

肺炎衣原体目前已经成为社区获得性肺炎的第 3 或第 4 位最常见的致病菌,在社区获得性肺炎住院患者中由肺炎衣原体致病的占 6%～10%。研究发现肺炎衣原体感染流行未找到鸟类引起传播的证据,提示肺炎衣原体是一种人类致病源,属于人-人传播,可能主要是通过呼吸道的飞沫传染,无症状携带者和长期排菌状态者(有时可长达 1 年)可促进传播。该病潜伏期 10～65 天。年老体弱、营养不良、COPD、免疫功能低下者易被感染。据报道近一半的人一生中感染过肺炎衣原体。肺炎衣原体易感性与年龄有关,儿童抗体检出率较低,5 岁者抗体检出率<5％,10 岁时<10％,而青少年时期迅速升高达30％～40％,中老年检出率仍高达 50％。有人报道肺炎衣原体感染分布呈双峰型,第 1 峰在 8～9 岁,第 2 峰从 70 岁开始。感染的性别差异在儿童时期不明显,但进入成年期则男性高于女性,到老年期更明显。肺炎衣原体感染一年四季均可发生,通常持续 5～8 个月。感染在热带国家多见,既可散发也可呈暴发流行(社区或家庭内)。感染后免疫力很弱,易于复发,每隔 3～4 年可有一次流行高峰,持续 2 年左右。

1.临床表现

肺炎衣原体主要引起急性呼吸道感染,包括肺炎、支气管炎、鼻旁窦炎、咽炎、喉炎、扁桃体炎,临床上以肺炎为主。起病多隐袭,早期表现为上呼吸道感染症状,与支原体肺炎颇为相似,通常症状较轻,发热、寒战、肌痛、咳嗽、肺部可听到湿啰音。发生咽喉炎者表现为咽喉痛、声音嘶哑,有些患者可表现为两阶段病程:开始表现为咽炎,经对症处理好转,1～3 周后又发生肺炎或支气管炎,此时咳嗽加重。少数患者可无症状。肺炎衣原体也可使患有其他疾病的老年住院患者、大手术后患者、严重外伤者罹患肺炎,往往为重症感染。原有 COPD、心力衰竭患者感染肺炎衣原体时症状较重、咳脓痰、呼吸困难,甚或引起死亡。肺炎衣原体感染时也可伴有肺外表现,如中耳炎、结节性红斑、心内膜炎、急性心肌梗死、关节炎、甲状腺炎、脑炎、格林-巴利综合征等。

2.辅助检查

血白细胞正常或稍高,红细胞沉降率加快,由于本病临床表现缺乏特异性,所以其诊断主要依据是有关病因的特殊实验室检查,包括病原体分离和血清学检测。

(1)病原体分离培养:可从痰、咽拭子、扁桃体隐窝拭子、咽喉分泌物、支气管肺泡灌洗液中直接分离肺炎衣原体。采集标本后立即置于转运保存液中,在 4 ℃下送到实验室进行分离培养。肺炎衣原体培养较困难,培养基包括鸡胚卵黄囊、HeLa229 细胞、HL 细胞等。最近认为 HEP-2 细胞株可以促进肺炎衣原体生长,使临床标本容易分离。

(2)酶联免疫吸附法(ELISA):测定痰标本中肺炎衣原体抗原。其原理是用属特异性脂多糖单克隆抗体对衣原体抗原进行特异性检测,然后用沙眼衣原体种特异性主要外膜蛋白(MOMP)的单克隆抗体对沙眼衣原体进行直接衣原体显像。如果特异性衣原体抗原检测阳性,而沙眼衣原体种特异性检测阴性,则该微生物为肺炎衣原体或鹦鹉热衣原体;如标本对所有检测均呈阳性,则为沙眼衣原体。

(3)应用 PCR 技术检测肺炎衣原体:按照 MOMP 基因保守区序列设计的引物可检测各种衣原体,按可变区肺炎衣原体种特异性的核酸序列设计的引物可以特异性地检测肺炎衣原体。PCR 检测需要注意质量控制,避免出现较多假阳性。

(4)血清学实验:有两种,即 TWAR 株原体抗原的微量免疫荧光(MIF)抗体试验和补体结合(CF)抗体试验。前者是一种特异性检查方法,可用于鉴别 3 种衣原体;后一种试验属于非特异性,对所有衣原体均可发生反应。MIF 抗体包括特异性 IgG 和 IgM,可以鉴别新近感染或既往感染,初次感染或再感染。IgG 抗体阳性但效价不高,提示为既往感染。因为 IgM 和 CF 抗体通常在感染后 2～6 个月逐渐消失,而 IgG 抗体可持续存在。所以 IgG 抗体可用来普查肺炎衣原体感染。急性感染的抗体反应有两种形式:①初次感染或原发感染后免疫反应,多见于年轻人,早期衣原体 CF 抗体迅速升高,而 MIF 抗体出现较慢。其中 IgM 发病后 3 周才出现,IgG 发病后6～8周才出现;②再次感染或重复感染后免疫反应,多见于年龄较大的成年人,IgG 抗体常在1～2周出现,效价可以很高,往往没有衣原体 CF 抗体及 IgM 抗体出现,或其效价很低。目前制订的血清学阳性反应诊断标准是:MIF 抗体急性感染期双份血清效价升高4倍以上,或单次血清标本 IgM ≥1:16,和(或)单次血清标本 IgG≥1:512。既往感染史时 IgG<1:512,但是≥1:16,衣原体 CF 抗体效价升高4倍以上,或≥1:64。重复感染者多有 CF 抗体和 IgM 抗体。大多数老年人多为再次感染,常无 CF 抗体反应。如果 CF 抗体效价升高,常提示为肺炎支原体感染。

(5)胸部 X 线:多显示肺叶或肺部浸润病灶,可见于双肺任何部位,但多见于下叶。

3.诊断和鉴别诊断

当肺炎患者应用β-内酰胺类抗生素治疗无效,患者仍旧干咳时应警惕肺炎衣原体感染。由于目前临床上缺乏特异性诊断肺炎衣原体感染的方法,所以确诊主要依靠实验室检查。应注意与肺炎支原体肺炎相鉴别。

4.治疗

对于肺炎衣原体有效的抗生素有米诺环素、多西环素(强力霉素)、红霉素。另外,利福平、罗比霉素(RKM)、罗红霉素(RXM)、克拉霉素(CAM)等效果也很好。喹诺酮类如氧氟沙星、妥舒沙星也有效。通常成人首选四环素,孕妇和儿童首选红霉素。剂量稍大,疗程应充分,如四环素或红霉素2 g/d,10～14天,或1 g/d 连用21天。

五、军团菌肺炎

(一)定义

军团菌肺炎是由革兰染色阴性的嗜肺军团杆菌引起的一种以肺炎为主的全身感染性疾病,是军团菌病(LD)的一种临床类型。

(二)病因

军团菌是一种无荚膜、不产气、对热耐力强的胞内寄生革兰阴性杆菌,广泛存在于人工和天然水环境中。菌株有50个种、70个血清型,其中50%对人有致病性。其中90%军团菌肺炎由嗜肺军团杆菌引起。嗜肺军团菌包括16个血清型,其中血清Ⅰ型是引起军团菌肺炎最常见的致病菌。

(三)流行病学

在蒸馏水、河水和自来水的存活时间分别为3～12个月、3个月、1年。静止水源或沉积物浓度高的水源为军团菌生长繁殖的理想场地。可经供水系统、空调或雾化吸入进入呼吸道引起感染。易感人群包括:年老体弱,慢性心、肺、肾病,糖尿病、恶性肿瘤、血液病、艾滋病或接受免疫抑制剂治疗者。军团菌流行高峰为每年夏秋,全年均可发病,传染途径有两种:呼吸道吸入,以及误饮含军团菌的水。潜伏期2～10天。军团菌肺炎的危险因素包括近期旅游、接触不洁水流、肝肾衰竭、糖尿病、恶性肿瘤,其他的有高龄、免疫功能下降,特别是 AIDS、血液系统肿瘤,以及终末期肾脏病患者中发病率明显增高。

(四)发病机制、病理

军团菌进入呼吸道后可被单核细胞吞噬,在细胞内增生逃脱宿主免疫。军团菌与宿主的相互作用结果决定是否致病。病理改变为急性纤维蛋白化脓性肺炎。病变多实变或呈小叶分布,严重者形成小脓肿。显微镜下可见肺泡上皮、内皮弥漫急性损伤,透明膜形成。病灶内可见中性粒细胞、巨噬细胞、红细胞和纤维素样渗出。直接免疫荧光或银染可见军团菌,病变可侵犯血管和淋巴管。肺外病变可见间质性肾炎、血管炎、心肌炎、化脓性心包炎、肌溶解等。

(五)临床表现

临床表现差异很大,可无症状至多器官损伤。潜伏期2~10天。典型患者常为亚急性起病,发热($>39\ ℃$,弛张热)、畏寒、寒战、头痛、无力、肌肉疼痛。

1.肺部表现

90%的患者有咳嗽,非刺激性干咳,可有少量非脓性痰;40%的患者胸痛,多呈胸膜样胸痛,较为剧烈;17%的患者可出现咯血,痰中带血丝为主;94%的患者有不同程度的呼吸困难。

2.肺外表现

(1)神经系统:发生率为50%,常见神经状态改变,意识模糊、额部头痛、嗜睡、定向力障碍,偶见谵妄。神经系统异常严重程度与发热、低氧、代谢紊乱无明显相关性。脑脊液检查多正常,可有淋巴细胞或蛋白轻度增高。脑电图可呈典型弥漫慢波,偶见颈项强直。

(2)消化系统:多在病初发生,25%有恶心、呕吐,30%有腹泻或稀便。多为糊状或水样便,无脓血和黏液便。可有肝功能异常。肝大、腹膜炎、胰腺炎、直肠周围脓肿等和阑尾脓肿罕见。

(3)肾脏:25%~30%的患者可出现镜下血尿和蛋白尿,极少数可偶见肌红蛋白尿、急性间质性肾炎、肾盂肾炎、肾脓肿、肾小球肾炎,近10%可发生急性肾衰竭。

(4)心脏、血液系统:可出现相对缓脉,偶可出现心肌炎、心包炎、白细胞和血小板计数减少。

3.体征

查体可见呼吸加快,相对性缓脉,可出现低血压。肺部听诊可闻及湿啰音,部分可闻及哮鸣音;随着疾病的进展出现肺部实变体征;1/3的患者有少量胸腔积液。严重患者有明显呼吸困难和发绀。

4.肺外表现

军团菌病常有明显的肺外症状。早期出现的消化道症状,约半数有腹痛、呕吐、腹泻,多为水样便,无脓血便。神经症状也较常见,如焦虑、神志迟钝、谵妄。患者可有肌肉疼痛及关节疼痛。部分患者有心包炎、心肌炎和心内膜炎,偶可合并急性肾衰竭、休克和DIC。

(六)实验室检查

1.非特异性检查

白细胞中度升高、红细胞沉降率增快、低钠血症常见,可有碱性磷酸酶升高、高氮质血症;部分重症患者有肝功能和肾功能损害的表现,出现蛋白尿、显微镜下血尿或转氨酶异常。

2.胸部X线

无特异性,常表现为进展迅速的非对称、边缘不清的肺实质性浸润阴影。呈肺叶或肺段分布,下叶多见,部分患者出现心包积液、胸腔积液,免疫低下人群可出现空洞,甚至肺脓肿。胸部病灶吸收缓慢,可达1~2个月,有时临床治疗有效的情况下胸部X线仍然呈进展表现。

3.特异性检查

(1)分离和培养:痰液、血液、胸腔积液、气管抽取物、肺活检材料均可作为军团菌培养标本。军团菌在普通培养基上不能生长。需要在活性炭酵母浸液琼脂(BCYE)在2.5%~5% CO_2环境下培养1周。大多数嗜肺军团菌出现阳性结果需3~7天,非嗜肺军团菌阳性需要10天以上。培养是军团菌诊断的"金标准"。敏感性可达60%,特异性可达100%。

(2)直接免疫荧光抗体(DFA):敏感性为50%~70%,特异性为96%~99%。该方法与其他细菌包括脆弱杆菌、假单胞菌、产黄杆菌属等有交叉反应。

（3）尿抗原测定：尿抗原主要检测的抗原是军团菌细胞壁脂多糖成分。具有热稳定性及抗胰蛋白酶活性。最早可在出现症状后 1 天内检测到，可持续到有效抗生素治疗后数天或数周。尿抗原敏感性与疾病严重程度相关。因采用的俘获抗体是嗜肺军团菌血清Ⅰ型特异的，因此对于检测Ⅰ型军团菌敏感性为 70%～100%，特异性接近 100%。对于非Ⅰ型军团菌阳性率较低，为 14%～69%。

（4）血清抗体测定：特异性 IgM 抗体在感染后 1 周左右出现。IgG 在发病 2 周开始升高，1 个月左右达峰。①间接免疫荧光试验（IFA）：双份血清测定，急性期与恢复期血清抗体滴度呈 4 倍或 4 倍以上增高，且效价≥1∶128，可作为军团菌诊断依据；单份血清测定：抗体滴度≥1∶256，提示军团菌感染。②微量凝集试验（MAA）与试管凝集试验（TAT）：军团菌全菌为抗原，检测患者血中抗体。起病 4 周和 8 周分别采血 1 次，抗体滴度 4 倍以上升高为阳性。③酶联免疫吸附试验（ELISA）：常用于流行病学调查。

（七）诊断

军团菌肺炎的诊断应结合患者状况综合判断。典型病例有持续高热、寒战、刺激性干咳、胸痛、相对缓脉。胸片表现为下肺为主的非对称性浸润影。病程早期出现腹泻、ALT 升高、低磷血症、尿蛋白阳性、少量红细胞，提示军团菌肺炎的诊断。

诊断标准：①临床表现有发热、寒战、咳嗽、胸痛症状。②胸部 X 线具有浸润性阴影伴胸腔积液。③呼吸道分泌物、痰、血液、胸腔积液 BCYE 培养基上有军团菌生长。④呼吸道分泌物荧光抗体检查军团菌抗体阳性。⑤血间接免疫荧光法检查急性期和恢复期两次军团菌抗体 4 倍或 4 倍以上增高。⑥尿Ⅰ型军团菌抗原阳性。凡是具有①～②条加③～⑥条任何一项可诊断。

（八）鉴别诊断

1.肺炎支原体肺炎

儿童及青年人居多，冷凝集试验阳性。血清支原体 IgM 抗体阳性。

2.肺炎球菌肺炎

冬季与初春季发病，不引起原发组织坏死或形成空洞，早期抗生素治疗效果好。

3.肺部真菌感染

特有生态史，如潮湿发霉环境。广泛使用抗生素、糖皮质激素、细胞毒药物，痰、咽拭子、胸腔积液涂片发现真菌菌丝或孢子，培养有真菌生长。

4.病毒性肺炎

冬季多见，前驱症状如上呼吸道感染、皮疹。白细胞降低多见，特定病毒抗体有助于诊断，抗生素治疗无效。

（九）治疗

1.针对军团菌治疗

首选大环内酯类抗生素和喹诺酮类。疗程依据临床表现不同而有所不同，大多数患者为 7～14 天，对于有肺脓肿、脓胸和肺外感染的患者需要适当延长疗程至 3 周以上。对于合并细菌感染的患者可同时应用覆盖球菌的药物并根据病原学调整用药（表 3-5）。

2.对症支持治疗

止咳、化痰、退热、纠正水电解质紊乱等对症治疗。

表 3-5 针对军团菌治疗

抗生素	用量	用法
大环内酯类		
红霉素	2~4 g/d	静脉滴注或口服
阿奇霉素	500 mg/d	静脉滴注或口服
氟喹诺酮类		
环丙沙星	400 mg/8~12 h	静脉滴注
加替沙星	200~400 mg/d	静脉滴注或口服
左氧氟沙星	500~750 mg/d	静脉滴注或口服
莫西沙星	400 mg/d	静脉滴注或口服

(十)预后

对于呼吸衰竭、需要气管插管及高龄、合并恶性肿瘤、合并其他细菌感染的患者预后差。肾脏受累患者预后更差。

六、肺炎球菌肺炎

(一)定义

肺炎球菌肺炎是由肺炎链球菌感染引起的急性肺部炎症,为社区获得性肺炎中最常见的细菌性肺炎。起病急骤,临床以高热、寒战、咳嗽、血痰及胸痛为特征,病理为肺叶或肺段的急性表现。近来,因抗生素的广泛应用,典型临床和病理表现已不多见。

(二)病因

致病菌为肺炎球菌,革兰阳性,有荚膜,复合多聚糖荚膜共有 86 个血清型。成人致病菌多为 1 型、5 型。为口咽部定植菌,不产生毒素(除Ⅲ型),主要靠荚膜对组织的侵袭作用而引起组织的炎性反应,通常在机体免疫功能低下时致病。冬春季因带菌率较高(40%~70%)为本病多发季节。青壮年男性或老幼多见。长期卧床、心力衰竭、昏迷和手术后等易发生肺炎球菌性肺炎。常间诱因有病毒性上呼吸道感染史或受寒、酗酒、疲劳等。

(三)诊断

1.临床表现

因患者年龄、基础疾病及有无并发症,就诊是否使用过抗生素等影响因素,临床表现差别较大。

(1)起病:多急骤,短时寒战继之出现高热,呈稽留热型,肌肉酸痛及全身不适,部分患者体温低于正常。

(2)呼吸道症状:起病数小时即可出现,初起为干咳,继之咳嗽,咳黏性痰,典型者痰呈铁锈色,累及胸膜可有针刺样胸痛,下叶肺炎累及膈胸膜时疼痛可放射至上腹部。

(3)其他系统症状:食欲缺乏、恶心、呕吐以及急腹症消化道状。老年人精神萎靡、头痛,意识蒙眬等。部分严重感染的患者可发生周围循环衰竭,甚至早期出现休克。

(4)体检:急性病容,呼吸急促,体温达 39~40 ℃,口唇单纯疱疹,可有发绀及巩膜黄染,肺部听诊为实变体征或可听到啰音,累及胸膜时可有胸膜摩擦音甚至胸腔积液体征。

(5)合并症及肺外感染表现。①脓胸(5%~10%):治疗过程中又出现体温升高、白细胞计数增高时,要警惕并发脓胸和肺脓肿的可能。②脑膜炎:可出现神经症状或神志改变。③心肌炎或心内膜炎:心率快,出现各种心律失常或心脏杂音,脾大,心力衰竭。

(6)败血症或毒血症(15%～75%):可出现皮肤、黏膜出血点,巩膜黄染。

(7)感染性休克:表现为周围循环衰竭,如血压降低、四肢厥冷、心动过速等,个别患者起病既表现为休克而呼吸道症状并不明显。

(8)麻痹性肠梗阻。

(9)罕见 DIC、ARDS。

2.实验室检查

(1)血常规:白细胞$(10\sim30)\times10^9/L$,中型粒细胞增多 80% 以上,分类核左移并可见中毒颗粒。酒精中毒、免疫力低下及年老体弱者白细胞总数可正常或减少,提示预后较差。

(2)病原体检查:①痰涂片及荚膜染色镜检,可见革兰染色阳性双球菌,2～3 次痰检为同一细菌有意义。②痰培养加药敏可助确定菌属并指导有效抗生素的使用,干咳无痰者可做高渗盐水雾化吸入导痰。③血培养致病菌阳性者可做药敏试验。④脓胸者应做胸腔积液菌培养。⑤对重症或疑难病例,有条件时可采用下呼吸道直接采样法做病原学诊断。如防污染毛刷采样(PSB)、防污染支气管-肺泡灌洗(PBAL)、经胸壁穿刺肺吸引(LA)、环甲膜穿刺经气管引(TTA)。

3.胸部 X 线

(1)早期病变肺段纹理增粗、稍模糊。

(2)典型表现为大叶性、肺段或亚肺段分布的浸润、实变阴影,可见支气管气道征及肋膈角变钝。

(3)病变吸收较快时可出现浓淡不均假空洞征。

(4)吸收较慢时可出现机化性肺炎。

(5)老年人、婴儿多表现为支气管肺炎。

(四)鉴别诊断

1.干酪样肺炎

常有结枝中毒症状,胸部 X 线表现肺实变、消散慢,病灶多在肺尖或锁骨下、下叶后段或下叶背段,新旧不一、有钙化点、易形成空洞并肺内播散。痰抗酸菌染色可发现结核菌,PPD 试验常阳性,青霉素 G 治疗无效。

2.其他病原体所致肺炎

(1)多为院内感染,金黄色葡萄球菌肺炎和克雷伯杆菌肺炎的病情通常较重。

(2)多有基础疾病。

(3)痰或血的细菌培养阳性可鉴别。

3.急性肺脓肿

早期临床症状相似,病情进展可出现可大量脓臭痰,查痰菌多为金黄色葡萄球菌、克雷伯杆菌、革兰阴性杆菌、厌氧菌等。胸部 X 线可见空洞及液平。

4.肺癌伴阻塞性肺炎

常有长期吸烟史、刺激性干咳和痰中带血史,无明显急性感染中毒症状;痰脱落细胞可阳性;症状反复出现;可发现肺肿块、肺不张或肿大的肺门淋巴结;胸部 CT 及支气管镜检查可帮助鉴别。

5.其他

ARDS、肺梗死、放射性肺炎和胸膜炎等。

(五)治疗

1.抗菌药物治疗

首先应给予经验性抗生素治疗,然后根据细菌培养结果进行调整。经治疗不好转者,应再次复查病原学及药物敏感试验进一步调整治疗方案。

(1)轻症患者:①首选青霉素每天 24×10^5 U,分 3 次肌内注射。或普鲁卡因青霉素每天 12×10^5 U,分 2 次肌内注射,疗程 5~7 天。②青霉素过敏者可选用大环内酯类。红霉素每天 2 g,分 4 次口服,或红霉素每天 1.5 g 分次静脉滴注;或罗红霉素每天 0.3 g,分 2 次口服或林可霉素每天 2 g,肌内注射或静脉滴注;或克林霉素每天0.6~1.8 g,分 2 次肌内注射,或克林霉素每天 1.8~2.4 g 分次静脉滴注。

(2)较重症患者:青霉素每天 24×10^5 U,分 2 次肌内注射,加用丁胺卡那每天 0.4 g 分次肌内注射;或红霉素每天1.0~2.0 g,分 2~3 次静脉滴注;或克林霉素每天 0.6~1.8 g,分 3~4 次静脉滴注;或头孢噻吩钠(先锋霉素Ⅰ)每天 2~4 g,分 3 次静脉注射。

疗程 2 周或体温下降 3 天后改口服。老人、有基础疾病者可适当延长。8%~15%青霉素过敏者对头孢菌素类有交叉过敏应慎用。如为青霉素速发性变态反应则禁用头孢菌素。如青霉素皮试阳性而头孢菌素皮试阴性者可用。

(3)重症或有并发症患者(如胸膜炎):青霉素每天 $(10~30) \times 10^6$ U,分 4 次静脉滴注;头孢唑啉钠(先锋霉素Ⅴ),每天2~4 g 2 次静脉滴注。

(4)极重症者如并发脑膜炎:头孢曲松每天 1~2 g 分次静脉滴注;碳青霉素烯类如亚胺培南-西司他丁(泰能)每天 2 g,分次静脉滴注;或万古霉素每天 1~2 g,分次静脉滴注并加用第 3 代头孢菌素;或亚胺培南加第 3 代头孢菌素。

(5)耐青霉素肺炎链球菌感染者:近来,耐青霉素肺炎链球菌感染不断增多,通常最小抑制浓度(MIC)≥1.0 mg/L 为中度耐药,MIC ≥2.0 mg/L为高度耐药。临床上可选用以下抗生素:克林霉素每天 0.6~1.8 g 分次静脉滴注;或万古霉素每天 1~2 g 分次静脉滴注;或头孢曲松每天 1~2 g 分次静脉滴注;或头孢噻肟每天 2~6 g 分次静脉滴注;或氨苄西林/舒巴坦、替卡西林/棒酸、阿莫西林/棒酸。

2.支持疗法

支持疗法包括卧床休息、维持液体和电解质平衡等。应根据病情及检查结果决定补液种类。给予足够热量以及蛋白和维生素。

3.对症治疗

胸痛者止痛;刺激性咳嗽可给予可待因,止咳祛痰可用氯化铵或棕色合剂,痰多者禁用止咳剂;发热物理降温,不用解热药;呼吸困难者鼻导管吸氧。烦躁、谵妄者服用安定 5 mg 或水合氯醛 1.0~1.5 g 灌肠,慎用巴比妥类。鼓肠者给予缸管排气,胃扩张给予胃肠减压。

4.并发症的处理

(1)呼吸衰竭:机械通气、支持治疗(面罩、气管插管、气管切开)。

(2)脓胸:穿刺抽液必要时肋间引流。

5.感染性休克的治疗

(1)补充血容量:右旋糖苷-40 和平衡盐液静脉滴注,以维持收缩压 12.0~13.3 kPa(90~

100 mmHg)。脉压>4.0 kPa(30 mmHg),尿量>30 mL/h,中心静脉压 0.58～0.98 kPa(4.4～7.4 mmHg)。

(2)血管活性药物的应用:输液中加入血管活性药物以维持收缩压 12.0～13.3 kPa(90～100 mmHg)以上。为升高血压的同时保证和调节组织血流灌注,近年来主张血管活性药物为主,配合收缩性药物,常用的有多巴胺、间羟胺、去甲肾上腺素和山莨菪碱等。

(3)控制感染:及时、有效地控制感染是治疗中的关键。要及时选择足量、有效的抗生素静脉并联合给药。

(4)糖皮质激素的应用:病情或中毒症状重及上述治疗血压不恢复者,在使用足量抗生素的基础上可给予氢化可的松 100～200 mg 或地塞米松 5～10 mg 静脉滴注,病情好转立即停药。

(5)纠正水、电解质和酸碱平衡紊乱:严密监测血压、心率、中心静脉压、血气、水、电解质变化,及时纠正。

(6)纠正心力衰竭:严密监测血压、心率、中心静脉压、意识及末梢循环状态,及时给予利尿及强心药物,并改善冠状动脉供血。

七、肺炎克雷伯杆菌肺炎

(一)概述

肺炎克雷伯杆菌肺炎(旧称肺炎杆菌肺炎),是最早被认识的 G^- 杆菌肺炎,并且仍居当今社区获得性 G^- 杆菌肺炎的首位,医院获得性 G^- 杆菌肺炎的第二或第三位。肺炎克雷伯杆菌是克雷伯菌属最常见菌种,约占临床分离株的 95%。肺炎克雷伯杆菌又分肺炎、臭鼻和鼻硬结 3 个亚种,其中又以肺炎克雷伯杆菌肺炎亚种最常见。根据荚膜抗原成分的不同,肺炎克雷伯杆菌分78 个血清型,引起肺炎者以 1～6 型为多。由于抗生素的广泛应用,20 世纪 80 年代以来肺炎克雷伯杆菌耐药率明显增加,特别是它产生超广谱 β-内酰胺酶(ESBLs),能水解所有第 3 代头孢菌素和单酰胺类抗生素。目前不少报道肺炎克雷伯杆菌中产 ESBLs 比率高达 30%～40%,并可引起医院感染暴发流行,正受到密切关注。该病好发于原有慢性肺部疾病、糖尿病、手术后和酒精中毒者,以中老年为多见。

(二)诊断

1.临床表现

多数患者起病突然,部分患者可有上呼吸道感染的前驱症状。主要症状为寒战、高热、咳嗽、咳痰、胸痛、呼吸困难和全身衰弱。痰色如砖红色,被认为是该病的特征性表现,可惜临床上甚为少见;有的患者咳痰呈铁锈色,或痰带血丝,或伴明显咯血。体检患者呈急性病容,常有呼吸困难和发绀,严重者有全身衰竭、休克和黄疸。肺叶实变期可发生相应实变体征,并常闻及湿啰音。

2.辅助检查

(1)一般实验室检查:周围血白细胞总数和中性粒细胞比例增加,核型左移。若白细胞不高或反见减少,提示预后不良。

(2)细菌学检查:经筛选的合格痰标本(鳞状上皮细胞<10 个/低倍视野或白细胞>25 个/低倍视野),或下呼吸道防污染标本培养分离到肺炎克雷伯杆菌,且达到规定浓度(痰培养菌量≥10^6 cfu/mL,防污染样本毛刷标本菌是≥10^3 cfu/mL),可以确诊。据报道 20%～60% 病例血培养阳性,更具有诊断价值。

(3)影像学检查:X 线征象,包括大叶实变、小叶浸润和脓肿形成。右上叶实变时重而黏稠的炎性渗出物,使叶间裂呈弧形下坠是肺炎克雷伯肺炎具有诊断价值的征象,但是并不常见。在慢性肺部疾病和免疫功能受损患者,患该病时大多表现为支气管肺炎。

(三)鉴别诊断

该病应与各类肺炎包括肺结核相鉴别,主要依据病原体检查,并结合临床作出判别。

(四)治疗

1.一般治疗

与其他细菌性肺炎治疗相同。

2.抗菌治疗

轻、中症患者最初经验性抗菌治疗,应选用 β-内酰胺类联合氨基糖苷类抗生素,然后根据药敏试验结果进行调整。若属产 ESBL 菌株,或既往常应用第 3 代头孢菌素治疗、或在 ESBL 流行率高的病区(包括 ICU)或临床重症患者最初经验性治疗应选择碳青霉烯类抗生素(亚胺培南或美罗培南),因为目前仅有该类抗生素对 ESBLs 保持高度稳定,没有耐药。哌拉西林/三唑巴坦、头孢吡肟对部分 ESBLs 菌株体外有效,还有待积累更多经验。

八、铜绿假单胞菌肺炎

铜绿假单胞菌是自然界普遍存在的革兰阴性需氧菌,分布广泛,几乎在任何有水的环境中均可生长,包括土壤、水的表面、植物、食物等。铜绿假单胞菌无芽孢,菌体一端单毛或多毛,有动力,能产生蓝绿色水溶性色素而形成绿色脓液。通过黏附和定植于宿主细胞,局部侵入及全身扩散而感染机体。其感染途径为皮肤、消化道、呼吸道、泌尿生殖道、骨关节、各种检查等。

(一)易感因素

由于铜绿假单胞菌是人体的正常菌群之一,很少引起健康人的感染,而多发生于有基础疾病的患儿,包括严重心肺疾病、早产儿、烧伤、中性粒细胞缺乏、原发性免疫缺陷病、支气管扩张症、恶性肿瘤等。接受免疫抑制和长期(至少 7 天以上)广谱抗生素治疗、外科手术和机械通气后的儿童患铜绿假单胞杆菌肺炎的概率增加。故铜绿假单胞菌是院内获得性感染的重要病原菌。最近的研究表明在院内获得性肺炎中铜绿假单胞菌占 21%,是继金黄色葡萄球菌之后的第 2 位常见病原菌。沙特阿拉伯在 PICU 的一项研究表明,呼吸机相关肺炎中铜绿假单胞菌感染占 56.8%。虽然铜绿假单胞菌是院内获得性感染的常见病原菌,但 1.5%~5% 社区获得性肺炎是铜绿假单胞菌感染引起的。

(二)发病机制

铜绿假单胞菌的主要致病物质为铜绿假单胞菌外毒素 A 及内毒素,后者包括脂多糖及原内毒素蛋白,OEP 具有神经毒作用。PEA 对巨噬细胞吞噬功能有抑制作用。铜绿假单胞菌肺炎的发病机制较复杂,引起感染的原因包括微生物及宿主两方面。而宿主的局部和全身免疫功能低下为主要因素。当人体细胞损伤或出现病毒感染时有利于铜绿假单胞菌的黏附。感染的严重程度依赖于细菌致病因子和宿主的反应。铜绿假单胞菌可以仅仅是定植,存在于碳水化合物的生物被膜中,偶尔有少数具有免疫刺激作用的基因表达。但也可以出现侵袭性感染,附着并损害上皮细胞,注射毒素,快速触发编程性细胞死亡和上皮细胞的完整性。上皮细胞在防御铜绿假单胞菌感染中起重要作用,中性粒细胞是清除细菌的主要吞噬细胞,肺泡巨噬细胞通过激活细胞表面受体产生细胞因子而参与宿主的炎症应答。许多细胞因子在铜绿假单胞菌感染宿主的免疫应答中起重要作用,包括 TNF-α、IL-4 和 IL-10。

由于抗生素的广泛应用可以引起铜绿假单胞菌定植,由于机械通气、肿瘤、前驱病毒感染,使患者气道受损,引起定植在气道的铜绿假单胞菌感染,出现肺炎、脓毒症甚至死亡。囊性纤维化(cystic fibrosis,CF)患者存在气道上皮和黏液下腺跨膜传导调节蛋白功能缺陷,因此 CF 患者对铜绿假单胞菌易感,而且可以引起逐渐加重的肺部疾病。美国对 CF 患者的研究数据表明58.7%患者存在铜绿假单胞菌感染。反复铜绿假单胞菌感染引起的慢性气道炎症是 CF 患者死亡的主要原因。在一项对儿童 CF 患者的纵列研究中表明,到 3 岁时 97% CF 儿童气道存在铜绿假单胞菌定植。接受免疫抑制剂治疗、中性粒细胞缺乏和 HIV 患者,由于丧失黏膜屏障、减少细菌的清除而感染。

当健康人暴露于严重污染的烟雾、水源时也可以感染,引起重症社区获得性肺炎。

(三)病理

一些动物实验的研究表明,铜绿假单胞菌感染的家兔肺部早期病理改变为出血、渗出、中性粒细胞浸润、肺小脓肿形成等急性炎症反应。随着细菌反复吸入,逐渐出现较多的慢性炎症及在慢性炎症基础上急性发作的病理改变,如细支气管纤毛倒伏、部分脱落,管腔有脓栓形成,肺泡间隔增宽,炎细胞浸润以淋巴细胞为主。当停止吸入菌液后,这种慢性炎症改变持续存在,长时间不消失。

(四)临床表现

铜绿假单胞杆菌肺炎是一种坏死性支气管肺炎。表现为寒战、中等度发热,早晨比下午高,感染中毒症状重、咳嗽、胸痛、呼吸困难和发绀;咳出大量绿色脓痰,可有咯血;脉搏与体温相对缓慢;肺部无明显大片实变的体征,有弥漫性细湿啰音及喘鸣音;如合并胸腔积液可出现病变侧肺部叩浊音,呼吸音减低或出现胸膜摩擦音;可有低血压、意识障碍、多系统损害表现,出现坏疽性深脓疱病、败血症、感染中毒性休克、DIC。一半患者有吸入病史。

在北京儿童医院收治的铜绿假单胞菌肺炎患儿中部分是社区获得性感染,往往为败血症的一部分。部分患儿存在基础疾病。是否存在感染性休克与肺出血对预测铜绿假单胞菌感染的预后至关重要。根据北京儿童医院对 8 例社区获得性铜绿假单胞菌败血症的研究发现,5 例死亡患儿均死于感染性休克,或合并肺出血。

(五)实验室检查

多数患者白细胞轻-中度增高,但 1/3 患者白细胞计数可减少,并可见贫血、血小板计数减少及黄疸。根据北京儿童医院临床观察铜绿假单胞菌感染患儿外周血白细胞最高可达 $71.9 \times 10^9 /L$,最低 $1.0 \times 10^9 /L$,血小板最低 $24 \times 10^9 /L$。CRP 显著增高,大部分患儿>100 mg/L;痰或胸腔积液中可找到大量革兰阴性杆菌,培养阳性。部分患儿血培养阳性。

(六)影像学表现

胸部 X 线和 CT:可见结节状浸润阴影及许多细小脓肿,后可融合成大脓肿;一侧或双侧出现,但以双侧或多叶病变为多,多伴有胸腔积液或脓胸。

Winer-Muram 等对呼吸机相关铜绿假单胞菌肺炎的影像学研究显示:83%有肺内局限性透光度降低,多为多部位或双侧弥漫性病变;89.7%有胸腔积液,其中约 1/4 为脓胸;10.3%出现肺气肿;23%患者出现空洞,可单发或多发,可以是薄壁空洞或厚壁空洞,以大空洞(直径>3 cm)多见。Shah 等对铜绿假单胞菌肺炎的胸部 CT 研究显示:肺内实变见于所有患者,82%为多叶病变或上叶病变;50%为结节状病变,32%呈小叶中心芽孢状分布,18%为随机分布的大结节;31%可见毛玻璃样改变,57%为支气管周围渗出病变,46%双侧、18%单侧胸腔积液,29%为坏死病变(图 3-1、图 3-2、图 3-3)。

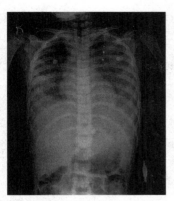

图 3-1　铜绿假单胞菌肺炎胸部 X 线(一)

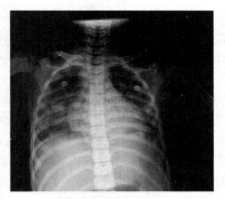

图 3-2　铜绿假单胞菌肺炎胸部 X 线(二)

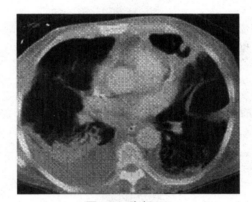

图 3-3　胸部 CT

肺内实变,毛玻璃样改变,左舌、下叶空洞,右侧胸腔积液和右下叶肺不张

(七)鉴别诊断

(1)其他细菌性肺炎:临床和影像学表现与其他细菌性肺炎相似。但如果在高危人群中出现上述表现,应考虑到铜绿假单胞菌肺炎,确诊需要依靠痰、胸腔积液或血培养。

(2)小叶性干酪性肺炎。

(八)治疗

提倡早期、及时应用敏感抗生素联合治疗,保护重要脏器功能和加强支持治疗。

美国胸科学会(ATS)发表的关于《成人医院获得性肺炎经验性治疗指南》,推荐对于有铜绿假单胞菌感染可能的患者使用:氨基糖苷类(阿米卡星、庆大霉素或妥布霉素)或氟喹诺酮类(环丙沙星或左氧氟沙星),联合以下药物中的一种:抗假单胞菌的头孢菌素(头孢吡肟或头孢他啶)或抗假单胞菌的碳青酶烯类(亚胺培南或美罗培南)或 β-内酰胺类加酶抑制剂(哌拉西林/他唑巴坦),作为经验性治疗的抗生素选择。但由于喹诺酮类和氨基糖苷类抗生素不良反应严重或可以引起未成熟动物的软骨发育不良,在儿童患者中慎用或禁用。

由于铜绿假单胞菌在自然界普遍存在,具有天然和获得性耐药性,目前耐药菌株有随抗生素使用频率的增加而逐年增多的趋势,存在较严重的交叉耐药现象,因此常给治疗带来困难。有研究表明静脉使用多黏菌素 E 治疗多重耐药铜绿假单胞菌感染效果良好(有效率 61%)。对铜绿假单胞菌无抗菌活性的罗红霉素与 β-内酰胺类药物联合治疗后疗效明显增强。阿奇霉素也可以在治疗铜绿假单胞菌生物被膜感染中对亚胺培南起到协同作用。

在成人患者中有雾化吸入妥布霉素和多黏菌素E预防和治疗多重耐药铜绿假单胞菌感染的研究,但缺乏儿童中安全性和有效性的研究。

对铜绿假单胞菌感染的免疫治疗越来越被重视,静脉注射丙种球蛋白可提高重症患者的治愈率。

(九)预后

本病的预后与机体的免疫状态、是否存在基础疾病、细菌的接种量、对抗生素的敏感性及是否早期使用有效抗生素治疗有关。社区获得性铜绿假单胞菌肺炎病死率相对较低,约8%,院内获得性感染死亡率较高,铜绿假单胞菌引起的呼吸机相关肺炎的病死率高达50%～70%。免疫缺陷患者中铜绿假单胞菌肺炎的死亡率高达40%。

(曹洪涛)

第七节　慢性阻塞性肺疾病

慢性阻塞性肺疾病(COPD)是一种以气流受限为特征的可以预防和治疗的疾病,气流受限不完全可逆,呈进行性发展,与肺部对香烟烟雾等有害气体或颗粒的异常炎症反应有关,COPD主要累及肺脏,但也可以引起全身(或称肺外)的不良反应。

一、发病机制

近年来对COPD的研究已有了很大进展,但对其发病机制至今尚不完全明了。

(一)气道炎症

香烟的烟雾与大气中的有害物质能激活气道内的肺泡巨噬细胞,巨噬细胞处在COPD慢性炎症的关键位置,它被激活后释放各种细胞因子,包括白介素-8(IL-8)、肿瘤坏死因子-α(TNF-α)、干扰素诱导性蛋白-10(IP-10)、单核细胞趋化肽-1(MCP-1)与白三烯B_4(LTB$_4$)。IL-8与LTB$_4$是中性粒细胞的趋化因子,MCP-1是巨噬细胞的趋化因子,IP-10是CD8$^+$T淋巴细胞的趋化因子,这些炎症细胞被募集至气道后,在其与组织细胞相互作用下,发生了慢性炎症。TNF-α能上调血管内皮细胞间黏附分子-1(ICAM-1)的表达,使中性粒细胞黏附于血管壁并移行至血管外并向气道内聚集,巨噬细胞与中性粒细胞释放的弹性蛋白酶与TNF-α均能损伤气道上皮细胞,使其释放更多的IL-8,进一步加剧了气道炎症,蛋白酶还可刺激黏液腺增生肥大,使黏液分泌增多,上皮细胞损伤后脱纤毛以及免疫球蛋白受到蛋白酶的破坏,都能削弱气道的防御功能,容易继发感染,气道潜在的腺病毒感染,可以激活上皮细胞内的核因子NF-κB的转录,产生IL-8与ICAM-1,吸引更多的中性粒细胞,使炎症持久不愈,这也可以解释为何COPD患者在戒烟以后,病情仍持续进展。CD8$^+$T淋巴细胞也是重要的炎症细胞,其释放的TNF-α、穿孔素等能使肺泡细胞溶解和凋亡,导致肺气肿。气道炎症引起的分泌物增多,使气道狭窄,炎症细胞释放的介质可引起气道平滑肌的收缩,使其增生肥厚,上皮细胞与黏膜下组织损伤后的修复过程可导致气道壁的纤维化与气道重塑,以上的病理改变共同导致阻塞性通气障碍。巨噬细胞在COPD炎症反应中的枢纽作用见图3-4,小气道阻塞发生的机制见图3-5。

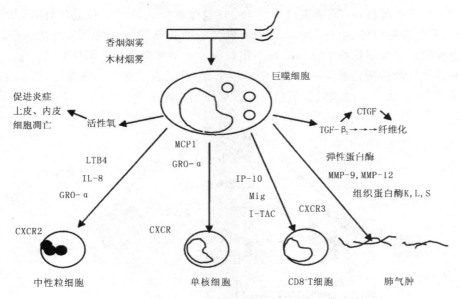

图 3-4 巨噬细胞在 COPD 炎症反应中的枢纽作用

巨噬细胞被香烟烟雾等激活后,可分泌许多炎症因子,促进了 COPD 炎症的发生,IL-8,生长相关性肿瘤基因 α(GRO-α)和白三烯 B_4(LTB$_4$)趋化中性粒细胞,巨噬细胞趋化蛋白 1(MCP$_1$)趋化单核细胞,γ-干扰素诱导性蛋白(IP-10),γ-干扰素诱导性单核细胞因子(Mig)与干扰素诱导性 T 细胞 α-趋化因子(I-TAC)趋化 CD8$^+$T 细胞。巨噬细胞释放基质金属蛋白酶(MMP)和组织蛋白酶溶解弹性蛋白并释放转化生长因子(TGF-β)和结缔组织生长因子(CTGF)导致纤维化。巨噬细胞还产生活性氧,放大炎症反应,损伤上皮和内皮细胞。CXCR:CXC 受体

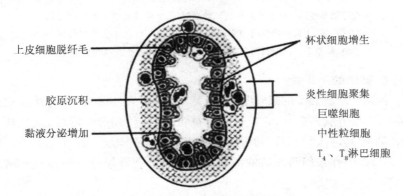

图 3-5 COPD 小气道阻塞发生机制

杯状细胞增生,气道炎症,黏液分泌增多,上皮细胞脱落纤毛,清除能力降低,胶原沉积,气道重塑

(二)蛋白酶与抗蛋白酶的失平衡

香烟等有害气体与颗粒除了引起支气管、细支气管的炎症以外,还可引起肺泡的慢性炎症,肺泡腔内有多量的巨噬细胞与中性粒细胞聚集,前者可产生半胱氨酸蛋白酶与基质金属蛋白酶,后者可产生丝氨酸蛋白酶与基质金属蛋白酶,它们可水解肺泡壁中的弹性蛋白与胶原蛋白,使肺泡壁溶解破裂,许多小的肺泡腔融合成大的肺泡腔,产生肺气肿,在呼吸性细支气管,则可引起呼吸性细支气管的破坏、融合,产生小叶中心型肺气肿。

在正常情况下,由于抗蛋白酶的存在,可与蛋白酶保持平衡,使其不致对组织产生过度的破

坏,血浆中的 α_2 巨球蛋白、α_1-抗胰蛋白酶能与中性粒细胞释放的丝氨酸蛋白酶结合而使其失去活性,此外气道的黏液细胞、上皮细胞尚可分泌低分子的分泌型白细胞蛋白酶抑制药,能够抑制中性粒细胞释放的弹性蛋白酶的活性。许多组织能产生半胱氨酸蛋白酶抑制药与组织基质金属蛋白酶抑制药使这两种蛋白酶失活,但在 COPD 患者,可能由于基因的多态性,影响了某些抗蛋白酶的产量或功能,使其不足以对抗蛋白酶的破坏作用而发生肺气肿(图 3-6)。

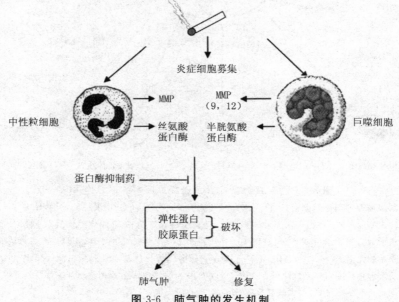

图 3-6　肺气肿的发生机制

香烟等烟雾导致炎症细胞向气道和肺泡聚集,巨噬细胞和中性粒细胞释放
多种蛋白酶,而抗蛋白酶的作用减弱,二者失去平衡。细胞外基质包括弹
性蛋白、胶原蛋白,受到破坏,发生肺气肿。MMP:基质金属蛋白酶

(三)氧化与抗氧化的不平衡

香烟的烟雾中含有许多活泼的氧化物,包括氮氧化物、氧自由基等,此外炎症细胞如巨噬细胞与中性粒细胞均可产生氧自由基,它们可氧化抗蛋白酶,使其失去活性,氧化物还可激活上皮细胞中的 NF-κB,促使其进入细胞核,加强了某些炎前因子的转录,如 IL-8 与 TNF-α 等,加重了气道的炎症(图 3-7)。中性粒细胞释放的活性氧还可以上调黏附分子的表达和增加气道的反应性,放大慢性炎症。

二、病理生理

COPD 的主要病理生理变化是气流受限,肺泡过度充气和通气灌注比例(V/Q)不平衡。

(一)气流受限

支气管炎症导致黏膜水肿增厚,分泌物增多,支气管痉挛,平滑肌肥厚和气管壁的纤维化使支气管狭窄,阻力增加,流速变慢。

肺气肿时由于肺泡壁的弹性蛋白减少,弹性压降低,呼气时驱动压降低,故流速变慢,此外由于细支气管壁上,均有许多肺泡附着,肺泡壁的弹力纤维对其有牵拉扩张作用,当弹性蛋白减少时,扩张作用减弱,故细支气管壁萎陷,气流受限(图 3-8)。

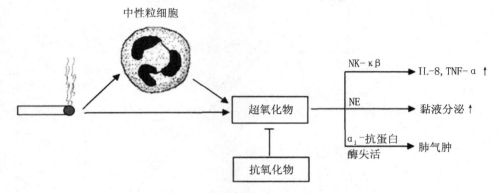

图 3-7　COPD 氧化-抗氧化失平衡

香烟烟雾与炎性细胞产生超氧化物能使上皮细胞中的 NF-κβ 激活,进入细胞核,转录 IL-8、TNF-α,中性粒细胞弹性蛋白酶(NE)可刺激黏液腺分泌,超氧化物可使 α₁-抗蛋白酶失活,有利于肺气肿的形成。

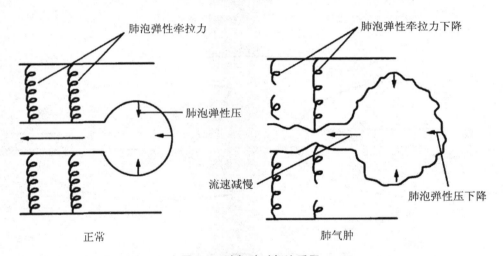

图 3-8　肺气肿时气流受限

左:正常肺泡与气道,气道壁外的弹簧表示附着在肺泡壁上的肺泡组织的弹性压力对气道壁的牵拉;右:肺气肿时,虽然肺泡容积增加,但弹性压降低,附着在气道壁外侧的肺泡由于弹性压降低,使其对气道的牵拉作用减弱,气道变窄,以上两种原因使气体流速受限。

　　在 COPD 患者,由于肺泡弹性压的降低,支气管阻力的增加,最大呼气流速也明显受限(图 3-9)。

　　图 3-9 为最大呼气流速容积(MEFV)曲线,从肺总量位用力呼气至残气容积位,纵坐标为流速,横坐标为肺容积,左边线为升支,代表用力呼气的前 1/3,右边线为降支,代表用力呼气的后 2/3,顶点代表用力呼气峰流速,它是用力依赖性的,呼气愈用力,则该点愈高,而在该点以后各点的 Vmax,则是非用力依赖性的,是在该点的肺容积情况下所得到的最大流速,即使再用力呼气,流速也不再增加,其发生的机制可以用在用力呼气时,胸腔内的气道受到的动态压迫解释(图 3-10)。

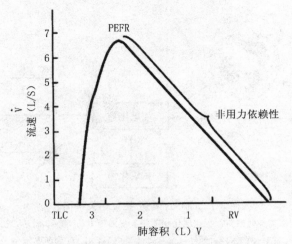

图 3-9　正常人最大呼气流速容积(MEFV)曲线

纵坐标为流速(V),横坐标为肺容积(V),曲线的顶点为呼气峰流速,是
用力依赖性的,曲线下降支各点的流速为非用力依赖性的。

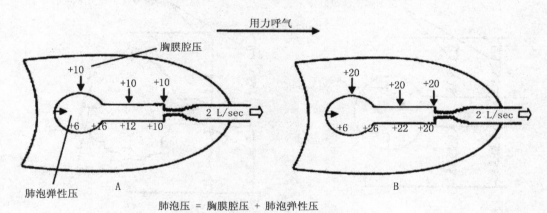

肺泡压 = 胸膜腔压 + 肺泡弹性压

图 3-10　非用力依赖部分的流速受限

A.肺泡弹性压=6 cmH₂O,开始用力呼气时,胸膜腔压=10 cmH₂O,肺泡压=16 cmH₂O。随着呼气
的进行,气道内压逐渐降低,等压点为 10 cmH₂O,等压点下游的气道内压<气道外压,动态压迫变
窄。B.呼气用力加大,胸膜腔压由10 cmH₂O增加到 20 cmH₂O,肺泡压由16 cmH₂O 增加到
26 cmH₂O,气道内外的压力增加量是一样的,等压点不变,气道受压部位不变,流速没有增加

图 3-10A 显示在某肺容积情况下,用力呼气时的流速受限,设肺泡弹性压(Pel)=0.6 kPa
(6 cmH₂O),胸膜腔压(Ppl)=1.0 kPa(10 cmH₂O),肺泡压(Palv)=Pel+Ppl=1.6 kPa
(16 cmH₂O),肺泡压为驱动压,驱动肺泡气向口腔侧运动,形成气道内压,在肺泡压驱动流速前
进的过程中,必须不断地克服气道的阻力,消耗能量。因此气道内压从肺泡侧到口腔侧,逐渐地
减弱,最后气道内压等于大气压,流速停止,由于气道内压不断地减弱,胸腔内的气道必有一点,
气道内外的压力达到平衡,这一点称为等压点(equal pressure point,EPP),在图 3-10A 中,等压
点的压力为 0.9 kPa(10 cmH₂O),在等压点的上游(肺泡侧),气道内压大于胸膜腔压,气道不致
萎陷,但在等压点的下游(口腔侧),气道内压小于胸膜腔压,因此气道萎陷,阻力增加,流速降低
(动态压迫)。在用力呼气时,胸膜腔压增加,一方面增加肺泡压,同时也增加了对胸腔内气道外

侧壁的压力,而且这两个压力增加的量是相等的,因此等压点不变,即使再用力,流速也不会增加,如图 3-10B 所示,胸膜腔压由 0.9 kPa(10 cmH$_2$O)增加到 1.9 kPa(20 cmH$_2$O),肺泡压由 1.5 kPa(16 cmH$_2$O)变为 2.5 kPa(26 cmH$_2$O),气道外压也由 0.9 kPa(10 cmH$_2$O)变为 1.9 kPa(20 cmH$_2$O),气道内外增加的压力量是一样的,等压点不变,流速仍然受限,应当注意,肺容积不同,等压点的位置也不同,在高肺容积时,肺泡弹性压也加大,同时对气道壁的牵拉作用也加大,因此胸腔内气道是扩张的,此时等压点在有软骨支撑的气管附近,用力呼气,气管不致萎陷,而只会增加流速,故 Vmax 是用力依赖性的,随着呼气的进行,肺容积越来越小,肺泡弹性压也越来越低,气道的阻力越来越大,为克服气道阻力,气道内压更早地消耗变小,气道内外的压力更早地达到平衡,也就是说,等压点逐渐向肺泡侧移位,气道壁越来越缺少软骨的支持,容易受到胸膜腔压力的压迫,使流速受限,此时 Vmax 变为非用力依赖性的,等压点的上游,最大流速取决于肺泡弹性压与气道阻力的大小,而与用力的大小无关。正常人在用力呼气时的流速容积曲线,同样也显示,开始 1/3 是用力依赖性的,后 2/3 是非用力依赖性的,但在 COPD 患者,由于肺泡弹性压降低,气道阻力增加,等压点向上游移位,比正常人更靠近肺泡侧,常常在小气道,在用力呼气时,气道容易过早地陷闭,使 RV 加大,而且在相同肺容积情况下,其 Vmax 比正常人为小,在 MEFV 曲线上,表现为降支呈勺状向内凹陷(图3-11)。

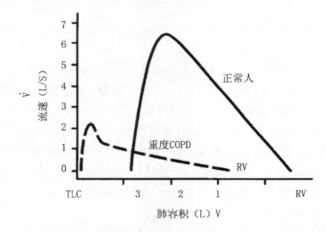

图 3-11 正常人与重度 COPD 患者的流速容积曲线
纵坐标为流速(V̇),横坐标为肺容积(V),COPD 患者 TLC 与 RV 明显增加,呼气峰流速降低,
肺容积<70%FVC 时,流速明显受限,曲线的降支呈勺状凹陷

图 3-12 为一重度 COPD 患者(左侧)和一正常人(右侧)MEFV 曲线的比较,纵坐标为流速,横坐标为肺容积,COPD 患者的肺容积大,PEFR 明显降低,且降支明显地呈勺状向内凹陷。

(二)肺泡过度充气

在 COPD 患者常有 RV 和功能残气量(functional residual capacity,FRC)的增加,由于肺泡弹性压的降低和气道阻力的增加,呼气时间延长,在用力呼气末,肺泡气往往残留较多,因而 RV 增加,前述用力呼气时,小气道过早地陷闭,也是 RV 增加的原因,FRC 是潮气呼气末的肺容积,此时向外的胸壁弹性压和向内的肺泡弹性压保持平衡,肺气肿时,肺泡弹性压降低,向外扩张的力强,因而 FRC 增加,COPD 患者在潮气呼吸(平静呼吸)时,由于气道阻力的增加和呼吸频率的增快,呼气时间不够长,往往不足以排出过多的肺泡气,就要开始下一次吸气,因此 FRC 越来越高,这种情况称为动态性过度充气,随着 FRC 的增加,肺泡弹性压也增加,在呼气末,肺泡压可大于大气压,所增加的压力称为内源性呼气末正压(intrinsic postive end expiratory pressure, PEEPi),在下一次吸气时,胸膜腔的负压必须先抵消 PEEPi 后,才能有空气吸入,因而增加了呼吸功。

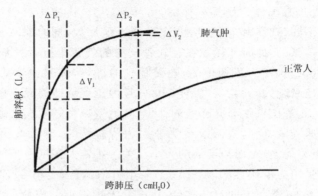

图 3-12　正常人和肺气肿时肺的压力-容积曲线

当肺容积较小时,肺气肿肺比正常人肺的顺应性(顺应性=△V/△P)大;而当肺容积过高时,

其顺应性比正常人减小。△P:压力的改变,△V:容积的变化

由于肺容积增加,横膈低平,在吸气开始时,横膈肌的肌纤维缩短,不在原始位置,因而收缩力减弱,容易发生呼吸肌疲劳。

由以上的病理生理可见,中重度 COPD 患者由于动态性肺泡过度充气,肺泡内源性 PEEP,吸气时对膈肌不利的几何学位置,在吸气时均会加重呼吸功,因此感到呼吸困难,特别是体力活动时,需要增加通气量,更感呼吸困难,最后导致呼吸肌疲劳和呼吸衰竭。

COPD 患者,呼气的时间常数延长,时间常数=肺顺应性×气道阻力,COPD 患者常有肺顺应性与气道阻力的增加,所以时间常数延长,呼气时间常常不足以排出过多的肺泡气,使肺容积增加,肺容积过高时,肺顺应性反而降低(图 3-12),以致呼吸功增加,肺泡通气量(alveolar ventilation,VA)减少,但若肺泡的血流灌注量更少,肺气肿区仍然是通气大于灌注,存在无效腔通气,无效腔通气是无效通气,徒然增加呼吸功。

(三)通气灌注比例不平衡

COPD 患者的各个肺区肺泡顺应性和气道阻力常有差异,因而时间常数也不一致,造成肺泡通气不均,有的肺泡区通气高于血流灌注(高 V/Q 区),有的肺泡区通气低于血流灌注(低 V/Q 区),高 V/Q 区有部分气体是无效腔通气,低 V/Q 区则流经肺泡的血液得不到充分的氧合,即进入左心,产生低氧血症,这种低氧血症发生的机制是由于 V/Q 比例不平衡所致。慢性低氧血症会引起肺血管收缩,血管内皮、平滑肌增生和管壁重塑与继发性红细胞增多,产生肺动脉高压和肺源性心脏病。

三、临床表现

早期患者,即使肺功能持续下降,可毫无症状,及至中晚期,出现咳嗽、咳痰、气短等症状,痰量因人而异,为白色黏液痰,合并细菌感染后则变为黏液脓性。在长期患病过程中,反复急性加重和缓解是本病的特点,病毒或细菌感染常常是急性加重的重要诱因,常发生于冬季,咯血不常见,但痰中可带血丝,如咯血量较多,则应进一步检查,以除外肺癌和支气管扩张,晚期患者气短症状常非常明显,即使是轻微的活动,都不能耐受。进行性的气短,提示肺气肿的存在。

　　晚期患者可见缩唇呼吸,呼气时嘴唇呈吹口哨状,以增加气道内压,使肺泡气缓慢地呼出,避免小气道过早地萎陷,以减少 RV。患者常采取上身前倾,两手支撑在椅上的特殊体位,此种姿势,可固定肩胛带,使胸大肌和背阔肌活动度增加,以协助肋骨的运动。患者胸廓前后径增加,肺底下移,呈桶状胸,呼吸运动减弱,叩诊为过清音,呼吸音减弱,肺底可有少量湿啰音,如湿性啰音较多,则应考虑合并支气管扩张,肺炎,左心衰竭等。COPD 在急性加重期,肺部可听到哮鸣音,表示支气管痉挛或黏膜水肿,黏液堵塞,但其程度常不如支气管哮喘那样严重而广泛。患者缺氧时,可出现发绀,如果有杵状指,则应考虑其他原因所致,如合并肺癌或支气管扩张等,因 COPD或缺氧本身。并不会发生杵状指。合并肺源性心脏病时,可见颈静脉怒张,伴三尖瓣收缩期反流杂音,肝大、下肢水肿等,但水肿并不一定表示都有肺源性心脏病,因 COPD 呼吸衰竭伴低氧血症和高碳酸血症时,肾小球滤过率减少也可发生水肿。单纯肺源性心脏病心力衰竭时,很少有胸腔积液,如有胸腔积液则应进一步检查,以除外其他原因所致,如合并左心衰竭或肿瘤等,呼吸衰竭伴膈肌疲劳时可出现胸腹矛盾呼吸运动,即在吸气时,胸廓向外,腹部内陷,呼气时相反。并发肺性脑病时,患者可出现嗜睡,神志障碍,与严重的低氧血症和高碳酸血症有关。

　　COPD 可分两型,即慢支型和肺气肿型。慢支型又称紫肿型(blue bloater,BB),因缺氧发绀较重,常常合并肺源性心脏病,水肿明显;肺气肿型又称红喘型(pink puffer,PP),因缺氧相对较轻,发绀不明显,而呼吸困难、气喘较重。大多数患者,兼具这两型的特点,但临床上以某型的表现为主,确可见到。两型的特点见表 3-6。

表 3-6　COPD 慢支型与肺气肿型临床特点的比较

比较项目	慢支型	肺气肿型
气短	轻	重
咳痰	多	少
支气管感染	频繁	少
呼吸衰竭	反复出现	终末期表现
胸部 X 线	纹理增重,心脏大	肺透光度增加、肺大疱、心界小
PaO_2(mmHg)	<60	>60
$PaCO_2$(mmHg)	>50	<45
血细胞比容	高	正常
肺源性心脏病	常见	少见或终末期表现
气道阻力	高	正常至轻度
弥散能力	正常	降低

四、实验室检查

(一)胸部 X 线与 CT

　　慢支可见肺纹理增多;如果病变以肺气肿为主,可见肺透光度增加,肺纹理稀少,肋间隙增宽,横膈低平,有时可见肺大疱,普通 X 线对肺气肿的诊断阳性率不高,即使在中重度肺气肿,其阳性率也只有 40%。薄层(1～1.5 mm)高分辨 CT 阳性率比较高,与病理表现高度相关,CT 上可见到低密度的肺泡腔、肺大疱与肺血管减少,并可区别小叶中心型肺气肿,全小叶型肺气肿或隔旁肺气肿。胸部 X 线检查的另一重要功能在于发现其他肺疾病或心脏疾病,有助于 COPD 的鉴别诊断和并发症的诊断。

(二)肺功能

COPD 的特点是慢性气流受限,要证实有无气流受限,只能依靠肺功能检查,最常用的指标是第 1 秒用力呼气容积(forced expiratory volume in one second,FEV_1)占其预计值的百分比(FEV_1%预计值)和 FEV_1 与其用力肺活量(forced vital capacity,FVC)之比(FEV_1/FVC)。后者是检出早期 COPD 一项敏感的指标,而 FEV_1%预计值对中晚期 COPD 的检查比较可靠,因中晚期 COPD,FVC 的降低比 FEV_1 的降低可相对更多,如果以 FEV_1/FVC 作为检测指标,则其比值可以不低或高。在诊断 COPD 时,必须以使用支气管舒张药以后测定的 FEV_1 为准,FEV_1<80%预计值,和(或)FEV_1/FVC<70%可认为存在气流受限,FEV_1 值要求是使用支气管舒张药以后测定的,是为了去除可逆因素的影响,反映的是基础 FEV_1 值,如果基础值低于正常,则证明该气流受限不完全可逆。因 FEV_1 可反映大小气道功能,且其重复性好,最为常用,呼气峰流速(PEF)的重复性比 FEV_1 差,一般不常用。

中晚期 COPD 患者常有 TLC、FRC、RV 与 RV/TLC 比例的增加,但这些改变均非特异性的,不能区别慢支和肺气肿。

肺气肿时由于肺泡壁破坏,肺血管床面积减少,因此肺一氧化碳弥散量(carbon monooxide diffusing capacity of lung,DLCO)降低,降低的程度与肺气肿的严重程度大致平行,如果有 DLCO 的降低,则提示有肺气肿存在,但无 DLCO 的降低,不能排除有肺气肿,因 DLCO 不是一项敏感的指标。

肺顺应性(CL)可以用肺泡弹性压(Pel)与肺容积(V)相对应的变化表示,即 $CL = \triangle V/\triangle Pel(L/cmH_2O)$,肺气肿时,Pel 降低,CL 增加,可作为肺气肿的一个标志,但测定 Pel,需先测定胸膜腔内压,需放置食管气囊,实际工作中不易实行。

中重度 COPD 患者,常常伴有明显的气短和活动耐力的降低,但气短症状与 FEV_1、FVC 的降低常常不平行,因此许多学者认为现在 COPD 轻重程度的分级,仅根据肺功能是不全面的,还应参考呼吸困难程度(分级)、营养状况[体质指数=体重(kg)/身高^2(m^2)]、运动耐力(6 分钟步行试验)等指标,但也应指出,现在的肺功能分级,仅根据 FEV_1、FVC 的改变也是不全面的,COPD 的气短常常与肺泡的动态性过度充气,内源性 PEEP 等有关,而 FEV_1、FVC 并不是反映肺泡动态性过度充气的指标,深吸气量(inspiratory capacity,IC)= TLC-FRC,因 TLC 在短期内变化不大,IC 与 FRC 成反比,IC 能间接反映 FRC 的大小,而 FRC 代表肺泡的充气程度,当肺泡过度充气时,FRC 增加,IC 减少,过度充气改善时,FRC 减少,IC 增加,它是反映气短和活动耐力程度较好的指标,当 IC 降至 40%正常预计值以下时,常有明显的气短和活动耐力的下降,IC 的改变也可作为评价 COPD 治疗反应和预后的重要指标。

(三)动脉血气

测定的指标包括动脉氧分压、二氧化碳分压、酸碱度。平静时在海平面吸空气情况下,PaO_2<8.0 kPa(60 mmHg),$PaCO_2$≤6.0 kPa(45 mmHg),表示 COPD 伴有 I 型呼吸衰竭;PaO_2<8.0 kPa(60 mmHg),$PaCO_2$>6.7 kPa(50 mmHg),表示伴有 II 型呼吸衰竭,pH 的正常范围为 7.35~7.45,其测定可帮助判断有无酸碱失衡。

当 PaO_2 低于正常值时,FEV_1 常在 50%预计值以下,肺源性心脏病时,FEV_1 常在 30%预计值以下,PaO_2 常在 7.3 kPa(55 mmHg)以下,慢性呼吸衰竭可导致肺源性心脏病的发生,当有肺源性心脏病的临床表现时,即使 $FEV_1 > 30\%$ 预计值,也提示属于第 IV 级极重度 COPD。

(四)血红蛋白

当 $PaO_2 < 7.3 \, kPa(55 \, mmHg)$ 时,常伴有红细胞的增多与血红蛋白浓度的增加,因此血红蛋白浓度高时,提示有慢性缺氧的存在。

五、诊断与鉴别诊断

(一)诊断

COPD 是一种渐进性疾病,经过多年的发展才发生症状,因此发病年龄多在 40 岁以后,大多数患者有吸烟史或有害气体粉尘接触史,晚期患者根据其年龄、病史、症状、体征、胸部 X 线、肺功能、血气检查结果不难作出诊断,但在诊断上应注意以下几点。

(1)COPD 患者早期可无任何症状,要做到早期诊断,必须做肺功能检查,正常人自 25 岁以后,肺功能呈自然下降趋势,FEV_1 每年下降 20~30 mL,但 COPD 患者每年下降 40~80 mL,甚至更多,如果一个吸烟者经随访数年(3~4 年),FEV_1 逐年下降明显,即应认为是在向 COPD 发展,应劝患者戒烟。FEV_1/FVC 对早期 COPD 的诊断是一个较敏感的指标。

(2)慢支的诊断标准是每年咳嗽、咳痰时间 >3 个月,连续 2 年以上,并能除外其他心肺疾病,但这个时间标准是为做流行病学调查而人为制订的,对个体患者,要了解有无慢性气流受限及其程度,则必须做肺功能检查,如果已有肺功能异常,虽然咳嗽,咳痰时间未达到上述标准,亦应诊断为 COPD,反之,咳嗽、咳痰时间虽然达到了上述标准,但肺功能正常,亦不能诊断为 COPD,而应随访观察。

(3)COPD 患者中,绝大多数慢支与肺气肿并存,但二者的严重程度各异,肺气肿的诊断实际上是一个解剖学诊断,因根据其定义,必须有广泛的气腔壁的破坏,但在实际工作中,要求解剖诊断是不可能的,而慢支与肺气肿都可引起慢性气流受限,二者在肺功能上较难区别,如果 DLCO 减少,肺顺应性增加,则有助于肺气肿的诊断,胸部薄层高分辨率 CT 对肺气肿的诊断也有帮助。但应注意吸烟者中有相当一部分人胸部高分辨率 CT 可见肺气肿的影像,只有在肺功能检查时出现气流受限,才能诊断为 COPD。

(4)COPD 轻重程度肺功能的分级(表 3-7)。

表 3-7　COPD 轻重程度肺功能的分级(FEV_1:吸入支气管舒张药后值)

级别	肺功能
I 级(轻度)	$FEV_1/FVC < 70\%$,$FEV_1 \geqslant 80\%$ 预计值
II 级(中度)	$FEV_1/FVC < 70\%$,$50\% \leqslant FEV_1 < 80\%$ 预计值
III 级(重度)	$FEV_1/FVC < 70\%$,$30\% \leqslant FEV_1 < 50\%$ 预计值
IV 级(极重度)	$FEV_1/FVC < 70\%$,$FEV_1 < 30\%$ 预计值或 $30\% \leqslant FEV_1 < 50\%$ 预计值,伴有慢性呼吸衰竭

(5)COPD 发展过程中,根据病情可分为急性加重期和稳定期。急性加重期是指患者在其自然病程中咳嗽、咳痰、气短急性加重,超越了平常日与日间的变化,需要改变经常性治疗者。急性加重的诱因,主要是支气管病毒或细菌的感染和空气污染,但也有 1/3 原因不明,急性加重时,痰量增加,变为脓性或黏液脓性,肺部可出现哮鸣音或伴发热等,合并肺炎时,虽然也可诱发急性加重,但肺炎本身并不属于急性加重的范畴;稳定期患者咳嗽、咳痰、气短等症状稳定或症状轻微。

(6)晚期支气管哮喘和支气管扩张患者,肺功能可类似 COPD,不应诊断为 COPD,但可合并有 COPD。在诊断 COPD 时必须除外其他可能引起气流受限的疾病。

（二）鉴别诊断

COPD 应注意与支气管扩张、肺结核、支气管哮喘、特发性间质性肺炎等鉴别。前二者根据其临床表现和胸部 X 线不难鉴别，而 COPD 与支气管哮喘的鉴别有时比较困难，二者均有 FEV_1 的降低，通常是以慢性气流受限的可逆程度协助诊断，具体方法如下。

支气管舒张试验：①试验时患者应处于临床稳定期，无呼吸道感染。试验前 6 小时、12 小时分别停用短效与长效 β_2 受体激动药，试验前 24 小时停用茶碱制剂。②试验前休息 15 分钟，然后测定 FEV_1 共 3 次，取其最高值，吸入沙丁胺醇，或特布他林 2～4 喷，10～15 分钟后再测定 FEV_1 3 次，取其最高值。③计算 FEV_1 改善值，如果，且 FEV_1 绝对值在吸药后增加 200 mL 以上，为支气管舒张试验阳性，表示气流受限可逆性较大，支持支气管哮喘的诊断；如吸药后 FEV_1 改善率<15％则支持 COPD 的诊断。本试验在吸药后 FEV_1 改善率愈大，则对阳性的判断可靠性愈大，如果吸药后 FEV_1 绝对值的改善>400 mL，则更有意义。

因有 10％～20％的 COPD 患者支气管舒张试验也可出现阳性，故单纯根据这一项检查来鉴别是哮喘或 COPD 是不可取的，还应结合临床表现，综合判断才比较可靠。

在临床工作中经常遇到的是关于慢性喘息型支气管炎（慢喘支）的鉴别诊断问题，慢喘支与支气管哮喘很难区别，所谓慢喘支可能包括两种情况：一种是 COPD 合并了支气管哮喘；另一种是 COPD 急性加重期时，肺部出现了哮鸣音。如果一个 COPD 患者，出现了典型的支气管哮喘症状，如接触某些变应原或刺激性气体后，肺部出现广泛的哮鸣音，过敏性体质，皮肤变应原试验阳性，支气管舒张试验阳性，对皮质激素治疗反应良好，则应诊断为 COPD 合并支气管哮喘。哮鸣音并非支气管哮喘所独有，某些 COPD 患者在急性加重时亦可出现哮鸣音，如果不具备以上哮喘发作的特点，则不应诊断为 COPD 合并哮喘，而应诊断为单纯的 COPD。慢性喘息型支气管炎这一名词以不用为宜，因应用这一名词，容易与 COPD 合并支气管哮喘发生混淆。

COPD 还应与特发性间质性肺炎相鉴别，因二者均有慢性咳嗽，气短等症状，后者胸部 X 线上的网状纹理容易误认为是慢支，但如果注意到其他特点则不难鉴别，COPD 的肺容积增加而特发性间质性肺炎肺容积减小，前者肺功能为阻塞性通气障碍而后者为限制性通气障碍，胸部高分辨率 CT 更容易将二者区别开来。应当注意的是 COPD 合并特发性间质性肺炎或其他限制性肺疾病时，其肺功能则兼具阻塞性通气障碍和限制性通气障碍的特点，因二者 FEV_1、FVC 都可以降低，此时诊断阻塞性通气障碍主要是根据 FEV_1/FVC 的降低，而限制性通气障碍主要是根据 TLC 的减少。

六、治疗

其治疗为：①缓解症状；②预防疾病进展；③改善活动的耐受性；④改善全身状况；⑤预防治疗并发症；⑥预防治疗急性加重；⑦降低病死率。

（一）稳定期的治疗

1.戒烟

COPD 与吸烟的关系十分密切，应尽一切努力劝患者戒烟，戒烟以后，咳嗽、咳痰可有很大程度的好转，对已有肺功能损害的患者，即使肺功能不能逆转，但戒烟后也可以明显延缓病情的发展，提高生存率，对每一个 COPD 患者，劝其戒烟是医师应尽的职责，也是一项重要的治疗，据调查经医师 3 分钟的谈话，可使 5％～10％的患者终身戒烟，其效果是可观的。

2.预防治疗感染

病毒与细菌感染常是病情加重的诱因,因寄生于COPD患者下呼吸道的细菌经常为肺炎链球菌与流感嗜血杆菌,如痰色变黄,提示细菌感染,可选用阿莫西林、阿莫西林/棒酸、头孢克洛、头孢呋辛等,重症患者可根据痰培养结果,给予抗生素治疗。为预防流感与肺炎,可行流感疫苗与肺炎链球菌疫苗的预防注射,流感疫苗能减少COPD的重症和病死率50%左右,效果显著;肺炎链球菌疫苗可减少肺炎的发生,对65岁以上的老年人或肺功能较差者推荐应用。

3.排痰

COPD患者的咳嗽是因痰多引起,因此应助其排痰而不是单纯镇咳,有些患者痰液黏稠,不易咳出,不仅影响通气功能,还会增加感染机会,可口服沐舒坦、氯化铵等,也可超声雾化吸入,注意补充液体,入量过少则会使痰液干燥黏稠,不易咳出。

4.抗胆碱能药物

COPD患者的迷走神经张力较高,而支气管基础口径是由迷走神经张力决定的,迷走神经张力愈高,则支气管基础口径愈窄。此外各种刺激,均能刺激迷走神经末梢,反射性地引起支气管痉挛,抗胆碱能药物可与迷走神经末梢释放的乙酰胆碱竞争性地与平滑肌细胞表面的胆碱能受体相结合,因而可阻断乙酰胆碱所致的支气管平滑肌收缩,对COPD患者有舒张支气管的作用,并可与β_2受体激动药合用,比单一制剂作用更强。

抗胆碱能药物吸入剂有溴化异丙托品,它是阿托品的四胺衍生物,难溶于脂质,因此与阿托品不同,经呼吸道或胃肠道黏膜吸收的量很少,从而可避免吸入后类似阿托品的一些不良反应。用定量吸入器(MDI)每天喷3~4次,每次2喷,每喷20 μg,必要时每次可喷40~80 μg,水溶液用雾化器雾化吸入,每次剂量可用0.025%水溶液2 mL(0.5 mg),用生理盐水1 mL稀释,吸入后起效时间为5分钟,30~60分钟达高峰,维持4~6小时,由于此药不良反应较少,可长期吸入,但溴化异丙托品的作用时间短,疗效也不是很理想。

新近研制的长效抗胆碱能药噻托溴铵,一次吸入后,其作用>24小时。胆碱能的受体为毒蕈碱受体,在人体主要有M_1、M_2、$M_3$3种亚型,M_1存在于副交感神经节,能介导乙酰胆碱的传递,M_3分布在气道平滑肌细胞上,可能还分布在黏膜下腺体细胞上,能介导乙酰胆碱的作用,故M_1、M_3能促进气道平滑肌收缩和黏液腺分泌,M_2分布在胆碱能神经末梢上,能反馈性地抑制乙酰胆碱的释放,故能部分地抵消M_1、M_3的作用。噻托溴铵能够竞争性地阻断乙酰胆碱与以上受体的结合,其对M_1、M_3的亲和力,比溴化异丙托晶强10倍,而其解离速度则慢100倍,对M_2的亲和力,虽然噻托溴铵也比溴化异丙托品强10倍,但二者与M_2的解离速度都比与M_1、M_3的解离速度快得多,因此噻托溴铵对M受体具有选择性,对乙酰胆碱的阻断作用比溴化异丙托品强而且持久,每天吸入18 μg,作用持续>24小时,能够有效地舒张支气管,减少肺泡动态性过度充气,缓解呼吸困难,其治疗作用6周达到高峰,能够减少COPD的急性加重和住院率。噻托溴铵的缺点是起效时间稍慢,约为30分钟,吸入后3小时作用达高峰,因此在急性加重期,不宜于单独用药,其口干的不良反应较溴化异丙托品常见,但并不严重,多数患者可以耐受。

5.β_2受体激动药

其能舒张支气管,并有刺激支气管上皮细胞纤毛运动以利排痰的作用,可以预防各种刺激引起的支气管痉挛。常用的气雾剂有沙丁胺醇、特布他林等。前者每次吸入100~200 μg(即喷吸1~2次),每天3~4次,后者每次吸入250~500 μg,每天3~4次,吸入后起效时间为5分钟,1小时作用达高峰,维持4~6小时。

6.氨茶碱

其有舒张支气管,加强支气管上皮细胞纤毛运动,改善膈肌收缩力的作用,根据病情缓急,可口服或静脉滴注,但后者可使心率增快,宜慎用,目前有长效茶碱控释片,每天 2 次,一次 1 片,可维持疗效 24 小时。茶碱血浓度监测对估计疗效和不良反应有一定意义,>5 mg/L 即有治疗作用,>15 mg/L 时,不良反应明显增加。

7.糖皮质激素

长期吸入皮质激素并不能改变 COPD 患者 FEV_1 下降的趋势,但对 FEV_1<50% 预计值并有症状和反复发生急性加重的 COPD 患者,规则地每天吸入布地奈德/福莫特罗,或沙美特罗/氟地卡松联合制剂可减少急性加重的发作。前者干粉每吸的剂量为 160 μg/4.5 μg,后者干粉每吸的剂量为 50 μg/250 μg,每次 1~2 吸,每天 2 次。

8.氧疗

氧疗的指征为:①PaO_2≤7.3 kPa(55 mmHg)或动脉血氧饱和度(SaO_2)≤88%,有或无高碳酸血症;②PaO_2 7.3~8.0 kPa(55~60 mmHg),或 SaO_2<89%,并有肺动脉高压、心力衰竭水肿或红细胞增多症(血细胞比容>55%)。COPD 呼吸衰竭患者除低氧血症外,常伴有二氧化碳潴留,吸入氧浓度(FiO_2)过高,会加重二氧化碳潴留,对呼吸衰竭患者应控制性给氧,氧流量 1~2 L/min。呼吸衰竭患者最大的威胁为低氧血症,因会造成脑缺氧的不可逆性损害,因此对 COPD 合并明显的低氧血症患者,应首先给氧,但氧疗的目标是在静息状态下,将 PaO_2 提高到 8.0~10.0 kPa(60~75 mmHg),或使 SaO_2 升至 90%~92%,如果要求更高,则需加大 FiO_2,容易发生二氧化碳麻醉。

对 COPD 所致的慢性低氧血症患者,使用长期的家庭氧疗,每天吸氧≥15 小时,生存率有所改善。长期吸氧可以缓解患者的呼吸困难,改善生活质量,树立生活信心,对肺源性心脏病患者可以降低肺动脉压,改善心功能,因此应作为一个重要的治疗手段。

9.强心药与血管扩张药

对肺源性心脏病患者除伴有左心衰竭或室上性快速心律失常需用洋地黄外,一般不宜用,因缺氧时容易发生洋地黄中毒,对肺源性心脏病的治疗主要依靠纠正低氧血症和高碳酸血症,改善通气,控制感染,适当利尿等。近年来使用血管扩张药以降低肺动脉压的报道很多,其目的是减少右心室的后负荷,增加心排血量,改善氧合和组织的供氧,但使用血管扩张药后,有些患者的 PaO_2 反而下降,因 COPD 患者缺氧的主要原因,是肺内的 V/Q 比例不平衡,低 V/Q 区因为流经肺泡的血液不能充分氧合,势必降低 PaO_2,出于机体的自我保护机制,低 V/Q 区的供血小动脉发生反射性痉挛,以维持 V/Q 比例的平衡,使用血管扩张药后,低 V/Q 区的供血增加,又恢复了 V/Q 比例的不平衡,故 PaO_2 下降,而这部分增加的供血,则是由正常 V/Q 区或高 V/Q 区转来,使这两个区域的 V>Q,增加了无效腔通气,使 $PaCO_2$ 增加。一氧化碳吸入是选择性肺血管扩张药,但对 COPD 的缺氧治疗同样无效,还会增加 V/Q 比例的不平衡,而对急性呼吸窘迫综合征(ARDS)治疗有效,是因后者的缺氧机制是肺内分流,而前者的缺氧机制是 V/Q 比例不平衡,故吸入一氧化碳对 COPD 不宜。

10.肺减容手术(lung volume reduction surgery,LVRS)

对非均匀性肺气肿,上叶肺气肿较重而活动耐力下降的患者,切除过度扩张的部分,保留较轻的部分,可以减少 TLC、FRC,改善肺的弹性压与呼吸肌功能,改善生活质量,但由于费用昂贵,又是一种姑息手术,只能有选择地用于某些患者。

11.肺移植

对晚期 COPD 患者,经过适当的选择,肺移植可改善肺功能和生活质量,但肺移植的并发症多,成功率低,费用高,目前很难推广。

12.呼吸锻炼

对 COPD 患者应鼓励其做缓慢的深吸气深呼气运动,胸腹动作要协调,深呼气时要缩唇,以增加呼气时的阻力,防止气道萎陷,每天要有适合于自身体力的运动,以增加活动的耐力。

13.营养支持

重度 COPD 患者常有营养不良表现,可影响呼吸肌功能和呼吸道的防御功能,因此饮食中应含足够的热量和营养成分,接受呼吸机治疗的 COPD 患者,如果输入碳水化合物过多,会加重高碳酸血症,但对非呼吸机治疗患者则不必过多地限制碳水化合物,因减少碳水化合物,必然要增加脂肪含量,会引起患者厌食,营养支持是否能减少重症的发作和病死率,尚有待进一步的研究。

总之,稳定期 COPD 的治疗应根据病情而异,其分级治疗,表 3-8 可供参考。

表 3-8 稳定期 COPD 患者的推荐治疗

分期	特征	治疗方案
Ⅰ级(轻度)	$FEV_1/FVC<70\%$,$FEV_1 \geqslant 80\%$预计值	避免危险因素;接种流感疫苗;按需使用支气管扩张药
Ⅱ级(中度)	$FEV_1/FVC<70\%$,$50\% \leqslant FEV_1<80\%$预计值	在上一级治疗的基础上,规律应用一种或多种长效支气管扩张药,康复治疗
Ⅲ级(重度)	$FEV_1/FVC<70\%$,$30\% \leqslant FEV_1<50\%$预计值	在上一级治疗的基础上,反复急性发作,可吸入糖皮质激素
Ⅳ级(极重度)	$FEV_1/FVC<70\%$,$FEV_1<30\%$预计值或$30\% \leqslant FEV_1<50\%$预计值,伴有慢性呼吸衰竭	在上一级治疗的基础上,如有呼吸衰竭、长期氧疗,可考虑外科治疗

(二)急性加重期的治疗

(1)重症患者应测动脉血气,如果 pH 失代偿,说明患者的病情是近期内加重,肾脏还未来得及代偿。应当详细了解过去急性加重的诱因、频率和治疗情况,稳定期和加重期的血气情况,以作为此次治疗的参考。

(2)去除诱因。COPD 急性加重的诱因常见的有呼吸道感染(病毒或细菌)、空气污染,其他如使用镇静药、吸氧浓度过高或其他并发症,也可使病情加重,其中吸氧浓度过高,可抑制呼吸,$PaCO_2$ 上升,以致发生神志障碍,甚为常见,必须仔细询问病史,当 $PaCO_2$ 在 12.0 kPa(90 mmHg)以上,又有吸氧史,常常提示吸氧浓度过高,应采用控制性给氧。肺源性心脏病患者因使用利尿药或皮质激素,均容易造成低钾、低氯性代谢性碱中毒,代谢性碱中毒可抑制呼吸,脑血管收缩和氧解离曲线左移,加重缺氧,去除诱因后,病情自然会有所好转。其他肺炎、肺血栓栓塞、左心衰竭、自发性气胸等所产生的症状也很类似 COPD 急性加重,必须仔细鉴别,予以相应的治疗。

(3)低流量氧吸入,每分钟氧流量不大于 2 L,氧疗的目标是保持 PaO_2 在 8.0~10.0 kPa(60~75 mmHg),或 SaO_2 90%~92%,吸氧后 30~60 分钟应再测血气,如果 PaO_2 上升且 pH 下降不明显,或病情好转,说明给氧适当,如果 $PaO_2>10.0$ kPa(75 mmHg),就有可能加重二氧化碳潴留和酸中毒。

(4)重症患者可经雾化器吸入支气管舒张药,0.025%溴化异丙托品水溶液 2 mL(0.5 mg)加生理盐水 1 mL 和(或)0.5%沙丁胺醇 0.5 mL 加生理盐水 2 mL 吸入,4～6 小时 1 次,雾化器的气源应使用压缩空气,而避免用氧气,因使用雾化器时,气源的流量近 5～7 L/min,可使 $PaCO_2$ 急剧升高,但在用雾化器时,应同时给予低流量氧吸入。在急性加重期也可联合糖皮质激素和 β_2 受体激动药治疗,或短效支气管舒张药,加用噻托溴铵。

(5)酌情静脉滴注氨茶碱 500～750 mg/d,速度宜慢,在可能条件下应动态监测氨茶碱血清浓度,使其保持在 10～15 $\mu g/mL$。

(6)应用广谱抗生素和祛痰药。

(7)如无糖尿病、溃疡、高血压等禁忌证,可口服泼尼松 30～40 mg/d,或静脉滴注其他相当剂量的糖皮质激素,共 7～10 天。延长疗程并不会增加疗效,反而增加不良反应。

(8)如有肺源性心脏病心力衰竭体征,可适当应用利尿药。

(9)机械通气治疗。目的是通过机械通气,支持生命,降低病死率,缓解症状,同时争取时间,通过药物等其他治疗使病情得到逆转。机械通气包括有创或无创,近年来通过随机对照研究,证明无创通气治疗急性呼吸衰竭的成功率,能达 80%～85%,能够降低 $PaCO_2$,改善呼吸性酸中毒,减少呼吸频率和呼吸困难,缩短住院时间,因为减少了插管有创通气,避免了并发症,也就降低了病死率,但无创通气并非适合所有患者,其适应证和禁忌证见表 3-9。有创性机械通气的适应证见表 3-10。

表 3-9　无创性正压通气在 COPD 加重期的应用指征

适应证(至少符合其中两项)

　中至重度呼吸困难,伴辅助呼吸肌参与呼吸并出现胸腹矛盾呼吸运动

　中至重度酸中毒(pH7.30～7.35)和高碳酸血症($PaCO_2$ 6.0～8.0 kPa/45～60 mmHg)

　呼吸频率>25/min

禁忌证(符合下列条件之一)

　呼吸抑制或停止

　心血管系统功能不稳定(低血压,心律失常,心肌梗死)

　嗜睡、意识障碍或不合作者

　易误吸者(吞咽反射异常,严重上消化道出血)

　痰液黏稠或有大量气道分泌物

　近期曾行面部或胃食管手术

　头面部外伤,固有的鼻咽部异常

　极度肥胖

　严重的胃肠胀气

表 3-10　有创性机械通气在 COPD 加重期的应用指征

严重呼吸困难,辅助呼吸肌参与呼吸,并出现胸腹矛盾呼吸运动

呼吸频率>35/min

危及生命的低氧血症(PaO_2<5.3 kPa/40 mmHg 或 PaO_2/FiO_2<26.7 kPa/200 mmHg)

严重的呼吸性酸中毒(pH<7.25)及高碳酸血症

续表

严重呼吸困难,辅助呼吸肌参与呼吸,并出现胸腹矛盾呼吸运动

呼吸抑制或停止

嗜睡、意识障碍

严重心血管系统并发症(低血压、休克、心力衰竭)

其他并发症(代谢紊乱、脓毒血症、肺炎、肺血栓栓塞、气压伤、大量胸腔积液)

无创性正压通气治疗失败或存在无创性正压通气的使用禁忌证

机械通气的目标是使 PaO_2 维持在 $8.0\sim10.0$ kPa($60\sim75$ mmHg),或 SaO_2 90%~92%,$PaCO_2$ 也不必降至正常范围,而是使其恢复至稳定期水平,pH 保持正常即可,如果要使 $PaCO_2$ 降至正常,则会增加脱机的困难,同时 $PaCO_2$ 下降过快,肾脏没有足够的时间代偿,排出体内过多的 HCO_3 由呼吸性酸中毒转为代谢性碱中毒,对机体极为不利。

(10)呼吸兴奋药。COPD 呼吸衰竭急性加重期患者,是否应使用呼吸兴奋药,尚有不同意见,呼吸衰竭患者大多有呼吸中枢兴奋性增高,对这类患者使用呼吸兴奋药,徒然增加全身的氧耗,弊多利少。

(三)预后

影响预后的因素很多,但据观察,与预后关系最为密切的是患者的年龄与初始 FEV_1 值,年龄愈大、初始 FEV_1 值愈低,则预后愈差,长期家庭氧疗已被证明可改善预后。COPD 的预后,在个体间的差异较大,因此对一个具体患者,预言其生存时间的长短是不明智的。

(马利然)

第八节 急性呼吸窘迫综合征

一、病因及发病机制

急性呼吸窘迫综合征是患者原来心肺功能正常,由肺外或肺内造成的急性肺损伤引起的以急性呼吸窘迫和严重低氧血症为主要表现的一种急性呼吸衰竭,是至今发病率、病死率均极高的危重症,共同的病理变化有肺血管内皮和肺泡的损害、透明膜形成、顺应性降低、肺微血管阻塞和栓塞、肺间质水肿及后继其他病变。ALI 为一个急性发作的炎症综合征,ARDS 是病程中最严重的阶段,所有 ARDS 的患者均有 ALI,但 ALI 的患者就不一定是 ARDS。

本病的诱发因素很多,发病机制尚未充分了解。

(一)病因

1.严重感染

包括肺部及肺外的细菌、病毒、真菌等所致的感染,感染灶所产生的各种有害物质,如内毒素、5-羟色胺、溶酶体、凝血酶及激肽系统的激活产物直接破坏毛细血管壁或形成微血栓等,造成肺组织破坏。

2.严重创伤

(1)肺内损伤：如肺挫伤、呼吸道烧伤、侵蚀性烟尘有毒气体的吸入、胃内容物的误吸、溺水、肺冲击伤、放射性肺炎、氧中毒等。

(2)肺外损伤：大面积烧伤或创伤，特别是并发休克和（或）感染者可诱发 ARDS。

(3)大手术后：如体外循环术后、大血管手术或其他大手术后可发生 ARDS。

3.休克

休克时由于肺循环血量不足、酸中毒及产生的血管活性物质，如组织胺、5-羟色胺、缓激肽、儿茶酚胺、细菌毒素等作用于血管壁，可增加其通透性，损伤肺泡Ⅱ型细胞，影响肺泡表面活性物质的形成，从而导致肺顺应性减退、肺泡萎缩和肺不张。

4.肺循环栓塞

输血中微小凝块、库血中变性血小板、蛋白质沉淀物等易沉积于肺毛细血管中，形成肺栓塞。骨折后易发生肺循环脂肪栓塞，及 DIC 时均可造成肺血管微血栓形成及组织细胞的损伤。

5.输液过快过量

正常的细胞间质与血浆的水含量之比为 4：1，大量快速补液在血浆被稀释后促使血管内液外渗，产生肺间质水肿。

6.氧中毒

氧在细胞内代谢产生一种超氧化物阴离子（superoxide anion，即氧自由基），氧自由基具有很强的毒性，与过氧化氢合成羟基（OH·即羟自由基），则毒性更甚，它们能破坏细胞膜、改变蛋白质和 DNA 的结构，从而损害细胞，特别是较长时间吸入高浓度氧更易发生。

7.吸入有毒气体

如吸入 NO_2、NH_3、Cl_2、SO_2、光气醛类、烟雾等；氮氧化物、有机氟、镉等中毒均可导致 ARDS。

8.误吸

误吸胃内容物、淡水、海水、糖水等，约 1/3 发生 ARDS。

9.药物过量

巴比妥类、水杨酸、氢氯噻嗪（双氢克尿噻）、秋水仙碱、利托君、阿糖胞苷、海洛因、美沙酮、丙氧酚、硫酸镁、间羟沙丁胺醇、酚丙宁、链激酶、荧光素等应用过量。

10.代谢紊乱

肝功能衰竭、尿毒症、糖尿病酮症酸中毒、急性胰腺炎。

11.血液系统疾病

大量输血、体外循环、DIC 等。

12.其他

子痫早期、隐球菌血症、颅内压增高、淋巴瘤、空气或羊水栓塞、肠梗阻。

(二)发病机制

ARDS 的共同基础是肺泡-毛细血管的急性损伤。其机制迄今未完全阐明，常与多种因素有关，且错综复杂，互为影响。其途径可为通过吸入有害气体或酸性胃内容物（pH<2.5）直接损害肺泡和毛细血管，使血管通透性增加；严重肺挫伤可使肺泡和肺脏小血管破裂，肺间质和肺内出血；因长骨骨折，脂肪栓塞于肺毛细血管，被肺脂肪蛋白酶转化为游离脂肪酸，可破坏血管内膜，灭活肺表面活性物质。

近年来的研究表明,机体发生创伤、感染、组织坏死和组织缺血灌注时,被激活的效应细胞如巨噬细胞(MΦ)、多核白细胞(PMN)、PCEC、PC-Ⅱ和血小板等一经启动,便失去控制,对细胞因子和炎症介质呈失控性释放,引发全身炎症反应综合征(SIRS),继而并发多器官功能障碍(MOD),ARDS即是多器官功能障碍在肺部的具体体现。ARDS的发生和发展,与繁多的炎症介质的综合作用密切相关。

1.前炎症反应细胞因子(PIC)与巨噬细胞(MΦ)

目前认为PIC包括TNF-α、IL-1、IL-2、血小板活化因子(PAF)、IFN-γ和PLA$_2$等,其中主要为TNF-α。TNF-α在感染性休克、多器官功能障碍综合征(MODS)发病机制中起重要的作用,内毒素是诱导TNF-α产生的最强烈的激动剂。MΦ为多功能细胞,主要来自骨髓内单核细胞,在机体的防御中起重要作用。多种炎症介质与MΦ作用,损伤肺泡毛细血管膜,使其通透性增加,发生渗透性肺水肿。

2.二次打击学说与瀑布效应

1985年Deitch提出严重创伤、烧伤、严重感染、大手术、脓毒败血症休克、肠道细菌移位、失血后再灌注、大量输血、输液等均可构成第1次打击,使机体免疫细胞处于被激活状态,如再出现第2次打击,即使程度并不严重,也可引起失控的过度炎症反应。首先MΦ的被激活,并大量释放PIC,然后又激活MΦ、PMN等效应细胞,并释放大量炎症介质,再激活补体、凝血和纤溶系统,产生瀑布效应,形成恶性循环,引发ARDS,此时机体处于高代谢状态、高动力循环状态及失控的过度炎症反应状态。氧自由基是重要的炎症介质之一,MΦ和PMN等细胞被激活后,可释放大量氧自由基,而氧自由基又可使MΦ和PMN在炎症区聚集、激活,并释放溶酶体酶等,损伤血管内皮细胞,形成恶性循环。PAF是一种与花生四烯酸(AA)代谢密切相关的脂质性介质,可激活PMN并释放氧自由基、AAM和溶酶体酶等炎症介质,并呈逐级放大效应,出现瀑布样连锁反应,引发MODS和ARDS。

3.氧供(DO$_2$)与氧耗(VO$_2$)

DO$_2$表示代谢增强或灌注不足时血液循环的代偿能力,VO$_2$表示组织摄取的氧量,是检测患者高代谢率最可靠的指标。生理条件下,氧动力学呈氧供非依赖性VO$_2$,即血液通过组织时依靠增加氧的摄取以代偿之。但在病理条件下,如严重休克、感染、创伤等,由于血液的再分配,病区的血流量锐减,出现氧供依赖性VO$_2$,由于失代偿而出现组织摄氧障碍发生缺氧,ARDS患者的微循环和细胞线粒体功能损伤,DO$_2$与VO$_2$必然发生障碍;ARDS发生高代谢状态时,VO$_2$随DO$_2$的升高而升高,DO$_2$不能满足需要,导致组织灌注不足、氧运输和氧摄取障碍,此时即使DO$_2$正常或增加,仍然发生氧供依赖性VO$_2$。

4.肠黏膜屏障衰竭与细菌移位

胃肠黏膜的完整性是分隔机体内外环境,使免受细胞和毒素侵袭的天然免疫学屏障。创伤、休克、应激、缺血再灌注和禁食等均可导致胃肠黏膜损伤,引起炎症反应,形成持续性刺激,造成胃肠黏膜屏障衰竭与细菌移位。其结果内毒素吸收,激活效应细胞与释放大量的炎症介质,引发全身炎症反应综合征和ARDS。

5.肺表面活性物质减少

高浓度氧、光气、氮氧化物、细菌内毒素及游离脂肪酸等,可直接损伤肺泡Ⅱ型细胞,另肺微栓塞使合成肺表面活性物质(PS)的前体物质和能量供应不足,合成PS减少,大量血浆成分渗入肺泡腔,可使PS乳化,形成不溶性钙皂而失去活性,多种血浆蛋白可抑制PS功能,大量炎症细胞释放糖脂抑制 PS 功能,弹性蛋白酶与磷脂酶 A_2 破坏 PS,故 PS 明显减少,且失去活性,致使肺泡陷闭、大量血浆渗入肺泡内,出现肺泡水肿和透明膜形成。

二、临床表现及特征

当肺刚受损的数小时内,患者仅有原发病表现而无呼吸系统症状,随后突感气促、呼吸频数并呈进行性加快,呼吸频率大于 30 次/分,危重者 60 次/分,缺氧症状明显,患者烦躁不安、心率增快、口唇指甲发绀。由于明显低氧血症,引起过度通气,导致呼吸性碱中毒。缺氧症状用一般氧疗难以改善,亦不能用其他原发心肺疾病解释。伴有肺部感染时,可出现畏寒发热、胸膜反应及少量胸腔积液。早期可无肺部体征,后期可闻及哮鸣音、水泡音或管状呼吸音。病情继续恶化、呼吸肌疲劳导致通气不足、二氧化碳潴留,产生混合性酸中毒,患者出现极度呼吸困难和严重发绀、伴有神经精神症状,如嗜睡、谵妄、昏迷等。最终发生循环障碍、肾功能不全、心脏停搏。

三、辅助检查

(一)血气分析
(1)PaO_2 呈进行性下降,当吸入氧浓度达 60% 时,$PaO_2 < 8.0$ kPa(60 mmHg)。

(2)PaO_2 增大,其正常参考值:$PaO_2 < 2.0$ kPa(15 mmHg)、年长者 < 4.0 kPa(30 mmHg)、吸入氧浓度为 30% 时 < 9.3 kPa(70 mmHg)、吸纯氧 < 13.3 kPa(100 mmHg)。

(3)$PaO_2 / FiO_2 < 26.7$ kPa(200 mmHg)。

(4)发病早期 $PaCO_2$ 常减低,晚期 $PaCO_2$ 升高。

(二)胸部 X 线检查
肺部的 X 线征象较临床症状出现晚。已有明显的呼吸急促和发绀时,胸片仍常无异常发现,发病 12~24 小时后,双肺可见斑片状阴影、边缘模糊。随着病情进展,融合为大片状实变影像,其中可见支气管充气征。疾病后期,X 线表现为双肺弥漫性阴影,呈白肺改变,或有小脓肿影,有时伴气胸或纵隔气肿。应用高分辨 CT 检查,可早期发现淡的肺野浓度增加、点状影、不规则血管影等。病情的严重程度与肺部 X 线所见不平行为其重要特征之一。

(三)肺功能检查
动态测定肺容量和肺活量、残气、功能残气,随病情加重均减少,肺顺应性降低。

(四)放射性核素检查
以放射性核素标记,计算血浆蛋白积聚指数,ARDS 患者明显增高(达 1.5×10^{-3} 次/分),对早期预报有意义。

(五)血流动力学监测
通过置入四腔漂浮导管,测定并计算出平均肺动脉压增高 > 2.67 kPa,肺动脉压与肺毛细血管楔嵌压差(PAP-PCWP)增加 > 0.67 kPa。

(六)支气管肺泡灌洗液检查
肺表面活性物质明显降低、花生四烯酸代谢产物如白三烯 B4、C4 及 PAF 等增高。

四、诊断及鉴别诊断

(一)诊断主要依据
(1)具有可引发 ARDS 的原发疾病:创伤、休克、肺内或肺外严重感染、窒息、误吸、栓塞、库血的大量输入、DIC、肺挫伤、急性重症胰腺炎等。

（2）在基础疾病过程中突然发生进行性呼吸窘迫，呼吸频率多于 35 次/分，鼻导管（或鼻塞）给氧不能缓解。

（3）不易纠正的低氧血症，动脉血气检测：对 ARDS 的诊断和病情判断有重要意义。$PaO_2 < 8.0$ kPa(60 mmHg)，早期 $PaCO_2$ 可正常，后期可升高，提示病情加重，鼻导管给氧不能使 PaO_2 纠正至10.7 kPa(80 mmHg)以上，氧合指数 $PaO_2/FiO_2 < 200$。

（4）肺部后前位 X 线征象为两肺纹理增多，边缘模糊，呈毛玻璃状等肺间质或肺泡性病理性改变，并迅速扩展、融合，形成大片实变。

（5）肺动脉楔压(PAWP)<2.4 kPa(18 mmHg)，或临床提示以往无肺部疾病，并排除急性左心衰竭。

（二）鉴别诊断

晚近提出因肺内病变引起者为"原发性 ARDS"，而肺外病变引起者为"继发性 ARDS"。ARDS 主要的临床表现是呼吸困难、肺水肿及呼吸衰竭，故需与下述疾病鉴别。

1.心源性肺水肿

该病发病较急、发绀较轻、不能平卧、咳粉红色泡沫样痰，严重时咳稀血水样痰，两肺广泛哮鸣音及湿啰音，呈混合性呼吸困难，而 ARDS 发病进程相对缓慢、发绀明显、缺氧严重，但较安静，可以平卧，呈急性进行性吸气型呼吸困难，咳血痰及稀血水样痰，可有管状呼吸音，湿啰音相对较少；心源性肺水肿经强心、利尿、扩血管、吸氧治疗后可明显迅速改善症状，而 ARDS 治疗即刻疗效不明显；心源性肺水肿 X 线表现为肺小叶间隔水肿增宽，形成小叶间隔线，即 KerleryB 线和 A 线，而 ARDS 患者胸部 X 线早期无改变，中晚期呈斑片状阴影并融合，晚期呈"白肺"改变，可见支气管充气征；ARDS 呈进行性低氧血症，难以纠正，而心源性肺水肿者低氧血症较轻，一般氧疗后即可纠正。心源性肺水肿患者PAWP≥2.6 kPa(20 mmHg)，与 ARDS 可资鉴别。

2.其他非心源性肺水肿

大量快速输液或胸腔抽液速度过快均可引起肺水肿，但均有相应的病史及体征，血气分析一般无进行性低氧血症，一般氧疗症状可明显改善。

3.气胸

主要的临床表现为呼吸困难，尤其是张力性气胸更为突出，但及时行胸部 X 线检查，即可作出诊断。若为严重的创伤所致气胸，要注意血气变化，警惕 ARDS 的发生。

4.特发性肺纤维化

晚期特发性肺纤维化患者肺心功能衰竭时应与 ARDS 鉴别。特发性肺纤维化为原因未明的肺间质性疾病，起病隐袭，呼吸困难进行性加重、干咳、肺底可听见吸气期 Velcro 啰音，出现杵状指等临床表现。胸部 X 线检查有肺间质病变影，以限制性通气功能障碍为主的肺功能改变可供鉴别。

五、急救处理

（一）祛除病因

ARDS 常继发于各种急性原发伤病，及时有效地祛除原发病、阻断致病环节是防治 ARDS 的根本性策略，尤其抗休克、抗感染、抗炎症反应等尤为重要。

(二)监护与护理

严密监测体温、脉搏、呼吸、血压等,特别随时观察患者的神志、呼吸状态,鼓励患者咳嗽排痰,维持水、电解质及酸碱平衡,重视患者的营养支持。

(三)纠正低氧血症

克服进行性肺泡萎缩是抢救成功的关键。随着对 ARDS 病理生理特征的认识,导致近年来 ARDS 通气的重大改变,提出了肺保护与肺复张通气策略。

1.ARDS 的保护性通气策略

在保证基本组织氧合的同时,保护肺组织以尽量减轻肺损伤是 ARDS 患者的通气目标。

(1)"允许性高碳酸血症(PHC)"和小潮气量通气:PHC 是采用小潮气量(4～7 mL/kg),允许动脉血二氧化碳分压一定程度增高,最好控制在 9.3～10.7 kPa(70～80 mmHg)以内。一般认为,如果二氧化碳潴留是逐渐产生的,pH＞7.20 时,可通过肾脏部分代偿,患者能较好耐受。当 pH 低于 7.20 时,为避免酸中毒引起的严重不良反应,主张适当补充碳酸氢钠。

PHC 的治疗作用:ARDS 患者实施 PHC 时,血流动力学改变主要表现为心排血量和氧输送量显著增加,体血管阻力显著降低,肺血管阻力降低或不变,肺动脉嵌顿压和中心静脉压增加或无明显改变。心排血量增加是 PHC 最显著的血流动力学特征,因为:①高碳酸血症引起外周血管扩张,使左室后负荷降低;②潮气量降低使胸膜腔内压降低,二氧化碳增加使儿茶酚胺释放增加,引起容量血管收缩,均使静脉回流增加,右心室前负荷增加;③潮气量降低使吸气末肺容积降低,可引起肺血管阻力降低,右心室后负荷降低和心排血量增加。PHC 能降低 ARDS 患者的气道峰值压力、平均气道压、分钟通气量及吸气末平台压,避免肺泡过度膨胀,具有肺保护作用。气压伤的本质是容积伤,与肺泡跨壁压过高有关。

PHC 的禁忌证:高碳酸血症的主要危害是脑水肿、抑制心肌收缩力、舒张血管、增加交感活性和诱发心律失常等。因此,颅内压增高、缺血性心脏病或严重的左心功能不全患者应慎用。

(2)应用最佳 PEEP 和高、低拐点,机械通气时的吸气正压使肺泡扩张,增加肺泡通气量和换气面积,呼气末正压通气(PEEP)可防止肺泡的萎陷,亦可使部分萎陷的肺泡复张,使整个呼吸全过程的气道内压力均为正压,减少动、静脉分流,改善缺氧。

需用多大剂量的 PEEP?理论上讲,足够量的正压(30～35 cmH$_2$O)可使所有萎陷的肺泡复张,但正压对脆弱的肺组织结构(如 ARDS 等)可造成破坏,有研究表明当气道内平均压超过20 cmH$_2$O 时,循环中促炎介质可增加数 10 倍,且直接干扰循环,一般讲,患者肺能较好地耐受15～20 cmH$_2$O 的 PEEP,再高则是危险的。

(3)压力限制或压力支持通气,动物实验表明,气道峰值压力过高会导致急性肺损伤,表现为肺透明膜形成、粒细胞浸润、肺—毛细血管屏障受损,通透性增加。使用压力限制通气易于人—机同步,提供的吸气流量为减速波形,有利于气体交换和增加氧合,更重要的是可精确调节肺膨胀所需的压力和吸气时间,控制气道峰值压力,保护 ARDS 患者的气道压不会超过设定的吸气压力,避免高位转折点的出现。最近一组随机前瞻性试验表明,压力限制通气组比容量控制通气组更能增进肺顺应性改善,降低病死率。

(4)肺保护性通气策略的局限性:肺保护性通气策略的提出反映了 ARDS 机械通气的重大变革。但它仍存在不可避免的局限性。Thorens 等在研究中发现,当 ARDS 患者的分钟通气量由(13.5±6.1)L/min 降至(8.2±4.1)L/min 时,动脉血氧饱和度低于 90%,低氧血症明显恶化,二氧化碳分压和肺内分流增加。可见,肺保护性通气策略不利于改善患者的氧合,其主要原因是采用小潮气量和较低压力通气时,塌陷的肺泡难以复张,导致动脉血和肺泡内二氧化碳分压升高和氧分压降低,影响了肺内气体交换,低氧血症加重。因此,要采用有效的方法促进塌陷肺泡复张,增加能参与通气的肺泡数量。

2.ARDS 的肺复张策略

肺复张策略是一种使塌陷肺泡最大限度复张并保持其开放,以增加肺容积,改善氧合和肺顺应性,它是肺保护性通气策略必要的补充。主要有以下几种。

(1)叹息(sigh):叹息即为正常生理情况下的深呼吸,有利于促进塌陷的肺泡复张。机械通气时,早期叹息设置为双倍的潮气量和吸气时间,对于 ARDS 患者,可间断地采用叹息,使气道平台压达到45 cmH$_2$O,使患者的动脉血氧分压显著增加,二氧化碳分压和肺内分流率显著降低,呼气末肺容积增加。因此,叹息可有效短暂促进塌陷肺泡复张,改善患者的低氧血症。

(2)间断应用高水平 PEEP:在容量控制通气时,间断应用高水平 PEEP 使气道平台压增加,也能促进肺泡复张。有学者在机械通气治疗 ARDS 患者时,每隔断 30 s 应用高水平 PEEP 通气2 次,可以增加患者的动脉血氧分压,降低肺内分流率。间断应用高水平 PEEP 虽然能使塌陷的肺泡复张,改善患者的氧合,但不能保持肺泡的稳定状态,作用也不持久。

(3)控制性肺膨胀(SI):SI 是一种促使不张的肺复张和增加肺容积的新方法,由叹息发展而来。即在呼气开始时,给予足够压力(30~45 cmH$_2$O),让塌陷肺泡充分开放,并持续一定时间(20~30 秒),使病变程度不一的肺泡之间达到平衡,气道压力保持在 SI 的压力水平。SI 结束后,恢复到 SI 应用前的通气模式,通过 SI 复张的塌陷肺泡,在相当时间内能够继续维持复张状态,SI 导致的氧合改善也就能够维持较长时间。改善氧合是 SI 对 ARDS 患者最突出的治疗作用。研究表明,给予一次 SI,其疗效可保持 4 小时以上。SI 能显著增加肺容积,改善肺顺应性,减少气压伤的发生。目前的动物实验及临床研究表明,在SI 的屏气过程中,患者会出现一过性血压和心率下降或增高,中心静脉压和肺动脉嵌顿压增高,心排血量降低,动脉血氧饱和度轻度降低。因此,在实施 SI 时,应充分注意到 SI 可能导致患者血流动力学和低氧血症一过性恶化,对危重患者有可能造成不良影响。

(4)俯卧位通气:传统通气方式为仰卧位,此时肺静水压沿腹至背侧垂直轴逐渐增加,使基底部肺区带发生压迫性不张,另心脏的重力作用,腹腔内脏对膈肌的压迫也加重基底部肺区带的不张,1976 年发现俯卧位通气能改善 ALI 患者的氧合。此法最近用于临床,俯卧位通气是利用翻身床、翻身器或人工徒手操作,使患者在俯卧位进行机械通气。

俯卧位通气的禁忌证为:血流动力学不稳定,颅内压增高,急性出血,脊柱损伤,骨科手术,近期腹部手术,妊娠等不宜采用俯卧位通气。

综上,肺保护与肺复张通气策略联合应用,能改善 ARDS 患者的氧合,提高肺顺应性,对ARDS 的治疗有重要意义。但需根据患者的具体情况,采用合适的方法,在改善氧合的同时尽量减少肺损伤。

(四)改善微循环,降低肺动脉高压,维护心功能

如出现血管痉挛、微血栓、DIC 等情况时,可选用如下药物。

1.糖皮质激素

宜采用早期、大剂量、短疗程(小于 1 周)疗法,这类药有以下积极作用。①抗炎,加速肺水肿的吸收;②缓解支气管痉挛;③减轻脂肪栓塞或吸入性肺炎的局部反应;④休克时,防止白细胞附着于肺毛细血管床,防止释放溶蛋白酶,保护肺组织;⑤增加肺表面活性物质的分泌,保护肺泡的稳定性;⑥抑制后期的肺纤维化等。早期大量使用可减少毛细血管膜的损伤,疗程宜短,可用甲泼尼龙,起始量800～1 500 mg,或地塞米松,起始量 60～100 mg,分次静脉注射,连续应用48～72 小时。

2.肝素

用于治疗有高凝倾向、血流缓慢的病例,可减轻和防止肺微循环内微血栓的形成,以预防DIC 的发生,对改善局部及全身循环有益,对有出血倾向的病例,包括创伤后 ARDS 应慎重考虑。用药前后应监测血小板和凝血功能等。

3.血管扩张药

如山莨菪碱、东莨菪碱等的应用可改善周围循环,提高氧的输送及弥散,有利于纠正或减轻组织缺氧,疗效较好。

(五)消除肺间质水肿,限制入水量,控制输液量

由于输液不当,液体可继续渗漏入肺间质、肺泡内,易使肺水肿加重,但需维持体液平衡,保证血容量足够,血压基本稳定,在 ARDS 早期补液应以晶体液为主,每天输液量以不超过1 500 mL为宜。利尿剂的应用可提高动脉血氧分压,减轻肺间质水肿。在病情后期,对于伴有低蛋白血症的患者,利尿后血浆容量不足时可酌情输注血浆清蛋白或血浆,以提高血浆渗透压。

(六)控制感染

脓毒血症是 ARDS 的常见病因,且 ARDS 发生后又易并发肺、泌尿系统等部位的感染,故抗菌治疗是必需的,严重感染时应选用广谱抗生素,根据病情选用强效抗生素。

(七)肺泡表面活性物质(PS)

外源性 PS 治疗新生儿呼吸窘迫综合征已取得较好疗效,用于成人 ARDS 疗效不一,有一定不良反应,鉴于 PS 价格昂贵,目前临床广泛应用有一定困难。超氧化物歧化酶(SOD)、前列腺E2、γ-干扰素等临床应用尚在探索中。

(八)其他

注意患者血浆渗量变化,防治各种并发症及院内感染的发生等。晚近开展一氧化氮(NO)、液体通气治疗,已取得较好疗效。对体外膜肺(ECMO)、血管腔内氧合器(IVOX)等方法正在进行探索改进。

(张智涛)

第九节 呼 吸 衰 竭

一、急性呼吸衰竭

(一)病因和发病机制

急性呼吸衰竭(acute respiratory failure,ARF)简称急性呼衰,是指患者既往无呼吸系统疾病,由于突发因素,在数秒或数小时内迅速发生呼吸抑制或呼吸功能突然衰竭,在海平面大气压、静息状态下呼吸空气时,由于通气和(或)换气功能障碍,导致缺氧伴或不伴二氧化碳潴留,产生一系列病理生理改变的紧急综合征。

病情危重时,因机体难以得到代偿,如不及时诊断,尽早抢救,会发生多器官功能损害,乃至危及生命。必须注意在实际临床工作中,经常会遇到在慢性呼吸衰竭的基础上,由于某些诱发因素而发生急性呼吸衰竭。

1.急性呼吸衰竭分类

一般呼吸衰竭分为换气和通气功能衰竭两大类,亦有人分为三类,即再加上一个混合型呼吸衰竭。其标准如下。

(1)换气功能衰竭(Ⅰ型呼吸衰竭)以低氧血症为主,$PaO_2 < 8.0$ kPa(60 mmHg),$PaCO_2 < 6.7$ kPa(50 mmHg),$P(A-a)O_2 > 3.3$ kPa(25 mmHg),$PaO_2/PAO_2 < 0.6$。

(2)通气功能衰竭(Ⅱ型呼吸衰竭)以高碳酸血症为主,$PaCO_2 > 6.7$ kPa(50 mmHg),PaO_2正常,$P(A-a)O_2 < 3.3$ kPa(25 mmHg),$PaO_2/PAO_2 > 0.6$。

(3)混合型呼吸衰竭(Ⅲ型呼吸衰竭):$PaCO_2 < 8.0$ kPa(60 mmHg),$PaCO_2 > 6.7$ kPa(50 mmHg),$P(A-a)O_2 > 3.3$ kPa(25 mmHg)。

急性肺损伤和急性呼吸窘迫综合征属于Ⅰ型呼吸衰竭。

2.急性呼吸衰竭的病因

可以引起急性呼吸衰竭的疾病很多,多数是呼吸系统的疾病。

(1)各种导致气道阻塞的疾病:急性病毒或细菌性感染,或烧伤等物理化学性因子所引起的黏膜充血、水肿,造成上气道(指隆突以上至鼻的呼吸道)急性梗阻。异物阻塞也可以引起急性呼吸衰竭。

(2)引起肺实质病变的疾病:感染性因子引起的肺炎为此类常见疾病,误吸胃内容物,淹溺或化学毒性物质以及某些药物、高浓度长时间吸氧也可引起吸入性肺损伤而发生急性呼吸衰竭。

(3)肺水肿:①各种严重心脏病、心力衰竭引起的心源性肺水肿。②非心源性肺水肿,有人称之为通透性肺水肿,如急性高山病、复张性肺水肿。急性呼吸窘迫综合征(ARDS)为此种肺水肿的代表。此类疾病可造成严重低氧血症。

(4)肺血管疾病:肺血栓栓塞是可引起急性呼吸衰竭的一种重要病因,还包括脂肪栓塞、气体栓塞等。

(5)胸部疾病:如胸壁外伤、连枷胸、自发性气胸或创伤性气胸、大量胸腔积液等影响胸廓运动,从而导致通气减少或吸入气体分布不均,均有可能引起急性呼吸衰竭。

(6)脑损伤:镇静药和对脑有毒性的药物、电解质平衡紊乱及酸、碱中毒、脑和脑膜感染、脑肿瘤、脑外伤等均可导致急性呼吸衰竭。

(7)神经肌肉系统疾病:即便是气体交换的肺本身并无病变,因神经或肌肉系统疾病造成肺泡通气不足也可发生呼吸衰竭。如安眠药物或一氧化碳、有机磷等中毒,颈椎骨折损伤脊髓等直接或间接抑制呼吸中枢。也可因多发性神经炎、脊髓灰质炎等周围神经性病变,多发性肌炎、重症肌无力等肌肉系统疾病,造成肺泡通气不足而呼吸衰竭。

(8)睡眠呼吸障碍:睡眠呼吸障碍表现为睡眠中呼吸暂停,频繁发生并且暂停时间显著延长,可引起肺泡通气量降低,导致乏氧和二氧化碳潴留。

(二)病理生理

1.肺泡通气不足

正常成人在静息时有效通气量约为 4 L/min,若单位时间内到达肺泡的新鲜空气量减少到正常值以下,则为肺泡通气不足。

由于每分钟肺泡通气量（VA）的下降，引起缺氧和二氧化碳潴留，PaO_2 下降，$PaCO_2$ 升高。同时，根据肺泡气公式：$PaO_2 = (PB - PH_2O) \cdot FiO_2 - PaCO_2/R$（$PaO_2$，PB 和 PH_2O 分别表示肺泡气氧分压、大气压和水蒸气压力，FiO_2 代表吸入气氧浓度，R 代表呼吸商），由已测得的 $PaCO_2$ 值，就可推算出理论的肺泡气氧分压理论值。如 $PaCO_2$ 为 9.3 kPa（70 mmHg），PB 为 101.1 kPa（760 mmHg），37 ℃时 PH_2O 为 6.3 kPa（47 mmHg），R 一般为 0.8，则 PaO_2 理论值为 7.2 kPa（54 mmHg）。假若 $PaCO_2$ 的升高单纯因 VA 下降引起，不存在影响气体交换肺实质病变的因素，则说明肺泡气与动脉血的氧分压差（P(A-a)O_2）应该在正常范围，一般为 0.4～0.7 kPa（3～5 mmHg），均在 1.3 kPa（10 mmHg）以内。所以，当 $PaCO_2$ 为 9.3 kPa（70 mmHg）时，PaO_2 为 7.2 kPa（54 mmHg），动脉血氧分压应当在 6.7 kPa（50 mmHg）左右，则为高碳酸血症型的呼吸衰竭。

通气功能障碍分为阻塞性和限制性功能障碍。阻塞性通气功能障碍多由气道炎症、黏膜充血水肿等因素引起的气道狭窄导致。由于气道阻力与管径大小呈负相关，故管径越小，阻力越大，肺泡通气量越小，此为阻塞性通气功能障碍缺氧和二氧化碳潴留的主要机制。而限制性通气功能障碍主要机制则是胸廓或肺的顺应性降低导致的肺泡通气量不足，进而导致缺氧或合并二氧化碳潴留。

2.通气/血流灌流（V/Q）失调

肺泡的通气与其灌注周围的毛细血管血流的比例必须协调，才能保证有效的气体交换。正常肺泡每分通气量为 4 L，肺毛细血管血流量是 5 L，两者之比是 0.8。如肺泡通气量与血流量的比率＞0.8，示肺泡灌注不足，形成无效腔，此种无效腔效应多见于肺泡通气功能正常或增加，而肺血流减少的疾病（如换气功能障碍或肺血管疾病等），临床以缺氧为主。肺泡通气量与血流量的比率＜0.8，使肺动脉的混合静脉血未经充分氧合进入肺静脉，则形成肺内静脉样分流，多见于通气功能障碍，肺泡通气不足，临床以缺氧或伴二氧化碳潴留为主。通气/血流比例失调，是引起低氧血症最常见的病理生理学改变。

3.肺内分流量增加（右到左的肺内分流）

在肺部疾病如肺水肿、急性呼吸窘迫综合征（ARDS）中，肺泡无气所致肺毛细血管混合静脉血未经气体交换，流入肺静脉引起右至左的分流增加。动-静脉分流使静脉血失去在肺泡内进行气体交换的机会，故 PaO_2 可明显降低，但不伴有 $PaCO_2$ 的升高，甚至因过度通气反而降低，至病程晚期才出现二氧化碳蓄积。另外用提高吸入氧气浓度的办法（氧疗）不能有效地纠正此种低氧血症。

4.弥散功能障碍

肺在肺泡-毛细血管膜完成气体交换。它由六层组织构成，由内向外依次为：肺泡表面活性物质、肺泡上皮细胞、肺泡上皮细胞基膜、肺间质、毛细血管内皮细胞基膜和毛细血管内皮细胞。弥散面积减少（肺气肿、肺实变、肺不张）和弥散膜增厚（肺间质纤维化、肺水肿）是引起弥散量降低的最常见原因。因 O_2 的弥散能力仅为 CO_2 的 1/20，故弥散功能障碍只产生单纯缺氧。由于正常人肺泡毛细血管膜的面积大约为 70 m^2，相当于人体表面积的 40 倍，故人体弥散功能的储备巨大，虽是发生呼吸衰竭病理生理改变的原因之一，但常需与其他三种主要的病理生理学变化同时发生、参与作用使低氧血症出现。吸氧可使 PaO_2 升高，提高肺泡膜两侧的氧分压时，弥散量随之增加，可以改善低氧血症。

5.氧耗量增加

氧耗量增加是加重缺氧的原因之一,发热、寒战、呼吸困难和抽搐均将增加氧耗量。寒战耗氧量可达 500 mL,健康者耗氧量为 250 mL/min。氧耗量增加,肺泡氧分压下降,健康者借助增加肺泡通气量代偿缺氧。氧耗量增加的通气功能障碍患者,肺泡氧分压得不到提高,故缺氧也难以缓解。

总之,不同的疾病发生呼吸衰竭的途径不全相同,经常是一种以上的病理生理学改变的综合作用。

6.缺 O_2、二氧化碳潴留对机体的影响

(1)对中枢神经的影响:脑组织耗氧量占全身耗量的 1/5~1/4。中枢皮质神经原细胞对缺氧最为敏感,缺 O_2 程度和发生的急缓对中枢神经的影响也不同。如突然中断供 O_2,改吸纯氮 20 秒可出现深昏迷和全身抽搐。逐渐降低吸 O_2 的浓度,症状出现缓慢,轻度缺 O_2 可引起注意力不集中、智力减退、定向障碍;随缺 O_2 加重,PaO_2 低于 6.7 kPa(50 mmHg)可致烦躁不安、意识恍惚、谵妄;低于4.0 kPa(30 mmHg)时,会使意识消失、昏迷;低于 2.7 kPa(20 mmHg)则会发生不可逆转的脑细胞损伤。

二氧化碳潴留使脑脊液氢离子浓度增加,影响脑细胞代谢,降低脑细胞兴奋性,抑制皮质活动;随着 CO_2 的增加,对皮质下层刺激加强,引起皮质兴奋;若 CO_2 继续升高,皮质下层受抑制,使中枢神经处于麻醉状态。在出现麻醉前的患者,往往有失眠、精神兴奋、烦躁不安的先兆兴奋症状。

缺 O_2 和二氧化碳潴留均会使脑血管扩张,血流阻力减小,血流量增加以代偿之。严重缺 O_2 会发生脑细胞内水肿,血管通透性增加,引起脑间质水肿,导致颅内压增高,挤压脑组织,压迫血管,进而加重脑组织缺 O_2,形成恶性循环。

(2)对心脏、循环的影响:缺 O_2 可刺激心脏,使心率加快和每搏输出量增加,血压上升。冠状动脉血流量在缺 O_2 时明显增加,心脏的血流量远超过脑和其他脏器。心肌对缺 O_2 非常敏感,早期轻度缺 O_2 即在心电图上有变化,急性严重缺 O_2 可导致心室颤动或心搏骤停。缺 O_2 和二氧化碳潴留均能引起肺动脉小血管收缩而增加肺循环阻力,导致肺动脉高压和增加右心负荷。

吸入气中 CO_2 浓度增加,可使心率加快,每搏输出量增加,使脑、冠状血管舒张,皮下浅表毛细血管和静脉扩张,而使脾和肌肉的血管收缩,再加每搏输出量增加,故血压仍升高。

(3)对呼吸影响:缺 O_2 对呼吸的影响远较二氧化碳潴留的影响为小。缺 O_2 主要通过颈动脉窦和主动脉体化学感受器的反射作用刺激通气,如缺 O_2 程度逐渐加重,这种反射迟钝。

CO_2 是强有力的呼吸中枢兴奋剂,吸入 CO_2 浓度增加,通气量成倍增加,急性二氧化碳潴留出现深大快速的呼吸;但当吸入 CO_2 浓度超过 12%时,通气量不再增加,呼吸中枢处于被抑制状态。而慢性高碳酸血症,并无通气量相应增加,反而有所下降,这与呼吸中枢反应性迟钝;通过肾脏对碳酸氢盐再吸收和 H^+ 排出,使血 pH 无明显下降;还与患者气道阻力增加、肺组织损害严重、胸廓运动的通气功能减退有关。

(4)对肝、肾和造血系统的影响:缺 O_2 可直接或间接损害肝功能使谷丙转氨酶上升,但随着缺 O_2 的纠正,肝功能逐渐恢复正常。动脉血氧降低时,肾血流量、肾小球滤过量、尿排出量和钠的排出量均有增加;但当 PaO_2<5.3 kPa(40 mmHg)时,肾血流量减少,肾功能受到抑制。

组织低氧分压可增加红细胞生成素促使红细胞增生。肾脏和肝脏产生一种酶,将血液中非活性红细胞生成素的前身物质激活成生成素,刺激骨髓引起继发性红细胞增多。有利于增加血

液携氧量,但亦增加血液黏稠度,加重肺循环和右心负担。

轻度二氧化碳潴留会扩张肾血管,增加肾血流量,尿量增加;当 $PaCO_2$ 超过 8.7 kPa (65 mmHg),血 pH 明显下降,则肾血管痉挛,血流减少,HCO_3^- 和 Na^+ 再吸收增加,尿量减少。

(5)对酸碱平衡和电解质的影响:严重缺 O_2 可抑制细胞能量代谢的中间过程,如三羧酸循环、氧化磷酸化作用和有关酶的活动。这不但降低产生能量效率,还因产生乳酸和无机磷引起代谢性酸中毒。由于能量不足,体内离子转运的钠泵遭损害,使细胞内钾离子转移至血液,而 Na^+ 和 H^+ 进入细胞内,造成细胞内酸中毒和高钾血症。代谢性酸中毒产生的固定酸与缓冲系统中碳酸氢盐起作用,产生碳酸,使组织二氧化碳分压增高。

pH 取决于碳酸氢盐与碳酸的比值,前者靠肾脏调节(1~3 天),而碳酸调节靠肺(数小时)。健康人每天由肺排出碳酸达 15 000 mmol 之多,故急性呼吸衰竭二氧化碳潴留对 pH 影响十分迅速,往往与代谢性酸中毒同时存在时,因严重酸中毒引起血压下降,心律失常,乃至心脏停搏。而慢性呼吸衰竭因二氧化碳潴留发展缓慢,肾碳酸氢根排出减少,不致使 pH 明显降低。因血中主要阴离子 HCO_3^- 和 Cl^- 之和为一常数,当 HCO_3^- 增加,则 Cl^- 相应降低,产生低氯血症。

(三)临床表现

因低氧血症和高碳酸血症所引起的症状和体征是急性呼吸衰竭时最主要的临床表现。由于造成呼吸衰竭的基础病因不同,各种基础疾病的临床表现自然十分重要,需要注意。

1.呼吸困难

呼吸困难是呼吸衰竭最早出现的症状。可表现为频率、节律和幅度的改变。早期表现为呼吸困难,呼吸频率可增加,深大呼吸、鼻翼翕动,进而辅助呼吸肌肉运动增强(三凹征),呼吸节律紊乱,失去正常规则的节律。呼吸频率增加(30~40 次/分)。中枢性呼吸衰竭,可使呼吸频率改变,如陈-施呼吸、比奥呼吸等。

2.低氧血症

当动脉血氧饱和度低于 90%,PaO_2 低于 6.7 kPa(50 mmHg)时,可在口唇或指甲出现发绀,这是缺氧的典型表现。但患者的发绀程度与体内血红蛋白含量、皮肤色素和心脏功能相关,所以发绀是一项可靠但不特异的诊断体征。因神经与心肌组织对缺氧均十分敏感,在机体出现低氧血症时常出现中枢神经系统和心血管系统功能异常的临床征象。如判断力障碍、运动功能失常、烦躁不安等中枢神经系统症状。缺氧严重时,可表现为谵妄、癫痫样抽搐、意识丧失以致昏迷、死亡。肺泡缺氧时,肺血管收缩,肺动脉压升高,使肺循环阻力增加,右心负荷增加,乃是低氧血症时血流动力学的一项重要变化。在心、血管方面常表现为心率增快、血压升高。缺氧严重时则可出现各种类型的心律失常,进而心率减慢,周围循环衰竭,甚至心搏停止。

3.高碳酸血症

由于急性呼吸衰竭时,二氧化碳蓄积进展很快,因此产生严重的中枢神经系统和心血管功能障碍。高碳酸血症出现中枢抑制之前的兴奋状态,如失眠,躁动,应禁忌给予镇静或安眠药。严重者可出现肺性脑病("CO_2 麻醉"),临床表现为头痛、反应迟钝、嗜睡以至神志不清、昏迷。急性高碳酸血症主要通过降低脑脊液 pH 而抑制中枢神经系统的活动。扑翼样震颤也是二氧化碳蓄积的一项体征。二氧化碳蓄积引起的心血管系统的临床表现因血管扩张或收缩程度而异。如多汗,球结膜充血水肿,颈静脉充盈,周围血压下降等。

4.其他重要脏器的功能障碍

严重的缺氧和二氧化碳蓄积损伤肝、肾功能,出现血清转氨酶增高,碳酸酐酶活性增加,胃壁

144

细胞分泌增多,出现消化道溃疡、出血。当 $PaO_2 < 5.3(40\ mmHg)$ 时,肾血流减少,肾功能抑制,尿中可出现蛋白、血细胞或管型,血液中尿素氮、肌酐含量增高。

5.水、电解质和酸碱平衡的失调

严重低氧血症和高碳酸血症常有酸碱平衡的失调,如缺氧而通气过度可发生急性呼吸性碱中毒;急性二氧化碳潴留可表现为呼吸性酸中毒。严重缺氧时无氧代谢引起乳酸堆积,肾脏功能障碍使酸性物质不能排出体外,二者均可导致代谢性酸中毒。代谢性和呼吸性酸碱失衡又可同时存在,表现为混合性酸碱失衡。

酸碱平衡失调的同时,将会发生体液和电解质的代谢障碍。酸中毒时钾从细胞内逸出,导致高血钾,pH 每降低 0.1 血清钾大约升高 0.7 mmol/L。酸中毒时发生高血钾,如同时伴有肾衰(代谢性酸中毒),易发生致命性高血钾症。在诊断和处理急性呼吸衰竭时均应予以足够的重视。

又如当测得的 PaO_2 的下降明显超过理论上因肺泡通气不足所引起的结果时,则应考虑存着除肺泡通气不足以外的其他病理生理学变化,因在实际临床工作中,单纯因肺泡通气不足引起呼吸衰竭并不多见。

(四)诊断

一般说来,根据急慢性呼吸衰竭基础病史,如胸部外伤或手术后、严重肺部感染或重症革兰阴性杆菌败血症等,结合其呼吸、循环和中枢神经系统的有关体征,及时作出呼吸衰竭的诊断是可能的。但对某些急性呼吸衰竭早期的患者或缺氧、二氧化碳蓄积程度不十分严重时,单依据上述临床表现作出诊断有一定困难。动脉血气分析的结果直接提供动脉血氧和二氧化碳分压水平,可作为诊断呼吸衰竭的直接依据。而且,它还有助于我们了解呼吸衰竭的性质和程度,指导氧疗,呼吸兴奋剂和机械通气的参数调节,以及纠正电解质、酸碱平衡失调有重要价值故血气分析在呼吸衰竭诊断和治疗上具有重要地位。

急性呼吸衰竭患者,只要动脉血气证实 $PaO_2 < 8.0\ kPa(60\ mmHg)$,常伴 $PaCO_2$ 正常或 $< 4.7\ kPa(35\ mmHg)$,则诊断为 Ⅰ 型呼吸衰竭,若伴 $PaCO_2 > 6.7\ kPa(50\ mmHg)$,即可诊断为 Ⅱ 型呼吸衰竭。若缺氧程度超过肺泡通气不足所致的高碳酸血症,则诊断为混合型或Ⅲ型呼吸衰竭。

应当强调的是不但要诊断呼吸衰竭的存在与否,尚需要判断呼吸衰竭的性质,是急性呼吸衰竭还是慢性呼吸衰竭基础上的急性加重,更应当判别产生呼吸衰竭的病理生理学过程,明确为Ⅰ型或Ⅱ型呼吸衰竭,以利采取恰当的抢救措施。

此外还应注意在诊治过程中,应当尽快去除产生呼吸衰竭的基础病因,否则患者经氧疗或机械通气后因得到足够的通气量维持氧和二氧化碳分压在相对正常的水平后可再次发生呼吸衰竭。

(五)治疗

急性呼吸衰竭是需要抢救的急症。对它的处理要求迅速、果断。数小时或更短时间的犹豫、观望或拖延,可以造成脑、肾、心、肝等重要脏器因严重缺氧发生不可逆性的损害。同时及时、合宜的抢救和处置才有可能为去除或治疗诱发呼吸衰竭的基础病因争取到必要的时间。治疗措施集中于立即纠正低氧血症,急诊插管或辅助通气、足够的循环支持。

1.氧疗

通过鼻导管或面罩吸氧,提高肺泡氧分压,增加肺泡膜两侧氧分压差,增加氧弥散能力,以提高动脉氧分压和血氧饱和度,是纠正低氧血症的一种有效措施。氧疗作为一种治疗手段使用时,要选择适宜的吸入氧流量,应以脉搏血氧饱和度＞90％为标准,并了解机体对氧的摄取与代谢以及它在体内的分布,注意可能产生的氧毒性作用。

由于高浓度(FiO_2＞21％)氧的吸入可以使肺泡气氧分压提高。若因PaO_2降低造成低氧血症或主因通气/血流失调引起的PaO_2下降,氧疗可以改善。氧疗可以治疗低氧血症,降低呼吸功和减少心血管系统低氧血症。

根据肺泡通气和PaO_2的关系曲线,在低肺泡通气量时,吸入低浓度的氧气,即可显著提高PaO_2,纠正缺氧。所以通气与血流比例失调的患者吸低浓度氧气就能纠正缺氧。

弥散功能障碍患者,因二氧化碳的弥散能力为氧的弥散能力20倍,需要更大的肺泡膜分压差才足以增强氧的弥散能力,所以应吸入更高浓度的氧(＞45％)才能改善缺氧。

由肺内静脉分流增加的疾病导致的缺氧,因肺泡内充满水肿液,肺萎陷,尤在肺炎症血流增多的患者,肺内分流更多,所以需要增加外源性呼气末正压(PEEP),才可使萎陷肺泡复张,增加功能残气量和气体交换面积,提高PaO_2,SaO_2,改善低氧血症。

2.保持呼吸道通畅

进行各种呼吸支持治疗的首要条件是通畅呼吸道。呼吸道黏膜水肿、充血,以及胃内容物误吸或异物吸入都可使呼吸道梗阻。保证呼吸道的畅通才能保证正常通气,所以是急性呼吸衰竭处理的第一步。

(1)开放呼吸道:首先要注意清除口咽部分泌物或胃内反流物,预防呕吐物反流至气管,使呼吸衰竭加重。口咽部护理和鼓励患者咳痰很重要,可用多孔导管经鼻孔或经口腔负压吸引法,清除口咽部潴留物。吸引前短时间给患者吸高浓度氧,吸引后立即重新通气。无论是直接吸引或是经人工气道吸引均需注意操作技术,管径应适当选择,尽量避免损伤气管黏膜,在气道内一次负压吸引时间不宜超过15秒,以免引起低氧血症、心律失常或肺不张等因负压吸引造成的并发症。此法亦能刺激咳嗽,有利于气道内痰液的咳出。对于痰多、黏稠难咳出者,要经常鼓励患者咳痰。多翻身拍背,协助痰液排出;给予祛痰药使痰液稀释。对于有严重排痰障碍者可考虑用纤支镜吸痰。同时应重视无菌操作,使用一次性吸引管,或更换灭菌后的吸引管。吸痰时可同时作深部痰培养以分离病原菌。

(2)建立人工气道:当以上措施仍不能使呼吸道通畅时,则需建立人工气道。所谓人工气道就是进行气管插管,于是吸入气体就可通过导管直接抵达下呼吸道,进入肺泡。其目的是为了解除上呼吸道梗阻,保护无正常咽喉反射患者不致误吸,和进行充分有效的气管内吸引,以及为了提供机械通气时必要的通道。临床上常用的人工气道为气管插管和气管造口术后置入气管导管两种。

气管插管有经口和经鼻插管两种。前者借喉镜直视下经声门插入气管,容易成功,较为安全。后者分盲插或借喉镜、纤维支气管镜等的帮助,经鼻沿后鼻道插入气管。与经口插管比较需要一定的技巧,但经鼻插管容易固定,负压吸引较为满意,与机械通气等装置衔接比较可靠,给患者带来的不适也较经口者轻,神志清醒患者常也能耐受。唯需注意勿压伤鼻翼组织或堵塞咽鼓管、鼻窦开口等,造成急性中耳炎或鼻窦炎等并发症。

近年来已有许多组织相容性较理想的高分子材料制成的导管与插管,为密封气道用的气囊也有低压、大容量的气囊问世,鼻插管可保留的时间也在延长。具体对人工气道方法的选择,各单位常有不同意见,应当根据病情的需要,手术医师和护理条件的可能,以及人工气道的材料性能来考虑。肯定在3天(72小时)以内可以拔管时,应选用鼻或口插管,需要超过3周时当行气管造口置入气管导管,3~21 天之间的情况则当酌情灵活掌握。

使用人工气道后,气道的正常防御机制被破坏,细菌可直接进入下呼吸道;声门由于插管或因气流根本不通过声门而影响咳嗽动作的完成,不能正常排痰,必须依赖气管负压吸引来清除气道内的分泌物;由于不能发音,失去语言交流的功能,影响患者的心理精神状态;再加上人工气道本身存在着可能发生的并发症。因此人工气道的建立常是抢救急性呼吸衰竭所不可少的,但必须充分认识其弊端,慎重选择,尽力避免可能的并发症,及时撤管。

(3)气道湿化:无论是经过患者自身气道或通过人工气道进行氧化治疗或机械通气,均必须充分注意到呼吸道黏膜的湿化。因为过分干燥的气体长期吸入将损伤呼吸道上皮细胞和支气管表面的黏液层,使黏膜纤毛清除能力下降,痰液不易咳出,肺不张,容易发生呼吸道或肺部感染。

保证患者足够液体摄入是保持呼吸道湿化最有效的措施。目前已有多种提供气道湿化用的温化器或雾化器装置,可以直接使用或与机械通气机连接应用。

湿化是否充分最好的标志,就是观察痰液是否容易咳出或吸出。应用湿化装置后应当记录每天通过湿化器消耗的液体量,以免湿化过量。

3.改善二氧化碳潴留

高碳酸血症主要是由于肺泡通气不足引起,只有增加通气量才能更好地排出二氧化碳,改善高碳酸血症。现多采用呼吸兴奋剂和机械通气支持,以改善通气功能。

(1)呼吸兴奋剂的合理应用:呼吸兴奋剂能刺激呼吸中枢或周围化学感受器,增强呼吸驱动、呼吸频率,潮气量,改善通气,同时氧耗量和二氧化碳的产出也随之增加。故临床上应用呼吸兴奋剂时要严格掌握适应证。

常用的药物有尼可刹米(可拉明)和洛贝林,用量过大可引起不良反应,近年来在西方国家几乎被淘汰。取而代之的有多沙普仑(doxapram),对末梢化学感受器和延脑呼吸中枢均有作用,增加呼吸驱动和通气,对原发性肺泡低通气、肥胖低通气综合征有良好疗效,可防止 COPD 呼吸衰竭氧疗不当所致的 CO_2 麻醉。其治疗量和中毒量有较大差距故安全性大,一般用 0.5~2 mg/kg 静脉滴注,开始滴速1.5 mg/min,以后酌情加快,其可致心律失常,长期用有肝毒性及并发消化性溃疡。都可喜通过刺激颈动脉体和主动脉体的化学感受器兴奋呼吸,无中枢兴奋作用,对肺泡通气不良部位的血流重新分配而改善 PaO_2,都可喜不用于哺乳、孕妇和严重肝病,也不主张长期应用以防止发生外周神经病变。

COPD 并意识障碍的呼吸衰竭患者 临床常见大多数 COPD 患者的呼吸衰竭与意识障碍程度呈正相关,患者意识障碍后自主翻身、咳痰动作、对呼吸兴奋剂的反应均迟钝,并易于吸入感染,对此种病情,可明显改善通气外,并有改善中枢神经兴奋和神志作用,因而患者的防御功能增强,呼吸衰竭的病情亦随之好转。

间质性肺疾病、肺水肿、ARDS 等疾病 无气道阻塞但有呼吸中枢驱动增强,这种患者 PaO_2、$PaCO_2$ 常均降低,由于患者呼吸功能已增强,故无应用呼吸兴奋剂的指征,且呼吸兴奋剂可加重呼吸性碱中毒的程度而影响组织获氧,故主要应给予氧疗。

COPD 并膈肌疲劳、无心功能不全、无心律失常,心率≤100 次/分的呼吸衰竭 可选用氨茶碱,其有舒张支气管、改善小气道通气、减少闭合气量,抑制炎性介质和增强膈肌、提高潮气量作用,已观察到血药浓度达 13 mg/L 时对膈神经刺激则膈肌力量明显增强,且可加速膈肌疲劳的恢复。以上的茶碱综合作用使呼吸功减少、呼吸困难程度减轻,同时由于呼吸肌能力的提高对咳嗽、排痰等气道清除功能加强,还有助于药物吸入治疗,以及对呼吸机撤离的辅助作用;剂量以

5 mg/kg 于 30 分钟静脉滴注使达有效血浓度,继以 0.5~0.6 mg/(kg·h)静脉滴注维持有效剂量,在应用中注意对心率、心律的影响,及时酌情减量和停用。

COPD、肺源性心脏病呼吸衰竭合并左心功能不全、肺水肿的患者,应先用强心利尿剂使肺水肿消退以改善肺顺应性,用抗生素控制感染以改善气道阻力,再使用呼吸兴奋剂才可取得改善呼吸功能的较好疗效。否则,呼吸兴奋剂虽可兴奋呼吸,但增加 PaO_2 有限,且呼吸功耗氧和生成 CO_2 量增多,反使呼吸衰竭加重。此种患者亦应不用增加心率和影响心律的茶碱类和较大剂量的都可喜,小剂量都可喜(<1.5 mg/kg)静脉滴注后即可达血药峰值,增强通气不好部位的缺氧性肺血管收缩,和增加通气好的部位肺血流,从而改善换气使 PaO_2 增高,且此种剂量很少发生不良反应,但剂量大于 1.5 mg/kg 可致全部肺血管收缩,且使肺动脉压增高、右心负荷增大。

不宜使用呼吸兴奋剂的情况。①使用肌肉松弛剂维持机械通气者如破伤风肌强直时、有意识打掉自主呼吸者。②周围性呼吸肌麻痹者多发性神经根神经炎、严重重症肌无力、高颈髓损伤所致呼吸肌无力、全脊髓麻痹等。③自主呼吸频率>20 次/分,而潮气量不足者呼吸频率能够增快,说明呼吸中枢对缺 O_2 或二氧化碳潴留的反应性较强,若使用呼吸兴奋剂不但效果不佳,而且加速呼吸肌疲劳。④中枢性呼吸衰竭的早期:如安眠药中毒早期。⑤患者精神兴奋、癫痫频发者。⑥呼吸兴奋剂慎用于缺血性心脏病、哮喘状态、严重高血压及甲亢患者。

(2)机械通气:符合下述条件应实施机械通气。①经积极治疗后病情仍继续恶化。②意识障碍。③呼吸形式严重异常,如呼吸频率>35~40 次/分或<6~8 次/分,或呼吸节律异常,或自主呼吸微弱或消失。④血气分析提示严重通气和(或)氧合障碍:PaO_2<6.7 kPa(50 mmHg),尤其是充分氧疗后仍<6.7 kPa(50 mmHg)。⑤$PaCO_2$ 进行性升高,pH 动态下降。

机械通气初始阶段,可给高 FiO_2(100%)以迅速纠正严重缺氧,然后依据目标 PaO_2、PEEP 水平、平均动脉压水平和血流动力学状态,酌情降低 FiO_2 至 50%以下。设法维持 SaO_2>90%,若不能达到上述目标,即可加用 PEEP、增加平均气道压,应用镇静剂或肌松剂。若适当 PEEP 和平均动脉压可以使 SaO_2>90%,应保持最低的 FiO_2。

正压通气相关的并发症包括呼吸机相关肺损伤、呼吸机相关肺炎、氧中毒和呼吸机相关的膈肌功能不全。

4.抗感染治疗

呼吸道感染是呼吸衰竭最常见的诱因。建立人工气道机械通气和免疫功能低下的患者易反复发生感染。如呼吸道分泌物引流通畅,可根据痰细菌培养和药物敏感实验结果,选择有效的抗生素进行治疗。

5.营养支持

呼吸衰竭患者因摄入能量不足、呼吸做功增加、发热等因素,机体处于负代谢,出现低蛋白血症,降低机体的免疫功能,使感染不宜控制,呼吸肌易疲劳不易恢复。可常规给予高蛋白、高脂肪和低糖类,以及多种维生素和微量元素,必要时静脉内高营养治疗。

二、慢性呼吸衰竭

(一)病因

慢性呼吸衰竭最常见的病因是支气管、肺疾病,如 COPD、重症肺结核、肺间质纤维化等,此外还有胸廓、神经肌肉病变及肺血管疾病,如胸廓、脊椎畸形,广泛胸膜肥大粘连、肺血管炎等。

(二)发病机制和病理生理

1.缺氧和二氧化碳潴留的发生机制

(1)肺通气不足:在COPD时,细支气管慢性炎症所致管腔狭窄的基础上,感染使气道炎性分泌物增多,阻塞呼吸道造成阻塞性通气不足,肺泡通气量减少,肺泡氧分压下降,二氧化碳排出障碍,最终导致PaO_2下降,$PaCO_2$升高。

(2)通气/血流比例失调:正常情况下肺泡通气量为4 L/min,肺血流量5 L/min,通气/血流比值为0.8。病理状态下,如慢性阻塞性肺气肿,由于肺内病变分布不均,有些区域有通气,但无血流或血流量不足,使通气/血流>0.8,吸入的气体不能与血液进行有效的交换,形成无效腔效应。在另一部分区域,虽有血流灌注,但因气道阻塞,肺泡通气不足,使通气/血流<0.8,静脉血不能充分氧合,形成动脉-静脉样分流。通气/血流比例失调的结果主要是缺氧,而不伴二氧化碳潴留。

(3)弥散障碍:由于氧和二氧化碳通透肺泡膜的能力相差很大,氧的弥散力仅为二氧化碳的1/20。病理状态下,弥散障碍主要影响氧交换产生以缺氧为主的呼吸衰竭。

(4)氧耗量增加:发热、寒战、呼吸困难和抽搐等均增加氧耗,正常人此时借助增加通气量以防止缺氧的发生。而COPD患者在通气功能障碍基础上,如出现氧耗量增加的因素时,则可出现严重的缺氧。

2.缺氧对机体的影响

(1)对中枢神经系统的影响:缺氧对中枢神经系统影响的程度随缺氧的程度和急缓而不同。轻度缺氧仅有注意力不集中、智力减退、定向力障碍等。随着缺氧的加重可出现烦躁不安、神志恍惚、谵妄,甚至昏迷。各部分脑组织对缺氧的敏感性不一样,以皮质神经元最为敏感,因此临床上缺氧的最早期表现是精神症状。严重缺氧可使血管通透性增加,引起脑间质和脑细胞水肿,颅内压急剧升高,进而加重脑组织缺氧,形成恶性循环。

(2)对心脏、循环的影响:缺氧可使心率增加,血压升高,冠状动脉血流量增加以维持心肌活动所必需的氧。心肌对缺氧十分敏感,早期轻度缺氧心电图即有变化,急性严重缺氧可导致心室颤动或心搏骤停。长期慢性缺氧可使心肌纤维化、硬化。肺小动脉可因缺氧收缩而增加肺循环阻力,引起肺动脉高压、右心肥大,最终导致肺源性心脏病,右心衰竭。

(3)对呼吸的影响:轻度缺氧可通过颈动脉窦和主动脉体化学感受器的反射作用刺激通气。但缺氧程度缓慢加重时,这种反射变得迟钝。

(4)缺氧对肝、肾功能和造血系统的影响:缺氧直接或间接损害肝细胞,使丙氨酸氨基转移酶升高,缺氧纠正后肝功能可恢复正常。缺氧可使肾血流量减少,肾功能受到抑制。慢性缺氧可引起继发性红细胞增多,在有利于增加血液携氧量的同时,亦增加了血液黏稠度,甚至可加重肺循环阻力和右心负荷。

(5)对细胞代谢、酸碱平衡和电解质的影响:严重缺氧使细胞能量代谢的中间过程受到抑制,同时产生大量乳酸和无机磷的积蓄引起代谢性酸中毒。因能量的不足,体内离子转运钠泵受到损害,使钾离子由细胞内转移到血液和组织间液,钠和氢离子进入细胞内,造成细胞内酸中毒及高钾血症。

3.二氧化碳潴留对人体的影响

(1)对中枢神经的影响:轻度二氧化碳潴留,可间接兴奋皮质,引起失眠、精神兴奋、烦躁不安等兴奋症状;随着二氧化碳潴留的加重,皮质下层受到抑制,使中枢神经处于麻醉状态,表现为嗜睡、昏睡,甚至昏迷。二氧化碳潴留可扩张脑血管,严重时引起脑水肿。

(2)对心脏和循环的影响:二氧化碳潴留可使心率加快,心排血量增加,脑血管、冠状动脉、皮下浅表毛细血管及静脉扩张,而部分内脏血管收缩,早期引起血压升高,严重时导致血压下降。

(3)对呼吸的影响:二氧化碳是强有力的呼吸中枢兴奋剂,随着吸入二氧化碳浓度的增加,通气量逐渐增加。但当其浓度持续升高至12%时通气量不再增加,呼吸中枢处于抑制状态。临床上Ⅱ型呼吸衰竭患者并无通气量的增加原因在于存在气道阻力增高、肺组织严重损害和胸廓运动受限等多种因素。

(4)对肾脏的影响:轻度二氧化碳潴留可使肾血管扩张,肾血流量增加,尿量增加。严重二氧化碳潴留时,由于pH的下降,使肾血管痉挛,血流量减少,尿量随之减少。

(5)对酸碱平衡的影响:二氧化碳潴留可导致呼吸性酸中毒,血pH取决于碳酸氢盐和碳酸的比值,碳酸排出量的调节靠呼吸,故呼吸在维持酸碱平衡中起着十分重要的作用。慢性呼吸衰竭二氧化碳潴留发展较慢,由于肾脏的调节使血pH维持正常称为代偿性呼吸性酸中毒。急性呼吸衰竭或慢性呼吸衰竭的失代偿期,肾脏尚未发生代偿或代偿不完全,使pH下降称为失代偿性呼吸性酸中毒。若同时有缺氧、摄入不足、感染性休克和肾功能不全等因素使酸性代谢产物增加,pH下降,则与代谢性酸中毒同时存在,即呼吸性酸中毒合并代谢性酸中毒。如在呼吸性酸中毒的基础上大量应用利尿剂,而氯化钾补充不足,则导致低钾低氯性碱中毒,即呼吸性酸中毒合并代谢性碱中毒,此型在呼吸衰竭中很常见。

(三)临床表现

除引起慢性呼吸衰竭原发病的症状体征外,主要是缺氧和二氧化碳潴留引起的呼吸衰竭和多脏器功能紊乱的表现。

1.呼吸困难

呼吸困难是临床最早出现的症状,主要表现在呼吸节律、频率和幅度的改变。COPD所致的呼吸衰竭,开始只表现为呼吸费力伴呼气延长,严重时则为浅快呼吸,因辅助呼吸肌的参与可表现为点头或提肩样呼吸。并发肺性脑病、二氧化碳麻醉时,则出现呼吸浅表、缓慢甚至呼吸停止。

2.发绀

发绀是缺氧的典型症状。由于缺氧使血红蛋白不能充分氧合,当动脉血氧饱和度<90%时,可在口唇、指端、耳垂、口腔黏膜等血流量较大的部位出现发绀。但因发绀主要取决于血液中还原血红蛋白的含量,故贫血患者即使血氧饱和度明显降低,也可无发绀表现,而COPD患者由于继发红细胞增多,即使血氧饱和度轻度减低也会有发绀出现。此外发绀还受皮肤色素及心功能的影响。

3.神经精神症状

缺氧和二氧化碳潴留均可引起精神症状。但因缺氧及二氧化碳潴留的程度、发生急缓及机体代偿能力的不同而表现不同。慢性缺氧多表现为记忆力减退,智力或定向力的障碍。急性严重缺氧可出现精神错乱、躁狂、昏迷、抽搐等症状。轻度二氧化碳潴留可表现为兴奋症状,如失眠、烦躁、夜间失眠而白天嗜睡,即昼睡夜醒;严重二氧化碳潴留可导致肺性脑病的发生,表现为神志淡漠、肌肉震颤、抽搐、昏睡甚至昏迷。肺性脑病是典型二氧化碳潴留的表现,在肺性脑病前期,即发生二氧化碳麻醉状态之前,切忌使用镇静、催眠药,以免加重二氧化碳潴留,诱发肺性脑病。

4.血液循环系统

严重缺氧、酸中毒可引起心律失常、心肌损害、周围循环衰竭、血压下降。二氧化碳潴留可使外周浅表静脉充盈、皮肤红润、潮湿、多汗、血压升高,因脑血管扩张可产生搏动性头痛。COPD因长期缺氧、二氧化碳潴留,可导致肺动脉高压,右心衰竭。严重缺氧可导致循环淤滞,诱发弥散性血管内凝血(DIC)。

5.消化和泌尿系统

由于缺氧使胃肠道黏膜充血水肿、糜烂渗血,严重者可发生应激性溃疡引起上消化道出血。严重呼吸衰竭可引起肝、肾功能异常,出现丙氨酸氨基转移酶、血尿素氮升高。

(四)诊断

根据患者有慢性肺部疾病史或其他导致呼吸功能障碍的疾病,如 COPD、严重肺结核等,新近呼吸道感染史以及缺氧、二氧化碳潴留的临床表现,结合动脉血气分析,不难作出诊断。

血气分析在呼吸衰竭的诊断及治疗中是必不可少的检查项目,不仅可以明确呼吸衰竭的诊断,并有助于了解呼吸衰竭的性质、程度,判断治疗效果,对指导氧疗、机械通气各种参数的调节,纠正酸碱失衡和电解质紊乱均有重要意义。常用血气分析指标如下。

1.动脉血氧分压(PaO_2)

动脉血氧分压(PaO_2)是物理溶解于血液中的氧分子所产生的分压力,是决定血氧饱和度的重要因素,反映机体氧合状态的重要指标。正常值 $12.7 \sim 13.3$ kPa($95 \sim 100$ mmHg)。随着年龄增长 PaO_2 逐渐降低。当 $PaO_2 < 8.0$ kPa(60 mmHg)可诊断为呼吸衰竭。

2.动脉血氧饱和度(SaO_2)

动脉血氧饱和度(SaO_2)是动脉血中血红蛋白实际结合的氧量与所能结合的最大氧量之比,即血红蛋白含氧的百分数,正常值为 $96\% \pm 3\%$。SaO_2 作为缺氧指标不如 PaO_2 灵敏。

3.pH

pH 是反映体液氢离子浓度的指标。动脉血 pH 是酸碱平衡中最重要的指标,它可反映血液的酸碱度,正常值 $7.35 \sim 7.45$。pH 低于 7.35 为失代偿性酸中毒,大于 7.45 为失代偿性碱中毒。但 pH 的异常并不能说明酸碱失衡的性质,即是代谢性还是呼吸性;pH 在正常范围,不能说明没有酸碱失衡。

4.动脉血二氧化碳分压($PaCO_2$)

动脉血二氧化碳分压是物理溶解于血液中的二氧化碳气体的分压力。它是判断呼吸性酸碱失衡的重要指标,亦是衡量肺泡通气的可靠指标。正常值为 $4.7 \sim 6.0$ kPa($35 \sim 45$ mmHg),平均 5.3 kPa(40 mmHg)。$PaCO_2 > 6.0$ kPa(45 mmHg),提示通气不足。如是原发性的,为呼吸性酸中毒;如是继发性的,可以是由于代偿代谢性碱中毒而引起的改变。如 $PaCO_2 < 4.7$ kPa(35 mmHg),提示通气过度,可以是原发性呼吸性碱中毒,也可以是为了代偿代谢性酸中毒而引起的继发性改变。当 $PaCO_2 > 6.7$ kPa(50 mmHg)时,可结合 $PaO_2 < 8.0$ kPa(60 mmHg)诊断为呼吸衰竭(Ⅱ型呼吸衰竭)。

5.碳酸氢离子(HCO_3^-)

HCO_3^- 是反映代谢方面的指标,但也受呼吸因素的影响,$PaCO_2$ 增加时 HCO_3^- 也略有增加。正常值 $22 \sim 27$ mmol/L,平均值 24 mmol/L。

6.剩余碱(BE)

只反映代谢的改变,不受呼吸因素影响。正常值为 $-3 \sim +3$ mmol/L。血液偏碱时为正值,偏酸时为负值,BE>+3 mmol/L 为代谢性碱中毒,BE<-3 mmol/L 为代谢性酸中毒。

7.缓冲碱(BB)

指 1 升全血(以 BBb 表示)或 1 升血浆(以 BBp 表示)中所有具缓冲作用的阴离子总和,正常值:42(40~44)mmol/L。

(五)治疗

1.保持气道通畅

保持气道通畅是纠正呼吸衰竭的重要措施。

(1)清除气道分泌物:鼓励患者咳嗽,对于无力咳痰或意识障碍者应加强呼吸道护理,帮助翻身拍背。

(2)稀释痰液、化痰祛痰:痰液黏稠不易咳出者给予口服化痰祛痰药(如羧甲司坦片 1.0 g 每天三次或盐酸氨溴索 15 mg,必要时用)或雾化吸入药物治疗。

(3)解痉平喘:对有气道痉挛者,可雾化吸入 β_2 受体激动剂或溴化异丙托品,口服氨茶碱(或静脉滴注)、沙丁胺醇、特布他林等。

(4)建立人工气道:经以上处理无效或病情危重者,应采用气管插管或气管切开,并给予机械通气辅助呼吸。机械通气的适应证:①意识障碍,呼吸不规则。②气道分泌物多而黏稠,不易排出。③严重低氧血症和(或)二氧化碳潴留,危及生命[如 $PaO_2 \leqslant 6.0$ kPa(45 mmHg),$PaCO_2 \geqslant 9.3$ kPa(70 mmHg)]。④合并多器官功能障碍。在机械通气治疗过程中应密切观察病情,监测血压、心率,加强护理,随时吸痰,根据血气分析结果随时调整呼吸机治疗参数,预防并发症的发生。

2.氧疗

吸氧是治疗呼吸衰竭必需的措施。

(1)吸氧浓度:对于 Ⅰ 型呼吸衰竭,以缺氧为主,不伴有二氧化碳潴留,应吸入较高浓度(>35%)的氧,使 PaO_2 提高到 8.0 kPa(60 mmHg)或 SaO_2 在 90% 以上。对于既有缺氧又有二氧化碳潴留的 Ⅱ 型呼吸衰竭,则应持续低浓度吸氧(小于 35%)。因慢性呼吸衰竭失代偿者缺氧伴二氧化碳潴留是由通气不足所造成,由于二氧化碳潴留,其呼吸中枢化学感受器对二氧化碳反应性差,呼吸的维持主要靠低氧血症对颈动脉窦、主动脉体化学感受器的驱动作用。若吸入高浓度氧,首先 PaO_2 迅速上升,使外周化学感受器丧失低氧血症的刺激,解除了低氧性呼吸驱动从而抑制呼吸中枢。患者的呼吸变浅变慢,$PaCO_2$ 随之上升,严重时可陷入二氧化碳麻醉状态。

(2)吸氧的装置:一般使用双腔鼻管、鼻导管或鼻塞吸氧,吸氧浓度%=21+4×吸入氧流量(L/min)。对于慢性 Ⅱ 型呼吸衰竭患者,长期家庭氧疗(1~2 L/min,每天 16 小时以上),有利于降低肺动脉压,改善呼吸困难和睡眠,增强活动能力和耐力,提高生活质量,延长患者的寿命。

3.增加通气量、减少二氧化碳潴留

除治疗原发病、积极控制感染、通畅气道等治疗外,增加肺泡通气量是有效排出 CO_2 的关键。根据患者的具体情况,若有明显嗜睡,可给予呼吸兴奋剂,常用药物有尼可刹米与洛贝林[如5% 或 10% 葡萄糖液 300 mL+尼可刹米 0.375×(3~5)支,静脉滴注,每天 1~2 次]。通过刺激呼吸中枢和外周化学感受器,增加呼吸频率和潮气量以改善通气。需注意必须在气道通畅的基础上应用,且患者的呼吸肌功能基本正常,否则治疗无效且增加氧耗量和呼吸功,对脑缺氧、脑水肿、有频繁抽搐者慎用。主要适用于以中枢抑制为主、通气量不足引起的呼吸衰竭,对以肺炎、弥散性肺病变等以肺换气障碍为主的呼吸衰竭患者不宜应用。近年来尼可刹米与洛贝林这两种药物在西方国家几乎被多沙普仑取代,此药对镇静催眠药过量引起的呼吸抑制和 COPD 并发急性呼吸衰竭有显著的呼吸兴奋作用,对于慢性呼吸衰竭患者可口服呼吸兴奋剂,都可喜 50～100 mg,一天 2 次,该药通过刺激颈动脉体和主动脉体的化学感受器而兴奋呼吸中枢,从而增加通气量。

4.水电解质紊乱和酸碱失衡的处理

多种因素均可导致慢性呼吸衰竭患者发生水、电解质紊乱和酸碱失衡。

(1)应根据患者心功能状态酌情补液。

(2)未经治疗的慢性呼吸衰竭失代偿的患者,常表现为单纯性呼酸或呼酸合并代谢性酸中毒,此时治疗的关键是改善通气,增加通气量,促进 CO_2 的排出,同时积极治疗代酸的病因,补碱不必太积极。如 pH 过低,可适当补碱,先一次给予 5％碳酸氢钠 100～150 mL 静脉滴注,使 pH 升至 7.25 左右即可。因补碱过量有可能加重二氧化碳潴留。

(3)如经利尿剂、糖皮质激素等药物治疗,又未及时补钾、补氯,则易发生呼酸合并代谢性碱中毒,此时除积极改善通气外,应注意补氯化钾,必要时(血 pH 明显增高)可补盐酸精氨酸(10％葡萄糖液 500 mL＋盐酸精氨酸 10～20 g),并根据血气分析结果决定是否重复应用。

5.治疗原发病

呼吸道感染是呼吸衰竭最常见的诱因,故病因治疗首先是根据敏感致病菌选用有效抗生素,积极控制感染。

(六)预防

首先应加强慢性胸肺疾病的防治,防止肺功能逐渐恶化和呼吸衰竭的发生。已有慢性呼吸衰竭的患者应注意预防呼吸道感染。

(七)预后

取决于慢性呼吸衰竭患者原发病的严重程度及肺功能状态。

(张智涛)

第四章　心内科疾病

第一节　原发性高血压

　　高血压是一种以体循环动脉压升高为主要表现的临床综合征,是最常见的心血管疾病。可分为原发性及继发性两大类。在绝大多数患者中,高血压的病因不明,称之为原发性高血压,又称高血压病,占总高血压患者的95%以上;在不足5%的患者中,血压升高是某些疾病的一种临床表现,本身有明确而独立的病因,称之为继发性高血压。

　　本文主要介绍原发性高血压。

一、病因和发病机制

　　原发性高血压的病因尚未完全阐明,目前认为是在一定的遗传背景下由于多种后天环境因素作用使正常血压调节机制失代偿所致。

(一)遗传和基因因素

　　高血压病有明显的遗传倾向,据估计人群中至少40%的血压变异是由遗传决定的。流行病学研究提示高血压发病有明显的家族聚集性。双亲无高血压、一方有高血压或双亲均有高血压,其子女高血压发生率分别为3%、28%和46%。单卵双生的同胞血压一致性较双卵双生同胞更为明显。

(二)环境因素

　　高血压可能是遗传易感性和环境因素相互影响的结果。高钠和低钾膳食、超重和肥胖、过量饮酒、长期精神紧张及其他危险因素(如年龄、高血压家族史、缺乏体力活动,以及糖尿病、血脂异常等)是与高血压发病密切相关的重要危险因素。

　　国人平均体质指数(BMI)中年男性和女性分别为21～24.5和21～25,近10年国人的BMI均值及超重率有增加的趋势。BMI与血压呈显著相关,前瞻性研究表明,基线BMI每增加1 kg/m²,高血压的发生危险5年内增加9%。每天饮酒量与血压呈线性相关。

　　膳食中钠盐摄入量与人群血压水平和高血压病患病率呈显著相关性。每天为满足人体生理平衡仅需摄入0.5 g氯化钠。国人食盐量每天北方为12～18 g,南方为7～8 g,高于西方国家。每人每天食盐平均摄入量增加2 g,收缩压和舒张压分别增高0.3 kPa(2.0 mmHg)和0.2 kPa

(1.2 mmHg)。我国膳食钙摄入量低于中位数人群中,膳食钠/钾比值亦与血压呈显著相关。

近年来,大气污染也备受关注。研究显示,暴露于 PM2.5、PM10、SO_2 和 O_3 等污染物中均伴随高血压的发生风险和心血管疾病的死亡率增加。

(三)交感神经活性亢进

交感神经活性亢进是高血压发病机制中的重要环节。动物实验表明,条件反射可形成狗的神经精神源性高血压。长期处于应激状态如从事驾驶员、飞行员、外科医师、会计师、电脑等职业者高血压的患病率明显增加。原发性高血压患者中约 40% 循环中儿茶酚胺水平升高。长期的精神紧张、焦虑、压抑等所致的反复应激状态及对应激的反应性增强,使大脑皮质下神经中枢功能紊乱,交感神经和副交感神经之间的平衡失调,交感神经兴奋性增加,其末梢释放儿茶酚胺增多。

(四)肾素-血管紧张素-醛固酮系统(RAAS)

体内存在两种 RAAS,即循环 RAAS 和局部 RAAS。AngⅡ是循环 RAAS 的最重要成分,通过强有力的直接收缩小动脉或通过刺激肾上腺皮质球状带分泌醛固酮而扩大血容量,或通过促进肾上腺髓质和交感神经末梢释放儿茶酚胺,均可显著升高血压。此外,体内其他激素如糖皮质激素、生长激素、雌激素等升高血压的途径亦主要经 RAAS 而产生。近年来发现,很多组织,例如血管壁、心脏、中枢神经、肾脏肾上腺中均有 RAAS 各成分的 mRNA 表达,并有 AngⅡ受体和盐皮质激素受体存在。

引起 RAS 激活的主要因素有肾灌注减低、肾小管内液钠浓度减少、血容量降低、低钾血症、利尿剂及精神紧张、寒冷、直立运动等。

目前认为,醛固酮在 RAAS 中占有不可缺少的重要地位。它具有依赖于 AngⅡ的一面,又有不完全依赖于 AngⅡ的独立作用,特别是在心肌和血管重塑方面。它除了受 AngⅡ的调节外,还受低钾、ACTH 等的调节。

(五)血管重塑

血管重塑既是高血压所致的病理改变,也是高血压维持的结构基础。血管壁具有感受和整合急、慢性刺激并作出反应的能力,其结构处于持续的变化状态。高血压伴发的阻力血管重塑包括营养性重塑和肥厚性重塑两类。血压因素、血管活性物质和生长因子及遗传因素共同参与了高血压血管重塑的过程。

(六)内皮细胞功能受损

血管管腔的表面均覆盖着内皮组织,其细胞总数几乎和肝脏相当,可看做人体内最大的脏器之一。内皮细胞不仅是一种屏障结构,而且具有调节血管舒缩功能、血流稳定性和血管重塑的重要作用。血压升高使血管壁剪切力和应力增加,去甲肾上腺素等血管活性物质增多,可明显损害内皮及其功能。内皮功能障碍可能是高血压导致靶器官损害及其合并症的重要原因。

(七)胰岛素抵抗

高血压病患者中约有半数存在胰岛素抵抗现象。胰岛素抵抗指的是机体组织对胰岛素作用敏感性和(或)反应性降低的一种病理生理反应,还使血管对体内升压物质反应增强,血中儿茶酚胺水平增加。高胰岛素血症可影响跨膜阳离子转运,使细胞内钙升高,加强缩血管作用。此外,还可影响糖、脂代谢及脂质代谢。上述这些改变均能促使血压升高,诱发动脉粥样硬化病变。

二、病理解剖

高血压的主要病理改变是动脉的病变和左心室的肥厚。随着病程的进展,心、脑、肾等重要脏器均可累及,其结构和功能因此发生不同程度的改变。

(一)心脏

高血压病引起的心脏改变主要包括左心室肥厚和冠状动脉粥样硬化。血压升高和其他代谢内分泌因素引起心肌细胞体积增大和间质增生,使左心室体积和重量增加,从而导致左心室肥厚。血压升高和冠状动脉粥样硬化有密切的关系。冠状动脉粥样硬化病变的特点为动脉壁上出现纤维素性和纤维脂肪性斑块,并有血栓附着。随斑块的扩大和管腔狭窄的加重,可产生心肌缺血;斑块的破裂、出血及继发性血栓形成等可堵塞管腔造成心肌梗死。

(二)脑

脑小动脉尤其颅底动脉环是高血压动脉粥样硬化的好发部位,可造成脑卒中,颈动脉的粥样硬化可导致同样的后果。近半数高血压病患者脑内小动脉有许多微小动脉瘤,这是导致脑出血的重要原因。

(三)肾

高血压持续 5～10 年,即可引起肾脏小动脉硬化(弓状动脉硬化及小叶间动脉内膜增厚,入球小动脉玻璃样变),管壁增厚,管腔变窄,进而继发肾实质缺血性损害(肾小球缺血性皱缩、硬化,肾小管萎缩,肾间质炎性细胞浸润及纤维化),造成良性小动脉性肾硬化症。良性小动脉性肾硬化症发生后,由于部分肾单位被破坏,残存肾单位为代偿排泄废物,肾小球即会出现高压、高灌注及高滤过("三高"),而此"三高"又有两面性,若持续存在又会促使残存肾小球本身硬化,加速肾损害的进展,最终引起肾衰竭。

三、临床特点

(一)血压变化

高血压病初期血压呈波动性,血压可暂时性升高,但仍可自行下降和恢复正常。血压升高与情绪激动、精神紧张、焦虑及体力活动有关,休息或去除诱因血压便下降。随病情迁延,尤其在并发靶器官损害或有合并症之后,血压逐渐呈稳定和持久升高,此时血压仍可波动,但多数时间血压处于正常水平以上,情绪和精神变化可使血压进一步升高,休息或去除诱因并不能使之满意下降和恢复正常。

(二)症状

大多数患者起病隐袭,症状阙如或不明显,仅在体检或因其他疾病就医时才被发现。有的患者可出现头痛、心悸、后颈部或颞部搏动感,还有表现为神经官能症状如失眠、健忘或记忆力减退、注意力不集中、耳鸣、情绪易波动或发怒及神经质等。病程后期心脑肾等靶器官受损或有合并症时,可出现相应的症状。

(三)合并症的表现

左心室肥厚的可靠体征为抬举性心尖冲动,表现为心尖冲动明显增强,搏动范围扩大及心尖冲动左移,提示左心室增大。主动脉瓣区第 2 心音可增加,带有金属音调。合并冠心病时可发生心绞痛,心肌梗死甚至猝死。晚期可发生心力衰竭。

脑血管合并症是我国高血压病最为常见的合并症,年发病率为(120～180)/10 万,是急性心肌梗死的 4～6 倍。早期可有一过性脑缺血发作（TIA），还可发生脑血栓形成、脑栓塞（包括腔隙性脑梗死）、高血压脑病及颅内出血等。长期持久血压升高可引起良性小动脉性肾硬化症，从而导致肾实质的损害，可出现蛋白尿、肾功能损害，严重者可出现肾衰竭。

眼底血管被累及可出现视力进行性减退，严重高血压可促使形成主动脉夹层并破裂，常可致命。

四、实验室和特殊检查

（一）血压的测量

测量血压是诊断高血压和评估其严重程度的主要依据。目前评价血压水平的方法有以下3 种。

1.诊室血压测量

诊室血压是我国目前诊断高血压、进行血压水平分级，以及观察降压疗效的常用方法。

测量步骤包括：①要求受试者安静休息至少 5 分钟后开始测量坐位上臂血压，上臂应置于心脏水平。推荐使用经过验证的上臂式医用电子血压计，水银杉血压计将逐步被淘汰。②使用标准规格的袖带（气囊长 22～26 cm、宽 12 cm），肥胖者或臂围大者（＞32 cm）应使用大规格气囊袖带。③首诊时应测量两上臂血压，以血压读数较高的一侧作为测量的上臂。测量血压时，应至少测量2 次，间隔 1～2 分钟，若差别≤0.7 kPa（5 mmHg），则取 2 次测量的平均值；若差别＞0.7 kPa（5 mmHg），应再次测量，取 3 次读书的平均值记录。老年人、糖尿病患者及出现直立性低血压情况者，应该加测站立位血压。站立位血压在卧位改为站立位后 1 分钟和 3 分钟时测量。在测量血压的同时，应测定脉率。

2.自测血压

采用无创半自动或全自动电子血压计在家中或其他环境中患者给自己或家属给患者测量血压，称为自测血压，它是偶测血压的重要补充，在诊断单纯性诊所高血压，评价降压治疗的效果，改善治疗的依从性等方面均极其有益。

3.动态血压监测

一般监测的时间为 24 小时，测压时间间隔白天为 30 分钟，夜间为 60 分钟。动态血压监测提供 24 小时，白天和夜间各时间段血压的平均值和离散度，可较为客观和敏感地反映患者的实际血压水平，且可了解血压的变异性和昼夜变化的节律性，估计靶器官损害与预后，比偶测血压更为准确。

动态血压监测的参考标准正常值为：24 小时平均收缩压/舒张压≥17.3/10.7 kPa（130/80 mmHg），白天平均收缩压/舒张压≥18.0/11.3 kPa（135/85 mmHg），夜间平均收缩压/舒张压≥15.0/9.3 kPa（120/70 mmHg）。夜间血压均值一般较白天均值低10％～20％。正常血压波动曲线形状如长柄勺，夜间 2～3 时处于低谷，凌晨迅速上升，上午6～8 时和下午 4～6 时出现两个高峰，尔后缓慢下降。早期高血压患者的动态血压曲线波动幅度较大，晚期患者波动幅度较小。

（二）尿液检查

肉眼观察尿的透明度、颜色，有无血尿；测比重、pH、蛋白和糖含量，并做镜检。尿比重降低（＜1.010）提示肾小管浓缩功能障碍。正常尿液 pH 在 5.0～7.0。某些肾脏疾病如慢性肾小球肾炎并发的高血压可在血糖正常的情况下出现糖尿，是由近端肾小管重吸收障碍引起。尿微量蛋白可采用放免法或酶联免疫法测定,其升高程度,与高血压病程及合并的肾功能损害有密切关系。尿转铁蛋白排泄率更为敏感。

(三)血液生化检查

测定血钾、肌酐、尿酸、空腹血糖、血脂。

(四)心电图

体表心电图对诊断高血压患者是否合并左心室肥厚、左心房负荷过重和心律失常有一定帮助。心电图诊断左心室肥厚的敏感性不如超声心动图,但对评估预后有帮助。

(五)超声心动图(UCG)

UCG 能可靠地诊断左心室肥厚,其敏感性较心电图高 7～10 倍。左心室重量指数(LVMI)是一项反映左心肥厚及其程度的较为准确的指标,与病理解剖的符合率和相关性较高。UCG 还可评价高血压患者的心脏功能,包括收缩功能、舒张功能。如疑有颈动脉、外周动脉和主动脉病变,应做血管超声检查;疑有肾脏疾病的患者,应做肾脏 B 超。

(六)眼底检查

可发现眼底的血管病变和视网膜病变。血管病变包括变细、扭曲、反光增强、交叉压迫及动静脉比例降低。视网膜病变包括出血、渗出、视盘水肿等。高血压眼底改变可分为 4 级。

Ⅰ级:视网膜小动脉出现轻度狭窄、硬化、痉挛和变细。

Ⅱ级:小动脉呈中度硬化和狭窄,出现动脉交叉压迫征,视网膜静脉阻塞。

Ⅲ级:动脉中度以上狭窄伴局部收缩,视网膜有棉絮状渗出、出血和水肿。

Ⅳ级:视盘水肿并有Ⅲ级眼底的各种表现。

高血压眼底改变与病情的严重程度和预后相关。Ⅲ和Ⅳ级眼底是急进型和恶性高血压诊断的重要依据。

五、诊断和鉴别诊断

高血压患者应进行全面的临床评估。评估的方法是详细询问病史、做体格检查和实验室检查,必要时还要进行一些特殊的器械检查。

(一)诊断标准和分类

如表 4-1 所示,18 岁以上成年人高血压定义为在未服抗高血压药物的情况下收缩压≥18.7 kPa(140 mmHg)和(或)舒张压≥12.0 kPa(90 mmHg)。患者既往有高血压史,目前正服用抗高血压药物,血压虽已低于 18.7/12.0 kPa(140/90 mmHg),也应诊断为高血压;患者收缩压与舒张压属于不同的级别时,应按两者中较高的级别分类。

(二)高血压的危险分层

高血压是脑卒中和冠心病的独立危险因素。高血压病患者的预后和治疗决策不仅要考虑血压水平,还要考虑到心血管疾病的危险因素、靶器官损害和相关的临床状况,并可根据某几项因素合并存在时对心血管事件绝对危险的影响,作出危险分层的评估,即将心血管事件的绝对危险性分为 4 类:低危、中危、高危和极高危。在随后的 10 年中发生一种主要心血管事件的危险性低危组、中危组、高危组和极高危组分别为低于 15%、15%～20%、20%～30%和高于 30%。

高血压危险分层的主要根据是弗明翰研究中心的平均年龄 60 岁(45～80 岁)患者随访10 年心血管疾病死亡、非致死性脑卒中和心肌梗死的资料。但西方国家高血压人群中并发的脑卒中发病率相对较低,而心力衰竭或肾脏疾病较常见,故这一危险性分层仅供我们参考(表 4-2)。

表 4-1 血压水平的分类

分类	收缩压（mmHg）	舒张压（mmHg）
正常血压	<120 和	<80
正常高值	120~139 和（或）	80~89
高血压	≥140 和（或）	≥90
1 级高血压（轻度）	140~159 和（或）	90~99
2 级高血压（中度）	160~179 和（或）	100~109
3 级高血压（重度）	≥180 和（或）	≥110
单纯收缩期高血压	≥140 和	<90

注：当收缩压和舒张压分属于不同级别时，以较高的分级为准。

表 4-2 高血压病的危险分层

其他危险因素和疾病史	血压（mmHg）			
	收缩压 130~139 和（或）舒张压 85~89	收缩压 140~159 和（或）舒张压 90~99	收缩压 160~179 和（或）舒张压 100~109	收缩压≥180 和（或）舒张压 110
无其他危险因素	/	低危	中危	高危
1~2 个其他危险因素	低危	中危	中/高危	很高危
≥3 个其他危险因素，靶器官损害，CKD3 期，无并发症的糖尿病	中/高危	高危	高危	很高危
有症状的 CVD，CKD 分期≥4 期或有并发症的糖尿病	高/很高危	很高危	很高危	很高危

（三）鉴别诊断

在确诊高血压病之前应排除各种类型的继发性高血压，因为有些继发性高血压的病因可消除，其原发疾病治愈后，血压即可恢复正常。常见的继发性高血压有下列几种类型。

1.肾实质性疾病

慢性肾小球肾炎、慢性肾盂肾炎、多囊肾和糖尿病肾病等均可引起高血压。这些疾病早期均有明显的肾脏病变的临床表现，在病程的中后期出现高血压，至终末期肾病阶段高血压几乎都和肾功能不全相伴发。因此，根据病史、尿常规和尿沉渣细胞计数不难与原发性高血压的肾脏损害相鉴别。肾穿刺病理检查有助于诊断慢性肾小球肾炎；多次尿细菌培养和静脉肾盂造影对诊断慢性肾盂肾炎有价值。糖尿病肾病者均有多年糖尿病史。

2.肾血管性高血压

单侧或双侧肾动脉主干或分支病变可导致高血压。肾动脉病变可为先天性或后天性。先天性肾动脉狭窄主要为肾动脉肌纤维发育不良所致；后天性狭窄由大动脉炎、肾动脉粥样硬化、动脉内膜纤维组织增生等病变所致，此外，肾动脉周围粘连或肾蒂扭曲也可导致肾动脉狭窄。此病在成人高血压中不足 1%，但在骤发的重度高血压和临床上有可疑诊断线索的患者中则有较高的发病率。如有骤发的高血压并迅速进展至急进性高血压、中青年尤其是 30 岁以下的高血压且无其他原因、腹部或肋脊角闻及血管杂音,提示肾血管性高血压的可能。可疑病例可做肾动脉多普勒超声、口服卡托普利激发后做同位素肾图和肾素测定、肾动脉造影,数字减影血管造影术(DSA),有助于作出诊断。

3.嗜铬细胞瘤

嗜铬细胞瘤90%位于肾上腺髓质,右侧多于左侧。交感神经节和体内其他部位的嗜铬组织也可发生此病。肿瘤释放出大量儿茶酚胺,引起血压升高和代谢紊乱。高血压可为持续性,亦可呈阵发性。阵发性高血压发作的持续时间从十多分钟至数天,间歇期亦长短不等。发作频繁者一天可数次。发作时除血压骤然升高外,还有头痛、心悸、恶心、多汗、四肢冰冷和麻木感、视力减退、上腹或胸骨后疼痛等。典型的发作可由于情绪改变如兴奋、恐惧、发怒而诱发。年轻人难以控制的高血压,应注意与此病相鉴别。此病如表现为持续性高血压则难与原发性高血压相鉴别。血和尿儿茶酚胺及其代谢产物香草基杏仁酸(VMA)的测定、酚妥拉明试验、胰高血糖素激发试验、可乐定抑制试验、甲氧氯普胺试验有助于作出诊断。超声、放射性核素及电子计算机 X 线体层显像(CT)、磁共振显像可显示肿瘤的部位。

4.原发性醛固酮增多症

病因为肾上腺肿瘤或增生所致的醛固酮分泌过多,典型的症状和体征见以下三个方面。

(1)轻至中度高血压。

(2)多尿尤其夜尿增多、口渴、尿比重下降、碱性尿和蛋白尿。

(3)发作性肌无力或瘫痪、肌痛、抽搐或手足麻木感等。

凡高血压者合并上述 3 项临床表现,并有低钾血症、高血钠性碱中毒而无其他原因可解释的,应考虑此病之可能。实验室检查可发现血和尿醛固酮升高,血浆肾素降低、尿醛固酮排泄增多等。

5.皮质醇增多症

皮质醇增多症是肾上腺皮质肿瘤或增生分泌糖皮质激素过多所致。除高血压外,有向心性肥胖、满月脸、水牛背、皮肤紫纹、毛发增多、血糖增高等特征,诊断一般并不困难。24 小时尿中17-羟及 17-酮类固醇增多,地塞米松抑制试验及肾上腺皮质激素兴奋试验阳性有助于诊断。颅内蝶鞍 X 线检查、肾上腺 CT 扫描及放射性碘化胆固醇肾上腺扫描可用于病变定位。

6.主动脉缩窄

多数为先天性血管畸形,少数为多发性大动脉炎所引起。特点为上肢血压增高而下肢血压不高或降低,呈上肢血压高于下肢血压的反常现象。肩胛间区、胸骨旁、腋部可有侧支循环动脉的搏动和杂音或腹部听诊有血管杂音。胸部 X 线摄影可显示肋骨受侧支动脉侵蚀引起的切迹。主动脉造影可确定诊断。

六、治疗

(一)高血压患者的评估和监测程序

如图 4-1 所示,确诊高血压病的患者应根据其危险因素、靶器官损害及相关的临床情况作出危险分层。高危和很高危患者应立即开始用药物治疗。中危和低危患者则先监测血压和其他危险因素,而后再根据血压状况决定是否开始药物治疗。

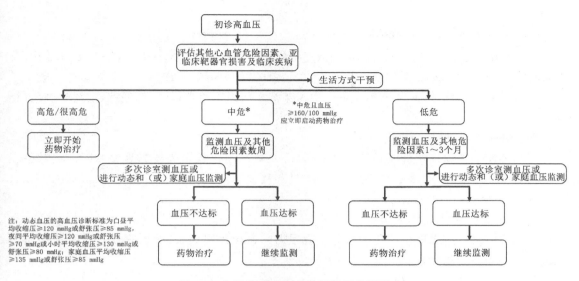

图 4-1 初诊高血压患者的评估及监测程序

(二)降压的目标

根据新指南的精神,中青年高血压患者血压应降至 17.3/11.3 kPa(130/85 mmHg)以下。HOT 研究表明,舒张压达到较低目标血压组的糖尿病患者,其心血管病危险明显降低,故伴糖尿病者应把血压降至 17.3/10.7 kPa(130/80 mmHg)以下;高血压合并肾功能不全、尿蛋白超过 1 g/24 h,至少应将血压降至 17.3/10.7 kPa(130/80 mmHg),甚至 16.7/10.0 kPa(125/75 mmHg)以下;老年高血压患者的血压应控制在 18.7/12.0 kPa(140/90 mmHg)以下,且尤应重视降低收缩压。

(三)非药物治疗

高血压应采取综合措施治疗,任何治疗方案都应以非药物疗法为基础。积极有效的非药物治疗可通过多种途径干扰高血压的发病机制,起到一定的降压作用,并有助于减少靶器官损害的发生。非药物治疗的具体内容包括以下几项。

1.戒烟

吸烟所致的加压效应使高血压合并症如脑卒中、心肌梗死和猝死的危险性显著增加,并降低或抵消降压治疗的疗效,加重脂质代谢紊乱,降低胰岛素敏感性,减弱内皮细胞依赖性血管扩张效应和增加左心室肥厚的倾向。戒烟对心血管的良好益处,任何年龄组在戒烟 1 年后即可显示出来。

2.戒酒或限制饮酒

戒酒和减少饮酒可使血压显著降低。

3.减轻和控制体重

体重减轻 10%,收缩压可降低 0.8 kPa(6.6 mmHg)。超重 10%以上的高血压患者体重减少 5 kg,血压便明显降低,且有助于改善伴发的危险因素如糖尿病、高脂血症、胰岛素抵抗和左心室肥厚。新指南中建议体质指数(kg/m^2)应控制在 24 以下。

4.合理膳食

按 WHO 的建议,钠摄入每天应少于 2.4 g(相当于氯化钠 6 g)。通过食用含钾丰富的水果(如香蕉、橘子)和蔬菜(如油菜、苋菜、香菇、大枣等),增加钾的摄入。要减少膳食中的脂肪,适量补充优质蛋白质。

5.增加体力活动

根据新指南提供的参考标准,常用运动强度指标可用运动时的最大心率达到180或170次/分减去平时心率,如要求精确则采用最大心率的60%～85%作为运动适宜心率。运动频度一般要求每周3～5次,每次持续20～60分钟即可。中老年高血压患者可选择步行、慢跑、上楼梯、骑自行车等。

6.减轻精神压力,保持心理平衡

长期精神压力和情绪忧郁既是导致高血压,又是降压治疗效果欠佳的重要原因。应对患者作耐心的劝导和心理疏导,鼓励其参加体育/文化和社交活动,鼓励高血压患者保持宽松、平和、乐观的健康心态。

(四)初始降压治疗药物的选择

高血压病的治疗应采取个体化的原则。应根据高血压危险因素、靶器官损害及合并疾病等情况选择初始降压药物。

(五)高血压病的药物治疗

1.降压药应用基本原则

(1)起始剂量:一般患者采用常规剂量;老年人及高龄老年人初始治疗时通常应采用较小的有效治疗剂量。根据需要,可考虑逐渐增加至足剂量。

(2)长效降压药物:优先使用长效降压药物,以有效控制24小时血压,更有效预防心脑血管并发症发生。如使用中、短效制剂,则需每天2～3次给药,以达到平稳控制血压。

(3)联合治疗:对血压≥21.3/13.3 kPa(160/100 mmHg)、高于目标血压2.7/1.3 kPa(20/10 mmHg)的高危患者,或单药治疗未达标的高血压患者应进行联合降压治疗,包括自由联合或单片复方制剂。对血≥18.7/12.0 kPa(140/90 mmHg)的患者,也可起始小剂量联合治疗。

(4)体化治疗:根据患者合并症的不同和药物疗效及耐受性,以及患者个人意愿或长期承受能力,选择适合患者个体的降压药物。

(5)物经济学:高血压是终身治疗,需要考虑成本/效益。

2.降压药物的选择

目前临床常用的降压药物有许多种类。无论选用何种药物,其治疗目的均是将血压控制在理想范围,预防或减轻靶器官损害。新指南强调,降压药物的选用应根据治疗对象的个体情况、药物的作用、代谢、不良反应和药物的相互作用确定。

3.临床常用的降压药物

临床常用的药物主要有六大类:利尿剂、α受体阻滞剂、钙通道阻滞剂、血管紧张素转换酶抑制剂(ACEI)、β受体阻滞剂及血管紧张素Ⅱ受体阻滞剂。降压药物的疗效和不良反应情况个体间差异很大,临床应用时要充分注意。具体选用哪一种或几种药物就参照前述的用药原则全面考虑。

(1)利尿剂。

作用机制:此类药物可减少细胞外液容量、降低心排血量,并通过利钠作用降低血压。降压作用较弱,起作用较缓慢,但与其他降压药物联合应用时常有相加或协同作用,常可作为高血压的基础治疗。螺内酯不仅可以降压,而且能抑制心肌及血管的纤维化。

种类和应用方法:有噻嗪类、保钾利尿剂和袢利尿剂三类。降压治疗中比较常用的利尿剂有下列几种：氢氯噻嗪 12.5～25 mg，每天 1 次；阿米洛利 5～10 mg，每天 1 次；吲达帕胺 1.25～2.5 mg，每天 1 次；氯噻酮 12.5～25 mg，每天 1 次；螺内酯 20 mg，每天 1 次；氨苯蝶啶 25～50 mg，每天 1 次。在少数情况下用呋塞米 20～40 mg，每天 2 次。

主要适应证：利尿剂可作为无并发症高血压患者的首选药物，主要适用于轻中度高血压，尤其是老年高血压包括老年单纯性收缩期高血压、肥胖及并发心力衰竭患者。袢利尿剂作用迅速，肾功能不全时应用较多。

注意事项：利尿剂应用可降低血钾，尤以噻嗪类和呋塞米为明显，长期应用者应适量补钾（每天1～3 g），并鼓励多吃水果和富含钾的绿色蔬菜。此外，噻嗪类药物可干扰糖、脂和尿酸代谢，故应慎用于糖尿病和血脂代谢失调者，禁用于痛风患者。保钾利尿剂因可升高血钾，应尽量避免与 ACEI 合用，禁用于肾功能不全者。利尿剂的不良反应与剂量密切相关，故宜采用小剂量。

（2）β受体阻滞剂。

作用机制：通过减慢心率、减低心肌收缩力、降低心排血量、减低血浆肾素活性等多种机制发挥降压作用。其降压作用较弱，起效时间较长（1～2 周）。

主要适应证：主要适用于轻中度高血压，尤其在静息时心率较快（＞80 次/分）的中青年患者，也适用于高肾素活性的高血压、伴心绞痛或心肌梗死后及伴室上性快速心律失常者。

种类和应用方法：常用于降压治疗的 β_1 受体阻滞剂有美托洛尔 25～50 mg，每天 1～2 次；阿替洛尔 25 mg，每天 1～2 次；比索洛尔 2.5～10 mg，每天 1 次。选择性 α_1 和非选择性 β 受体阻滞剂有：拉贝洛尔每次 0.1 g，每天 3～4 次，以后按需增至 0.6～0.8 g，重症高血压可达每天 1.2～2.4 g；卡维地洛 6.25～12.5 mg，每天 2 次。拉贝洛尔和美托洛尔均有静脉制剂，可用于重症高血压或高血压危象而需要较迅速降压治疗的患者。

注意事项：常见的不良反应有疲乏和肢体冷感，可出现躁动不安、胃肠功能不良等。还可能影响糖代谢、脂代谢，因此伴有心脏传导阻滞、哮喘、慢性阻塞性肺部疾病及周围血管疾病患者应列为禁忌；因此类药可掩盖低血糖反应，因此应慎用于胰岛素依赖性糖尿病患者。长期应用者突然停药可发生反跳现象，即原有的症状加重、恶化或出现新的表现，较常见有血压反跳性升高，伴头痛、焦虑、震颤、出汗等，称之为撤药综合征。

（3）钙通道阻滞剂（CCB）。

作用机制：主要通过阻滞细胞浆膜的钙离子通道、松弛周围动脉血管的平滑肌，使外周血管阻力下降而发挥降压作用。

主要适应证：可用于各种程度的高血压，尤其是老年高血压、伴冠心病心绞痛、周围血管病、糖尿病或糖耐量异常妊娠期高血压及合并有肾脏损害的患者。

种类和应用方法：应优先考虑使用长效制剂如非洛地平缓释片 2.5～5 mg，每天 1 次；硝苯地平控释片 30 mg，每天 1 次；氨氯地平 5 mg，每天 1 次；拉西地平 4 mg，每天 1～2 次；维拉帕米缓释片120～240 mg，每天 1 次；地尔硫䓬缓释片 90～180 mg，每天 1 次。由于有诱发猝死之嫌，速效二氢吡啶类钙通道阻滞剂的临床使用正在逐渐减少，而提倡应用长效制剂。其价格一般较低廉，在经济条件落后的农村及边远地区速效制剂仍不失为一种可供选择的抗高血压药物，可使用硝苯地平或尼群地平普通片剂10 mg，每天 2～3 次。

注意事项：主要不良反应为血管扩张所致的头痛、颜面潮红和踝部水肿，发生率在 10% 以下，需要停药的只占极少数。踝部水肿是由毛细血管前血管扩张而非水钠潴留所致。硝苯地平的不良反应较明显且可引起反射性心率加快，但若从小剂量开始逐渐加大剂量，可明显减轻或减少这些不良反应。非二氢吡啶类对传导功能及心肌收缩力有负性影响,因此禁用于心脏传导阻滞和心力衰竭时。

(4)血管紧张素转换酶抑制剂(ACEI)。

作用机制:通过抑制血管紧张素转换酶使血管紧张素Ⅱ生成减少,并抑制缓激肽,使缓激肽降解。这类药物可抑制循环和组织的RAAS,减少神经末梢释放去甲肾上腺素和血管内皮形成内皮素;还可作用于缓激肽系统,抑制缓激肽降解,增加缓激肽和扩张血管的前列腺素的形成。这些作用不仅能有效降低血压,而且具有靶器官保护的功能。

ACEI对糖代谢和脂代谢无影响,血浆尿酸可能降低。即使合用利尿剂亦可维持血钾稳定,因ACEI可防止利尿剂所致的继发性高醛固酮血症。此外,ACEI在产生降压作用时不会引起反射性心动过速。

种类和应用方法:常用的ACEI有卡托普利25~50 mg,每天2~3次;依那普利5~10 mg,每天1~2次;贝那普利5~20 mg,雷米普利2.5~5 mg,培哚普利4~8 mg,西那普利2.5~10 mg,福辛普利10~20 mg,均每天1次。

主要适应证:ACEI可用来治疗轻中度或严重高血压,尤其适用于伴左心室肥厚、左心室功能不全或心力衰竭、糖尿病并有微量蛋白尿、肾脏损害(血肌酐<265 $\mu mol/L$)并有蛋白尿等患者。本药还可安全地使用于伴有慢性阻塞性肺部疾病或哮喘、周围血管疾病或雷诺现象、抑郁症及胰岛素依赖性糖尿病患者。

注意事项:最常见不良反应为持续性干咳,发生率为3%~22%。多见于用药早期(数天至几周),亦可出现于治疗的后期,其机制可能由于ACEI抑制了激肽酶Ⅱ,使缓激肽的作用增强和前列腺素形成。症状不重应坚持服药,半数可在2~3月内咳嗽消失。改用其他ACEI,咳嗽可能不出现。福辛普利和西拉普利引起干咳少见。其他可能发生不良反应有低血压、高钾血症、血管神经性水肿(偶尔可致喉痉挛、喉或声带水肿)、皮疹及味觉障碍。

双侧肾动脉狭窄或单侧肾动脉严重狭窄、合并高血钾血症或严重肾衰竭等患者ACEI应列为禁忌。因有致畸危险也不能用于合并妊娠的妇女。

(5)血管紧张素Ⅱ受体阻滞剂(ARB)。

作用机制:这类药物可选择性阻断AngⅡ的Ⅰ型受体而起作用,具有ACEI相似的血流动力学效应。从理论上讲,其比ACEI存在如下优点:①作用不受ACE基因多态性的影响。②还能抑制非ACE催化产生的AngⅡ的致病作用。③促进AngⅡ与AT_2结合发挥"有益"效应。这三项优点结合起来将可能使ARB的降血压及对靶器官保护作用更有效,但需要大规模的临床试验进一步证实,目前尚无循证医学的证据表明ARB的疗效优于或等同于ACEI。

种类和应用方法:目前在国内上市的ARB有三类,第一、二、三代分别为氯沙坦、缬沙坦、依贝沙坦。氯沙坦50~100 mg,每天1次,氯沙坦和小剂量氢氯噻嗪(25 mg/d)合用,可明显增强降压效应;缬沙坦80~160 mg,每天1次;依贝沙坦150 mg,每天1次;替米沙坦80 mg,每天1次;坎地沙坦1 mg,每天1次。

主要适应证:适用对象与ACEI相同。目前主要用于ACEI治疗后发生干咳等不良反应且不能耐受的患者。氯沙坦有降低血尿酸作用,尤其适用于伴高尿酸血症或痛风的高血压患者。

注意事项:此类药物的不良反应轻微而短暂,因不良反应需中止治疗者极少。不良反应为头晕、与剂量有关的直立性低血压、皮疹、血管神经性水肿、腹泻、肝功能异常、肌痛和偏头痛等。禁用对象与ACEI相同。

(6)α_1 受体阻滞剂。

作用机制：这类药可选择性阻滞血管平滑肌突触后膜 α_1 受体，使小动脉和静脉扩张，外周阻力降低。长期应用对糖代谢并无不良影响，且可改善脂代谢，升高 HDL-C 水平，还能减轻前列腺增生患者的排尿困难，缓解症状。降压作用较可靠，但是否与利尿剂、受体阻滞剂一样具有降低病死率的效益，尚不清楚。

种类和应用方法：常用制剂有哌唑嗪 1 mg，每天 1 次；多沙唑嗪 1～6 mg，每天 1 次；特拉唑嗪 1～8 mg，每天 1 次；苯哌地尔 25～50 mg，每天 2 次。

适应证：目前一般用于轻中度高血压，尤其适用于伴高脂血症或前列腺肥大患者。

注意事项：主要不良反应为"首剂现象"，多见于首次给药后 30～90 分钟，表现为严重的直立性低血压、眩晕、晕厥、心悸等，是由于内脏交感神经的收缩血管作用被阻滞后，静脉舒张使回心血量减少。首剂现象以哌唑嗪较多见，特拉唑嗪较少见。合用 β 受体阻滞剂、低钠饮食或曾用过利尿剂者较易发生。防治方法是首剂量减半，临睡前服用，服用后平卧或半卧休息 60～90 分钟，并在给药前至少一天停用利尿剂。其他不良反应有头痛、嗜睡、口干、心悸、鼻塞、乏力、性功能障碍等，常可在连续用药过程中自行减轻或缓解。有研究表明哌唑嗪能增加高血压患者的死亡率，因此现在临床上已很少应用。

(六)降压药物的联合应用

降压药物的联合应用已公认为是较好和合理的治疗方案。

1.联合用药的意义

研究表明，单药治疗使高血压患者血压达标[<18.7/120 kPa(140/90 mmHg)]比率仅为 40%～50%，而两种药物的合用可使 70%～80% 的患者血压达标。HOT 试验结果表明，达到预定血压目标水平的患者中，采用单一药物、两药合用或三药合用的患者分别占 30%～40%、40%～50% 和少于 10%，处于联合用药状态约占 68%。

联合用药可减少单一药物剂量，提高患者的耐受性和依从性。单药治疗如效果欠佳，只能加大剂量，这就增加不良反应发生的危险性，且有的药物随剂量增加，不良反应增大的危险性超过了降压作用增加的效益，亦即药物的危险/效益比转向不利的一面。联合用药可避免此种两难局面。

联合用药还可使不同的药物互相取长补短，有可能减轻或抵消某些不良反应。任何药物在长期治疗中均难以完全避免其不良反应，如 β 受体阻滞剂的减慢心率作用，CCB 可引起踝部水肿和心率加快。这些不良反应如能选择适当的合并用药就有可能被矫正或消除。

2.利尿剂为基础的两种药物联合应用

大型临床试验表明，噻嗪类利尿剂可与其他降压药有效地合用，故在需要合并用药时利尿剂可作为基础药物。常采用下列合用方法。

(1)利尿剂加 ACEI 或血管紧张素Ⅱ受体阻滞剂：利尿剂的不良反应是激活 RAAS，造成一系列不利于降低血压的负面作用。然而，这反而增强了 ACEI 或血管紧张素Ⅱ受体阻滞剂对 RAAS 的阻断作用，亦即这两种药物通过利尿剂对 RAAS 的激活，可产生更强有力的降压效果。此外，ACEI 和血管紧张素Ⅱ受体阻滞剂由于可使血钾水平稍上升，从而能防止利尿剂长期应用所致的电解质紊乱，尤其是低血钾等不良反应。

(2)利尿剂加 β 受体阻滞剂或 α_1 受体阻滞剂：β 受体阻滞剂可抵消利尿剂所致的交感神经兴奋和心率增快作用，而噻嗪类利尿剂又可消除 β 受体阻滞剂或 α_1 受体阻滞剂的促肾滞钠作用。

此外,在对血管的舒缩作用上噻嗪类利尿剂可加强 α_1 受体阻滞剂的扩血管效应,而抵消 β 受体阻滞剂的缩血管作用。

3.CCB 为基础的两药合用

我国临床上初治药物中仍以 CCB 最为常用。国人对此类药一般均有良好反应,CCB 为基础的联合用药在我国有广泛的基础。

(1)CCB 加 ACEI:前者具有直接扩张动脉的作用,后者通过阻断 RAAS 和降低交感活性,既扩张动脉,又扩张静脉,故两药在扩张血管上有协同降压作用。二氢吡啶类 CCB 产生的踝部水肿可被 ACEI 消除。两药在心肾和血管保护上,在抗增殖和减少蛋白尿上亦均有协同作用。此外,ACEI 可阻断 CCB 所致反射性交感神经张力增加和心率加快的不良反应。

(2)二氢吡啶类 CCB 加 β 受体阻滞剂:前者具有的扩张血管和轻度增加心排血量的作用,正好抵消 β 受体阻滞剂的缩血管及降低心排血量作用。两药对心率的相反作用可使患者心率不受影响。

4.其他的联合应用方法

如两药合用仍不能奏效,可考虑采用 3 种药物合用,例如噻嗪类利尿剂加 ACEI 加水溶性 β 受体阻滞剂(阿替洛尔),或噻嗪类利尿剂加 ACEI 加 CCB,以及利尿剂加 β 受体阻滞剂加其他血管扩张剂(肼屈嗪)。

七、高血压危象

(一)定义和分类

已经有许多不同的名词被用于血压重度急性升高的情况。但多数研究者将高血压急症定义为收缩压或舒张压急剧增高[如舒张压增高到 16.0～17.3 kPa(120～130 mmHg 以上)],同时伴有中枢神经系统、心脏或肾脏等靶器官损伤。高血压急症较少见,此类患者需要在严密监测下通过静脉给药的方法使血压立即降低。与高血压急症不同,如果患者的血压重度增高,但无急性靶器官损害的证据,则定义为高血压次急症。对此类患者,需在 24～48 小时内使血压逐渐下降。两者统称为高血压危象(表 4-3)。

表 4-3　高血压危象的分类

高血压急症	高血压次急症
高血压脑病	进急性恶性高血压
颅内出血	循环中儿茶酚胺水平过高
动脉硬化栓塞性脑梗死	降压药物的撤药综合征
急性肺水肿	服用拟交感神经药物
急性冠脉综合征	食物或药物与单胺氧化酶抑制剂相互作用
急性主动脉夹层	围术期高血压
急性肾衰竭	
肾上腺素能危象	
子痫	

(二)临床表现

高血压危象的症状和体征的轻重往往因人而异。一般症状可有出汗、潮红、苍白、眩晕、濒死感、耳鸣、鼻出血;心脏症状可有心悸、心律失常、胸痛、呼吸困难、肺水肿;脑部症状可有头痛、头晕、恶心、眩目、局部症状、痛性痉挛、昏迷等；肾脏症状有少尿、血尿、蛋白尿、电解质紊乱、氮质血症、尿毒症；眼部症状有闪光、点状视觉、视力模糊、视觉缺陷、复视、失明。

（三）高血压危象的治疗

1.治疗的一般原则

对高血压急症患者，需在 ICU 中严密监测（必要时进行动脉内血压监测），通过静脉给药迅速控制血压（但并非降至正常水平）。对高血压次急症患者，应在 24～48 小时内逐渐降低血压（通常给予口服降压药）。

静脉用药控制血压的即刻目标是在 30～60 分钟内将舒张压降低 10%～15%，或降到 14.7 kPa(110 mmHg)左右。对急性主动脉夹层患者，应 15～30 分钟内达到这一目标。以后用口服降压药维持。

2.高血压急症的治疗

导致高血压急症的疾病基础很多。目前有多种静脉用药可作降压之用（表 4-4）。

表 4-4　高血压急症静脉用药的选择

	药物选择
急性肺水肿	硝普钠或乌拉地尔，与硝酸甘油和一种袢利尿剂合用
急性心肌缺血	柳胺苄心定或美托洛尔，与硝酸甘油合用。如血压控制不满意，可加用尼卡地平或 fenoldopam
脑卒中	柳胺苄心定、尼卡地平或 fenoldopam
急性主动脉夹层	柳胺苄心定、或硝普钠加美托洛尔
子痫	肼屈嗪，亦可选用柳胺苄心定或尼卡地平
急性肾衰竭/微血管性贫血	fenoldopam 或尼卡地平
儿茶酚胺危象	尼卡地平、维拉帕米或 fenoldopam

（1）高血压脑病：高血压脑病的首选治疗包括静脉注射硝普钠、柳胺苄心定、乌拉地尔或尼卡地平。

（2）脑血管意外：对任何种类的急性脑卒中患者给予紧急降压治疗所能得到的益处目前还都是推测性的，还缺少充分的临床和实验研究证据。①颅内出血：血压小于 24.0/14.0 kPa(180/105 mmHg)无须降压。血压大于 30.7/16.0 kPa(230/120 mmHg)可静脉给予柳胺苄心定、拉贝洛尔、硝普钠、乌拉地尔。血压在 24.0～30.7/20.0～16.0 kPa(180～230/150～120 mmHg)之间可静脉给药，也可口服给药。②急性缺血性中风：参照颅内出血的治疗方案。

（3）急性主动脉夹层：一旦确定为主动脉夹层的诊断，即应力图在 15～30 分钟内使血压降至最低可以耐受的水平（即保持足够的器官灌注）。最初的治疗应包括联合使用静脉硝普钠和一种静脉给予的 β 受体阻滞剂，其中美托洛尔最为常用。尼卡地平或 fenoldopam 也可使用。柳胺苄心定兼有 α 和 β 受体阻滞作用，可作为硝普钠和 β 受体阻滞剂联合方案的替代。另外，地尔硫䓬静脉滴注也可用于主动脉夹层。

（4）急性左心室衰竭和肺水肿：严重高血压可诱发急性左心室衰竭。在这种情况下，可给予扩血管药如硝普钠直接减轻心脏后负荷。也可选用硝酸甘油。

（5）冠心病和急性心肌梗死：静脉给予硝酸甘油是这种高血压危象时的首选药物。次选药为柳胺苄心定，静脉给予。如血压控制不满意，可加用尼卡地平或 fenoldopam。

(6)围术期高血压:降压药物的选用应根据患者的背景情况,在密切观察下可选用乌拉地尔、柳胺苄心定、硝普钠和硝酸甘油等。

(7)子痫:近年来,在舒张压超过15.3 kPa(115 mmHg)或发生子痫时,传统上采用肼苯达嗪静脉注射,此药能有效降低血压而不减少胎盘血流。现今在有重症监护的条件下,静脉给予柳胺苄心定和尼卡地平被认为更安全有效。如惊厥出现或迫近,可注射硫酸镁。

3.高血压次急症的治疗

对高血压次急症患者,过快降压会影响心脏和脑的血流供应(尤其是老年人),引起严重的不良反应。如果血压暂时升高的原因是容易识别的,如疼痛或急性焦虑,则合适的治疗是止痛药或抗焦虑药。如果血压增高的原因不明,可给予各种口服降压药(表4-5)。降压治疗的目的是使增高的血压在24~48小时内逐渐降低,这种治疗方法需要在发病后头几天对患者进行密切的随访。

表 4-5　治疗高血压次急症常用的口服药

药名	作用机制	剂量(mg)	说明
卡托普利	ACE抑制剂	25~50	口服或舌下给药。最大作用见于给药后30~90分钟内。在体液容量不足者,易有血压过度下降。肾动脉狭窄患者禁用
硝酸甘油	血管扩张剂	1.25~2.5	舌下给药,最大作用见于15~30分钟内。推荐用于冠心病患者
尼卡地平	钙通道阻滞剂	30	口服或舌下给药。仅有少量心率增快。比硝苯地平起效慢而降压时间更长。可致低血压的潮红
柳胺苄心定	α和β受体阻滞剂	200~1 200	口服给药。禁用于慢性阻塞性肺病、充血性心力衰竭恶化、心动过缓的患者。可引起低血压、眩晕、头痛、呕吐、潮红
可乐定	α激动剂	0.1,每20分钟1次	口服后30分钟至2小时起效,最大作用见于1~4小时内,作用维持6~8小时。不良反应为嗜睡、眩晕、口干和停药后血压反跳
呋塞米	袢利尿剂	40~80	口服给药。可继其他抗高血压措施之后给药

在目前缺少任何对各种高血压药物长期疗效进行比较的资料的情况下,药物品种的选择应根据其作用机制、疗效和安全性资料确定。

硝苯地平和卡托普利加快心率,可乐定和柳胺苄心定则减慢心率。这对于冠心病患者特别重要。其他应注意的问题包括柳胺苄心定慎用于支气管痉挛和心动过缓及二度以上房室传导阻滞患者;卡托普利不可用于双侧肾动脉狭窄患者。在血容量不足的患者,抗高血压药的使用均应小心。

(袁卫平)

第二节　继发性高血压

继发性高血压也称症状性高血压,是指由一定的基础疾病引起的高血压,占所有高血压患者的1%~5%。由于继发性高血压的出现与某些确定的疾病和原因有关,一旦这些原发疾病(如原发性醛固酮增多症、嗜铬细胞瘤、肾动脉狭窄等)治愈后,高血压即可消失。所以临床上,对一个高血压患者(尤其是初发病例),应给予全面详细评估,以发现有可能的继发性高血压的病因,以利于进一步治疗。

一、肾实质性高血压

常见导致肾脏实质性高血压的疾病包括各种原发性肾小球肾炎(IgA 肾病、局灶节段肾小球硬化、膜增生性肾小球肾炎等);多囊肾性疾病;肾小管-间质疾病(慢性肾盂肾炎、梗阻性肾病、反流性肾病等);代谢性疾病肾损害(糖尿病肾病等);系统性或结缔组织疾病肾损害(狼疮性肾炎、硬皮病等);单克隆免疫球蛋白相关肾脏疾病(轻链沉积病);遗传性肾脏疾病(Liddle 综合征等)。

肾实质性高血压的诊断依赖于肾脏病史;蛋白尿、血尿;肾功能异常;eGFR 降低;肾脏大小、形态异常;必要时行肾脏病理活检。同时需与高血压引起的肾脏损害相鉴别,前者肾脏病变的发生常先于高血压或与其同时出现;血压较高且难以控制;蛋白尿/血尿发生早、程度重、肾脏功能受损明显。

肾实质性高血压患者应给予低盐饮食(NaCl<6.0 g/d,Na<2.3 g/d)。肾功能不全者宜选择高生物价优质蛋白[0.3～0.6 g(kg·d)],保证足够能量摄入,配合 α-酮酸治疗;目标血压 17.3/10.7 kPa(130/80 mmHg);有蛋白尿的患者首选 ACEI 或 ARB 作为降压药物;长效 CCB 利尿剂、β 受体阻滞剂、α 受体阻滞剂均可作为联合治疗的药物。

二、肾动脉狭窄及其他血管病引起的高血压

(一)肾动脉狭窄

肾动脉狭窄的主要特征是肾动脉主干或分支狭窄,导致患肾缺血,肾素-血管紧张素系统活性明显增高,引起高血压及患肾功能减退。肾动脉狭窄是引起高血压和(或)肾功能不全的重要原因之一,患病率占高血压人群的 1%～3%。动脉粥样硬化是引起我国肾动脉狭窄的最常见病因,约 82%,其次为大动脉炎(约 12%)、纤维肌性发育不良(约 5%)及其他病因占 1%。

肾动脉狭窄诊断目的包括:①明确病因;②明确病变部位及程度;③血流动力学意义;④血管重建是否能获益。经动脉血管造影目前仍是诊断肾动脉狭窄的金标准。药物降压是肾血管性高血压的基础治疗,CCB 是安全有效药物,ACEI 或 ARB 是最有针对性的药物,但慎用于单功能肾或双侧肾动脉狭窄。对于有病理生理意义的严重肾动脉狭窄(直径狭窄超过 70%),如出现血压控制不良、肾萎缩或肾功能减退,建议行血管重建。血管重建策略首选腔内治疗,失败病变建议行开放直视手术。

(二)主动脉狭窄

主动脉狭窄包括先天性及获得性主动脉狭窄。先天性主动脉缩窄表现为主动脉的局限性狭窄或闭锁,发病部位常在主动脉峡部原动脉导管开口处附近,个别可发生于主动脉的其他位置。获得性主动脉狭窄主要包括大动脉炎、动脉粥样硬化及主动脉夹层剥离等所致的主动脉狭窄。本病的基本病理生理改变为狭窄所致血流再分布和肾组织缺血引发的水钠潴留和 RAS 激活,结果引起左心室肥厚、心力衰竭脑出血及其他重要脏器损害。主动脉狭窄主要表现上肢高血压,而下肢脉弱或无脉,双下肢血压明显低于上肢(ABI<0.9),听诊狭窄血管周围有明显血管杂音。根据具体病情选择腔内治疗或开放手术。活动期大动脉炎需给予糖皮质激素及免疫抑制剂治疗。

(三)阻塞性睡眠呼吸暂停综合征

阻塞性睡眠呼吸暂停综合征(OSAS)包括睡眠期间上呼吸道肌肉塌陷,呼吸暂停或鼻气流量大幅度减低,导致间歇性低氧、睡眠片段化、交感神经过度兴奋、神经体液调节障碍等。该类患者中高血压的发病率 35%～80%。

多导睡眠呼吸监测仪(PSG)是诊断 OSAS 的"金标准";呼吸暂停低通气指数(AHI)是指平均每小时睡眠呼吸暂停低通气的次数,依据 AHI 可分为轻、中、重三度,轻度:AHI 5～15 次/小时;中度:AHI 15～30 次/小时;重度:AHI≥30 次/小时。

生活模式改良是治疗的基础,包括减重适当运动、戒烟限酒、侧卧睡眠等;对轻度 OSAS 的患者,建议行口腔矫正器治疗;轻度 OSAS 但症状明显(如白天嗜睡认知障碍、抑郁等),或并发心脑血管疾病和糖尿病等的患者,以及中、重度 OSAS 患者(AHI>15 次/小时),建议给予无创通气(CPAP)治疗。

四、原发性醛固酮增多症及其他内分泌性高血压

(一)原发性醛固酮增多症

原发性醛固酮增多症(原醛症)是肾上腺皮质球状带自主分泌过多醛固酮,导致高血压、低钾血症、肾索活性受抑为主要表现的临床综合征。常见类型有醛固酮瘤(35%)、特发性醛固酮增多症(60%),其他少见类型有肾上腺皮质癌、家族性醛固酮增多症,如糖皮质激素可抑制性醛固酮增多症(GRA)。原发性醛固酮增多症在高血压人群中占 5%～10%,仅有部分存在低血钾,在难治性高血压中约占 20%,其增加代谢综合征、动脉硬化和心脑血管病的风险。

临床诊断流程包括筛查、确诊、分型三个步骤。筛查主要采用血醛固酮/肾素比值(ARR)。筛查对象为难治性高血压、高血压合并自发性或利尿药诱发低钾血症或肾上腺意外瘤或一级亲属患原醛症、睡眠呼吸暂停综合征、早发高血压或心血管事件家族史(<40 岁)。确诊试验主要有高钠饮食试验、静脉生理盐水试验、氟氢可的松抑制试验及卡托普利试验。分型诊断方法包括肾上腺影像学检查和分侧肾上腺静脉取血(AVS)。有手术意愿的适应证者需行 AVS 检查,仅对年龄低于 35 岁具有典型表现(高醛固酮、PRA 受抑、低钾血症、肾上腺单侧占位)的可免于AVS 检查。治疗包括外科手术及内科药物治疗。低于 35 岁并单侧腺瘤或大结节(>1 cm)者或经 AVS 确诊单侧优势分泌的腺瘤或结节采取手术治疗。无手术适应证、无手术意愿或不能耐受手术治疗者,采取药物治疗。一线用药为盐皮质激素受体拮抗剂,推荐首选螺内酯。

(二)嗜铬细胞瘤/副神经节瘤

嗜铬细胞瘤是来源于肾上腺髓质或肾上腺外神经链嗜铬细胞的肿瘤,瘤体可分泌过多儿茶酚胺(CA),引起持续性或阵发性高血压和多个器官功能及代谢紊乱,是临床可治愈的一种继发性高血压。其临床表现可为阵发性、持续性或阵发性加重的高血压;高血压发作时常伴头痛、心悸、多汗三联征,可伴有糖、脂代谢异常。儿茶酚胺及其代谢产物的测定是其定性诊断的主要方法,建议增强 CT 作为胸、腹、盆腔病灶,磁共振成像(MRI)作为颅底和颈部病灶首选定位方法。另外间碘苄胍(MIBG)、18F-FDG PET 及生长抑素显像对转移性、肾上腺外的肿瘤可进行功能影像学定位。手术切除肿瘤是重要的治疗方法。术前可先服用 α 受体阻滞剂。不要在未用 α 受体阻滞剂的情况下使用 β 受体阻滞剂。术后应终身随访。

(三)皮质醇增多症

过高的皮质醇血症可伴发多种合并症,引起向心性肥胖、高血压糖代谢异常、低钾血症和骨

质疏松为典型表现的综合征。典型的临床表现为向心性肥胖、满月脸、多血质、皮肤紫纹等。皮质醇增多症的定性、定位诊断及治疗比较复杂,建议积极与高血压专科或内分泌科的医师沟通和协作。皮质醇增多症相关高血压起始治疗首选 ACEI 或 ARB 类降压药物,如果血压仍高于17.3/10.7 kPa(130/80 mmHg),则根据疾病的严重程度和有无合并低钾血症,可选择与盐皮质激素受体拮抗剂或 CCB 联合;如果血压仍高于17.3/10.7 kPa(130/80 mmHg),可在此基础上加用α受体阻滞剂或硝酸制剂,滴定剂量后血压仍不能达标,可再谨慎选用 β 受体阻滞剂和利尿剂。

五、其他少见的继发性高血压

根据已有的流行病学数据资料,临床上尚可见到一些少见病因导致的血压升高,它们在高血压病因构成中所占比例均低于1%,主要包括甲状腺功能异常、甲状旁腺功能亢进症、肾素瘤等(表4-6)。

表 4-6　其他少见的继发性高血压

疾病类型	病史特点	体格检查	筛查项目	实验室检查阳性发现	确诊试验/专科检查
甲状腺功能亢进	怕热、多汗、体重下降、焦虑、大便次数增多、周期性瘫痪等	突眼症、心动过速、心房颤动、心音增强	TSH、T_3、T_4	TSH ↓,FT_3、FT_4 ↑	甲状腺相关抗体及影像学检测、甲状腺摄 ^{131}I 率等
甲状腺功能减退	怕冷、乏力、体重增加、淡漠、便秘等	心动过缓、黏液性水肿	TSH、T_3、T_4	TSH ↑,FT_3、FT_4 ↓ 胆固醇水平升高	甲状腺相关抗体及影像学检测、甲状腺摄 ^{131}I 率等
甲状旁腺功能亢进	高血压患者合并反复发作尿路结石、骨痛、多发性骨折或畸形	多数无体征,10%～30%在颈部可触及肿物;骨骼可有压痛、畸形	血尿钙、磷血 PTH	高钙血症、低磷血症、血清碱性磷酸酶增高、尿钙增高血清 PTH 增高	颈部超声检查、放射性核素检测、颈部和纵隔 CT 扫描等
肾素瘤	青年多见,常表现头痛、重度高血压,伴明显的乏力、烦渴多尿及低血钾表现	查体以血压重度升高为主表现,可达33.3/20.0 kPa(250/150 mmHg)	血尿钾、肾素、醛固酮	低血钾、高尿钾、高肾素活性、高醛固酮者高度怀疑此病	肾脏薄层 CT/MRI,多可发现肿瘤,做分侧肾静脉取血查肾素可证实诊断

(袁卫平)

第三节　特殊类型高血压

一、老年高血压

欧美国家一般以>65 岁为老年的界限。中华医学会老年医学会根据世界卫生组织西太平洋地区会议所定而提出的老年界限为>60 岁。由于老年人的绝对人数和占人口的构成比正在不断增长;在影响老年人健康长寿和生命质量的主要疾病(如脑血管病、心力衰竭、心肌梗死等)

中,高血压是一个重要的危险因素;老年高血压在发病机制、临床表现、治疗与预后等方面具有某些特殊性。因此,老年高血压的问题日益成为医学界乃至全社会关注的焦点。老年高血压是指年龄60岁以上,血压值持续或非同日3次以上升高,即收缩压(SBP)达到或超过18.7 kPa(140 mmHg)和(或)舒张压(DBP)达到或超过12.0 kPa(90 mmHg)。若收缩压达到或超过18.7 kPa(140 mmHg)而舒张压低于12.0 kPa(90 mmHg),称为老年单纯收缩期高血压。

(一)发病机制

老年高血压的发病机制和病理生理特点除了与中青年人有相同之处外,其心血管等系统的老龄化与高血压发病也有密切关系。老年高血压发病率高的原因可能有以下几点。

1.大动脉顺应性减退

老年人动脉壁发生许多变化,包括粥样硬化与纤维性硬化。前者分布呈局灶性,例如冠状动脉、腹主动脉、股动脉、颈动脉,病变主要在内膜层,引起管腔狭窄,影响血流传输导致组织缺血或梗死;后者分布呈弥漫性,病变累及动脉壁全层,以中层为主,引起管腔扩张,影响缓冲功能。大动脉纤维性硬化导致大动脉弹性减退,管壁扩张性降低,管腔舒张顺应性下降,使压力波传导速度加快,压力反射波的叠加从舒张期提前至收缩期,最终导致心脏射血阻力增加、收缩压增高;舒张期顺应性降低、舒张压下降;脉压增大。在老年高血压患者可见收缩期压力波经常有一个突然跃升的增强阶段,而舒张期压力波形的切迹则消失,这个增强阶段就是提前到达的压力反射波叠加所致。因此,无论心排血量正常或降低,随着年龄增长,收缩压逐步升高,脉压增大。动脉内皮功能异常以及局部组织肾素-血管紧张素系统激活也是大动脉顺应性减退的原因。血压升高本身可降低大动脉顺应性,随着血压升高,动脉壁上压力负荷的主要承担部分由弹性纤维向非弹性胶原转移。影响大动脉顺应性减退的其他因素有身材较矮、糖尿病、血脂异常、高盐摄入等。近年还发现血管紧张素Ⅱ受体AT_1的基因多态性与大动脉顺应性有关。

2.周围血管阻力升高

老年人随着年龄增长,由于小动脉壁的透明样变性和结构重塑,小动脉管壁增厚,壁/腔比值增加,管腔变小,血流阻力增大,小动脉对血管活性物质的收缩反应性也增强,收缩压也随之增高。因此,老年高血压以收缩压升高为主要特征,血流动力学特点是低心排血量和系统血管阻力明显增高,而心排血量比血压水平相同的年轻高血压患者约低25%。

3.肾脏排钠能力减退

随着年龄增长,肾脏皮质变薄,有效的肾单位减少,肾小球滤过率降低,肾曲小管的浓缩能力减弱。尽管尿量未减少甚至夜尿反而增多,但肾脏的排钠能力却下降。钠盐摄入量增加即可导致水钠潴留,致使血压增高。因此,老年人盐敏感性高血压的发病率也有随增龄而增高的趋势。此外,肾脏血液灌注减少这种增龄性改变在老年高血压患者中更为显著。

4.交感神经系统α受体功能亢进

老年人灭活和清除去甲肾上腺素的能力减弱,血浆去甲肾上腺素浓度上升。同时,血管平滑肌细胞上的β受体数目随年龄增长而减少,而α受体数目不变或相对增多。这样导致α受体功能亢进,血管收缩力加强,尤其在体力活动和外界环境条件(如气温等)改变时。

5.血小板功能增强

血小板释放功能也随年龄增长而增强,储存于血小板内的血管活性物质,如血栓素B_2(TXB_2)、血栓球蛋白(β-TG)、血小板第4因子(PF_4)、5-羟色胺(5-HT)等较多的释放入血浆。已经证实,在老年高血压患者血浆中TXB_2、β-TG、PF_4、5-HT等物质的浓度升高。5-HT是一个较弱的缩血管活性物质,但对有粥样硬化的血管则有较强的缩血管作用。另外,伴随血流动力学改变,血流速度缓慢以及纤维蛋白原含量增加或立体构型改变,可使血液黏滞度增大,进一步增加血管阻力。

近年来发现,老年高血压患者有动脉内皮功能改变,抗黏附性减退促使血小板聚集释放;内皮细胞合成释放一氧化氮(NO)与前列环素减少又进一步加强血小板聚集释放。

6.压力感受器缓冲血压能力减退与失衡

随着年龄增长,位于主动脉弓和颈动脉窦的压力感受器敏感性降低,影响对体循环血压波动的缓冲能力。然而,位于心肺循环的低压压力感受器功能则仍然正常。因此,老年人对体循环血压的调节能力明显减退。

(二)临床特点

1.单纯收缩期高血压多见

老年高血压的临床特点是单纯收缩期高血压多见,即收缩压和舒张压有分离现象。根据WHO或ISH的定义,单纯收缩期高血压的概念:SBP≥18.7 kPa(140 mmHg)和DBP<12.0 kPa(90 mmHg)。由于收缩压增高、舒张压下降,因此脉压常增大[>6.7 kPa(50 mmHg)]。

据统计,老年单纯收缩期高血压占半数以上,而且随着年龄的增加逐渐增多。Framingham研究对年龄在65~89岁的老年人进行了统计,男性单纯收缩压增高占57.4%,单纯舒张压增高仅占12.4%;女性单纯收缩压增高占65.1%,单纯舒张压增高仅占7.1%;老年人群中单纯收缩期高血压约占60%。

我国统计资料显示,60岁及60岁以上的人群中,单纯收缩期高血压患病率为21.5%,占老年高血压总人数的53.2%,因此,单纯收缩期高血压是老年高血压最常见的类型,也是老年高血压最重要的特征。收缩期高血压的患病率随着年龄的增长而升高,老年女性比老年男性更为常见,农村老年人单纯收缩期高血压的患病率高于城市。

老年人主动脉弹性下降是导致单纯收缩压增高的主要原因。有实验证实,年轻人要大容量心室输出才能使主动脉的压力达到26.7 kPa(200 mmHg),而老年人相当小的心排血量即可使主动脉压力超过26.7 kPa(200 mmHg)。主动脉收缩压升高的主要机制是每次心脏收缩产生压力波,由主动脉将压力波传向远端动脉分支,当压力波遇到阻力后即产生反射波折回主动脉,此时主动脉的压力为压力波和反射波的叠加。正常情况下,大动脉压力波的传导速度比较慢,反射点主要在小的阻力血管,因此反射波返回主动脉的时间是在心脏的舒张期,这种状态可以保持较好的平均血压水平,以及心脏和血管之间的良好偶联。老年人增龄和高血压导致大动脉粥样硬化时,大动脉僵硬度增高,顺应性下降,使大动脉压力波的传导速度明显加速,反射点在靠近心脏的大动脉,反射波的折回时间提前至收缩期,因此主动脉血压出现收缩晚期高峰,同时导致了舒张压降低,脉压增大。因此,老年人单纯收缩期高血压发病率增加,主动脉粥样硬化、主动脉弹性下降是主要原因。

收缩期高血压及脉压的增大,增加了左心室后负荷,导致左心室肥厚,增加了心肌的氧耗量,改变冠状动脉的灌注及血流分布,降低了冠状动脉血流储备,加重了血管内皮功能紊乱及动脉壁的损害。因此单纯收缩期高血压对心血管损害很大。

2.血压波动大

老年高血压患者对情绪、体力活动或晨间清醒时的血压生理反应较中青年患者表现出较大的波动性。老年高血压无论SBP或者DBP均比中青年患者有较大的波动,尤其SBP,这主要是因为老年患者主动脉弓压力感受器敏感性降低,血压调节功能减退,加上大动脉弹性减退,在心排血量变化时可出现较大的血压改变。因此,老年人血压波动范围明显大于中青年人。老年人一天内血压波动常在 5.3/2.7 kPa(40/20 mmHg)以上,个别可达 12.0/5.3 kPa(90/40 mmHg)。尤其是老年女性,24 小时收缩压的变化很大。此外,很多老年高血压患者(尤其是 80 岁以上的高龄患者)的血压特点是昼夜节律变化消失,夜间血压常升高。老年人收缩压在一年之中的变化范围也很大,大多表现为夏季较低、冬季较高。

3.假性高血压较多见

老年人中假性高血压表现也较多。由于临床上多以水银柱式血压计或电子血压计袖带法测定血压,这种无创性方法测定的血压并不能完全代表中心动脉血压。假性高血压产生的原因在于有严重动脉硬化的患者在使用仪器间接测量血压时,气袖压力常难于压迫住僵硬的肱动脉,以致出现测量值过高,产生"假性高血压"。间接法测量血压常获得较高的读数,甚至比直接法高 4.0 kPa(30 mmHg)。老年人动脉硬化发病率明显高于中青年人,也是老年患者中假性高血压较多,或实际中心动脉血压明显低于无创性血压测量值的原因。所以,如果发现患者有持续较高的血压,但无靶器官受累,而周围脉搏触诊缺乏弹性或上臂 X 线检查有血管钙化影,这时应高度怀疑假性高血压。由于假性高血压的血压测量值并非代表真正的中心动脉压,这些老年患者常不易耐受降压药物治疗,在服用降压药后可出现严重症状或并发症。因此,对于高龄或有明显主动脉硬化表现的老年患者,在首次应用降压药时应特别注意观察服药后的症状及表现。在评估老年人主动脉粥样硬化程度时,既往心血管等病史、胸部 X 线、胸部 CT 及脉搏波速(PWV)测量等有一定的参考价值。

4.高血压并发症的发病率高

老年高血压的发病基础之一是动脉硬化,而收缩压的增加又会加重和加速动脉硬化。老年高血压患者靶器官损害和心脑血管并发症较中青年高血压患者多而重。有时可发生高血压性肥厚型心肌病,表现为左心室严重肥厚、左心室腔径狭小、舒张功能减退、收缩功能增强。由于老年人高血压多以收缩压增高为主,大动脉顺应性明显减退,加重了左心室后负荷与心脏做功,导致左心室肥厚,加以胶原纤维增多和淀粉样变,导致心脏舒张与收缩功能受损明显,容易发生心力衰竭。有资料统计,老年高血压患者心力衰竭发生率是非老年患者的 2 倍,冠心病发病率可以高 3 倍,冠心病患者中,有高血压病史者其病死率比无高血压病史者高 2.3~5.0 倍,特别是单纯收缩期高血压发生心脑血管疾病的风险更大。多危险因子干扰试验研究(MRFIT)显示,单纯收缩期高血压患者冠心病病死率较一般高血压患者更高,发生脑卒中和冠心病的危险分别增加 4 倍和 5 倍。

5.代谢综合征患病率高

代谢综合征是由于胰岛素抵抗所致糖脂代谢失调和高血压,并伴有纤溶酶原激活抑制物(PAI-1)升高、内皮细胞功能紊乱、动脉粥样硬化的炎性反应及微量蛋白尿等。以高血压为主要临床表现的代谢综合征,老年人发病率较高,它与心血管疾病密切相关,是老年患者的常见病和致残、致死的重要原因。

代谢综合征的老年患者多与体重超重和腹型肥胖有关。有资料显示,50 岁以上人群代谢综合征的患病率是年轻人的 2~3 倍,60 岁以上老年人中,患代谢综合征者可达 20%,且患病率随年龄的增长而上升。因此,老年人是代谢综合征的高危人群。老年人糖尿病或糖耐量下降并发的代谢性高胰岛素血症是导致血压水平升高的常见原因。

6.直立性低血压发生率高

直立性低血压在老年高血压中较多见,尤其常见于降压治疗过程中。测定患者平卧10分钟时和被动站立1分钟及5分钟时的血压值,发现约1/3患者发生直立性低血压,并伴随头晕等症状。这些患者恢复到基础立位血压所需的时间也延长,而心率则无相应的改变,仅个别人表现为立位比卧位时的血压升高。老年人直立性低血压的发生可能与老年人血压调节机制障碍有关。老年人肾素活性偏低,肾素-血管紧张素-醛固酮系统水平随年龄增高而下调;老年人由于缺血或老年退行性变,导致自主神经反应性血管收缩调节作用消退;老年人主动脉压力感受器敏感性减弱;以及老年人窦房结功能下降,在血压降低时心率反应性增速功能消退,使体位变化时心排血量代偿作用丧失等,均可能是老年人直立性低血压发生率较高的原因。它对于选择适宜的降压药和确定降压治疗时的血压目标值具有指导意义。α受体阻滞剂、交感神经抑制剂等降压药加重直立性低血压,尤其在合并使用利尿剂时。由于压力感受器难以迅速调整或建立新的工作阈值,老年人不能承受急剧迅速的降压,故应避免短时间内大幅度降压。临床上必须强调经常测量立位血压。

7.盐敏感性高血压的发病率高

血压的盐敏感性是指在某些人群中,钠盐摄入量增加可明显导致血压增高。有资料提示,血压的盐敏感性与种族有明显相关性,同时盐敏感性高血压的发病率随年龄的增长而增加,在老年高血压患者特别是老年女性中更为明显,且有遗传倾向。

8.诊所高血压发现率高

诊所高血压又称"白大衣性高血压",即有些患者在医院诊室检查时显示高血压,而在诊室外测血压正常,24小时血压动态监测(ABPM)的平均血压也为正常[白昼血压<18.0/11.3 kPa (135/85 mmHg)]。据有关资料统计,老年人诊所高血压表现者可高达40%。诊所高血压虽多不引起心脏结构和功能的改变,但对靶器官的损害仍高于正常人,特别是男性病死率增高较明显。目前认为,诊所高血压可能与动脉硬化、胰岛素抵抗、左心室舒张功能不全及血管阻力变化等因素有关,治疗需要从改变生活方式、危险因子控制等方面进行干预。对于可能考虑为诊所高血压患者,ABPM显然较诊所检测血压更为准确,因此应当推荐使用。此外,ABPM还能观察24小时血压动态变化,为临床提供正确治疗的依据。最近,国外有临床资料显示,在家自测血压的患者比诊所测血压者具有更高的准确性和治疗依从性,高血压治疗效果也更明显。因此,提倡老年患者在医师指导下在家庭自测血压,可以避免诊所高血压,识别隐蔽性高血压,从而客观反映患者长期、真实的血压水平,有较积极的临床意义。

隐蔽性高血压是指在医院诊室内测血压正常,而在诊室外测血压高于正常的现象,ABPM也高于正常[24小时平均血压≥17.3/10.7 kPa(130/80 mmHg)]。此情况多见于吸烟、饮酒的老年男性,以及患有糖尿病、血清肌酐值偏高、体质指数(BMI)过高的老年人。这些患者易发展为单纯收缩期高血压,以后心血管事件及脑卒中的发生率也较高,因此,必须进行积极的抗高血压治疗。对血压的观察也应采用ABPM结合定期自测血压的方法。

9.体液成分改变常见

周围血浆肾素活性(PRA)随增龄而降低,约半数老年高血压是低肾素型。老年人血浆醛固酮水平常比中年人有显著降低,细胞外容量和血容量也显著减少。血浆儿茶酚胺常随增龄稍有增加,但β受体反应性随增龄与血压的升高反而减弱,因此老年高血压在运动时心率增快以及β受体阻滞剂治疗中心率减慢等效应均减弱。然而,在有些应激情况下,如握力、冷加压时,老年高血压患者出现异常高的升压反应。

（三）诊断与鉴别诊断

对老年高血压的诊断评价主要包括以下三方面：确定是否有高血压存在，血压水平或严重程度；检查靶器官受损程度以及与心脑血管病有关的危险因素；测定某些有助于制订治疗方案的指标。

对于首次就诊的老年患者应确定其基础血压状况。在老年人中测量血压的方法与在年轻人中相同，但由于血压变异随年龄的增长而增加，因此对于血压测量应注意：①应至少测非同日血压（每次测量 3 遍）3 次才能确诊（血压很高、靶器官损伤很重而需紧急治疗者例外）。②怀疑有体位血压改变者，除测坐位血压外，还应测卧位、立位血压，当第一次就诊发现立位低血压时应在以后降压治疗过程中加测立位血压，用以确定治疗前血压和治疗终点血压，避免产生药物性立位低血压，准确合理选用降压药物、剂量和服药方式。③对已进行降压药物治疗，或需了解昼夜血压变化的老年患者可做 24 小时动态血压监测。④高血压患者在柯氏音第 I 时相与第 III 时相起始间可产生静止间歇，称"听诊间歇"。在听诊间歇前先扪及桡动脉大致确定 SBP 水平，然后充气皮囊至此水平以上约 2.7 kPa（20 mmHg），以避免误以第 III 时相起始点为 SBP。听诊间歇在老年高血压患者中发生率较高。⑤如发现患者有较高血压读数，无靶器官受累，或诉低血压症状，但测左右臂血压仍很高的，应高度怀疑假性高血压。可采用简易的 Osler 试验辅助诊断，即袖带充气加压较患者收缩压高 2.7~4.0 kPa（20~30 mmHg），如果这时仍可明显触摸到僵硬的桡动脉，表示 Osler 试验阳性。不过，现在发现 Osler 试验的个体内和个体间变异性很大，难以准确鉴别是否存在假性高血压。肯定的诊断需要做直接动脉内测压。这类患者不易耐受降压治疗，服用降压药可出现严重症状或并发症。⑥左右上臂 DBP 相差 1.3 kPa（10 mmHg）以上，需考虑存在动脉粥样硬化或血栓形成、外周动脉（锁骨下动脉、上肢动脉等）闭塞或狭窄改变。

为评估患者靶器官损害及心血管疾病情况，应做常规 12 导联心电图、Holter、心脏超声以及相关实验室检查。对于老年高血压患者，还需要根据其血压值，靶器官损害程度，存在的心血管疾病危险因素（如吸烟、肥胖、血脂异常和心血管病家族史等），并存的心、脑、肾、血管疾病及糖尿病等情况进行危险性评估，以制订治疗计划和判断患者的预后。

老年高血压的诊断需要排除继发性高血压，老年人继发性高血压发病率较年轻人低，主要为肾血管性高血压，而老年人肾动脉狭窄多为动脉粥样硬化所致。有些内分泌疾病如原发性醛固酮增多症、嗜铬细胞瘤、甲状腺功能亢进等也是老年人继发性高血压的病因。不少老年患者夜尿增加，容易失水、失钾，低血钾和夜尿并非一定是原发性醛固酮增多症的表现。如为经典性高血压，但近期有明显 DBP 上升，就要考虑是否因动脉粥样硬化病变引起肾动脉狭窄，但多数不宜手术治疗。老年人中如出现严重或顽固性高血压、原来控制良好的高血压突然恶化、高血压为突然发病表现以及合并有周围血管病者，应高度怀疑继发性高血压的可能。

（四）治疗

1.治疗的益处

现有的大规模临床试验资料均已证明，在老年人中，无论是收缩压和舒张压均增高，或单纯收缩期高血压者，通过降压治疗对减少心血管疾病的发病和死亡均有益。例如 EWPHE、SHEP、MRC、STOP 证实老年人高血压采用利尿剂和 β 受体阻滞剂降压治疗有益，可以显著减少心、脑血管病的发生率与病死率。而且，在老年高血压患者中降压治疗获得的绝对益处甚至超过中青年患者。

2.适应证

根据我国和欧美各国目前的高血压治疗指南,对于符合高血压诊断的老年人,均应进行降压治疗。

3.治疗原则

与中青年人高血压治疗原则基本相同,但应根据老年人病理生理特点和个体差异制订治疗方案。

(1)遵循高血压总的治疗原则:应充分注意效益-危险比,将不良反应降至最小而获得最佳降压疗效,以达到防止靶器官损害的目的。

(2)积极控制血压:力求达到血压的目标值。

(3)个体化原则:老年高血压初始治疗宜从小剂量开始,逐渐加量。2、3级高血压也可以使用标准剂量的多药联合,直至血压得到控制。

高血压治疗的主要目的是最大限度降低心血管病死亡和病残的总危险,在治疗高血压的同时,还应干预所有可逆性危险因素和处理同时存在的各种临床情况。

(4)治疗目标和方法。

1)治疗目标:根据 ESC/ESH 高血压指南、BHS Ⅳ 指南以及中国高血压防治指南中提出的降压治疗目标,提出老年人与中青年人相同,应将血压降至<18.7/12.0 kPa(140/90 mmHg)。对糖尿病和肾病患者,收缩压应降至 17.3 kPa(130 mmHg)以下,舒张压应降至 10.7 kPa(80 mmHg)以下。对老年人收缩压降至 18.7 kPa(140 mmHg)以下有困难者,可先控制在20.0 kPa(150 mmHg)以下,但仍然应强调严格控制血压,如能耐受,还可进一步降低。

合并有冠心病的老年人,舒张压不宜过低,以免加重心肌缺血。有脑血管疾病的老年人,在脑血管疾病稳定或好转以前,可将血压控制在 21.3/13.3 kPa(160/100 mmHg)左右。在脑卒中急性期,为了维持脑梗死区域血流灌注压,对原有高血压的老年人,收缩压可维持在 29.3 kPa(220 mmHg)以下,舒张压可维持在 16.0 kPa(120 mmHg)以下。在收缩压<24.0 kPa(180 mmHg),舒张压<14.0 kPa(105 mmHg)时可不急于降压。

在英国有学者提出,治疗后舒张压在 12.7~13.3 kPa(95~100 mmHg)或较低[<11.3 kPa(85 mmHg)]时,患者心肌梗死的发病率和病死率较高。而舒张压为 11.3~12.0 kPa(85~90 mmHg),则冠心病病死率较低,其解释为机体通过自动调节,在一定范围的灌注压下,维持重要器官供血。

2)非药物治疗:非药物治疗是安全、有效的降压治疗,也是药物治疗的基础。

生活方式的优化与调整应首先考虑,包括降低超重(>标准重10%)、适当限制盐过多摄入、减少饱和脂肪酸及胆固醇摄入、戒烟酒、足够的钾钙镁摄入。坚持适量体力活动,可进行步行等轻中强度体育活动。

TONE 试验对 60~80 岁 1 级高血压患者给予减轻体重和限钠摄入干预,随访 15~36 个月,结果发现干预组血压下降与对照组相比有显著性差异。

心理因素是影响老年高血压的重要因素,精神抑郁状态可增高血浆儿茶酚胺水平及交感神经活性,影响降压药物的疗效,因此,应对可能影响降压疗效的心理因素进行干预。

3)药物治疗:国内外大量随机临床研究的资料已经显示,利尿剂、钙通道阻滞剂、血管紧张素转换酶抑制剂、血管紧张素Ⅱ受体阻滞剂、β受体阻滞剂等 WHO 推荐的一线药物对老年高血压患者均有效。由于老年高血压的病理基础是低肾素、低交感神经张力和高容量负荷,根据此特点,长效钙通道阻滞剂等扩血管药及利尿剂应为较好的选择。以往有些老的降压药,如利血平等,可诱发老年患者忧郁症和消化性溃疡,并可能加重帕金森症症状;神经节阻断剂如胍乙啶等可导致或加重老年人直立性低血压,故均不宜用于老年高血压患者;α受体阻滞剂也有引起直立性低血压的不良反应,对已有或可能发生该并发症的老年人也应慎用或禁用。

老年人降压治疗时,应注意降压不宜过快、过猛,治疗应选择有更高安全性和耐受性的药物,逐步降压,尤其是在体质较弱和高龄老年患者中。许多老年高血压患者存在其他危险因素及靶器官损害等情况,这类患者治疗药物的选择要十分慎重。老年高血压患者在药物治疗期间,应注意体位血压变化情况,需同时测量立位血压,以排除直立性低血压,并评估降压治疗的体位效应。

钙通道阻滞剂(CCB):CCB 可作为治疗老年高血压的一线药物。CCB 治疗高血压的主要特点是对老年患者有较好降压疗效,高钠摄入时不影响降压疗效,与非甾体抗炎药物合用时不干扰降压作用,对嗜酒患者仍有显著降压作用。它能降低外周血管阻力,有抗血小板凝集、防止动脉粥样硬化的形成、保护血管内膜、改善心肌供氧的作用。

Syst-China 和 Syst-Eur 研究的观察对象均为老年单纯性收缩期高血压患者,同样使用二氢吡啶类钙通道阻滞剂硝苯地平为初始治疗,并与安慰剂做对照。结果显示,两个治疗组脑卒中危险性和所有心血管危险同对照组相比均有明显降低,试验提前结束。根据以上临床试验结果,ESH/ESC 指南提出,老年收缩期高血压治疗的一线用药应选择二氢吡啶类 CCB 的长效制剂。CCB 可以延缓或减轻动脉粥样硬化,使大动脉的顺应性改善,适合老年高血压和合并多种心血管危险因素的患者。

NORDIL 研究是试用非二氢吡啶类 CCB 地尔硫䓬,观察治疗药物对减少致死性和非致死性脑卒中、致死性和非致死性心肌梗死以及对其他心血管病死亡事件的作用。研究结果显示,地尔硫䓬能显著减少脑卒中的发生。由于非二氢吡啶类 CCB 除了有降低血压的作用外,还有降低心肌收缩力、降低心率及抗心肌缺血的作用,并能减少心房颤动的发生,对肾脏则有增加肾血流的作用。长期应用在逆转左心室肥厚方面可能优于二氢吡啶类 CCB。

应该注意的是,非二氢吡啶类 CCB 与 β受体阻滞剂合用时,仍要小心。因为到目前为止,依然有学者坚持 CCB 的负性肌力作用将诱发或加重心力衰竭。

利尿剂:迄今为止,利尿剂始终被列为一线抗高血压药物,多年来一直用于轻型高血压的治疗。由于年龄增加,钠水的处理能力降低,用噻嗪类药物可有助于缓解水钠潴留,但长期服用此类药物可造成多种代谢障碍,如低血钾、高血糖、高尿酸、脂代谢紊乱。故在应用时需密切注意代谢变化。

老年单纯收缩期高血压试用利尿剂的第一大型临床试验是 SHEP 研究,结果显示,收缩压下降了 1.6 kPa(12 mmHg),脑卒中和脑卒中病死率减少了 36%。ALLHAT 研究是观察比较利尿剂与氨氯地平和赖诺普利降压疗效的大型临床试验,结果显示,氯噻酮降低收缩压作用较其他两种降压药物更好。氯噻酮与氨氯地平或赖诺普利比较,在减少致命性冠心病或非致命性心肌梗死危险性方面效果相同。氯噻酮与赖诺普利相比,更有效减少脑卒中。与氨氯地平相比,能更有效减少充血性心力衰竭。

噻嗪类利尿剂长期使用可通过降压作用和减慢脉搏波的作用改善动脉的扩张性。吲达帕胺则兼有利尿及血管扩张作用,也可作为老年人常用的利尿剂类型。

血管紧张素转换酶抑制剂(ACEI):近年来,ACEI 类药物发展迅速。发现 ACEI 除了抑制 Ang Ⅱ生成外,还能增加组织内缓激肽(BK)和血管紧张素(1～7)的水平。血管紧张素 Ⅱ

（Ang Ⅱ）有引起血管收缩、平滑肌增殖、纤溶减弱及氧化应激作用，由此导致高血压及靶器官的损害。缓激肽和血管紧张素（1～7）的作用与 Ang Ⅱ 的作用完全相反，它们分别作用于特异性的 BK 受体与 AT(1～7)受体，引起血管扩张、血压下降及抗增殖等作用，协同拮抗 Ang Ⅱ 的不良作用，从而对心脏起到保护作用。

ANBP2 是比较 ACEI 与利尿剂对老年高血压效果的前瞻、开放性研究，对象为 65～84 岁高血压患者，随访 4 年。与利尿剂组相比，依那普利组首发心肌梗死的发生率降低了 32%，致死性心肌梗死与非致死性心肌梗死分别降低了 9% 和 32%。

ACEI 作为高血压治疗的一线用药，有较强的血管扩张作用，可有效降低血压，无直立性低血压及反射性心率加快的不良反应，很适用于老年患者。尤其是对于高肾素活性和糖尿病患者，以及联合治疗时血压控制效果不理想的患者，该类药物有抗重塑效应，可逆转心室肥厚，改变心室结构，在逆转左心室肥厚方面作用明显优于其他降压药物。大量临床试验证明，ACEI 不仅能降低血压，还能降低血糖和改善糖耐量，有明确的改善胰岛素抵抗的作用，因此有明显的心、脑、肾保护作用。ACEI 增加胰岛素敏感性的主要机制是通过扩张外周血管，增加骨骼肌的血流量，提高骨骼肌对葡萄糖的摄取和利用，降低血糖和改善了糖耐量，从而改善胰岛素抵抗。因此，对高血压合并胰岛素抵抗的老年糖尿病患者是较好的降压药物。

血管紧张素受体阻滞剂（ARB）：血管紧张素 Ⅱ 受体亚型有 2 种，即 AT_1 和 AT_2。血管紧张素 Ⅱ 与 AT_1 受体结合产生的作用为血管收缩、醛固酮释放、交感张力增高和氧化应激反应。血管紧张素 Ⅱ 与 AT_2 受体结合则产生血管舒张、抗增殖等作用。ARB 可在血管紧张素受体水平阻断 Ang Ⅱ 与 AT_1 受体结合的不良作用，如血管收缩、醛固酮分泌、交感张力增高等，从而起到降低血压和靶器官保护作用。同时 ARB 还能发挥 AT_2 受体的有益作用，即扩张血管、抗增殖、调控凋亡等。ARB 通过激活 AT_2 受体，增加缓激肽、一氧化氮和环磷酸鸟苷这 3 种有益扩血管物质的释放，同时抗细胞增生，有利于保护心血管系统。

已有很多临床和实验研究显示，ARB 可以减少血管紧张素 Ⅱ 刺激产生的许多类型胶原纤维及生长因子，有调节动脉粥样硬化作用，因此也可以作为老年单纯收缩期高血压的较好治疗药物，适于较长期应用。此外，ARB 对改善心功能、降低蛋白尿有较明显的效果，临床应用不良反应少见，极少发生咳嗽。

β 受体阻滞剂：高血压是慢性心力衰竭最常见的危险因子，高血压患者存在慢性 β 肾上腺素能刺激，神经内分泌因子促进了心脏的重塑，最终导致心功能减退。而左心室重构则是心力衰竭进展和恶化的主要机制。β 受体阻滞剂可以通过抑制交感神经活性，防止心力衰竭进展或恶化。

然而，β 受体阻滞剂可能出现不良反应，如收缩血管、增加心脏后负荷、减少肾脏血流灌注、中枢神经不良反应，如嗜睡、乏力等，而且 β 受体阻滞剂撤药时可能出现反跳，停药还必须逐步进行。β 受体阻滞剂禁用于一度以上的房室传导阻滞、病态窦房结综合征和血流动力学不稳定的心力衰竭患者。伴有肥胖、血脂异常、糖耐量异常、代谢综合征的老年高血压患者长期应用 β 受体阻滞剂会导致胰岛素抵抗及糖耐量下降、血清总胆固醇和甘油三酯升高，并可能增加新发糖尿病。

因此 β 受体阻滞剂用于治疗高血压一直存在争议。英国成人高血压管理指南建议，除了合并心绞痛或心肌梗死外，不推荐 β 受体阻滞剂作为初始治疗高血压的一线药物，特别是 55 岁以上的高血压患者。

此外，很多基础及临床研究显示，β 受体阻滞剂对中心动脉压和血管弹性的改善效果逊于钙通道阻滞剂和 ACEI,因此对于没有特殊强适应指征的老年高血压患者,对于预防高血压的主要并发症——脑卒中,选用其他降压药物如长效钙通道阻滞剂或 ACEI 似更为合理。

然而,有资料认为,新型抗高血压药物卡维地洛具有 α 受体和 β 受体双重阻断作用,并有抗氧化、减少细胞因子不利作用,降低凋亡。其降压效果主要基于其 α 受体阻断介导的血管扩张、降低外周血管阻力,但又不影响心排血量和肾功能,因此有别于单纯 β 受体阻滞药物,不会导致传统 β 受体阻滞剂出现的代谢紊乱。因此,卡维地洛适用于老年高血压患者,以及伴有肾功能不全、外周动脉疾病、血脂异常、脑卒中后和合并糖尿病的患者,并有防治心力衰竭进展或恶化的作用。

其他:有研究发现,口服硝酸酯类药物可选择性地降低收缩压,对舒张压则降低不明显。可能是硝酸酯在体内形成 NO,能直接舒张大动脉平滑肌,使大动脉的扩张性和顺应性增加,改善了大动脉弹性的结果。

近年来有临床试验显示,他汀类药物(阿托伐他汀)强化降低胆固醇治疗,能够缓解大动脉僵硬度及降低收缩压,可能与其影响内皮功能、调节肾素-血管紧张素系统、改善大动脉血管弹性有关。最近的 ASCOT-LLA 研究也表明,他汀类药物既可以减少高血压患者又可以减少非高血压患者的心血管病发病率及病死率。

胰岛素增敏剂治疗高血压的临床研究也取得一定效果,可能为今后高血压的治疗开辟新途径。

4)降压药的联合应用:老年高血压降压药联合应用,可选择固定复合制剂或单药的联合使用。目前固定复合制剂多为 ARB 与利尿剂的复方剂型。两种单药联合近年来有大型临床试验研究结果的报道,ASCOT-BPLA 研究显示,ACEI 与 CCB 的联合明显优于 β 受体阻滞剂和利尿剂的联合。因此,临床对老年高血压联合用药多推荐 CCB 加 ACEI 或 ARB。此外,利尿剂加 ARB 或 ACEI 也是较好选择。需要 3 种药物联合应用时,可在 CCB、利尿剂基础上加用 ACEI 或 ARB。当选择 4 种药物联合应用时,可考虑在以上 3 种药物联合应用中增加 β 受体阻滞剂或选择性 α 受体阻滞剂。

(5)注意事项如下。

1)平稳降压:老年人全身动脉硬化,急剧降压可能影响重要脏器的血流灌注,因此需要缓慢降压,在几周甚至更长时间逐渐将血压降至目标水平,为此应选用起效平稳的长效或缓释型降压药。为防止血压骤降,服药应从小剂量(成人常用剂量的半量)开始,根据血压的变化情况逐步增加剂量或联合用药。有条件应做动态血压监测,根据血压昼夜变化规律决定患者何时服药与调整剂量,使血压保持平稳下降。

2)重视药物不良反应:在老年人,药物的代谢动力学参数发生了许多变化,例如生物利用度、分布、代谢与排泄。一般而言,老年人体内水分减少而脂肪含量相对增加,药物在体内的分布就有改变;老年人血浆清蛋白有所降低,药物与清蛋白结合减少,具有活性的游离药物浓度增加;老年人肝脏血流量减少,肝细胞药物代谢酶的合成能力降低,影响药物灭活;随着年龄增长,肾血流量相应降低,肾小球滤过功能也减弱,使老年人肾脏排泄药物的能力降低。上述改变导致同剂量的药物在老年人中往往血药浓度偏高,不良反应发生率可高于年轻人 2~3 倍。

3)注意降压药物不良作用及有选择地使用降压药:对合并慢性阻塞性肺疾病及二度以上心脏传导阻滞的老年患者,应避免使用非选择性 β 受体阻滞剂。对合并痛风、明显低钠或低钾血症者需慎用利尿剂。老年糖尿病患者不要首选利尿剂。ACEI 或 ARB 不宜应用于有血管神经性水肿病史者。此外,对合并前列腺肥大致排尿困难而无直立性低血压的老年高血压患者,可选择利尿剂或与其他药物联合应用。

4)降压药物的停药问题:当血压达到了目标值并控制稳定后,应当坚持按时服药,不能随意停药,也不宜任意改变服药时间和剂量,以免血压发生大的波动。因为血压波动过大可导致靶器官的损害,对于已有动脉硬化的老年患者危害更大。如服药后血压下降幅度过大,或产生低血压的相关症状,则应逐渐减少药物的种类和剂量,直至完全停药。

5)老年患者在应用国内外高血压指南推荐的降压药物时,只要血压控制理想,没有明显不良反应,则不论已用药物时间多长,可不必更换其他降压药物,因为这些药物长期应用均有保护靶器官的作用。但如使用降压药物后出现了不应产生的有关症状,并且与血压下降程度无关时,应考虑药物不良反应、患者可能为假性高血压或已有某些靶器官严重损害的可能,应及时停药并寻找原因,做出适当的处理。

二、儿童及青少年高血压

在中国,14周岁以下称为儿童,14～18周岁称为青少年。一般认为,成人高血压比儿童和青少年高血压常见,但近年研究表明,儿童高血压的发病率并不低,为1%～6.9%,不同地区、民族儿童流行病学调查各异。随着世界各地儿童肥胖率的增加和对儿童高血压的重视程度的提高,发病率有上升趋势。

由于高血压曾被认为是成年人才会得的病症,医师没有测量儿童血压的习惯,使其发现率令人担忧。据美国进行的一项研究估计,至少有3/4的儿童高血压病例未能被诊断。现在对于3岁以上儿童,儿科医师在每一次门诊时都要求测量血压,并根据年龄、性别、身高和体重来评估结果。

(一)病因及发病机制

儿童高血压大多为继发性高血压。年龄越小,原发性高血压越少见。据统计,原发性高血压仅占学龄期儿童高血压的15%,而占青少年高血压的85%～95%。继发因素中以肾脏、肾血管及肾上腺病变最为常见,其中肾脏病变占到60%～70%,也可继发于心血管、内分泌及中枢神经系统疾病。

儿童原发性高血压的病因不明,但与遗传因素、肥胖有关已达成共识,同时还有很多影响因素存在争议。

1.遗传因素

国内外已有多项流行病学调查证实本病有家族遗传倾向。遗传因素起作用可能的机制有遗传性钙离子和钠离子转运障碍、遗传性交感神经功能亢进、遗传性肾素-血管紧张素系统平衡失调、遗传性高胰岛素血症及胰岛素抵抗。同时原发性高血压患者子女在应激或情绪紧张时心率增快、血压增高均明显高于无家族史者。

2.肥胖

BMI(体质指数)是血压偏高的独立危险因素。肥胖患儿较正常体型儿童更易患高血压,但机制还不十分清楚。有人提出与肥胖儿童的高胰岛素血症和胰岛素抵抗有关。高胰岛素血症在增加肾脏水排泄的同时具有钠潴留作用,胰岛素抵抗还能增加交感神经系统的活性和刺激血管平滑肌增生。

3.其他因素

高盐饮食、高同型半胱氨酸血症均为本病的危险因素。除神经、体液及内分泌因素外,还与血流动力学改变有关。有研究显示白细胞总数和中性粒细胞百分比等血液学指标对儿童的SBP有影响。此外,长期精神紧张、交感神经兴奋性过高、睡眠不足、吸烟等也会导致高血压。

(二)临床特点

儿童及青少年高血压多隐匿起病,常无明显症状,随血压增高程度、速率、有无原发病及其严重程度可出现头晕、头痛、乏力、颜面潮红、恶心、呕吐、后颈部疼痛、后枕部或者颞部搏动感等症状。慢性高血压出现心、脑、肾等靶器官损害或者并发症时,可有相应临床表现。若血压快速急剧升高时可出现眩晕、视力障碍、惊厥、偏瘫、失语等高血压脑病症状。随着病情进展,可进一步出现心、肾、眼、脑等靶器官损害并导致相应器官功能衰竭。

根据眼底所见可将儿童高血压分为四度。①Ⅰ度:正常眼底;②Ⅱ度:有局灶性小动脉收缩;③Ⅲ度:有渗出伴或不伴出血;④Ⅳ度:视盘水肿。Ⅲ度或Ⅳ度眼底改变提示恶性高血压,并有迅速进展为高血压脑病的可能,应积极降压治疗。

由于小儿高血压大多为继发性高血压,因此可见许多原发病的症状和体征。急慢性肾炎可有血尿、蛋白尿、水肿等。肾盂肾炎可有腰痛、发热、尿频、尿急、尿痛等。嗜铬细胞瘤可有出汗、心悸、心动过速、体重减轻等。皮质醇增多症可有软弱、肥胖、多毛、瘀斑、生长缓慢等。原发性醛固酮增多症可有周期性瘫痪、低血钾、手足抽搐、多尿、烦渴等。

(三)儿童血压测量

一般使用水银柱式血压计测量儿童血压。根据被测儿童手臂选择合适的袖带,袖带的气囊环绕上臂周长的80%～100%,宽度为上臂周长的40%。测量时手臂和心脏保持同一水平。儿童常取坐位,婴幼儿取仰卧位。在测量血压前一般建议卧位或坐位保持3分钟,站位则保持1分钟。不论采取何种姿势,测量血压时手臂必须得到支撑,尤其是肘部,否则收缩压可因等长运动而升高10%左右。同时测量两侧手臂。若初次测量超过了正常水平,应至少重复测量2次,以评估患者血压水平。

近年来动态血压监测(ABPM)得到广泛应用,该装置可在日常生活环境中客观地连续记录某一时段复杂多样的血压变化,具有早期识别血压异常的优点,为早期、客观的血压评估提供了可能。主要用于排除儿童白大衣性高血压(诊所高血压)的诊断。

(四)诊断

国际上尚无统一的诊断标准,当前多采用百分位数法。美国国家高血压教育项目儿童青少年工作组将儿童血压分为3类:正常血压、高血压前期和高血压。正常血压应低于该年龄、性别及身高组的收缩压、舒张压90百分位值;高血压前期指介于该年龄、性别及身高组的收缩压或舒张压90～95百分位值;若3次或3次以上平均收缩压或舒张压超过该性别、年龄和身高组的收缩压、舒张压95百分位值则为高血压。高血压又分为高血压1期和高血压2期。血压持续大于或等于99百分位值则为高血压2期。

国内通常采用的高血压诊断标准:新生儿血压>12.0/8.0 kPa(90/60 mmHg),婴幼儿血压>13.3/8.0 kPa(100/60 mmHg),学龄前儿童血压>16.0/10.7 kPa(120/80 mmHg),学龄儿童血压>16.0/10.7 kPa(120/80 mmHg),超过13岁青少年血压>18.7/12.0 kPa(140/90 mmHg)即为高血压。任何年龄组血压超过20.0/13.3 kPa(150/100 mmHg)为重症高血压。

对于儿童及青少年高血压需谨慎下诊断。应注意:①是否为高血压,儿童首次测量血压时常处于紧张状态,影响测量值,故必须于数周内反复测定,至少3次超过正常值才能诊断为高血压。②是否为继发性高血压,儿童高血压多为继发因素引起,而青少年高血压多为原发性高血压。原发性高血压依患儿的年龄、体重、血压增高程度、有无阳性家族史及有无高血压症状和体征,在排除其他继发性因素后方可做出诊断。建议可按图4-2所示程序处理。

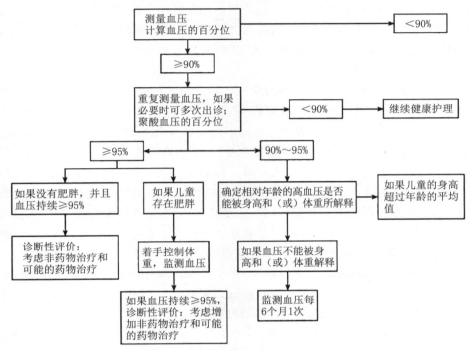

图 4-2 儿童和青少年高血压诊断路线

(五)治疗

儿童及青少年继发性高血压一旦明确病因,应积极治疗原发病,消除病因。对于原发性或无法去除病因的继发性高血压,应施以非药物治疗和药物治疗等综合治疗。

1.降压目标

无并发症和靶器官损害的原发性高血压儿童,目标是血压降低到该性别、年龄和身高儿童组血压95百分位值以下。有肾脏疾病、糖尿病或者高血压靶器官损害儿童,目标是血压降低到该性别、年龄和身高组儿童血压的90百分位值以下。血压水平在99百分位值以上,有严重高血压症状的常常是患肾脏疾病的儿童,需紧急治疗。

2.非药物治疗

原发性高血压患者首先应考虑试用非药物治疗,包括有氧运动(减肥、跑步、骑车、健身操等),消除各种精神紧张因素,保证充足的睡眠,加强饮食指导,限制盐摄入量(2~2.5 g/d),给予高钾、高钙和高镁饮食,多吃蔬菜、水果和鱼类食物。

3.药物治疗

适应证包括症状性高血压、继发性高血压、高血压合并靶器官损害、1型和2型糖尿病合并高血压及非药物治疗降压效果不理想的高血压等。降压药物的选择原则是对轻中度高血压开始用单一药物,从小剂量开始,逐渐增加剂量,疗效不满意时再加用第二种药。

WHO 推荐的一线药物的选择顺序为利尿剂、β受体阻滞剂、ACEI 或 ARB、钙通道阻滞剂、α受体阻滞剂。美国 JNC7 推荐的一线药物的选择顺序为利尿剂、β受体阻滞剂、钙通道阻滞剂、ACEI 或 ARB、α受体阻滞剂。国内将钙通道阻滞剂和 ACEI 作为儿童高血压的首选药物,对于青少年患者或无 ACEI 应用指征的患儿则首选利尿剂和β受体阻滞剂。

(1)利尿剂:通过促进排钠、降低血容量起降压作用。适用于轻中度高血压,严重高血压时与其他药物联用能增强药物降压作用。常用药物有氢氯噻嗪、氯噻酮、螺内酯、氨苯蝶啶、阿米洛利。注意事项:使用时主要注意水、电解质平衡,同时利尿剂也会对糖脂代谢产生影响,所以必要时可监测电解质、血糖、血脂情况。

(2)肾上腺素受体拮抗药:本类药物通过阻断α肾上腺素能受体和(或)β肾上腺素能受体起到降血压作用。常用口服用药如下。①哌唑嗪:为选择性 α_1 受体阻滞剂,每天初始 0.05～0.1 mg/kg,分 3 次口服,最大剂量为每天 0.5 mg/kg。②美托洛尔:初始每天 1～2 mg/kg,分 2 次口服,最大剂量为 2 mg/kg,每天不得超过 200 mg。③拉贝洛尔:为α受体阻滞剂和β受体阻滞剂,初始用量为每天 1～3 mg/kg,每天口服 2 次,最大可用至 10～12 mg/kg。其他还有阿替洛尔、普萘洛尔、比索洛尔等。α受体阻滞剂使用时注意首剂效应;β受体阻滞剂对有哮喘病史、严重心力衰竭、心率过慢的患者禁忌使用。④酚妥拉明:为α受体阻滞剂,用于嗜铬细胞瘤术前准备阶段,尤其当患儿有高血压危象时可静脉缓慢推注,每次 0.1～0.5 mg/kg 或静脉滴注每分钟 1～4 μg/kg,同时密切观察血压,不良反应有心动过速等。

(3)钙通道阻滞剂:通过松弛血管平滑肌、扩张外周血管达到降压目的,降压效果较好。常用口服药如下。①氨氯地平:每天 2.5～5 mg/kg,每天 1 次口服;②非洛地平:每天 2.5～10 mg/kg,每天 1 次口服;③硝苯地平缓释或控释剂型:每天 0.25～3 mg/kg,每天分 1～2 次口服;④伊拉地平:每天 0.15～0.8 mg/kg,分 3～4 次口服。常见不良反应有踝部水肿、便秘、头晕、面部潮红、头痛、心悸或心动过速、皮疹等。

(4)血管紧张素转换酶抑制剂(ACEI):本类药物通过抑制血管紧张素转换酶,减少血管紧张素Ⅱ生成,从而达到降压效果。常用口服药如下。①贝那普利:初始每天 0.2 mg/kg,每天 1 次口服,渐增加至 10 mg/d,最高剂量不超过 40 mg/d;②卡托普利:初始每次 0.3～6 mg/kg,每天 3 次口服,最高剂量不超过每天 6 mg/kg。其他还有依那普利、福辛普利、喹那普利、赖诺普利等。6 岁以下儿童及肌酐清除率＜30 mL/(min·1.73 m²)者慎用。经常使用应定期检测血清钾及血肌酐水平,警惕高钾血症和氮质血症的出现。部分患者可有咳嗽、水肿、味觉异常、皮疹等不良反应。

(5)血管紧张素Ⅱ受体拮抗剂(ARB):这类药物通过选择性阻断血管紧张素Ⅱ的Ⅰ型受体而起作用,尤其适合高血压伴轻度肾功能不全、蛋白尿的患儿。常用口服药如下。①厄贝沙坦:使用剂量为 6～12 岁儿童每天 75～150 mg;≥13 岁青少年每天 150～300 mg,均为每天 1 次口服;②氯沙坦:剂量为每天 0.7～1.4 mg/kg,最多每天 100 mg;③坎地沙坦。应定期检查血清钾和血肌酐,6 岁以下儿童应慎用。

(六)儿童高血压危象

儿童高血压危象是指重症高血压并发中枢神经系统、心脏、肾脏等靶器官明显损伤和严重功能障碍,国内有学者提出任何年龄儿童血压＞21.3/13.3 kPa(160/100 mmHg)即可考虑为重症高血压。临床上儿童高血压危象根据以下情况可考虑诊断:①血压急剧增高的重症高血压患儿;②出现高血压脑病的临床表现(包括眼底检查所见);③经积极降压治疗后病情迅速、显著好转。

治疗主要采取降压、降低颅内压、抗惊厥等综合治疗。无论应用何种降压药物,都应注意降压速度不宜过快,即逐渐降压。一般来说,最好在治疗开始后 6 小时内,降低计划降压的 1/3,12 小时内降低计划降压的 2/3,并于 48～72 小时将血压降至接近正常。如降压速度过快,可引发心、肾、脑等重要脏器血流灌注不足,尤其可加重高血压脑病患儿的缺血性脑损伤。待病情平稳后改用口服降压药维持,具体用药有以下推荐。

1.硝普钠

静脉注射降压迅速,达有效剂量后 2～5 分钟血压下降,降压持续时间短,停止注射 1～3 分钟作用消失,血压开始上升,通过调整静脉滴注速度可控制血压下降速度,故应用较为安全。先按 0.5～1.0 $\mu g/(kg \cdot min)$ 速度滴注,以后每隔 5 分钟逐渐增量 0.1～0.2 $\mu g/(kg \cdot min)$,通常剂量为 3～5 $\mu g/(kg \cdot min)$,最大剂量不超过 7～8 $\mu g/(kg \cdot min)$,可根据血压等调速。滴瓶、滴管应予避光。若长时间(>72 小时)、大剂量[>200 $\mu g/(kg \cdot min)$]滴注还应注意监测血清硫氰酸盐,>120 mg/L 为中毒水平。同时也需注意观察其他毒副反应,有个别病例即使剂量不大也不能耐受而终止用药。

2.二氮嗪

二氮嗪为非利尿的噻嗪类衍生物,通过刺激前列环素合成扩张小动脉、降低周围血管阻力,降压作用迅速,适用于不宜应用硝普钠的高血压脑病患儿。剂量为 1～5 mg/kg,静脉快速注入(15～30 秒),1～3 分钟后显效,降压作用持续 6～24 小时(平均 12～18 小时)。如效果不佳,于 5～10 分钟后可重复静脉注射。必要时静脉滴注,初始速度为每分钟 0.25 $\mu g/kg$,最大剂量为每分钟5 $\mu g/kg$,持续滴注 20 分钟。

3.拉贝洛尔

初始 0.25 mg/kg,缓慢静脉注射,并以 0.25～3.0 mg/(kg · h)静脉维持,但总剂量应≤4 mg/kg。静脉注射后数分钟起效,作用平稳。

4.尼卡地平

尼卡地平为钙通道阻滞剂。推荐剂量:1～3 $\mu g/(kg \cdot min)$,静脉注射。不良反应有反射性心动过速。

(马利然)

第四节 冠状动脉粥样硬化性心脏病

一、概述

冠状动脉粥样硬化性心脏病(CHD)的简称为冠心病,是一种最常见的心脏病。年龄是其重要的发病因素之一,所以是老年人心血管病中常见的致残及死亡原因,其中以冠状动脉粥样硬化最为常见。动脉硬化可导致血管狭窄或阻塞,造成心肌缺血、缺氧或坏死,进而引发的心脏病通常称为"冠心病",其他如栓塞、炎症、痉挛亦可成为冠状动脉病变的原因。世界卫生组织将冠心病分为无症状性心肌缺血(隐匿型冠心病)、心绞痛、心肌梗死、缺血性心力衰竭(缺血性心肌病)和猝死 5 种临床类型。年龄是冠心病的独立危险因素,由于老年人群生理和病理生理的特殊性、药物代谢及相互作用的不良反应等,且老年人群基础合并症较多,因此在风险评估和治疗策略选择方面与青壮年有很大的差异。

(一)老龄对心血管系统的影响

1.老龄过程的血管结构及功能变化

增龄是血管病变主要影响因素。随着年龄的增长,大动脉延长、迂曲、血管腔扩大、管壁增厚,动脉壁厚度增加成为动脉硬化的危险因素。健康老年人血管内皮相对完整,但内皮细胞形态不规则,细胞厚度增加,血管平滑肌细胞迁移和(或)增生,伴有粒细胞和巨噬细胞异常增多。

血管功能变化主要是扩张性受损,主动脉及分支缓冲功能改变,动脉分支中弹力型血管较肌肉型血管变化更为明显,脉搏波速度增加,表现为收缩压升高、脉压增大、血管壁弹性减低及僵硬度增加。无明显动脉硬化的人群血管僵硬度也会增加,说明僵硬度可能与动脉硬化无关。

血管僵硬度增加不仅与血管结构变化(如胶原增加、弹力蛋白减少、断裂、钙化)有关,还受体液和内皮调节对血管平滑肌张力影响。不同部位的血管床(包括冠状动脉血管床),内皮通透性增加、对乙酰胆碱反应降低、NO 释放减少,从而引起血管收缩。这些变化可见于血压正常且无动脉硬化的老年人,但在有动脉硬化的老年人中更为多见。与单纯老龄血管变化不同,动脉硬化血管僵硬度更高,可见血管局灶性病变、狭窄,最终出现斑块破裂。血管老化与动脉硬化过程中的生物化学变化相似。血管老化是动脉硬化疾病的前驱表现,而动脉硬化可加速血管老化。但两者发生原因不同,许多老龄相关血管变化显著的老年人并不发展成明显的局灶性动脉硬化病变。尽管目前公认,随着年龄的增长,冠心病的发生是难以避免的,然而尸检也发现 90 余岁人群中有 40% 未发现堵塞性冠状动脉疾病。老龄化相关血管变化会影响全身血流动力学改变,总外周血管阻力增加,导致收缩压增加、脉压增大,进一步刺激血管壁变厚、硬化,形成恶性循环。研究显示,脉压增大是发生心血管病事件的独立危险因素。年龄越高,脉压增加幅度越大,其中老年女性更为显著。

在人体的动脉内皮中,平滑肌细胞促炎症表型变化促进了机体老化,而该血管炎症机制又与血管内皮凋亡、免疫系统血管间质重构及代谢改变等相互关联,这一系列复杂的生物学现象称为"血管老化"。血管老化是年龄相关的血管疾病,是某些疾病(如动脉硬化、阿尔茨海默病)的特征。"健康"老年人机体各器官系统也存在细胞因子不平衡状态,循环促炎细胞因子水平也增加,而促炎细胞因子水平与老年人发病率及死亡率密切相关。老龄过程中血管壁可产生促炎微环境,改变循环及内分泌系统(如肾素-血管紧张素-醛固酮系统、免疫系统)间互相调节关系,这种与老化相关促炎机制促进血管炎症发生。目前研究也发现除炎症外,基因、端粒酶、自由基等与老化相关的多种学说还有待进一步研究。

2.老龄过程的心脏结构及功能变化

老龄过程心脏发生一系列重要变化,与增龄伴随出现的心脏病三联症——左心室肥厚、心力衰竭、心房颤动发生率增高关系密切。无明显心血管病的健康老年人随年龄增加(50~90 岁),心脏收缩、舒张功能下降,高龄老年人(≥90 岁)心脏收缩、舒张功能异常可能是发生心力衰竭(HF)的原因之一。由于随年龄增加心肌舒张和顺应性下降,左心室充盈受损,左心室压力-容量关系改变,心室容量轻度增加可导致舒张压明显增加,心室充盈异常,左心房、肺静脉、肺毛细血管压力增加,因此老年人易发肺充血和 HF。60 岁以下"舒张性"HF 发生率<10%,75 岁后可超过 50%。

(二)老年冠心病的临床特点

老年冠心病患者由于其老龄而具有特殊的临床特点。

(1)老年冠心病患者常合并多种疾病,单纯冠心病的患者少见,如合并糖尿病、脑血管疾病等,有些老年患者由于老化,伴有听力下降,反应迟钝,理解力、表达力下降,甚至老年痴呆等症状,常常主诉多种临床症状,似是而非,如全身不舒服、腹痛、疲劳、惶恐或者忧郁,难以辨别,沟通困难,这些症状经常被单纯误解为老化。尤其是合并其他系统肿瘤及需要手术的外科病,在老年人手术风险评估中,冠心病及病变程度、稳定度成为评估的重要内容及要点。

(2)老年患者痛阈增高,对于心肌缺血的反应迟钝,较少表现为"典型的胸痛"。此外还有研究发现:年龄≥70岁的冠心病患者,在心电图出现心肌缺血改变后,出现心绞痛症状的时间是普通患者的2倍,因而推迟了他们的就诊时间。

(3)老年人由于其年龄因素,即便没有任何疾病其预期寿命亦有限,患者年龄越大越是如此,因此,家庭成员对于老年患者的治疗相对保守,期望值低,对介入治疗或冠状动脉旁路移植等有创治疗手段普遍接受程度较低。

正因如此,老年冠心病患者常常出现诊治延迟的情况,全球急性冠状动脉事件注册研究显示:症状不典型的患者接受恰当的药物治疗和(或)介入治疗的可能性更小,并且再住院率和死亡风险更高。有研究显示年龄≥65岁的急性心肌梗死患者中,超过2/3的患者不能在发病6小时内到达急诊室。

二、急性心肌梗死

急性心肌梗死(AMI)是在冠状动脉病变的基础上,发生冠状动脉血流供给急剧减少或中断,对应心肌严重而持久地急性缺血导致心肌坏死的疾病。临床表现有持久的胸骨后剧烈疼痛、发热、血白细胞计数和血清心肌坏死标记物增高以及心电图进行性改变;可发生心律失常、休克或心力衰竭,属冠心病的严重类型。AMI的常见诱因有过度疲劳、情绪激动、饱餐、睡眠差或用力排便等。

(一)临床症状

老年人AMI的临床表现及体征往往不典型或不明显,有些以上腹部不适、恶心、呕吐、食欲差等消化道症状为突出表现,严重患者甚至以意识丧失、休克或急性左心衰竭为首发症状。

1.疼痛

部位仍以心前区为主,但疼痛程度、性质、持续时间有的可能较短,而有的可持续1～2小时甚至迁延数天,其间往往有间歇性发作。具有心肌梗死典型症状的患者死亡率较低,可能与其及时就诊有关。

2.消化道症状

以消化道症状为主要表现者约占30%,突出表现为上腹痛、恶心、呕吐,少数出现肠麻痹、消化道出血,甚至出现上腹部饥饿样疼痛,容易误诊为急腹症,可能是心肌膈面心肌梗死后刺激膈神经而出现牵涉痛,此类型在老年患者中并不少见。

3.充血性心力衰竭

以心力衰竭为首发症状的患者约占20%,而>70岁老年人以心力衰竭为主要表现的可达74%。除非有明显的病因,老年人突然发作的严重呼吸困难,似哮喘样发作,均应考虑心肌梗死的征兆。反复出现端坐呼吸或夜间阵发性呼吸困难,有可能是AMI的唯一表现。以上述症状为首发症状的患者,其死亡率明显增加。

4.休克

休克型 AMI 往往为大面积心肌梗死,乳头肌断裂、室间隔穿孔及心室游离壁破裂所致,此型患者常伴有心律失常发生,易引起各种急性脑缺血症状,出现晕厥或一过性意识丧失、短暂昏迷、抽搐等,亦可发展为脑卒中。

5.脑循环障碍

以脑循环障碍为首发症状的患者占无痛性心肌梗死发病的 13.2%～23%,老年患者可达 40%。其中脑卒中的发生率可达 24%,脑部症状与心脏症状可同时或先后出现,两者并存者其预后更差,病死率可达 23.8%。

6.心脏性猝死

老年 AMI 患者中约有 8%出现猝死,有报道其比例更高。应引起注意的是,在看起来完全健康的老年人突发冠状动脉阻塞时引发的猝死并非少见,可能是突发致死性心律失常或心脏破裂等。

(二)诊断和鉴别诊断

1.诊断

老年人特别是高龄老年人心肌梗死的临床诊断有一定的困难,同成年人一样凭借典型的临床表现、心电图的变化、心肌酶谱的动态变化,是能做出正确诊断的。但高龄老年人其临床症状极不典型,且有时老人和家属均不能描述确切的发病时间,心肌酶谱难以提供符合心肌梗死诊断的变化。老年人心肌梗死范围小,更易发生急性非 ST 段抬高型心肌梗死(NSTEMI),这使其心电图变化亦不典型(也因老年人和家属不能及时发现和就诊所致)。通常将三者综合分析后作出诊断,症状不典型者密切观察早期心电图和心肌酶的动态变化,心电图不典型者应重视心肌酶变化和临床表现,老年人 AMI 的肌酸磷酸激酶(CPK)峰值低,更应强调 CPK-MB 在 CPK 中所占的比例,若 CPK 正常时,CPK-MB＞8%时,应结合临床和心电图考虑诊断为 AMI。如测定肌钙蛋白 I(cTnI)和(或)hs-cTnI 连续动态监测更为准确,易于做出诊断。

2.鉴别诊断

因老年人多病共存的特点,在做出 AMI 的诊断时,还应与急性肺动脉栓塞、主动脉夹层分离、急腹症、食管裂孔疝等老年人常见疾病相鉴别。

(三)治疗

1.一般治疗

老年患者 AMI 一旦诊断明确,应即刻进入监护病房,更应注重特别护理。在早期均应吸氧,使氧饱和度＞90%,加速氧气向缺氧心肌的弥散。镇痛镇静治疗十分必要,老年患者可选用哌替啶 25～50 mg 静脉注射,必要时 1～2 小时后重复使用,亦可应用苯二氮䓬类药物镇静治疗。发病第一周须绝对卧床休息,定时翻身,注意按摩肢体,预防静脉血栓形成,进食要清淡,保持大便通畅。第 2 周可在床上做四肢活动,自己翻身,第 3～4 周可下床进食,床旁大小便。

2.再灌注疗法

再灌注疗法是一种积极的治疗措施,可直接改善冠状动脉供血、挽救濒死心肌、缩小梗死范围,有利于梗死后心肌重构。

溶栓疗法:大规模的临床试验已证实溶栓治疗是行之有效的再灌注方法,但由于受老年患者存在共病、病情危重、心电图及临床症状不典型、就诊时间晚等条件限制,加之老年人溶栓致颅内出血的危险增加,致使老年 AMI 患者应用溶栓药物比例减少。因此以往的心肌梗死指南中,年龄大于 75 岁为溶栓禁忌。

老年人溶栓除应严格掌握适应证和禁忌证外,必须考虑溶栓药物和辅助药物的选择和用量问题。因此指南建议谨慎选择并酌情减少溶栓药物的剂量,密切关注其出血并发症。高龄、低体质量、女性、既往有脑血管病病史,入院时收缩压和舒张压升高是颅内出血的明显预测因子。一旦发生头晕、头痛、肢体麻木、无力、意识障碍、喷射性呕吐等症状,应立即停止溶栓及抗血小板、抗凝治疗,行急诊头部 CT 检查以排除颅内出血。监测凝血指标和血小板,必要时给予逆转溶栓、抗凝和抗血小板药物。

PCI 应用已进入成熟阶段,因此急诊 PCI 似乎更为合理。急诊 PCI 比溶栓疗法效果好,发生脑出血危险性小,老年人应用更加安全,所以 PCI 治疗为首选。我国指南建议:老年急性 STEMI 的再灌注策略应与非老年患者相似,应在再灌注窗内积极寻求再灌注治疗。对于年龄≥75 岁应用已进入成熟阶段,因此急诊 PCI 似乎更为合理。急诊 PCI 比溶栓疗法效果好,发生脑出血危险性小,老年人应用更加安全,所以 PCI 治疗为首选。我国指南建议:老年急性 STEMI 的再灌注策略应与非老年患者相似,应在灌注窗内积极寻求再灌注治疗。对于≥75 岁的老年 STEMI 患者,如既往心功能状态好,适宜血管重建并同意介入治疗,可行直接 PCI(Ⅱa,B);年龄≥75 岁,发病 36 小时内已接受溶栓治疗的心源性休克,适合进行血管重建的患者,也可行溶栓后紧急 PCI。而对于老年 NSTEMI,包括不稳定型心绞痛(UA)的患者,相关指南未作出明确规定,但年龄≥65 岁是其临床危险评分因素之一。ACC/AHA 对 UA/NSTEMI 的治疗指南建议与我国的指南相符:对于反复心绞痛、心律失常及血流动力学障碍的患者,如无严重合并症及禁忌证的情况,应尽早行冠状动脉造影及介入治疗(Ⅰ,B);对于临床事件高风险者,尽管病情稳定,也应尽早行冠状动脉造影及介入治疗(Ⅰ,A)。总之,在 PCI 策略的整体获益强度方面,老年与非老年相比至少相当,甚至有可能获益更大。

对比剂诱导的急性肾损伤又名对比剂肾病(CIN),是指应用对比剂 24～72 小时后血清肌酐(Scr)水平较原有基础升高>25% 或绝对值升高>44.2 μmol/L 以上,并排除其他影响肾功能的原因。老年人作为一特殊群体,鉴于其增龄性肾功能减退,肾脏储备及代偿功能较中青年人群差。在 CIN 风险评分量表中,年龄>75 岁是一项重要的评分指标,故老年冠心病患者是发生 CIN 的高危人群。其风险因素包括肾小管分泌和浓缩能力及肾脏血流量随增龄下降,冠状动脉病变复杂严重,需使用更多对比剂,合并症多,因此专家共识建议对老年患者应权衡介入治疗与其他治疗方式的利弊,确定 PCI 策略的必要性。术前评估肾功能状况,操作前积极水化治疗[术前 12 小时至术后 6～24 小时给予等渗盐水 1～1.5 mL/(kg·h)],尽量选择等渗或低渗对比剂,最大剂量不宜超过 150 mL。值得注意的是,国内有学者回顾分析 668 例经 PCI 治疗的 60 岁以上冠心病患者的资料,其 CIN 发病率为 16.1%,并总结了一套国人 60 岁以上冠心病患者行 PCI 前评估发生 CIN 风险的评分系统,有待临床推广应用。

3.抗凝和抗血小板治疗

抗凝治疗对于老年 AMI 患者依然是一个重要的手段,但高龄又是抗凝治疗引发出血的独立危险因素。我国指南建议年龄≥75 岁者,低分子肝素不用静脉负荷量,直接给予日常剂量,最长使用 8 天。OASIS-5 研究显示,抗凝对于 65 岁以上患者出血发生率显著高于 65 岁以下患者,但是与依诺肝素相比,磺达肝癸钠(Ⅹa 因子抑制剂)出血风险更低,且无肾功能受损的老年患者(≥75 岁)无须调整剂量(2.5 mg,每天 1 次,皮下注射)。

抗血小板治疗无论是 AMI 早期乃至预防梗死再次发作或作为 PCI 后的维持治疗都是不可或缺的策略。中国专家共识中指出,尽管年龄是出血的独立危险因素,但临床的研究结果显示,65 岁以上的老年 ACS 患者依然可以从阿司匹林和氯吡格雷治疗中获益,且老年患者的绝对和相对获益,均比非老年者更为显著,故年龄不应成为应用抗血小板治疗的障碍,老年 AMI 患者也应接受规范化治疗,在长期应用上述药物时也无须调整剂量。由于老年患者消化道出血等风险可能性增大,共识建议阿司匹林剂量不大于 100 mg/d,ACS 急性期抗血小板药物的首次负荷量可酌情减少或不用。

4.抗心肌缺血药物的应用

虽然溶栓、介入、抗栓疗法极大地改善和促进了 AMI 患者再灌注、血运重建、心室重构等,但硝酸酯类、β 受体阻滞剂、ACEI、ARB 等药物仍是老年 AMI 患者治疗的基石。由于患者年龄大、基础病变多等特点,应遵照循证医学的证据,采取谨慎合理选择或酌情减少剂量的方法来实施个体化治疗。

(四)预后

在 AMI 患者中,老年患者病死率明显高于中青年,且随年龄增长而上升,占死亡率的60%～80%。老年 AMI 的死亡原因以泵衰竭多见(54%),心脏破裂次之(21%),部分患者也可以以感染、消化道出血、脑血管事件、肾衰竭和肿瘤等心外因素为主。

三、心绞痛

(一)慢性稳定型心绞痛

稳定型心绞痛是在冠状动脉狭窄的基础上,由于心肌负荷的增加引起心肌急剧的、暂时的缺血缺氧的临床综合征。其特点为阵发性的前胸压榨性疼痛,主要位于胸骨后,可放射至心前区和左上肢尺侧,持续数分钟,休息或含服硝酸甘油后消失。慢性稳定型心绞痛是指心绞痛发作的程度、频度、性质及诱发因素在数周内无显著变化的患者。慢性稳定型心绞痛是老年冠心病最常见的临床类型,其常见病因仍多是冠状动脉粥样硬化或痉挛,但是,非冠状动脉因素所致心肌缺血,如老年主动脉瓣狭窄、严重贫血等也可为老年心绞痛的病因。心绞痛严重程度的分级参照加拿大心血管学会(CCS)心绞痛严重度分级(表 4-7)。

表 4-7　加拿大心血管学会(CCS)心绞痛严重度分级

分级	内容
Ⅰ级	一般体力活动不引起心绞痛,例如行走和上楼,但紧张、快速或持续用力可引起心绞痛的发作
Ⅱ级	日常体力活动稍受限制,快步行走或上楼、登高、饭后行走或上楼、寒冷或风中行走、情绪激动可发作心绞痛或仅在睡醒后数小时内发作。在正常情况下以一般速度平地步行 200 m 以上或登一层以上的楼梯受限
Ⅲ级	日常体力活动明显受限,在正常情况下以一般速度平地步行 100～200 m 或登一层楼梯时可发作心绞痛
Ⅳ级	轻微活动或休息时即可以出现心绞痛症状

1.临床特点

与老年 AMI 临床特点相同,其症状常不典型,老年患者疼痛部位不典型发生率 35.4%,明显高于中青年 11%,疼痛部位可以在牙齿与上腹部之间的任何部位,尤其是老年患者更易合并其他症状而误诊为其他疾病,如食欲缺乏、疲倦、胃部灼热感、出汗等。但是,老年患者一般病史较长,详细询问病史有助于疾病的诊断,并且需要与消化道疾病、肺病、颈椎病等进行鉴别诊断。

2.诊断

(1)心电图:心绞痛发作时的心电图对诊断很有帮助,ST-T 的变化有助于心肌缺血的诊断。老年人因高龄多合并其他器官功能不全、运动不便,不适合进行运动负荷试验,而动态心电图进行长时间的监测,有利于老年患者心绞痛的诊断。

(2)超声心动图:超声心动图存在室壁节段运动和老年性瓣膜改变,如重度主动脉瓣狭窄,也有助于老年患者心绞痛的诊断。

(3)核素心肌灌注扫描:为协助诊断 CHD 的检查之一,其优势包括可以评估心肌缺血风险及陈旧梗死面积、评估左心室射血分数、准确定位心肌缺血区域,缺点为费时费力且价格较高。其敏感性为 89%,特异性为 75%。

(4)CT 冠状动脉造影:CT 冠状动脉造影为显示冠状动脉病变及形态的无创检查方法,有较高阴性预测价值。若 CT 冠状动脉造影未见狭窄病变,一般可不进行有创检查。但 CT 冠状动脉造影对狭窄病变及程度的判断仍有一定限度,特别是当钙化存在时会显著影响狭窄程度的判断,而钙化在老年冠心病患者中相当普遍,因此,仅能作为参考。

(5)冠状动脉造影:冠状动脉造影虽然为有创检查,但仍然是用来诊断冠状动脉解剖异常及动脉粥样硬化程度的金标准。如果条件允许且后续的血运重建术可以实行则应行冠状动脉造影。中国慢性稳定型心绞痛诊断与治疗指南强调冠状动脉造影对于糖尿病、>65 岁老年患者、>55 岁女性胸痛患者临床价值更大,因此,老年患者如无禁忌,应重视冠状动脉造影在临床上的应用。

3.治疗

(1)药物治疗:药物治疗是慢性稳定型心绞痛治疗的主要措施,改善缺血、缓解症状和改善远期预后是主要原则。中国慢性稳定型心绞痛诊断与治疗指南将治疗心绞痛的药物分为两大类型:缓解症状的药物和改善预后的药物。

缓解症状的药物:主要包括三类,即硝酸酯类药物、β 受体阻滞剂和 CCB,其中 β 受体阻滞剂兼有减轻症状及改善预后两方面的作用。①硝酸酯类:硝酸酯类药为内皮依赖性血管扩张剂,能减少心肌需氧和改善心肌灌注,从而改善心绞痛症状。舌下含服或喷雾用硝酸甘油仅作为心绞痛发作时缓解症状用药,也可在运动前数分钟使用,以减少或避免心绞痛发作。长效硝酸酯制剂用于减低心绞痛发作的频率和程度,并可能增加运动耐量。长效硝酸酯类不适宜用于心绞痛急性发作的治疗,而适宜用于慢性长期治疗。对由老年严重主动脉瓣狭窄或肥厚型梗阻性心肌病引起的心绞痛,不宜用硝酸酯制剂。②CCB:CCB 通过改善冠状动脉血流和减少心肌耗氧起缓解心绞痛作用,对变异型心绞痛或以冠状动脉痉挛为主的心绞痛,钙通道阻滞剂是一线药物。地尔硫草和维拉帕米能减慢房室传导,常用于伴有心房颤动或心房扑动的心绞痛患者,这两种药不应用于已有严重心动过缓、高度房室传导阻滞和病态窦房结综合征的患者。老年稳定型心绞痛常合并心力衰竭可选择氨氯地平或非洛地平。③曲美他嗪:通过调节心肌能源底物,抑制脂肪酸氧化,优化心肌能量代谢,改善心肌缺血及左心功能,缓解心绞痛。④尼可地尔:一种钾通道开放剂,与硝酸酯类制剂具有相似药理特性,对稳定型心绞痛治疗可能有效。⑤流感疫苗:ESC 冠心病指南建议慢性稳定型心绞痛的老年患者每年至少接种流感疫苗一次。

改善预后的药物:主要包括阿司匹林、氯吡格雷、β 受体阻滞剂等。①阿司匹林:所有患者只要没有禁忌证都应该服用。随机对照研究证实了慢性稳定型心绞痛患者服用阿司匹林可降低心肌梗死、脑卒中或心血管死亡的风险。阿司匹林的最佳剂量范围为 75～150 mg/d。其主要不良反应为胃肠道出血或对阿司匹林过敏。不能耐受阿司匹林的患者,可改用氯吡格雷作为替代治疗。②氯吡格雷:主要用于支架置入以后及对阿司匹林有禁忌证的患者。③β 受体阻滞剂:推荐使用无内在拟交感活性的 β 受体阻滞剂,如美托洛尔、比索洛尔等。β 受体阻滞剂的使用剂量应个体化,从较小剂量开始,逐渐增加剂量,以能缓解症状、静息心率不低于 50 次/分为宜。对不能耐受 β 受体阻滞剂或心率控制不佳的患者近来推荐使用依伐布雷定,可选择性抑制窦房结起搏电流,减低心率和心肌耗氧量,而对心肌收缩和血压无影响。

(2)调脂治疗:从总胆固醇(TC)<4.68 mmol/L 开始,TC 水平与发生冠心病事件呈连续的分级关系,最重要的危险因素是低密度脂蛋白胆固醇(LDL-C)。他汀类药物治疗还有延缓斑块进展,稳定斑块、抗炎、免疫抑制等多效性作用。冠心病患者控制 LDL-C 的目标值应<2.60 mmol/L(100 mg/dL)。为达到更好的调脂效果,在他汀类治疗基础上,可加用胆固醇吸收抑制剂依扎麦布。对于老年患者,在应用他汀类药物时,应严密监测谷丙转氨酶及肌酸激酶等生化指标,及时发现药物可能引起的肝脏损害和肌病。

(3)血管紧张素转换酶抑制剂(ACEI):在稳定型心绞痛患者中,合并糖尿病、心力衰竭或左心室收缩功能不全的高危患者应该使用 ACEI。所有冠心病患者均能从 ACEI 治疗中获益,但低危患者获益可能较小。

(4)血运重建。①PCI:慢性稳定型冠心病的有效治疗措施,其死亡风险<5%,首选推荐第二代药物洗脱支架(DES),可减少支架内血栓发生率。建议置入新一代 DES 的患者维持 6～12 个月的双联抗血小板治疗,对于高出血风险等特殊情况的患者 1～3 个月双抗也是可行的。血流储备分数(FFR)>0.8 的患者,首选药物治疗,不推荐血运重建,FFR≤0.8 的患者可从 PCI 联合最佳药物治疗上获益。②冠状动脉旁路移植术(CABG):内乳动脉桥明显优于静脉桥,能提高患者的存活率。双支内乳动脉移置获益更大,尤其是糖尿病患者。桡动脉已被作为第二移植动脉。③血运重建的一般原则:于慢性稳定型心绞痛患者血运重建应根据患者冠状动脉的解剖情况、缺血程度、症状、获益以及预后进行评价,优先考虑血运重建的临床情况包括以下 5 条。合理药物治疗难以控制的心绞痛;心肌梗死后心绞痛;左心功能不全;多支血管病和大范围心肌缺血(>10%);左主干狭窄>50%。由于 CABG 术中及术后并发症发生率高,且该类患者常多病共存,手术耐受性差,故老年慢性稳定型心绞痛患者在临床中更易优选 PCI 治疗。

(二)不稳定型心绞痛

其临床特点和治疗特点与急性 NSTEMI 相类似,指南中多将其合并推荐统称为非 ST 段抬高型急性冠状动脉综合征(NSTE-ACS)。此类患者不宜溶栓,而以抗凝和抗血小板治疗为主。

(王 涛)

第五节　限制型心肌病

限制型心肌病(restrictive cardiomyopathy,RCM)以一侧或双侧心室充盈受限和舒张期容量降低为特征,收缩功能和室壁厚度正常或接近正常,可见间质纤维化。其病因为特发性、心肌淀粉样变性、心内膜病变伴或不伴嗜酸性细胞增多症。无论在西方国家或我国,RCM 都是少见的。男女之比为 3∶1,发病年龄多在 15～50 岁。

一、病因

RCM 的病因目前仍未阐明,可能与非化脓性感染、体液免疫反应异常、变态反应和营养代谢不良等有关。最近报道本病可以呈家族性发病,可伴有骨骼肌疾病和房室传导阻滞。心肌淀粉样变性是继发性限制型心肌病的常见原因。

二、病理

在疾病早期阶段,心肌活检可见心内膜增厚,内膜下心肌细胞排列紊乱、间质纤维化。随着病情的进展,患者的心内膜明显增厚,外观呈珍珠样白色,质地较硬,致使心室壁轻度增厚。这种损害首先累及心尖部,继而向心室流出道蔓延,可伴有心室内附壁血栓形成。患者心脏的心室腔可无增大,心房增大与心室顺应性减低有关。冠状动脉很少受累。在病变发展到严重阶段,心内膜增厚和间质纤维化显著,组织学变化为非特异性。

三、临床表现

临床表现可分为左心室型、右心室型和混合型,以左心室型最常见。在早期阶段,患者可无症状,随着病情进展出现运动耐量降低、倦怠、乏力、劳力性呼吸困难和胸痛等症状,这主要是由于 RCM 患者心排血量不能随着心率加快而增加所致。左心室型早期可出现左心功能不全的表现,如易疲劳、呼吸困难、咳嗽及肺部湿啰音等。右心室型及混合型则以右心功能不全为主,如颈静脉怒张、吸气时颈静脉压增高(Kussmaul 征)、肝大、腹水、下肢或全身水肿。心脏可闻及第三心音奔马律。当二尖瓣或三尖瓣受累时,可出现相应部位的收缩期反流性杂音,心房压力增高和心房扩大可导致心房颤动。发生栓塞者并非少见。此外,血压常偏低,脉压小。除有心力衰竭和栓塞表现外,可发生猝死。

四、辅助检查

(一)心电图检查
ST 段及 T 波非特异性改变。部分患者可见 QRS 波群低电压、病理性 Q 波、束支传导阻滞、心房颤动和病窦综合征等心律失常。

(二)胸部 X 线检查
心影正常或轻中度增大,可有肺淤血表现,偶见心内膜钙化影。

(三)超声心动图检查
心室壁增厚和重量增加,心室腔大致正常,心房扩大。约 1/3 的病例有少量心包积液。较严重的病例可有附壁血栓形成。多普勒心动图的典型表现是舒张期快速充盈随之突然终止。

(四)心导管检查
心房压力曲线出现右房压升高和快速的 Y 下陷;左心充盈压高于右心充盈压;心室压力曲线上表现为舒张早期下降和中晚期高原波;肺动脉高压。

(五)心内膜心肌活检
右心室活检可证实嗜酸性细胞增多症患者的心内膜心肌损害,对心内膜弹力纤维增生症和原发性限制型心肌病的组织学诊断具有重要价值。

五、诊断和鉴别诊断

RCM 临床诊断比较困难。对于出现倦怠、乏力、劳力性呼吸困难、胸痛、腹水、水肿等症状，心室没有明显扩大而心房扩大的患者，应考虑本病。心内膜心肌活检有助于确定限制型心肌病，属原发性和继发性。本病主要与缩窄性心包炎鉴别诊断。

六、治疗

限制型心肌病缺乏特异性治疗方法，其治疗原则包括缓解临床症状，改善心脏舒张功能，纠正心力衰竭，针对原发病的治疗。

（一）对症治疗

1.改善心室舒张功能

（1）钙通道阻滞剂可以防止心肌细胞钙超负荷引起的细胞僵直，改善心室舒张期顺应性，降低心室舒张末压，从而改善心室舒张功能。可试用地尔硫䓬 30 mg，每天 3 次；或氨氯地平 5 mg，每天 1 次；或尼群地平 10 mg，每天 2 次。

（2）β-受体阻滞药能减慢心率，延长心室充盈时间，减少心肌耗氧量，降低室壁张力，从而有利于改善心室舒张功能。美托洛尔从小剂量开始（6.25 mg，每天 2 次），酌情逐渐增加剂量。

（3）ACEI 可以常规应用，如卡托普利 12.5 mg，每天 2 次；培哚普利 4 mg，每天 1 次；或贝那普利 5～10 mg，每天 1 次。

（4）利尿药能有效地降低心脏前负荷，减轻肺循环和体循环淤血，降低心室充盈压，改善患者气急和易疲乏等症状。

2.洋地黄类药物

对于伴有快速性房颤或心力衰竭的患者，可选用洋地黄制剂，使用时必须小剂量和谨慎观察。

3.抗心律失常治疗

发生房颤者较常见，可选用胺碘酮转复和维持心律。对于严重的缓慢性心律失常患者，可置入永久性心脏起搏器。

4.抗凝治疗

为防止血栓形成，应给予阿司匹林抗血小板药物治疗。心腔内附壁血栓形成者，应尽早给予华法林或肝素治疗。

（二）特殊治疗

对嗜酸性细胞增多症及其引起的心内膜心肌病变，皮质激素（泼尼松）和羟基脲或其他细胞毒性药物，能有效地减少嗜酸性粒细胞，阻止内膜心肌纤维化进展。最近报道，联合应用泼尼松和秋水仙碱对淀粉样变性有一定疗效，心、肾功能损害较小。

（三）手术治疗

对严重的内膜心肌纤维化可行心内膜剥脱术，切除纤维性心内膜。伴有瓣膜反流者，可行人工瓣膜置换术。对于附壁血栓者，行血栓切除术。

七、预后

本病预后不良。有报道认为,手术后难治性心力衰竭可显著好转,术后随访 2～7 年未见纤维化病变复发。

(王 涛)

第六节 扩张型心肌病

扩张型心肌病是以一侧或双侧心腔扩大,收缩性心力衰竭为主要特征的一组疾病。病因不明者称为原发性扩张型心肌病,由于主要表现为充血性心力衰竭,以往又被称为充血性心肌病,该病常伴心律失常,五年存活率低于 50%,发病率为(5～10)/10 万,近年来有增高的趋势,男多于女,男女比例为 2.5:1。

一、病因

(一)遗传因素

遗传因素包括单基因遗传和基因多态性。前者包括显性和隐性两种,根据基因所在的染色体进一步分为常染色体和性染色体遗传。致病基因已经清楚者归为家族性心肌病,未清楚而又有希望的基因是编码dystrophin和 cardiotrophin-1 的基因。基因多态性目前以 ACE 的 DD 型研究较多,但与原发性扩张型心肌病的关系尚有待进一步证实。

(二)病毒感染

主要是柯萨奇病毒,此外尚有巨细胞病毒、腺病毒(小儿多见)和埃柯病毒等。以柯萨奇病毒研究较多。病毒除直接引起心肌细胞损伤外,尚可通过免疫反应,包括细胞因子和抗体损伤心肌细胞。

(三)免疫障碍

免疫障碍分两大部分:一是引起机体抵抗力下降,机体易于感染,尤其是嗜心肌病毒如柯萨奇病毒感染;二是以心肌为攻击靶位的自身免疫损伤,目前已知的有抗 β-受体抗体,抗 M-受体抗体,抗线粒体抗体,抗心肌细胞膜抗体,抗 ADP/ATP 载体蛋白抗体等。有些抗体具强烈干扰心肌细胞功能作用,如抗β-受体抗体的儿茶酚胺样作用较去甲肾上腺素强 100 倍以上,抗 ADP/ATP 抗体严重干扰心肌能量代谢等。

(四)其他

某些营养物质、毒物的作用或叠加作用应注意。

二、病理及病理生理

(一)大体解剖

心腔大、室壁相对较薄、附壁血栓,瓣膜及冠状动脉正常,随着病情发展,心腔逐渐变为球形。

(二)组织病理

心肌细胞肥大、变长、变性坏死、间质纤维化。组化染色(抗淋巴细胞抗体)淋巴细胞增多,约46%符合 Dallas 心肌炎诊断标准。

(三)细胞病理(超微结构)

(1)收缩单位变少,排列紊乱。

(2)线粒体增多变性,细胞化学染色示线粒体嵴排列紊乱、脱失及融合;线粒体分布异常,膜下及核周分布增多,而肌纤维间分布减少。

(3)脂褐素增多。

(4)严重者心肌细胞空泡变性,脂滴增加。

在上述病理改变的基础上,原发扩张型心肌病的病理生理特点可用一句话概括:收缩功能障碍为主,继发舒张功能障碍。扩张型心肌病的可能发生机制见图4-3。

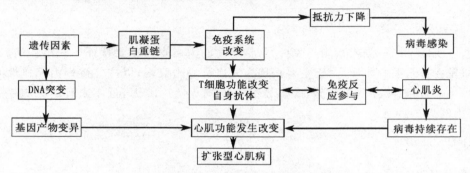

图 4-3　扩张型心肌病发病机制

三、临床表现

(1)充血性心力衰竭的临床表现。

(2)心律失常:快速、缓慢心律失常及各种传导阻滞,以室内阻滞较有特点。

(3)栓塞:以肺栓塞多见。绝大部分是细小动脉多次反复栓塞,表现为少量咯血或痰中带血,肺动脉高压等。周围动脉栓塞在国内较少见,可表现为脑、脾、肾、肠系膜动脉及肢体动脉栓塞。有栓塞者预后一般较差。

四、辅助检查

(一)超声心动图检查

房室腔内径扩大,瓣膜正常,室壁搏动减弱、呈"大腔小口"样改变是其特点。早期仅左室和左房大,晚期全心大。可伴二、三尖瓣功能性反流,很少见附壁血栓。

(二)ECG 检查

QRS 可表现为电压正常、增高(心室大)和减低。有室内阻滞者 QRS 增宽。可见病理性 Q 波,多见于侧壁和高侧壁。左室极度扩大者,胸前导联 R 波呈马鞍形改变,即 V_3、V_4 呈 rS,$V_{1R} > V_{2R}$,$V_{5R} > V_{4R} > V_{3R}$。可见继发 ST-T 改变。有各种心律失常,常见的有室早、室性心动过速、房室传导阻滞、室内传导阻滞、心房颤动、心房扑动等。

(三)X 线检查

普大心影,早期肺淤血明显,晚期由于肺动脉高压和(或)右心衰竭,肺野透亮度可增加,肺淤血不明显,左、右室同时衰竭者肺淤血也可不明显。伴有心力衰竭者常有胸腔积液,以右侧或双侧多见,单左侧胸腔积液十分少见。

(四)SPECT检查

核素心血池显像示左室舒张末容积(EDV)扩大,严重者可达800 mL,EF下降<40%,严重者仅3%～5%,心肌显像左室大或左、右室均大,左室壁显影稀疏不均,呈花斑样。

(五)心肌损伤标志

CK-MB、cTnT、cTnI可增高。心肌损伤标志阳性者往往提示近期疾病活动、心力衰竭加重,也提示有病毒及免疫因素参加心肌损伤。

(六)其他检查

其他检查包括肝功、肾功、血常规、电解质、红细胞沉降率异常等。

五、诊断及鉴别诊断

原发性扩张型心肌病目前尚无公认的诊断标准。可采用下列顺序:①心脏大,心率快,奔马律等心力衰竭表现;②EF<40%(UCG、SPECT、LVG);③超声心动图表现为"大腔小口"样改变,左室舒张末内径指数≥27 mm/m²,瓣膜正常;④SPECT示EDV增大,心肌显像呈花斑样改变;⑤以上表现用其他原因不能解释,即除外继发性心脏损伤。在临床上遇到难以解释的充血性心力衰竭首先应想到本病,通过病史询问、查体及上述检查符合①～④,且仍未找到可解释的原因即可诊断本病。

鉴别诊断:①应与所有引起心脏普大的原因鉴别;②ECG有病理性Q波者应与陈旧性心梗鉴别。

六、治疗

与心力衰竭治疗基本相同,但强调的是β受体阻滞剂及保护心肌药物(如辅酶Q_{10}、B族维生素)的应用。

(王 涛)

第七节 肥厚型心肌病

肥厚型心肌病是指心室壁明显肥厚而又不能用血流动力学负荷解释,或无引起心室肥厚原因的一组疾病。肥厚可发生在心室壁的任何部位,可以是对称性,也可以是非对称性,室间隔、左室游离壁及心尖部较多见,右室壁罕见。根据有无左室内梗阻,可分为梗阻性和非梗阻性。根据梗阻部位又可分为左心室中部梗阻和左室流出道梗阻,后者又称为特发性肥厚型主动脉瓣下狭窄,以室间隔明显肥厚,左室流出道梗阻为其特点,此种类型约占肥厚型心肌病的1/4。

一、病因

本病30%～40%有明确家族史,余为散发。梗阻性肥厚型心肌病有家族史者更多见,可高达60%左右。目前认为是常染色体显性遗传疾病,收缩蛋白基因突变是主要的致病因素。儿茶酚胺代谢异常、高血压和高强度体力活动可能是本病的促进因素。

二、病理生理

收缩功能正常乃至增强,舒张功能障碍为其共同特点。梗阻性肥厚型心肌病在心室和主动脉之间可出现压力阶差,在心室容量和外周阻力减小、心脏收缩加强时压力阶差增大。

三、临床表现

与发病年龄有关,发病年龄越早,临床表现越严重。部分可无任何临床表现,仅在体检或尸检时才发现。心悸、劳力性呼吸困难、心绞痛、劳力性晕厥、猝死是常见的临床表现。目前认为,晕厥及猝死的主要原因是室性心律失常,剧烈活动是其常见诱因。心脏查体可见心界轻度扩大,有病理性第四心音。晚期由于心房扩大,可发生心房颤动。也有少数演变为扩张型心肌病者,出现相应的体征。梗阻性肥厚型心肌病可在胸骨左缘 3~4 肋间和心尖区听到粗糙混合性杂音,该杂音既具喷射性杂音的性质,亦有反流性杂音的特点。目前认为,该杂音系不对称肥厚的室间隔造成左室流出道梗阻,血液高速流过狭窄的左室流出道,由于 Venturi 效应(流体的流速越快,压力越低)将二尖瓣前叶吸引至室间隔,加重梗阻,同时造成二尖瓣关闭不全所造成的。该杂音受心肌收缩力、左心室容量和外周阻力影响明显。凡能增加心肌收缩力、减少左心室容量和外周阻力的因素均可使杂音加强,反之则减弱。如含服硝酸甘油片或体力活动使左室容量减少或增加心肌收缩力,均可使杂音增强,使用 β-受体阻滞剂或下蹲位,使心肌收缩力减弱或左室容量增加,则均可使杂音减弱。

四、辅助检查

(一)心电图检查

最常见的表现为左心室肥大和继发性 ST-T 改变,病理性 Q 波亦较常见,多出现在 II、III、aVF、aVL、V_5、V_6 导联,偶有 V_{1R} 增高。上述改变可出现在超声心动图发现室壁肥厚之前,其机制不清。以 V_3、V_4 为中心的巨大倒置 T 波是心尖肥厚型心肌病的常见心电图表现。此外,尚有室内阻滞、心房颤动及期前收缩等表现。

(二)超声心动图检查

对本病具诊断意义,且可以确定肥厚的部位。梗阻性肥厚型心肌病室间隔厚度与左室后壁之比≥1.3(图 4-4A、B、D);室间隔肥厚部分向左室流出道突出,二尖瓣前叶在收缩期前向运动(systolic anterior motion,SAM)(图 4-4C)。主动脉瓣在收缩期呈半开放状态。二尖瓣多普勒超声血流图示A 峰＞E 峰,提示舒张功能低下。

(三)心导管检查和心血管造影

左室舒张末压升高,左室腔与左室流出道压力阶差大于 2.7 kPa(20 mmHg)者则可诊断梗阻存在。Brockenbrough 现象为梗阻性肥厚型心肌病的特异性表现。该现象是指具完全代偿期间的室早后心搏增强、心室内压增高而主动脉内压降低的反常现象。这是由于心搏增强加重左室流出道梗阻造成。心室造影显示左室腔变形,呈香蕉状(室间隔肥厚)、舌状或黑桃状(心尖肥厚)。冠状动脉造影多为正常,供血肥厚区域的冠状动脉分支常较粗大。

(四)同位素心肌显像

可显示肥厚的心室壁及室壁显影稀疏,提示心肌代谢异常。此与心脏淀粉样变性心室壁厚而显影密度增高相鉴别。

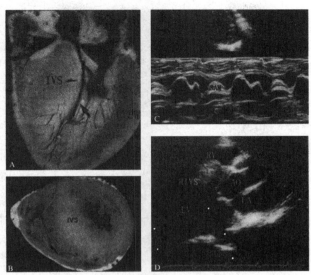

图 4-4 肥厚型心肌病

A:心脏纵切面观,室间隔厚度与之比＞1.3;B:梗阻性肥厚心肌病横断面;C:梗阻性肥厚心肌病 M
超声心动图 SAM 征;D:左室游离壁梗阻性肥厚心肌病 B 型超声心动图HIVS征象,HIVS:室间隔
肥厚 RV:右心室,LV:左心室,IVS:室间隔,AO:主动脉 LVPW:左室后壁,SAM:收缩期前向运动。

(五)心肌 MRI

可显示心室壁肥厚和心腔变形。

(六)心内膜心肌活检(病理改变)

心肌细胞肥大、畸形、排列紊乱。

五、诊断及鉴别诊断

临床症状、体征及心电图可提供重要的诊断线索。诊断主要依靠超声心动图、同位素心肌显
像、心脏 MRI 等影像学检查,心导管检查对梗阻性肥厚型心肌病亦具诊断意义,而 X 线心脏拍
片对肥厚型心肌病诊断帮助不大。心绞痛及心电图 ST-T 改变需与冠心病鉴别。心室壁肥厚需
与负荷过重引起的室壁肥厚及心脏淀粉样变性室壁肥厚鉴别。冠心病缺乏肥厚型心肌病心室壁
肥厚的影像特征,通过冠状动脉造影可显示冠状动脉狭窄。后负荷过重引起的心室壁肥厚可查
出后负荷过重疾病,如高血压、主动脉狭窄、主动脉缩窄等;心脏淀粉样变性心室壁肥厚时,心电
图表现为低电压,可资鉴别。

六、治疗及预后

基本治疗原则为改善舒张功能,防止心律失常的发生。可用 β-受体阻滞剂及主要作用于心
脏的钙通道阻滞剂。对重症梗阻性肥厚型心肌病[左室腔与左室流出道压力阶差≥8.0 kPa
(60 mmHg)]患者可安装 DDD 型起搏器,室间隔化学消融及手术切除肥厚的室间隔心肌等方法
治疗。本病的预后因人而异。一般而言,发病年龄越早,预后越差。成人多死于猝死,小儿多死
于心力衰竭,其次是猝死。家族史阳性者猝死率较高。应指导患者避免剧烈运动、持重及屏气,
以减少猝死发生。

（王　涛）

第八节 心包积液

一、急性心包炎所致心包积液

(一)病因

急性心包炎(acute pericarditis)是由心包脏层和壁层急性炎症引起的综合征。临床特征包括胸痛、心包摩擦音和一系列异常心电图变化。急性心包炎临床表现具有隐袭性,极易漏诊。急性心包炎的病因较多,可来自心包本身疾病,也可为全身性疾病的一部分,临床上以结核性、非特异性、肿瘤性者为多见,全身性疾病如系统性红斑狼疮、尿毒症等病变易累及心包引起心包炎。

(二)病理

急性心包炎根据病理变化,可分为纤维蛋白性亦即干性心包炎和渗液性心包炎。后者可为浆液纤维蛋白性、浆液血性、化脓性等不同类型,急性纤维蛋白性心包炎时,心包的壁层和脏层有纤维蛋白、白细胞和少量内皮细胞构成的渗出物,渗出物可局限于一处,或布满整个心脏表面,但渗出物量一般不很大,若其中液体量增加,则转变为浆液纤维蛋白性渗液,其量可增至 2～3 L。其外观通常为黄而清的液体,有时因有白细胞及脱落的内皮细胞而变混浊,若红细胞含量多则呈血色,为浆液血性渗液。渗液性质可随不同的病因而各具特色,结核心包炎,为纤维蛋白性或浆液血性,量较大,存在时间长,可达数月或更久,渗液吸收后心包脏层和壁层可增厚、粘连而形成缩窄性心包炎;化脓性心包炎渗液含有大量多形核白细胞,成为稠厚的脓液;肿瘤引起的渗液多为血性,红细胞较多伴肿瘤细胞。急性心包炎时心外膜下心肌亦可受累,如范围较广可称之为心肌心包炎。若心包炎的病变严重,炎症可波及纵隔、横膈及胸膜。心包积液一般在数周至数月内吸收,但可伴随发生壁层与脏层的粘连、增厚及缩窄,也可在较短时间内大量聚集产生心脏压塞。

(三)病理生理

急性纤维蛋白性心包炎不会影响血流动力学,若渗出性心包炎渗液量大,可使心包腔内压力升高,导致血流动力学发生相应变化。当心包腔内压力高至一定程度,心室舒张充盈受限,引起体循环静脉压、肺静脉压增高,心排血量减少等心脏受压症状,称为心脏压塞。心脏压塞的发生与心包积液量的大小,积液的性质,积液蓄积的速度,心包的柔韧性及心肌功能等多种因素有关。大量渗液固然可使心包内压大幅上升,引起心脏压塞症状和体征,然而短期内快速增长的少量浆液,即使仅有 200～300 mL 也可造成心脏舒张功能障碍,产生心脏压塞。

(四)临床表现

1.症状

可出现全身症状,如发热、出汗、乏力、焦虑等。最主要的症状为胸痛,尤以急性非特异性心包炎和感染性心包炎时多见;缓慢发展的结核性心包炎或肿瘤性心包炎则不明显。心包炎时胸痛轻重不等,有的疼痛性质较尖锐,位于心前区,可放射至颈部、左肩、左臂、左肩胛骨,有时也可下达上腹部,这类疼痛除心包受累外,胸膜也被波及,所以是胸膜性疼痛,和呼吸运动有关,常因咳嗽或深呼吸而加重。有的是一种沉重的压榨样胸骨后疼痛,与心绞痛或心肌梗死相似,可能与冠状动脉内心神经输入纤维受刺激有关。也有少数患者胸痛可随着每次心脏跳动而发生,以心脏左缘及左肩部明显。上述不同类型的胸痛有时可同时存在。

2.体征

急性纤维蛋白性心包炎的典型体征是心包摩擦音,在心前区可听到心脏收缩期和舒张期都有的双相声音(它不出现在心音之后),往往盖过心音,较表浅,是因心包表面有纤维蛋白渗出,在心脏搏动时不光滑的心包与心脏间的摩擦所致。双相来回粗糙的摩擦音有时需与主动脉瓣的收缩期、舒张期杂音相区别。有时摩擦音很轻而多被漏诊。它持续时间长短不等,有的持续数小时,但可重新出现,也有持续数天或数周之久,结核性心包炎持续时间较长,尿毒症心包炎持续时间较短。如出现渗液,心包摩擦音可消失。

3.辅助检查

(1)实验室检查:结果取决于致病因素。一般都有白细胞计数增加,红细胞沉降率加速等炎症性反应。心包穿刺液的实验室检查,有助于病因学诊断。结核性心包炎渗液,常为血性,比重高,蛋白阳性,可找到结核杆菌;肿瘤心包积液除为血性外尚可找到肿瘤细胞。因此心包渗液都应行穿刺液的常规化验。

(2)心电图检查:急性心包炎因累及心包脏层下的心肌和心包渗液的影响,可出现一系列心电图变化。①ST段和T波改变:与心外膜下心肌缺血、损伤和复极延迟有关;急性心包炎的ST-T呈现动态变化,可分4个阶段:ST段呈弓背向下抬高,T波振幅增高,急性心包炎一般为弥漫性病变,上述改变可出现于除aVR和V_1外的所有导联,持续2天到2周,V_6的J/T≥0.25;几天后ST段回复到等电位线,T波低平;T波呈对称型倒置并达最大深度,无对应导联相反的改变(除aVR和V_1直立外),可持续数周、数月或长期存在;T波恢复直立,一般在3月内;病变较轻或局限时可有不典型改变,出现部分导联的ST段、T波的改变和仅有ST段或T波改变。②PR段移位:除aVR和V_1导联外,PR段压低,提示心包膜下心房肌受损。③QRS波低电压和电交替。④心律失常:窦性心动过速多见,部分发生房性心律失常,如房性期前收缩、房性心动过速、心房扑动或心房纤颤,在风湿性心包炎时可出现不同程度的房室传导阻滞。

(3)其他:X线、超声心动图、磁共振成像等检查对渗出性心包炎有重要价值。

(五)诊断和鉴别诊断

急性心包炎的诊断可依据症状、体征、X线和超声心动图作出诊断,有明显胸痛伴全身反应如发热等症状时要考虑到本病的可能,若听到心包摩擦音则诊断可肯定,但心包摩擦音延续时间长短不一,故应反复观察以免漏诊。患者有呼吸困难、心动过速、心浊音界扩大及静脉瘀血征象时,应想到心包渗液的可能,经X线和超声心动图检查一般都能确立诊断。如怀疑急性心包炎,检查发现心电图异常表现者,应注意和早期复极综合征、急性心肌缺血相鉴别。不同病因的心包炎临床表现有所不同,治疗也不同,因此,急性心包炎诊断确立后,尚需进一步明确病因,为治疗提供方向,至于不同病因所致心包炎的临床特点详后。

(六)治疗

急性心包炎的治疗包括病因治疗和对症治疗。患者应卧床休息,胸痛者可给予吲哚美辛,阿司匹林,必要时可用吗啡类药物和糖皮质类激素;有急性心脏压塞时,行心包穿刺术以解除压迫症状。化脓性心包炎除用抗生素外,一般需行心包引流术。全身性疾病引起者则根据原发病进行治疗。少数病例反复发生心包渗液可考虑心包切除术。

二、慢性和复发性心包炎所致心包积液

慢性心包炎(病史3月以上)包括渗出性、粘连性和缩窄性心包炎,重要的是对炎性渗出和非

炎性心包积液(心力衰竭时)的鉴别,其临床表现与慢性心脏压塞及残余心包炎症的程度有关,通常仅有胸痛、心悸和疲乏等轻微症状。

慢性心包炎的临床诊断类似于急性心包炎,对病因明确者治疗成功率高,如结核、弓形体病、黏液水肿、自身免疫病和全身性疾病,对症治疗方面同急性心包炎,同样,心包穿刺可用于诊断和治疗目的,对自身反应性心包炎,心包内滴注非吸收性皮质激素晶体非常有效。慢性心包炎若频繁复发,心包胸膜穿通术和经皮球囊心包切开术可能适用,一旦出现大量心包积液,应考虑行心包切除术。

复发性心包炎分为间断型和持续型。间断型:未经治疗,存在无症状期,后者可长可短。持续型:抗炎药治疗中断导致复发。

导致复发的机制有:①自身免疫性心包炎患者抗炎药或皮质激素的剂量和(或)疗程不足;②早期皮质激素治疗使心包组织病毒 DNA/RNA 复制增多,导致病毒抗原暴露增加;③再感染;④结缔组织病恶化。复发性心包炎的特征性表现为心前区疼痛,其他临床表现包括发热、心包摩擦音、呼吸困难及红细胞沉降率增快,亦可出现心电图的异常变化,很少出现心脏压塞或心包缩窄。

复发性心包炎患者应限制剧烈运动,饮食治疗同急性心包炎。老年患者应避免使用吲哚美辛,因其可减少冠状动脉血流。秋水仙碱与微管蛋白结合,抑制细胞核有丝分裂及多形核细胞功能,干扰细胞间胶原移动,因而对复发性心包炎有效,尤其在非甾体抗炎药(NSAIDs)和皮质激素无效时,推荐剂量为 2 mg,1~2 天,随后 1 mg/d。用皮质激素时,应避免剂量不足和撤药太快,推荐方案为泼尼松(强的松)1.0~1.5 mg/kg,至少用 1 月,撤药时间不少于 3 月,如撤药期间症状复发,返回前次剂量 2~3 周后,再开始逐渐减量,撤药行将结束时,建议加用消炎药秋水仙碱或 NSAIDs,皮质激素疗效不佳时,可加用硫唑嘌呤或环磷酰胺。药物疗效不佳、症状严重且复发率高者,在停用激素数周后方可考虑心包切除术,心包切除术后再复发者可能是心包切除不完全所致。

三、不伴心脏压塞的心包积液

(一)病因

正常心包腔有 20~50 mL 液体,为血浆的超滤液,大于 50 mL 称为心包积液,分为漏出液和渗出液。渗出液包括浆液纤维蛋白性(蛋白浓度 2~5 g/dL、化脓性、浆液血性(血细胞比容约10%)、血性(血细胞比容>10%)。另外还有胆固醇及乳糜性积液。渗出性心包积液常见于急性非特异性心包炎、结核、肿瘤、放射治疗及创伤等。药物和结缔组织病、心包切开术后综合征和Dressler 综合征等也占一定比例。艾滋病是新出现的心包积液的原因。

(二)诊断

1.临床表现

心包积液的症状和体征与积液增长速度、积液量和心包伸展特性有关。少量心包积液,增长速度慢,心包腔内压力升高不显著,可无任何症状。大量心包积液压迫周围组织和器官可产生各种症状,如呼吸困难、咳嗽、吞咽困难、声音嘶哑、呃逆等。心包积液少于 150 mL 可无阳性体征。积液量多时,心浊音界向两侧扩大;心底部浊音界卧位时增宽,坐位时缩小,呈三角形;心尖冲动消失;听诊心音低而遥远或有心包摩擦音;左肩胛角下触觉语颤增强、叩诊呈浊音、可闻及支气管呼吸音,称为 Ewart 征,为心包积液压迫左下肺叶所致。

2.超声心动图检查

超声心动图检查对心包积液诊断极有价值,积液超过 50 mL 即可发现,小量心包积液以 M 型超声心动图像较清晰。由于心脏形状很不规则,心包积液分布也不均匀很难精确计算,为临床需要分为小、中和大量心包积液。二维超声心动图检查,少量积液的液性暗区在左室后外侧壁及心尖;中量积液扩展到后壁,暗区大于 1 cm,特别在收缩期;大量心包积液右心室前壁见暗区,右房受压,在心动周期中暗区围绕心脏。超声心动图检查可提示心包有无粘连,有无分隔性积液,还能观察到心包厚度及心内结构,心脏大小,确定心包穿刺位置。

3.胸部 X 线检查

心包积液在 250～300 mL 时,心影可在正常范围,中至大量心包积液时心影普遍向两侧扩大,心脏正常弧度消失,上腔静脉影增宽,主动脉影变短,呈烧瓶状,心脏搏动明显减弱,肺野清晰。

4.实验室检查

心包液实验室检查包括生物化学、细菌学、细胞学和免疫学等。

5.CT 和 MR 检查

CT 扫描很容易发现心包积液,少于 50 mL 液体均可检出。正常心包厚度在 CT 上测量上限为 4 mm,大于 4 mm 为异常。仰卧位 CT 扫描时,少量的心包积液位于左室与右房之后外侧。心上隐窝扩张是心包积液的一个重要征象,较大量积液形成带状水样密度影包围心脏,积液约在 200 mL 以上。渗出液与血性积液密度较高,似软组织密度。CT 不能区分良性还是恶性病变积液。

MR 和 CT 一样对少量心包积液和局限性心包积液的检出很有价值。右室前壁液体厚度大于 5 mm 示中等量积液。非出血性的心包积液在 T_1 加权像大多为均匀低信号,而慢性肾功能不全、外伤、结核性心包炎,在心包腔某些区域呈中信号或不均匀高信号,提示含高蛋白及细胞成分液体。信号强度增加区域表示炎性渗出物伴大量纤维物质。血性积液或心包积血,视含血液成分的多少,呈中或高信号。恶性肿瘤所致心包积液为不均匀中或高混杂信号。

(三)治疗

无论何种心包积液,它的临床重要性依赖于:①是否出现因心包腔内压升高,而致的血流动力障碍;②全身性病变的存在及其性质。因此,应当积极治疗原发病,除非有心脏压塞或因诊断需要分析心包积液如急性细菌性心包炎,否则无指征行心包穿刺术。

四、心脏压塞

心脏压塞(cardiac tamponade)是指心包腔内心包积液量增加到压迫心脏使心脏舒张期充盈障碍,心室舒张压升高和舒张顺应性降低,心排血量和全身有效循环血量减少。临床表现取决于心包积液增长的速度、心包顺应性和心肌功能。增长速度快,心包来不及适应性伸展,即使积液量为 100 mL,足使心包腔内压力突然上升至 26.7 kPa(200 mmHg)以上,引起急性心脏压塞。急性心脏压塞可在几分钟或 1～2 小时内发生,此时静脉压不能代偿性升高来维持有效血循环,而是通过增加射血分数至 70%～80%(正常 50%),增加心率及周围小动脉收缩 3 种代偿机制,保证心、脑、肾脏的灌注。如心包积液增长速度缓慢,心包逐渐扩张适应积液量的增加,超过 2 000 mL 时才出现心脏压塞,表现为亚急性或慢性心脏压塞。结核性或肿瘤性心包炎伴严重脱水血容量不足的患者,当心包腔和右房压均衡上升至 0.7～2.0 kPa(5～15 mmHg)就可引起心室充盈受限,每搏输出量下降,而出现所谓的低压性心脏压塞。

(一)症状

呼吸困难,端坐呼吸或前倾坐位,口唇青紫,全身冷汗,严重者出现烦躁不安,精神恍惚。

(二)体征

1.血压下降,心率增快及脉压变小

心包积液使心排血量降低,心率代偿性增快以维持心排血量和动脉压,保证心、脑、肾脏灌注,同时,外围小动脉阻力增加,结果脉压缩小。

2.颈静脉怒张,呈现 Kussmaul 征象

即吸气时颈静脉充盈更明显,其产生机制为右房不能接纳吸气时静脉回心血量。急性心脏压塞、颈部过短、循环血容量不足时可无颈静脉怒张或 Kussmaul 征象。

3.奇脉

吸气时桡动脉搏动减弱或消失。因吸气时心包腔内压力下降,回心血量增多,但心脏受束缚,不能相应扩张,导致室间隔左移使左室充盈减少,收缩期血压下降。用袖带测血压检查奇脉,吸气时收缩压下降大于 1.3 kPa(10 mmHg)[正常人吸气收缩压下降小于 1.3 kPa(10 mmHg)],同时肱动脉处听诊,吸气时动脉音比呼气时减弱或消失。检查奇脉不应令患者深呼吸,深呼吸如同 Valsalva 动作,可使脉搏减弱而作出错误的判断。奇脉也见于其他疾病,如阻塞性呼吸道疾病、心源性休克、限制型心肌病、肥胖、高度腹水或妊娠者。

4.心尖冲动不明显

心音遥远,50%可闻及心包摩擦音。

5.肝大、腹水,体循环瘀血征象

见于亚急性或慢性心脏压塞。通过代偿机制使肾脏对水钠的重吸收增多,以增加有效循环血量,而血液大部分滞留在体循环的静脉系统,再加之不同程度的静脉收缩,导致静脉压进一步升高。

(三)辅助检查

1.心电图

QRS 波振幅降低,P、QRS、T 波出现电交替时应考虑心脏压塞。若呼吸频率过快,而影响 QRS 电轴变化,常出现假性 QRS 电交替现象。

2.心导管检查

心包腔内压力升高,使心脏在整个心动周期过程中持续受压,心房、心室及肺动脉压升高,舒张充盈不足,每搏输出量降低。血流动力学特征为肺毛细血管楔压、肺动脉舒张压、右室舒张末压与右房压相等;每搏输出量降低;同时记录心包内、右心、左心压力显示心包内、右房、右室和左心室舒张末压几乎相等,压力升高一般>2.0 kPa(15 mmHg)。但需注意下列情况:①当心脏压塞时伴有严重低血容量的患者中,心包内压和右房压力相等但只有轻升高;②若在心脏压塞前左心室舒张压已经升高,此时心包内压力和右心压力升高仍相等,但低于左心室舒张末压;③肺动脉和右心室收缩压一般低于 6.7 kPa(50 mmHg),并伴有脉压变小,反映了每搏量的降低;④重度心脏压塞,右室收缩压只稍高于右室舒张压。

3.超声心动图

右房舒张期塌陷,右室舒张早期塌陷,左房塌陷。吸气时通过三尖瓣血流速度增加,而二尖瓣血流速度降低>15%。吸气时右室内径增大而左室内径缩小。二尖瓣 EF 斜率下降。下腔静

204

脉瘀血,内径随呼吸的正常变化消失。左室假性肥厚。心脏摆动。心包腔见大量液性暗区。

(四)治疗

心包穿刺或心外科手术排出心包积液,解除心脏压塞是最主要的治疗方法。在紧急情况下某些支持疗法也有一定的治疗作用。静脉输液有助于中心静脉压升高,促进心室充盈,维持心排血量。此外,静脉滴注异丙基肾上腺素和多巴酚丁胺是维持心脏压塞时血循环的有效药物,它可增强心肌收缩力、扩张周围小动脉、缩小心脏体积以减轻心脏压塞,增加心排血量。心脏压塞时避免使用β-受体阻滞剂,也不宜单独使用血管扩张剂。

心包穿刺:20世纪70年代前,心包穿刺是在没有超声心动图检查和血流动力学监测下进行的盲目的床边穿刺,危及生命的并发症和死亡的发生率高达20%。目前依据二维超声心动图检查选择穿刺部位,心电监护下心包穿刺,可降低并发症发生率。有人推荐联合进行右心导管检查、动脉压监测和心包穿刺引流和测压,可以评价压塞解除是否充分,可以彻底引流无分隔的心包液体;可以了解存在右房压高的其他原因,在血流动力学监测和透视下行心包穿刺,增加了操作的安全性。心包穿刺时最好使用三通接头,接于18号穿刺针上。三通接头侧管与压力传感器相连,后端连接含有1%利多卡因的注射器,之后可用于抽吸心包积液。穿刺针针座或近端可以经一金属夹与心电图胸导联相连,观察穿刺是否太深损伤心外膜。但必须保证心电图机或心电图监护仪接地以免漏电引起心室纤颤。

心包穿刺部位以剑突下最常用,患者取半卧位20°～30°,背部可垫枕使剑突隆起,穿刺点定在剑突下约5 cm和中线左旁1 cm处。穿刺针与皮肤成锐角,进针后针头向上略向后沿胸骨后推进。此处穿刺优点为肺脏、胸膜不遮盖心脏,穿刺针不穿过胸腔;不会损伤乳内动脉;心包后下方的积液易抽取,但穿刺针需穿过致密组织,如用力较大可能进针过深而撕裂右室、右房或冠状动脉。左第5肋间也是常用的穿刺部位。取坐位于心浊音界内1～2 cm,二维超声心动图定位。穿刺向内、后,按定位方向进针。因左侧心肌较厚,穿通心肌机会少,但针头需经胸腔可使心包积液流入胸腔。若同时伴有左胸腔积液,心包穿刺抽取液体不易辨别液体来源于何处。少量心包积液选此点行心包穿刺不易成功,且有刺伤心肌危险。

五、不同病因所致的急性心包积液

(一)感染性心包积液

1.特发性(非特异性或病毒性)心包炎

急性特发性心包炎在国外占心包炎的首位,国内近年有渐增趋向。病因尚不十分清楚,可能是病毒直接侵入感染或感染后自身免疫反应。在这类心包炎患者中,曾有学者分离出柯萨奇B、埃可8型病毒。目前即使在医疗技术先进的国家,对心包液、血液、咽部分泌物和粪便等进行病毒分离和培养,提供病原诊断的可能性仍不大。推测临床上许多特发性心包炎就是病毒性心包炎,因此急性特发性心包炎亦有称之为急性非特异性心包炎或病毒性心包炎。另因此病预后良好,又有学者将其称为急性心包炎。

(1)病理:早期表现呈急性炎症反应,中性粒细胞浸润,纤维蛋白沉积是急性纤维蛋白性或干性心包炎。心包脏层与壁层表面出现含有灰黄色的纤维蛋白、白细胞及内皮细胞组成的渗出物,呈条团块及微细颗粒状,毛绒绒的样子。炎症反应可累及心外膜下心肌,或心包与心外膜之间、心包与邻近的胸骨和胸膜之间发生炎症性反应至纤维粘连。心包炎症进一步发展,液体渗出增加呈渗出性心包炎。

(2)临床表现。①症状：本病多见于男性青壮年，儿童与老年人也有发生。半数以上病例在发病前1～8周曾有上呼吸道感染。前驱症状有发热和肌痛。典型"心包痛"的症状是突然剧烈心前区疼痛，部位和性质多变，常局限于胸骨后和左心前区，可放射至斜方肌、颈部及上肢。咳嗽、深呼吸、吞咽动作、躯体转动时疼痛加剧，前倾坐位疼痛缓解。偶有疼痛局限于上腹部，酷似"急腹症"。若疼痛性质呈压榨感并放射至左上肢又酷似"急性心肌梗死"。有时又与胸膜炎疼痛相似。一般症状持续数天至数周。呼吸与体位变化疼痛加重易与急性肺梗死胸痛相混淆，然而急性肺动脉栓塞后数天，4％患者会并发急性心包炎，应予注意。心包的痛觉神经经膈神经入胸椎第4、5节的脊髓。心包只有壁层前壁，相当于左侧第5、6肋间处对痛敏感。疼痛除心包壁层反应外，心包周围组织和胸膜炎症反应及心包积液心包膜伸展等原因，均可引起胸痛。呼吸困难表现为呼吸浅速，以减轻心包和胸膜疼痛。发热或大量心包积液压迫邻近支气管和肺实质或并发肺炎，呼吸困难加重。②体征：心包摩擦音是急性心包炎特有的体征。由于心包膜壁层与心外膜炎症性纤维蛋白渗出，表面粗糙在心脏跳动时两者相互摩擦而产生。听诊时有似搔抓、刮擦高频声音，似近在耳旁，心前区胸骨左缘和心尖部摩擦音最清楚，最好取呼吸暂停或前俯坐位，采用膜式听诊器加压听诊。大多数心包摩擦音与呼吸周期无关，但有时吸气状态下声音较响。心包摩擦音由3个时相成分组成，包括心房收缩（收缩期前）、心室舒张快速充盈期和心室收缩。心室收缩期成分，是心包摩擦音最响的成分。心包摩擦音由三相成分组成占58％～60％，双相24％，单相仅有心室收缩成分者占10％～15％，且多在心包炎早期和消退期听到。单相和双相心包摩擦音，需排除器质性心脏病、纵隔嘎吱音和听诊器接触皮肤的人工摩擦音。

(3)辅助检查。①心电图检查：典型心电图变化分4个阶段。第1阶段，在起病几小时或数天之内，除对应的aVR、V_1导联ST段常压低外，其他所有导联ST段抬高呈凹形，一般<0.5 mV，部分病例可见P-R段压低，约1周内消失；第2阶段，ST和P-R段回到正常基线，T波低平；第3阶段，在原有ST抬高导联中T波倒置，不伴有R波降低和病理性Q波；第4阶段，可能在发病后数周、数月，T波恢复正常或因发展至慢性心包炎使T波持久倒置。当心包炎心外膜下心肌受损或心包膜不同部位的炎症恢复过程不一致，心电图呈不典型变化，如只有ST段抬高或T波变化；局限性ST和T波改变；一份心电图可同时出现心包炎演变过程中不同阶段的ST和T波变化。如心电图见有一度房室传导阻滞或束支传导阻滞，则提示合并广泛性心肌炎症。第1阶段ST抬高需与以下疾病鉴别：急性心肌梗死，心包炎不出现病理性Q波，ST段抬高时无T波倒置，演变过程中在T波倒置之前表现为正常心电图；变异性心绞痛，ST段抬高多为暂时性；早期复极综合征，ST段抬高常见于青年人，特别是黑种人、运动员和精神科患者，ST段没有动态演变，P-R段不偏移。②胸部X线检查：急性纤维蛋白性心包炎阶段或心包积液在250 mL以下，心影不增大，即使有血流动力学异常，胸部X线检查亦可正常。③血白细胞正常或增多：分类以淋巴细胞为主。红细胞沉降率增快，心肌酶谱正常，但当炎症扩展到心外膜下心肌时酶谱水平可升高。

(4)鉴别诊断。①急性心肌梗死：急性心包炎早期易与之混淆。发病后24～36小时，依临床经过，一系列特征性心电图改变和心肌酶升高可鉴别。②急性主动脉夹层：主动脉夹层发生心包积血，呈血性心包炎时可误诊为急性特发性心包炎，通过超声心动图、CT或MRI检查可获得正确诊断。

(5)治疗：本病自然病程一般为2～6周，多数患者可自愈，急性期卧床休息，密切观察心包积液的增长情况，出现心脏压塞即行心包穿刺。胸痛给予止痛药，阿司匹林0.9 mg，每天4次或非甾体抗炎药,如吲哚美辛 75 mg/d、布洛芬 600～1 200 mg/d。经上述治疗数天后仍有剧烈胸痛,心包积液量增多或出现血性心包积液倾向,在排除合并感染后采用激素治疗,泼尼松 40～60 mg/d。症状一旦缓解即迅速逐渐减量和停用。急性特发性心包炎治疗后,头数周或数月内可复发,复发率达 25%。少数慢性复发性心包炎需用小剂量泼尼松 5～10 mg/d,维持治疗数周甚至半年。病情进展至心包缩窄时,可行心包切除术。

2.结核性心包炎

研究表明,结核病患者中约 4% 引起急性心包炎,其中 7% 发生心脏压塞,6% 发展成心包缩窄,在我国结核病是心包炎的主要原因。患者多通过肺门、纵隔、支气管、胸骨等处直接蔓延,也可通过血行途径将病菌播散至心包,常是急性起病,亚急性发展。急性期心包纤维蛋白沉积伴有浆液血性渗出主要含有白细胞,1～2 周后以淋巴细胞为主,蛋白浓度超过 2.5 g/dL。结核性心包积液的产生可能由于对结核杆菌蛋白的高敏反应。亚急性期心包炎呈现肉芽肿性炎症并有内皮组织细胞,朗格罕斯细胞及干酪样坏死。心包渗液或心包组织中也可出现极低浓度的结核杆菌,与脏、壁层心包增厚伴成纤维细胞增生使两层粘连,若同时伴有渗出,即成慢性或粘连期,此种渗出缩窄性心包炎不常见。其后心包腔内无渗液而心包钙化,部分发展为缩窄性心包炎。

(1)临床表现:有全身性疾病的一般症状及心包炎表现,常有发热、胸痛、心悸、咳嗽、呼吸困难、食欲缺乏、消瘦乏力及盗汗等,心界扩大、心音遥远、心动过速,偶有心包摩擦音。40%～50%并胸腔积液,大量者可致心脏压塞,出现颈静脉怒张、奇脉、端坐呼吸、肝大、下肢水肿。

(2)诊断:绝对证据应是心包渗液或心包膜病检证实有结核杆菌,但阳性率极低(包括培养),活检是创伤性难以接受。其他如体内任何部位查结核杆菌或干酪性坏死肉芽肿组织学证据,即可高度提示为结核性心包炎。结核菌素皮试强阳性或抗结核治疗有效,仅是间接依据。聚合酶联反应(PCR)技术检测结核菌 DNA 的方法尚待进一步完善。

(3)治疗:确诊或怀疑结核性心包炎患者,能排除病因(如病毒、恶性肿瘤、结缔组织病等者)可予抗结核治疗。三联抗结核化疗:异烟肼 300 mg/d,利福平 600 mg/d 与链霉素 1 g/d 或乙胺丁醇 15 mg/(kg·d),治疗 9 月可以达满意疗效。

抗结核治疗中仍有心包渗出或心包炎复发,可加用肾上腺皮质激素如泼尼松 40～60 mg/d。可减少心包穿刺次数、降低死亡率,但不能减少缩窄性心包炎的发生。

外科治疗:心包缩窄、心脏压塞或渗出缩窄心包炎均是手术切除心包的指征、争取及早进行。

3.细菌性(化脓性)心包炎

化脓性心包炎自抗感染药物使用后,较以往减少,主要致病菌由肺炎球菌、溶血性链球转为葡萄球菌及革兰阴性杆菌、沙门杆菌属、流感嗜血杆菌和其他少见病原体。通常感染由邻近胸、膈下疾病直接蔓延或血行传播。当前成年人化脓性心包炎与胸外科术后或创伤后感染、感染性心内膜炎有关。

(1)临床表现:化脓性心包炎发病开始为感染所致的高烧、寒战、盗汗和呼吸困难。多数无"心包痛"。心包摩擦音占半数以下,心动过速几乎都有,易被漏诊,颈静脉怒张和奇脉是主要的心包受累依据,且预示将发生心脏压塞。

(2)诊断:根据病史、体检再结合辅助检查白细胞升高、胸部 X 线示心影扩大,纵隔增宽。ECG 示 ST-T 呈心包炎特征改变,交替电压示有心脏压塞可能。P-R 延长、房室分离或束支传导阻滞。

心包液检查多核白细胞增多、可有脓球,葡萄糖定量水平降低,蛋白含量增加,乳酸脱氢酶

(LDH)明显增高。

对高度怀疑患者应迅速作超声心动图检查确定是否心包积液或判断有无产气菌感染所形成的粘连所致的小腔积液。

(3)治疗:使用足量抗生素外,应行心包切开引流,必须彻底引流,大剂量抗生素控制感染后维持2周。

4.真菌性心包炎

(1)病因:组织孢浆菌是真菌性心包炎最常见的病因,多见于美国。年青者和健康人由于吸入鸟或蝙蝠粪便中的孢子而患病。在城市则与挖掘或建筑物爆破有关。

球孢子菌性心包炎与吸入来自土壤与灰尘的衣原体孢子有关。

其他真菌感染引起心包炎包括曲菌、酵母菌、白色念珠菌等。引起真菌感染传播的危险因素,包括毒瘾者、免疫功能低下、接受广谱抗生素治疗或心脏手术恢复期。

(2)病理解剖:组织孢浆菌性心包炎,心包液增长迅速、量大,可为浆液性或血性,蛋白量增加,多形核白细胞增加。其他病原真菌性心包炎,渗液增长较慢。组织孢浆菌和其他真菌性心包炎,心包渗出液偶尔可机化,心包增厚,心包缩窄和钙化。

(3)临床表现:几乎所有组织孢浆菌心包炎患者都有呼吸道疾病、明显的"心包痛"及典型心电图改变。胸片异常,95％心影增大,胸腔积液和2/3患者胸腔内淋巴结肿大。组织孢浆菌心包炎典型表现为急性自限性播散感染,40％以上患者有血流动力学变化或心脏压塞症状,罕见发生严重长期播散感染,如发热、贫血、白细胞计数下降、肺炎-胸腔综合征、肝大、脑膜炎、心肌炎或心内膜炎等症状不常见。严重播散感染多半在婴幼儿、老年男性和应用免疫抑制剂者。

(4)诊断:组织孢浆菌心包炎诊断依据:①永久居住或旅行至流行病区;②青年人或健康成年人,疑心包炎时,补体结合滴定度升高至少1：32;③免疫扩散试验阳性。多数患者滴定度并不进行性升高,因为心包炎通常发生在轻或无症状肺炎后,则第1次测定时滴度已升高。组织孢浆菌素皮试对诊断没有帮助。组织孢浆菌心包炎多发生在严重播散性感染情况下,必须与结节病、结核、霍奇金淋巴瘤及布氏菌病鉴别。组织孢浆菌进行性播散时,组织学检查和培养是重要的,可从肝、骨髓、溃疡渗出液或痰接种于萨布罗骨髓、溃疡渗出液或痰接种于萨布罗(Sabouraud)琼脂培养基或荷兰猪,随后传代培养。

球孢子菌感染是一局限性或播散性疾病。一般为良性,有时少数发展为急性的播散性致死性的真菌病。此病常发生在美国圣华金山谷,后又在南美、非洲发现。本病不经人传染,多因吸入孢子后感染。本病不易由流行区带至其他非流行区,因非流行区不具备流行区的条件。

诊断球孢子菌心包炎依据:①有接触流行病区尘土的病史;②有球孢子菌播散至肺和其他器官的特征性临床表现;③感染早期血清学检查沉淀反应、补体结合试验阳性;④活体组织病理检查见特征性的小体。球孢子菌素皮试往往阴性。明确诊断要根据萨布罗琼脂培养鉴定。

其他真菌性心包炎如怀疑由其他真菌引起的心包炎,应做相应的补体结合试验。念珠菌性心包炎对血清学检查和沉淀试验不敏感,也不具有特异性,心包膜活检见真菌感染的特征和心包渗液培养有真菌生长,对诊断念珠菌心包炎有重要意义。

(5)治疗:组织孢浆菌心包炎一般属良性,在2周内缓解,不需要两性霉素B治疗,可用非固醇类消炎药治疗胸痛、发热、心包摩擦音和渗出。大量心包积液至心脏压塞,则需紧急心包穿刺或心包切开引流。心包钙化缩窄不常见。若同时伴有全身严重感染播散可静脉注射两性霉素B。

非组织孢浆菌心包炎生产诊断较罕见,不会自然缓解,多死于原发病或真菌性心包炎及心肌受累。心包炎伴有球孢子菌播散,曲菌病、芽生菌病时的药物治疗可用两性霉素 B 静脉注射。南美型芽生菌病尚需用氨苯磺胺。伴有真菌败血症和播散感染的念珠菌性心包炎用两性霉素 B 治疗并心包切开引流。许多非组织孢浆菌的真菌性心包炎,慢性心包炎真菌感染能发展为严重性心包炎,慢性心包炎真菌感染能发展为严重的心包缩窄,而心脏压塞并不常见,因此,心包切开引流是常用的治疗方法。心包内注射抗真菌药不一定有帮助。

长时间应用两性霉素 B 常伴随严重毒性反应,故强调组织学检查或培养后获得正确诊断的重要性。

伊氏放线菌病和星形诺卡菌属真菌与细菌中间类型,这类病原体可引起无痛性感染,也可由胸腔、腹腔或颜面脓肿侵入心包,发展至心脏压塞和慢性缩窄性心包。

5.寄生虫性心包炎

寄生虫性心包炎极少见。肠溶组织阿米巴可通过血源性播散或肝脓肿破入心包而引起心包炎。文献已报告 100 例棘球蚴引起的心包炎,它常由入侵部位蔓延至心包或在心肌形成的囊肿破入心包腔而引起心包炎。

(二)非感染性心包积液

1.急性心肌梗死后综合征

急性心肌梗死后综合征,多发生于急性心肌梗死后数周至数月,最常见是2～3周。急性起病伴发热、心包炎和胸膜炎。估计 Dressler 综合征发生率约40%。近年发生率有显著下降。急性心肌梗死溶栓治疗成功再灌注者中,Dressler 综合征极罕见。其发生机制尚不完全清楚,可能是机体对坏死心肌组织的一种自身免疫反应,因 Dressler 综合征患者血中可测到抗心肌抗体;抑或是心肌梗死处血液渗入心包腔引起心外膜迟发免疫反应;也可能由于心肌梗死创伤激活心脏内静止或潜在的病毒。临床表现需与急性心肌梗死、早期心包炎、梗死延展和梗死后心绞痛相鉴别。

(1)病理解剖:心包膜呈非特异性炎症改变、纤维蛋白沉着。与梗死早期心包炎不同,早期心包炎,心包膜炎症改变仅覆盖在梗死灶局部范围,Dressler 综合征病理改变呈弥漫性。

(2)临床表现:急性心肌梗死后数周至数月内偶见于 1 年后发病,可反复发作。急性起病,常见症状为发热、全身不适、心前区疼痛和胸痛。疼痛性质与程度有时易误诊再梗或梗死后心绞痛。查体可闻及心包摩擦音,有时可听到胸膜摩擦音,持续 2 周。心包积液少至中等量,大量心包积液心脏压塞少见。心包积液为浆液性或浆液血性,偶为血性积液。血化验检查白细胞增多,红细胞沉降率增快,胸部 X 线心影扩大,单侧(常为左侧)或双侧胸腔积液,有时可见肺内渗出阴影。超声心动图检查示心包积液。而心肌梗死后可有1/4患者出现少量心包积液,且临床无症状,但并非是 Dressler 综合征。心电图表现除原有的心肌梗死,ST-T 改变外,部分患者有急性心包炎典型 ST-T 改变。

(3)鉴别诊断。

急性心肌梗死早期心包炎:多于梗死后 1 周内发生,常为前壁和广泛前壁心肌梗死,扩展到心外膜引起局限性心包炎。急性心肌梗死头 48 小时即可听到心包摩擦音,持续 2～3 天,超过 3 天提示预后不良。

心肌梗死延展或再梗死:①具有特征性"心包痛",与呼吸,体位有关,对硝酸甘油治疗无反应。②心电图无新 Q 波出现。③CK-MB 无明显上升,有时心包炎症浸润心外膜下心肌,使

CK-MB 轻度升高。

心肌梗死后长期抗凝治疗继发血性心包积液:胸部 X 线发现心包积液,肺部浸润性阴影,少数有咯血症状者,还需与肺炎和肺梗死相鉴别。

(4)治疗:Dressler 综合征是自限性疾病,易复发,预后良好。突发的严重心包炎应住院观察,以防发生心脏压塞。发热、胸痛应予卧床休息,常用阿司匹林或非甾体抗炎药治疗。Dressler 综合征为中等或大量心包积液或复发者,可短期内用肾上腺皮质激素治疗,如泼尼松 40 mg/d,3～5 天后快速减量至 5～10 mg/d,维持治疗至症状消失,红细胞沉降率恢复正常为止。有报道秋水仙碱可治愈 Dressler 综合征复发性激素依赖性心包炎,其效果有待进一步证实。患 Dressler 综合征后停用抗凝剂,以免发生心包腔内出血。心脏压塞即行心包穿刺。Dressler 综合征引起缩窄性心包炎则行心包切除术。

2.肿瘤性心包积液

(1)病理解剖:尸解资料肿瘤性心包炎占心包病的 5%～10%。肺癌、乳腺癌、白血病、霍奇金淋巴瘤和非霍奇金淋巴瘤占恶性心包炎的 80%,除此之外还包括胃肠道癌肿、卵巢癌、宫颈癌、肉瘤、平滑肌肉瘤、多发性骨髓瘤、纵隔畸胎瘤、胸腺瘤和黑色素瘤。

原发性心包肿瘤:原发性心包恶性肿瘤罕见,以间皮瘤占优势,其次为良性局限性纤维间皮瘤、恶性纤维肉瘤、血管肉瘤、脂肪瘤和脂肪肉瘤、良性和原发性恶性畸胎瘤。原发性心包肿瘤罕见,偶有与先天性疾病,如结节性硬化症并存报告。分泌儿茶酚胺嗜铬细胞瘤,也是罕见的原发性心包肿瘤。在一些艾滋病患者中,由于卡波济肉瘤和心脏淋巴瘤,引起心包膜和心脏恶性肿瘤病例数增多。感染艾滋病病毒早期可出现心脏压塞,必须与化脓性心包炎及心包恶性肿瘤鉴别,以排除这些疾病。

心包转移肿瘤:癌肿转移途径有:①纵隔恶性肿瘤扩散和附着到心包;②肿瘤小结由血行或淋巴播散沉积于心包;③肿瘤弥漫性浸润心包;④原发性心包肿瘤,心包膜局部浸润。大多数病例,心外膜和心肌不受累。

肿瘤性心包积液:肿瘤性心包炎渗液呈现浆液血性,发展迅速,可致急性或亚急性心脏压塞。心包肿瘤如肉瘤、间皮瘤和黑色素瘤,能侵蚀心室腔和心包腔内血管,引起急性心包扩张和意外的致死性心脏压塞。心包增厚和心包腔内渗液(渗出-缩窄性心包炎)或肿瘤生长把整个心脏包裹,形成缩窄性心包炎。

纵隔肿瘤并发心包积液:并非均为恶性,纵隔淋巴瘤和霍奇金淋巴瘤常出现无症状心包渗液,这些暂时性心包渗液,推测可能是淋巴回流障碍的结果。纵隔胸腺瘤和原发性心脏肿瘤也可并发暂时性心包积液。

(2)临床表现:肿瘤心包炎可无症状仅在尸解时发现。在不明原因的急性心包炎中,估计肿瘤病因占 5%。心脏压塞有时是某些癌肿、白血病,或原发性心包肿瘤的首发症状。

呼吸困难是恶性心包炎常见症状,其次包括胸痛、咳嗽、胸廓畸形和咯血。心音遥远和偶闻心包摩擦音。大多数患者是在心脏压塞、颈静脉怒张、奇脉及低血压时而被确诊。

(3)辅助检查:胸部 X 线 90% 以上有胸腔积液、心脏扩大、纵隔增宽、肺门肿块或偶见心脏阴影轮廓呈不规则结节状。

(4)心电图检查:心电图呈非特异性改变。心动过速、ST-T 改变、QRS 低电压和偶见心房纤颤。有些患者的心电图呈持续心动过速、心包炎早期心电图表现。心电图出现房室传导障碍,暗示肿瘤已浸润心肌和心脏传导系统。

(5)诊断和鉴别诊断:癌肿患者并发心包炎并非均是癌肿疾病本身所引起,如放射治疗后心包炎,免疫抑制剂治疗诱发结核性或真菌性心包炎。有少数报告,静脉注射化疗药物多柔比星(阿霉素)、柔红霉素时发生急性心包炎。

肿瘤性心包炎心脏压塞,必须与癌肿患者因其他原因出现的颈静脉怒张、肝大、周围水肿相鉴别。引起这些症状重要原因包括:①多柔比星的心肌毒性或原有心脏病者,左右心功能不全进行性加重;②上腔静脉阻塞;③肝肿瘤门脉高压;④肿瘤播散至肺微血管继发性肺动脉高压。

超声心动图检查可帮助探测心包腔中不规则肿块。CT 和 MRI 检查除可显示心包积液外,还能了解肿瘤位置与心包膜、纵隔和肺之间关系。

心包穿刺和心导管:超声心动图检查发现大量心包积液疑有心脏压塞的癌肿患者,采用心包穿刺留置导管同时联用,可以鉴别:①上腔静脉阻塞,可能同时并存肿瘤性心包炎,心脏压塞,致面部水肿,颈静脉扩张。心导管还能协助区分;②发绀、低氧血症和肺血管阻力升高,不一定是心脏压塞特征。当心包穿刺后,患者的低氧血症和持续性呼吸困难仍存在,强有力支持肺微血管肿瘤(肿瘤性淋巴炎肺播散)。在右心导管肺毛细血管嵌顿处取血样标本,进行细胞学检查能获得诊断的证据。

由于心包积液外观不能区别心包炎的原因是肿瘤性、放射性抑或是特异性病因,需要精细的心包积液细胞学检查鉴别。细胞学检查结果对 85% 的恶性肿瘤心包炎可提供诊断依据。癌肿性心包炎,假阴性细胞学是不常见,但不包含淋巴瘤和间皮瘤。对怀疑肿瘤性心包炎者,心包积液检查应包括癌胚抗原以提高诊断的阳性率。假如细胞学检查结果阴性,可能要求切开心包进行活检。心包活检的标本要够大,能对 90% 以上病例提供组织学诊断,如标本太小可有假阴性诊断。对危急患者切开心包活检有一定危险,值得注意。经皮光导心包腔镜活检是一种新的介入检查方法,可用于怀疑心包腔肿瘤者。

(6)预后:肺癌和乳腺癌是肿瘤性心包炎心脏压塞最常见原因。肿瘤性心包炎自然史根据原发恶性肿瘤疾病类型而决定。两组统计分析,恶性肿瘤心脏压塞经治疗患者的自然史,平均生存4月,25% 生存1年。乳腺癌致肿瘤性心包炎预后明显好于肺癌或其他转移癌性心包炎。有学者报告肺癌患者的心包炎心脏压塞外科治疗,平均生存期仅 3.5 月,相反乳腺癌平均生存 9 月,有幸者最长生存 5 年以上。

(7)治疗:肿瘤性心包积液根据患者具体情况而定,如有无心脏压塞的临床表现,有无特异性有效的治疗和恶性肿瘤病程的阶段。终末期衰竭患者,通过治疗改变预后是无希望的,在这种情况下,诊断顺序要简化,治疗目的是减轻症状,改善最后数天或数周的生活质量。90%～100% 肿瘤性心包炎心脏压塞者,采用心包穿刺留置导管方法抽取心包积液,能有效地缓解相关症状,出现并发症风险低(<2%)。若心脏压塞复发,可在局麻下行剑突下心包切开术,缓解症状成功率高,并发症发生率低。左侧开胸部分心包切开术(开窗术)与剑突下心包切开术相比,无更多的优点,现已少用。

一种经皮球囊心包切开术,对恶性肿瘤心包积液处理是一种有前途的新技术。有用此种方法治疗50 例大量心包积液和心脏压塞的经验。并发症包括 2% 冠状动脉撕裂,12% 发热,胸腔积液需行胸腔穿刺或放置引流者占 16%。虽然,早期并发症发生率高,但对恶性心包积液的处理,尚无循证医学证据证实经皮球囊心包切开术的效果优于导管心包穿刺术或剑突下心包切开术。

已接受有效的化疗和激素治疗的恶性肿瘤患者,其无症状性心包积液可用超声心动图动态观察心包积液进展情况。大量心包积液和心脏压塞,除心包穿刺抽液外可并用药物治疗如四环素和其他化学制剂注入心包腔内,目的是使心包膜硬化和心包腔闭合。与导管心包腔穿刺和剑突下心包切开抽液比较,至今没有使人信服的证据证实心包腔内滴注药物能改善预后。心包腔内滴入药物的不良反应包括胸痛、恶心、高烧,房性心律失常和迅速发展成心包缩窄。

对放射治疗敏感的肿瘤,放射治疗是一个重要的选择。大约一半恶性心包炎是对放射治疗敏感的肿瘤引发,对这种治疗有反应。一组 16 例乳腺癌患者并恶性心包积液,11 例放射治疗后明显改善。7 例白血病或淋巴瘤继发性恶性心包积液,放射治疗 6 例改善。

1/4 恶性心包积液患者很可能生存时间少于 1 年。在癌肿者伴有复发性心包积液和心包缩窄,如有:①对系统性抗癌治疗有潜在反应;②期望生存时间延长 1 年以上,可考虑外科广泛心包切除术。

3.尿毒症性心包炎

可分为尿毒症心包炎和透析后心包炎,由于透析疗法的进展,发生率较前明显降低。其发病多为综合因素:尿素氮等毒性物质所致包膜化学性炎症;营养不良免疫功能低下,频发细菌、病毒感染极易波及心包;患者血小板功能和凝血功能障碍、纤溶活性降低,导致出血性心包炎或出血纤维性心包炎,增加心脏压塞的危险;免疫功能异常;容量超负荷;患者甲状旁腺功能亢进,钙盐增加,沉积心包;伴有高尿酸血症、低蛋白血症,也增加其发生。

(1)临床表现:持续心前区疼痛,随体位变化而加剧、发热等。心包摩擦音、血压下降。心界扩大、肝大、奇脉等心脏压塞症状。如临床无典型心前区疼痛及心包摩擦音、仅靠超声心动图检查难以诊断尿毒症心包炎。

(2)治疗:血液透析是有效的治疗措施,应尽早进行。尽量减少肝素用量、避免出血致心脏压塞,必要时行无肝素透析或作体外肝素化法。积液量大者可行心包穿刺或心导管心包腔内引流术,放液后心包腔内注入甲泼尼龙 60～100 mg 可助炎症吸收。若心脏压塞持续存在或反复出现心包积液,上述治疗无效或已发展至心包缩窄可行心包切除术。

4.放射性心包炎

(1)病因:放射性心包炎是乳腺癌、霍奇金淋巴瘤和非霍奇金淋巴瘤放射治疗的严重并发症。放射治疗对心肌和心包的损伤取决于:①放射治疗的剂量;②治疗次数和治疗时间;③放疗照射区所包括心脏的容积;④^{60}Co 与直线加速器比较,^{60}Co 照射量分布不均匀。

霍奇金淋巴瘤放射治疗过程中 60% 心影在照射野内,经 4 周剂量小于 4 000 rad 治疗,放射性心包炎发生率 5%～7%,超过此剂量放射性心包炎发生率急速上升。当整个心包膜暴露在照射野内,心包炎发生率为 20%。若隆突下用防护垫保护心脏,发生率可降至 2.5%。

乳腺癌放射治疗,在照射野内心脏容积少于 30%,可耐受 6 周以上,6 000 rad 治疗,放射性心包炎发生率小于 5%。

目前认为放射性心包炎多发生在放射治疗后数年,临床表现呈慢性心包积液或缩窄性心包炎。

(2)病理解剖:放射性心包炎表现为纤维蛋白沉积和心包膜纤维化。急性炎症阶段心包积液可以是浆液性、浆液血性或血性,蛋白和淋巴细胞成分增多。初期炎症反应性渗液可以自然消退,若浓稠的纤维蛋白渗液继续增多,使心包粘连、心包膜增厚和心包小血管增殖则形成慢性渗出性心包积液、缩窄性心包炎及放射治疗常引起的渗出-缩窄性心包炎。

放射治疗有时可损伤心肌,致心肌间质纤维化、瓣膜增厚、主动脉瓣关闭不全、主动脉炎、不同程度房室传导阻滞,心肌内小动脉纤维变性增厚,可伴有心内膜纤维化或弹力纤维增生、心肌纤维化,亦可发展成限制型心肌病,与放射治疗后缩窄性心包炎并存。

(3)临床表现:少数表现为急性心包炎症状,发热、心前区痛、食欲减退、全身不适,心包摩擦音和心电图异常。迟发性心包炎常在放射治疗后4个月至20年,最常见在12个月内,出现急性非特异性心包炎或无症状性心包积液和胸腔积液,在数月或数年内逐渐消退。约50%患者呈慢性大量心包积液,伴有不同程度心脏压塞,病程长者可出现心包缩窄的临床表现。

(4)诊断及鉴别诊断:放射性心包炎常与原有的恶性肿瘤所引起的心包炎相混淆。肿瘤转移或浸润的心包炎常为大量心包积液、心脏压塞。心包积液细胞学检查,85%病例能确定原发灶。若霍奇金淋巴瘤临床治愈数年后心包炎、心包积液症状仍存在,则放射损害比恶性肿瘤转移的可能性更大。放射治疗可诱发甲状腺功能低下,而发生心包积液,发生率约25%。病毒感染所致而发生心包炎均需与放射性心包炎相鉴别。

(5)治疗:放射治疗后无症状心包积液,定期随访,不需特殊治疗。大量心包积液、心脏压塞或为明确诊断进行组织学检查需做心包穿刺术。严重顽固疼痛和威胁生命的心包积液可用激素治疗。反复大量心包积液,严重渗出-缩窄性心包炎行心包切除术,手术死亡率21%,而非特异性缩窄性心包炎手术死亡率则为8%,明显低于放射性心包炎。术后随访5年生存率5%,而其他病因心包切除术,5年随访生存率83%。

5.风湿性心包炎

目前,风湿性心包炎不常见,发生率5%～10%。风湿性心包炎为自限性心包炎,可自然消退,发展为慢性钙化缩窄性心包炎极罕见。

(1)病理解剖:风湿性心包炎特点为浆液纤维蛋白或脓性渗液。急性活动期IgG、IgM和补体沉着在心包膜表面,但心包炎发病机制是免疫机制或是单纯的非特异性炎症反应尚不清楚。

(2)临床表现及诊断:风湿性心包炎常发生在急性风湿热初期,无临床症状或有典型心前区痛和急性风湿热的其他症状,如发热、全身不适和关节痛。出现心包炎常表示有弥漫性全心炎。风湿性心包炎诊断依据包括胸痛、心包摩擦音或超声心动图显示出心包积液,结合Jones修正的急性风湿热临床诊断标准和A族溶血性链球菌感染证据。儿童风湿性心包炎并不少见,所以对心包炎患儿应迅速查找急性风湿热的相关证据。

儿童或青年人出现心包炎、发热、关节痛和皮疹等,应与病毒疹、莱姆病、感染性心内膜炎、青年型类风湿性关节炎、系统性红斑狼疮、克罗恩病、Henoch-Schonlein紫癜或镰状细胞危象相鉴别。

(3)治疗:按急性风湿热治疗,包括卧床休息,注射青霉素,若发生心力衰竭时加用地高辛。胸痛者可给予阿司匹林600 mg,每天3次或4次,也可用激素治疗。少量或中等量心包积液常可自然退,不需要进行心包穿刺抽液,除非为了明确急性风湿热的诊断。

6.系统性红斑狼疮性心包炎

系统性红斑狼疮性心包炎多发生在疾病活动期,是该病最常见的心血管系统表现。临床发生率为20%～45%。超声心动图检查发现异常的百分率更高。尸解检出率为43%～100%,平均62%,心包炎多为纤维蛋白性或渗出性。心包液可能是血浆性或肉眼血性。蛋白含量高,葡萄糖量正常或减少,白细胞计数小于10×10^9/L,补体水平低、偶可发现红斑狼疮细胞。

心脏压塞发生率小于10%,发展为缩窄性心包炎者罕见。有时心脏压塞是红斑狼疮首发症状。红斑狼疮心包炎可伴有心肌炎、心内膜炎,传导系统炎症和冠状动脉炎,偶可引起心肌梗死。

(1)临床表现:红斑狼疮患者出现胸痛,心包摩擦音或X线检查心影增大,心电图呈急性心包炎的特点。因心包炎常发生在疾病活动期,常与肾炎同时并存,其血清补体明显升高,抗核抗体阳性和红细胞沉降率增加,可查到红斑狼疮细胞。

红斑狼疮患者,用免疫抑制药物、激素和细胞毒性制剂治疗过程中,若超声心动图发现新近心包积液,胸部 X 线检查心影增大,胸腔积液和肺实质性浸润,需细心的体格检查、血培养、结核菌素皮试以排除并发化脓性、真菌性或结核性心包炎。

(2)治疗:针对原发病治疗,如激素和免疫抑制剂。可采用中到大剂量糖皮质激素类药物。如泼尼松 1.0~1.5 mg/(kg·d),1~5 天内不见症状好转,可考虑在原剂量上增加 10% 剂量,待病情缓解,减少用量,泼尼松 15 mg/d 或隔天 30 mg 维持治疗,一般为 6~12 个月。大量心包积液心脏压塞时行心包穿刺术,反复出现心包积液和发展成缩窄性心包炎,可选择心包切除术。

7.类风湿心包炎

尸检发现,50% 类风湿关节炎患者合并陈旧性纤维蛋白粘连性心包炎。生前诊断 10%~25%,表现为一过性或大量心包积液心包炎征象。50% 慢性类风湿关节炎者,超声心动图检查可显示有心包积液。心包炎多见于严重类风湿关节炎,包括关节强直、畸形、皮下类风湿结节、肺炎和类风湿因子阳性。偶尔,血清类风湿因子阴性患者亦可发生类风湿性全心炎。

成人类风湿性心包炎能引致心脏压塞和渗出性缩窄心包炎及缩窄性心包炎。成人 Still 病、约 6% 青年型类风湿关节炎,可出现心包炎心脏压塞。心包炎同时伴有心肌炎的发生率以男性为主。

(1)病理解剖:心包膜典型病理改变为心包血管炎,非特异性纤维素性增厚粘连,偶见类风湿结节。心包渗液呈浆液性或血性,蛋白超过 5 g/dL,葡萄糖小于 45 mg/dL,胆固醇水平升高,白细胞计数在 $(20\sim90)\times10^9/L$,类风湿因子阳性、补体活性减低、心包膜见 $CD8^+$ T 细胞浸润。当类风湿结节侵犯心肌、心瓣膜时,能引致主动脉瓣、二尖瓣关闭不全。

(2)临床表现:关节肿胀僵痛、发热、心前区痛和心包摩擦音、胸膜炎。胸部 X 线检查心影扩大,65% 患者出现单侧或双侧胸腔积液。心电图表现为非特异性 ST-T 改变、房室传导阻滞。超声心动图检查几乎一半患者有心包增厚和积液。虽然类风湿性心包炎是自限性和良性的,但 3%~25% 患者突然出现心脏压塞或因免疫复合物沉着在心包膜上而发展为渗出-缩窄性或缩窄性心包炎,且男性多于女性。

(3)治疗:有症状的心包炎者可用阿司匹林 0.6~1.0 g,每天 3~4 次,或非甾体抗炎药如吲哚美辛 25 mg,每天 2 次~3 次。大量心包积液、心脏压塞行心包穿刺术,4%~20% 患者需心包切除术,使血流动力学得到最大的改善。

8.心包切开术后综合征

心包切开术后综合征是指心脏手术 1 周后出现发热、心包炎、胸膜炎。此综合征首先发生在风湿性心脏病二尖瓣手术患者,认为是风湿热的复发,随后,在非风湿性心脏病的患者进行心脏手术后也会出现这一综合征。在埋藏式心脏起搏器起搏导管引起心脏穿孔、胸部钝挫伤、心外膜植入心脏起搏器及冠状动脉成形术导致冠状动脉穿孔时,可同样出现心包切开术后综合征的临床特征。

心包切开术后综合征发病率在 10%~40%,儿童发病率高于成人。有报道预激综合征心脏外科手术治疗导致本综合征的发生率为 31%。

同 Dressler 综合征类似,心包切开术后综合征被假设为心肌自身的免疫反应,可能同一种新的或再活化的病毒感染有关。Engle 及其同事曾用实验证明,进行过心包切开术的某些患者其血浆中出现抗心肌抗体,效价水平同综合征发病率呈正比关系。约70%心包切开术后综合征患者血浆抗心肌病毒抗体效价升高,而无此综合征患者仅8%升高,抗心肌抗体阴性,这暗示,病毒感染可能是个触发或随意因素。在2岁以下进行心脏手术的儿童中,患心包切开术后综合征甚为罕见。这一发现,说明同各种病毒暴露的时间有关,或是对经由胎盘的保护性抗体有关。

(1)病理解剖:心包切开术后综合征,心包组织无特异性改变,心包操作和积血可能引起心包粘连,心包膜增厚,偶有纤维化心包腔闭合,导致缩窄性心包炎。心包膜产生的组织型纤维蛋白溶酶原激活素,在心脏手术拖长时间,伴随心包间皮损伤和炎症时,分泌激活素减少影响心包纤维蛋白的溶解,导致术后心包炎和心包粘连。心包积液呈稻草黄色、粉红色或血性,其蛋白含量大于4.5 g/dL,白细胞计数$(0.3\sim8.0)\times10^9$/L。

(2)临床表现:通常在心脏手术后2~3周急性起病,其特征为发热、乏力和胸痛。有些病例手术后一周内即持续发热。胸痛是急性心包炎的特征,胸痛性质类似胸膜炎。其他非特异性的炎症表现包括红细胞沉降率加快,多形核白细胞升高。

几乎所有患者在心脏手术后头几天可闻及心包摩擦音,大多数于1周内消失而不发生此综合征。X线检查约1/3的患者左侧或双侧胸腔积液,1/10患者有肺浸润,半数患者有短暂性的心影扩大。心电图表现为非特异性ST-T改变和阵发性房性心动过速。超声心动图可提示心包积液存在和心脏压塞的证据。心脏手术后心包渗血极为普遍,术后10天内有56%~84%患者有心包积液。诊断心包切开术后综合征需与术后其他原因,包括感染引起发热相鉴别。

(3)治疗:心包切开术后综合征有自限性,但长期迁延可致残。发热和胸痛可用阿司匹林或非甾体抗炎药加以缓解。用药后48小时内无效可使用激素治疗。手术后头6月此综合征多有复发。约1%成年人心脏手术后平均49天发生心脏压塞,同时伴有发热、心包摩擦音及典型“心包痛”。抗凝治疗与心包切开术后综合征伴发心脏压塞无关。心脏压塞行心包穿刺处理,反复的心脏压塞需要进行心包切除术。发生缩窄性心包炎罕见,多出现在心包切除术后综合征后的数月至数年。

9.创伤性心包炎

创伤性心包炎除贯通伤和非贯通伤,其他外伤性心包炎的重要原因,包括食管癌、食管腐蚀或Boerhaave综合征突发食管破裂,食管内容物流入心包腔或为食管胃切除术后的并发症。意外事件,吞咽牙签或鱼骨致食管穿孔而发生心脏压塞和迟发缩窄性心包炎。食管破裂外伤性心包炎,常伴随严重糜烂性心包炎症和感染。食管破裂或穿孔可发展成食管心包瘘。上述病情,虽有内科治疗瘘管可以自然闭合报道,也常需外科立即手术,但死亡率高。心包炎也可继发于胰腺炎,此时心包积液淀粉酶含量高,而心脏压塞或胰腺心包瘘罕见。急性酒精性胰腺炎,心包积液发生率明显高于对照组(47%比11%)。恶性疾病或胃、胆管、大肠和气管外科手术并发溃疡形成,可致心包瘘管。

心包外伤也可出现不常见的外伤性症状,包括心脏通过心包裂口形成心脏疝或心脏半脱位所引发心血管虚脱和心包内膈疝。心脏疝能被CT和MRI所诊断。左肺根部切除术和部分心包切除术可发生在胸心脏疝。脐疝手法复位引起肠袢心包内疝罕见,超声心动图可提供诊断。

10.心脏手术及心导管术后心包积血

心脏外科术后或心导管检查、安装起搏器过程中或术后并发心包积血,可导致急性心脏压塞和慢性缩窄性心包炎。一组报道510例进行心脏外科手术后连续发病者,其中2%在术后1~30天内(平均8天)发生心脏压塞。心脏外科手术后至少有一半患者,可用超声心动探测出小量心包积液,大量心包积液心脏压塞常见于服抗凝药者,且比服用阿司匹林患者多10倍。术后心脏压塞占心脏外科术后不明原因低血压病例的10%,会与血容量不足或心力衰竭相混淆,右室压缩继发肝充血可能误诊术后肝炎等。

床旁作食管超声检查是鉴别术后完全性或局限性心脏压塞的必不可少的诊断工具。两者在临床和超声心动图上的心脏压塞表现是有区别的。对心脏周围或大面积局限性心包积液的处理可用二维超声心动图引导下作经皮导管心包穿刺术。对心脏后壁局部心包积液或局部血栓的患者,应在手术室内作外科心包切开清除处理。Friedrich等在6年中连续观察11 845例,心导管操作时心脏穿孔和急性心脏压塞发生率,二尖瓣球囊成形术时心脏穿孔占4.2%,主动脉瓣球囊成形术占0.01%,对这类患者实施心包穿刺术半数有效,而其余患者则要外科手术修补穿孔。经静脉的右心室内膜心肌活检,心脏穿孔和(或)心脏压塞发生占1.5%,冠状动脉成形术0.02%,冠状动脉内支架植入较少见。引起心包积血和心脏压塞其他原因,包括胸骨骨穿,食管镜,和纵隔镜检查。近年报道,食管静脉曲张用内镜硬化治疗亦是引起急性心包积血和随后发展为心包炎和心脏压塞的原因。植入螺旋固定心房电极的起搏器约5%发生急性心包炎并伴有心包积液,需要抗感染治疗。

11.黏液水肿性心包炎

黏液水肿患者常并发心肌病,1/3并心包积液、胸腔积液和腹水。心包积液机制可能是水钠潴留,淋巴液引流缓慢和毛细血管外渗蛋白增加。心包积液常呈清或淡黄色,偶尔像黏液胶状物。积液所含蛋白和胆固醇浓度升高,少量白细胞或红细胞。黏液水肿患者心包积液增长速度很缓慢,容量可达5～6 L,虽已压迫心脏,但仍无代偿性心动过速和其他心脏压塞症状,胸部透视时意外发现心脏明显扩大。曾有报道巨舌可作为甲状腺功能低下和心包积液静脉压升高的特征。大量心包积液患者,常是甲状腺功能低下特征,尤其是婴儿和老年患者,往往心包积液是唯一的体征。纵隔放射治疗后,患者出现心包积液应考虑为甲状腺功能低下的表现,有报道25%妇女在放射治疗中可诱发甲状腺功能紊乱。甲状腺替代治疗,已恢复具有正常甲状腺功能数月后,黏液水肿心包积液会缓慢减少最终消失。

12.胆固醇性心包炎

胆固醇心包炎是由于心包损伤伴胆固醇结晶沉积和对炎症反应的单核细胞,包括泡沫细胞、巨噬细胞浸润而形成。心包腔内出现胆固醇结晶是慢性炎症表现。心包积液典型特征,包括微小胆固醇结晶,像闪闪发光的"金子"。心包积液中胆固醇增多机制不清,可能原因:①心包表面细胞坏死放出细胞的胆固醇;②红细胞溶解释放出胆固醇;③心包炎减少了淋巴引流,减少胆固醇的吸收,产生胆固醇结晶;④一些胆固醇心包炎患者,心包积液的胆固醇量与血浆胆固醇含量相似,心包腔内高胆固醇可能是单纯渗出物。

大多数胆固醇心包炎常缺乏明确的基础疾病。治疗包括确定伴有的任何因素如结核病、风湿病或黏液性水肿高胆固醇血症。胆固醇心包炎心包积液容量大,发展缓慢,心脏压塞并发症少见。当大量心包积液引起呼吸困难和胸痛,或发展成缩窄性心包炎的可进行心包切除术。

13.乳糜性心包积液

特发性乳糜性心包积液罕见,常是由于胸导管阻塞,其原因可以为外科手术或外伤致胸导管破裂或因肿瘤阻塞淋巴管。胸导管阻塞,使正常的淋巴回流系统受阻,结果乳糜通过淋巴引流反流心包。多数患者无症状,心包积液缓慢增加,多在胸部X线和超声心动图检查时发现。损伤的胸导管和心包腔之间的淋巴引流,可凭借[99m]Tc硫黄锑胶体放射核素淋巴管造影发现。心包积液常似乳白色牛奶,含有高胆固醇及甘油三酯,蛋白含量高于 35 g/L,用苏丹Ⅲ号脂肪染剂染色,显微镜下见到细微脂肪滴。

乳糜心包积液发生心脏压塞和缩窄性心包炎罕见。有报道心脏手术后并发乳糜性心包积液可致心脏压塞。对有症状的乳糜性心包积液患者的处理,尽可能减少复发,包括限制摄入含丰富甘油三酯的食物,如不成功可考虑胸导管手术,切开心包壁排出乳糜液和防止再蓄积。

14.妊娠与心包积液

没有证据表明妊娠会影响心包疾病的易感性,但是,许多孕妇在妊娠后 3 月出现小至中量心包积液,罕见心脏压塞,由于妊娠期血容量增加,可使原来隐伏的心包缩窄表现出来。妊娠期的急性心包炎心电图须与正常妊娠状态下心电图上轻微的 ST-T 改变相鉴别。妊娠期大多数心包疾病的处理与非妊娠者类似,值得注意的是,大剂量阿司匹林可使胎儿动脉导管提早闭合,秋水仙碱也应禁用。心包切开术或心包切除术并不增加随后妊娠的风险,必要时可以进行。妊娠20 周后,可通过超声心动图检出胎儿心包液,深度在 2 mm 以内为正常,如心包液过多,应考虑到胎儿水肿、溶血、低蛋白血症、免疫系统疾病、母婴传播的支原体或其他感染和肿瘤形成的可能。

(马利然)

第九节 感染性心内膜炎

感染性心内膜炎(IE)为心脏内膜表面微生物感染导致的炎症反应。感染性心内膜炎最常累及的部位是心脏瓣膜,包括自体瓣膜和人工瓣膜,也可累及心房或心室的内膜面。近年来随着诊断及治疗技术的进步,感染性心内膜炎的致死率和致残率显著下降,但诊断或治疗不及时的患者,病死率仍然很高。

一、流行病学

由于疾病自身的特点及诊断的特殊性,很难对感染性心内膜炎进行注册或前瞻性研究,没有准确的患病率数字。每年的发病率为(1.9~6.2)/10 万。近年来,随着人口老龄化、抗生素滥用、先天性心脏病存活年龄延长以及心导管和外科手术患者的增多,感染性心内膜炎的发病率呈增加的趋势。

二、病因与诱因

(一)患者因素

1.瓣膜性心脏病

瓣膜性心脏病是感染性心内膜炎最常见的基础病。近年来,随着风湿性心脏病发病率的下降,风湿性心脏瓣膜病在感染性心内膜炎基础病中所占的比例已明显下降,占 6%~23%。与此对应,随着人口老龄化,退行性心脏瓣膜病所占的比例日益升高,尤其是主动脉瓣和二尖瓣关闭不全。

2.先天性心脏病

由于介入封堵和外科手术技术的进步,成人先天性心脏病患者越来越多,在此基础上发生的感染性心内膜炎也较前增加,室间隔缺损、法洛四联症和主动脉缩窄是最常见的原因。主动脉瓣二叶钙化也是诱发感染性心内膜炎的重要危险因素。

3.人工瓣膜

人工瓣膜置换者发生感染性心内膜炎的危险是自体瓣膜的5~10倍,术后6个月内危险性最高,之后在较低的水平维持。

4.既往感染性心内膜炎病史

既往感染性心内膜炎病史是再次感染的明确危险因素。

5.近期接受可能引起菌血症的诊疗操作

各种经口腔(如拔牙)、气管、食管、胆管、尿道或阴道的诊疗操作及血液透析等,均是感染性心内膜炎的诱发因素。

6.体内存在促非细菌性血栓性赘生物形成的因素

如白血病、肝硬化、癌症、炎性肠病和系统性红斑狼疮等可导致血液高凝状态的疾病,也可增加感染性心内膜炎的危险。

7.自身免疫缺陷

自身免疫缺陷包括体液免疫缺陷和细胞免疫缺陷,如 HIV。

8.静脉药物滥用

静脉药物滥用者发生感染性心内膜炎的危险可升高12倍。赘生物常位于血流从高压腔经病变瓣口或先天缺损至低压腔产生高速射流和湍流的下游,如二尖瓣关闭不全的瓣叶心房面、主动脉瓣关闭不全的瓣叶心室面和室间隔缺损的间隔右心室侧,可能与这些部位的压力下降及内膜灌注减少,有利于微生物沉积和生长有关。高速射流冲击心脏或大血管内膜可致局部损伤,如二尖瓣反流面对的左心房壁、主动脉瓣反流面对的二尖瓣前叶腱索和乳头肌及动脉导管未闭射流面对的肺动脉壁,也容易发生感染性心内膜炎。在压差较小的部位,例如房间隔缺损、大室间隔缺损、血流缓慢(如心房颤动或心力衰竭)及瓣膜狭窄的患者,则较少发生感染性心内膜炎。

(二)病原微生物

近年来,导致感染性心内膜炎的病原微生物谱也发生了很大变化。金黄色葡萄球菌感染明显增多,同时也是静脉药物滥用患者的主要致病菌;而草绿色链球菌感染明显减少。凝固酶阴性的葡萄球菌以往是自体瓣膜心内膜炎的次要致病菌,现在是人工瓣膜心内膜炎和院内感染性心内膜炎的重要致病菌。此外,铜绿假单胞菌、革兰阴性杆菌及真菌等以往较少见的病原微生物,也日渐增多。

三、病理

感染性心内膜炎特征性的病理表现是在病变处形成赘生物,由血小板、纤维蛋白、病原微生物、炎性细胞和少量坏死组织构成,病原微生物常包裹在赘生物内部。

(一)心脏局部表现

1.赘生物本身的影响

大的赘生物可造成瓣口机械性狭窄,赘生物还可导致瓣膜或瓣周结构破坏,如瓣叶破损、穿孔或腱索断裂,引起瓣膜关闭不全,急性者最终可发生猝死或心力衰竭。人工瓣膜患者还可导致瓣周漏和瓣膜功能不全。

2.感染灶局部扩散

产生瓣环或心肌脓肿、传导组织破坏、乳头肌断裂、室间隔穿孔和化脓性心包炎等。

(二)赘生物脱落造成栓塞

1.右心感染性心内膜炎

右心赘生物脱落可造成肺动脉栓塞、肺炎或肺脓肿。

2.左心感染性心内膜炎

左心赘生物脱落可造成体循环动脉栓塞,如脑动脉、肾动脉、脾动脉、冠状动脉及肠系膜动脉等,导致相应组织的缺血坏死和(或)脓肿;还可能导致局部动脉管壁破坏,形成动脉瘤。

(三)菌血症

感染灶持续存在或赘生物内的病原微生物释放入血,形成菌血症或败血症,导致全身感染。

(四)自身免疫反应

病原菌长期释放抗原入血,可激活自身免疫反应,形成免疫复合物,沉积在不同部位导致相应组织的病变,如肾小球肾炎(免疫复合物沉积在肾小球基膜)、关节炎、皮肤或黏膜出血(小血管炎,发生漏出性出血)等。

四、分类

既往习惯按病程分类,目前更倾向于按疾病的活动状态、诊断类型、瓣膜类型、解剖部位和病原微生物进行分类。

(一)按病程分类

分为急性感染性心内膜炎(病程＜6周)和亚急性感染性心内膜炎(病程＞6周)。急性感染性心内膜炎多发生在正常心瓣膜,起病急骤,病情凶险,预后不佳,有发生猝死的危险;病原微生物以金黄色葡萄球菌为主,细菌毒力强,菌血症症状明显,赘生物容易碎裂或脱落。亚急性感染性心内膜炎多发生在有基础病的心瓣膜,起病隐匿,经积极治疗预后较好;病原微生物主要是条件性致病菌,如溶血性链球菌、凝固酶阴性的葡萄球菌及革兰阴性杆菌等,这些病原微生物毒力相对较弱,菌血症症状不明显,赘生物碎裂或脱落的比例较急性感染性心内膜炎低。

(二)按疾病的活动状态分类

按疾病的活动状态分为活动期和愈合期,这种分类对外科手术治疗非常重要。活动期包括术前血培养阳性及发热、术中取血培养阳性、术中发现病变组织形态呈炎症活动状态,或在抗生素疗程完成之前进行手术。术后1年以上再次出现感染性心内膜炎,通常认为是复发。

(三)按诊断类型分类

按诊断类型分为明确诊断、疑似诊断和可能诊断。

(四)按瓣膜类型分类

按瓣膜类型分为自体瓣膜感染性心内膜炎和人工瓣膜感染性心内膜炎。

(五)按解剖部位分类

按解剖部位分为二尖瓣感染性心内膜炎、主动脉瓣感染性心内膜炎及室壁感染性心内膜炎等。

(六)按病原微生物分类

按照病原微生物血培养结果分为金黄色葡萄球菌性感染性心内膜炎、溶血性链球菌性感染性心内膜炎、真菌性感染性心内膜炎等。

五、临床表现

(一)全身感染中毒表现

发热是 IE 最常见的症状,除有些老年或心、肾衰竭的重症患者外,几乎均有发热,与病原微生物释放入血有关。亚急性者起病隐匿,体温一般<39 ℃,午后和晚上高,可伴有全身不适、肌痛/关节痛、乏力、食欲缺乏或体重减轻等非特异性症状。急性者起病急骤,呈暴发性败血症过程,通常高热伴有寒战。其他全身感染中毒表现还包括脾大、贫血和杵状指,主要见于亚急性者。

(二)心脏表现

心脏的表现主要为新出现杂音或杂音性质、强度较前改变,瓣膜损害导致的新的或增强的杂音通常为关闭不全的杂音,尤以主动脉瓣关闭不全多见。但新出现杂音或杂音改变不是感染性心内膜炎的必备表现。

(三)血管栓塞表现

血管栓塞表现为相应组织的缺血坏死和(或)脓肿。

(四)自身免疫反应的表现

自身免疫反应主要表现为肾小球肾炎、关节炎、皮肤或黏膜出血等,非特异性,不常见。皮肤或黏膜的表现具有提示性,包括:①瘀点,可见于任何部位;②指/趾甲下线状出血;③Roth 斑,为视网膜的卵圆形出血斑,中心呈白色,多见于亚急性者;④Osler 结节,为指/趾垫出现的豌豆大小红色或紫色痛性结节,多见于亚急性者;⑤Janeway 损害,为手掌或足底处直径 1~4 mm 无痛性出血性红斑,多见于急性者。

六、辅助检查

(一)血培养

血培养是明确致病菌最主要的实验室方法,并为抗生素的选择提供可靠的依据。为了提高血培养的阳性率,应注意以下几个环节。

1.取血频次

多次血培养有助于提高阳性率,建议至少送检 3 次,每次采血时间间隔至少1 小时。

2.取血量

每次取血 5~10 mL,已使用抗生素的患者取血量不宜过多,否则血液中的抗生素不能被培养液稀释。

3.取血时间

有人建议取血时间以寒战或体温骤升时为佳,但感染性心内膜炎的菌血症是持续的,研究发现,体温与血培养阳性率之间没有显著相关性,因此不需要专门在发热时取血。高热时大部分细菌被吞噬细胞吞噬,反而影响了培养效果。

4.取血部位

前瞻性研究表明,无论病原微生物是哪一种,静脉血培养阳性率均显著高于动脉血。因此,静脉血培养阴性的患者没有必要再采集动脉血培养。每次取血应更换穿刺部位,皮肤应严格消毒。

5.培养和分离技术

所有怀疑感染性心内膜炎的患者,应同时做需氧菌培养和厌氧菌培养;人工瓣膜置换术后、长时间留置静脉导管或导尿管及静脉药物滥用患者,应加做真菌培养。结果阴性时应延长培养时间,并使用特殊分离技术。

6.取血之前已使用抗生素患者的处理

如果临床高度怀疑感染性心内膜炎而患者已使用了抗生素治疗,应谨慎评估,病情允许时可以暂停用药数天后再次培养。

(二)超声心动图

所有临床上怀疑感染性心内膜炎的患者均应接受超声心动图检查,首选经胸超声心动图(TTE);如果 TTE 结果阴性,而临床高度怀疑感染性心内膜炎,应加做经食管超声心动图(TEE);TEE 结果阴性,而仍高度怀疑,2～7 天后应重复 TEE 检查。如果是有经验的超声医师,且超声机器性能良好,多次 TEE 检查结果阴性基本可以排除感染性心内膜炎诊断。

超声心动图诊断感染性心内膜炎的主要证据包括赘生物,附着于瓣膜、心腔内膜面或心内植入物的致密回声团块影,可活动,用其他解剖学因素无法解释;脓肿或瘘;新出现的人工瓣膜部分裂开。

临床怀疑感染性心内膜炎的患者,其中约 50% 经 TTE 可检出赘生物。在人工瓣膜,TTE 的诊断价值通常不大。TEE 有效弥补了这一不足,其诊断赘生物的敏感度为88%～100%,特异度达91%～100%。

(三)其他检查

感染性心内膜炎患者可出现血白细胞计数升高,核左移;血沉及 C 反应蛋白升高;高丙种球蛋白血症,循环中出现免疫复合物,类风湿因子升高,血清补体降低;贫血,血清铁及血清铁结合力下降;尿中出现蛋白和红细胞等。心电图和胸片也可能有相应的变化,但均不具有特异性。

七、诊断和鉴别诊断

(一)诊断

首先应根据患者的临床表现筛选出疑似病例。

1.高度怀疑

(1)新出现杂音或杂音性质、强度较前改变。

(2)来源不明的栓塞事件。

(3)感染源不明的败血症。

(4)血尿、肾小球肾炎或怀疑肾梗死。

(5)发热伴以下任何一项:①心内有植入物;②有感染性心内膜炎的易患因素;③新出现的室性心律失常或传导障碍;④首次出现充血性心力衰竭的临床表现;⑤血培养阳性(为感染性心内膜炎的典型病原微生物);⑥皮肤或黏膜表现;⑦多发或多变的浸润性肺感染;⑧感染源不明的外周(肾、脾和脊柱)脓肿。

2.低度怀疑

发热,不伴有以上任何一项。对于疑似病例应立即进行超声心动图和血培养检查。

Duke 标准包括 2 项主要标准和 6 项次要标准。具备 2 项主要标准,或 1 项主要标准+3 项次要标准,或 5 项次要标准为明确诊断;具备 1 项主要标准+1 项次要标准,或 3 项次要标准为疑似诊断。

(1)主要标准包括:①血培养阳性,2 次血培养结果一致,均为典型的感染性心内膜炎病原微生物如溶血性链球菌、牛链球菌、HACEK菌、无原发灶的社区获得性金黄色葡萄球菌或肠球菌。连续多次血培养阳性,且为同一病原微生物,这种情况包括:至少2次血培养阳性,且间隔时间＞12小时;3次血培养均阳性或≥4次血培养中的多数均阳性,且首次与末次血培养间隔时间至少1小时。②心内膜受累证据,超声心动图阳性发现赘生物。附着于瓣膜、心腔内膜面或心内植入物的致密回声团块影,可活动,用其他解剖学因素无法解释;脓肿或瘘;新出现的人工瓣膜部分裂开。

(2)次要标准包括:①存在易患因素,如基础心脏病或静脉药物滥用。②发热,体温＞38 ℃。③血管栓塞表现,主要动脉栓塞,感染性肺梗死,真菌性动脉瘤,颅内出血,结膜出血及Janeway损害。④自身免疫反应的表现,肾小球肾炎、Osler结节、Roth斑及类风湿因子阳性。⑤病原微生物证据,血培养阳性,但不符合主要标准;或有感染性心内膜炎病原微生物的血清学证据。⑥超声心动图证据,超声心动图符合感染性心内膜炎表现,但不符合主要标准。

(二)鉴别诊断

感染性心内膜炎需要和以下疾病鉴别,包括心脏肿瘤、系统性红斑狼疮、Marantic心内膜炎、抗磷脂综合征、类癌综合征、高心排量肾细胞癌、血栓性血小板减少性紫癜及败血症等。

八、治疗

(一)治疗原则

(1)早期应用:连续采集3～5次血培养后即可开始经验性治疗,不必等待血培养结果。对于病情平稳的患者可延迟治疗24～48小时,对预后没有影响。

(2)充分用药:使用杀菌性而非抑菌性抗生素,大剂量,长疗程,旨在完全杀灭包裹在赘生物内的病原微生物。

(3)静脉给药为主:保持较高的血药浓度。

(4)病原微生物不明确的经验性治疗:急性者首选对金黄色葡萄球菌、链球菌和革兰阴性杆菌均有效的广谱抗生素,亚急性者首选对大多数链球菌(包括肠球菌)有效的广谱抗生素。

(5)病原微生物明确的针对性治疗:应根据药物敏感试验的结果选择针对性的抗生素,有条件时应测定最小抑菌浓度(MIC)以判定病原微生物对抗生素的敏感程度。

(6)部分患者需要外科手术治疗。

(二)病原微生物不明确的经验性治疗

治疗应基于临床及病原学证据。病原微生物未明确的患者,如果病情平稳,可在血培养3～5次后立即开始经验性治疗;如果过去的8天内患者已使用了抗生素治疗,可在病情允许的情况下延迟24～48小时再进行血培养,然后采取经验性治疗。欧洲心脏协会(ESC)指南推荐的方案以万古霉素和庆大霉素为基础(表4-8)。我国庆大霉素的耐药率较高,而且庆大霉素的肾毒性大,多选用阿米卡星(丁胺卡那霉素)替代庆大霉素,0.4～0.6 g分次静脉给药或肌内注射。万古霉素费用较高,也可选用青霉素类,如青霉素320万～400万单位静脉给药,每4～6小时1次;或萘夫西林2 g静脉给药或静脉给药,每4小时1次。

病原微生物未明确的治疗流程图如图4-5所示,经验性治疗方案见表4-8。

(三)病原微生物明确的针对性治疗

1.链球菌感染性心内膜炎

根据药物的敏感性程度选用青霉素、头孢三嗪、万古霉素或替考拉宁。

(1)自体瓣膜感染性心内膜炎且对青霉素完全敏感的链球菌感染（MIC≤0.1 mg/L）：年龄≤65岁，血清肌酐正常的患者，给予青霉素1 200万～2 000万单位/24小时，分4～6次静脉给药，疗程4周；加庆大霉素3 mg/(kg·24 h)（最大剂量240 mg/24 h），分2～3次静脉给药，疗程2周。年龄＞65岁，或血清肌酐升高的患者，根据肾功能调整青霉素的剂量，或使用头孢三嗪2 g/24 h，每天1次静脉给药，疗程均为4周。对青霉素和头孢菌素过敏的患者使用万古霉素3 mg/(kg·24 h)，每天2次静脉给药，疗程4周。

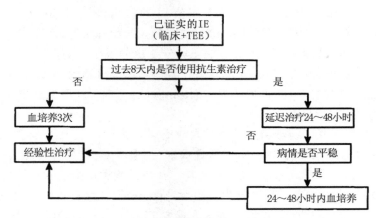

图4-5 病原微生物未明确的治疗流程图

表4-8 经验性治疗方案

病种	药名	剂量	疗程
自体瓣膜感染性心内膜炎	万古霉素	15 mg/kg静脉给药，每12小时1次	4～6周
	*庆大霉素	1 mg/kg静脉给药，每8小时1次	2周
人工瓣膜感染性心内膜炎	万古霉素	15 mg/kg静脉给药，每12小时1次	4～6周
	*利福平	300～450 mg口服，每8小时1次	4～6周
	*庆大霉素	1 mg/kg静脉给药，每8小时1次	2周

注：*每天最大剂量2 g，需要监测药物浓度，必要时可加用氨苄西林。

(2)自体瓣膜感染性心内膜炎且对青霉素部分敏感的链球菌感染（MIC 0.1～0.5 mg/L）或人工瓣膜感染性心内膜炎：青霉素2 000万～2 400万单位/24小时，分4～6次静脉给药，或使用头孢三嗪2 g/24 h，每天1次静脉给药，疗程均为4周；加庆大霉素3 mg/(kg·24 h)，分2～3次静脉给药，疗程2周；之后继续使用头孢三嗪2 g/24 h，每天1次静脉给药，疗程2周。对这类患者也可单独选用万古霉素，3 mg/(kg·24 h)，每天2次静脉给药，疗程4周。

(3)对青霉素耐药的链球菌感染（MIC＞0.5 mg/L）：治疗同肠球菌。

(4)替考拉宁可作为万古霉素的替代选择，推荐用法为10 mg/kg静脉给药，每天2次，9次以后改为每天1次，疗程4周。

2.葡萄球菌感染性心内膜炎

葡萄球菌感染性心内膜炎约占所有感染性心内膜炎患者的1/3，病情危重，有致死危险。90%的致病菌为金黄色葡萄球菌，其余10%为凝固酶阴性的葡萄球菌。

(1)自体瓣膜感染性心内膜炎的治疗方案有以下几种。①对甲氧西林（新青霉素）敏感的金黄色葡萄球菌(MSSA)感染:苯唑西林8～12 g/24 h,分4次静脉给药,疗程4周(静脉药物滥用患者用药2周);加庆大霉素3 mg/(kg·24 h)(最大剂量240 mg/24 h),分3次静脉给药,疗程3～5天。②对青霉素过敏患者MSSA感染:万古霉素3 mg/(kg·24 h),每天2次静脉给药,疗程4～6周;加庆大霉素3 mg/(kg·24 h)(最大剂量240 mg/24 h),分3次静脉给药,疗程至少3～5天。③对甲氧西林耐药的金黄色葡萄球菌(MRSA)感染:万古霉素30 mg/(kg·24 h),每天2次静脉给药,疗程6周。

(2)人工瓣膜感染性心内膜炎的治疗方案有以下几点。①MSSA感染:苯唑西林8～12 g/24 h,分4次静脉给药,加利福平900 mg/24 h,分3次静脉给药,疗程均为6～8周;再加庆大霉素3 mg/(kg·24 h)(最大剂量240 mg/24 h),分3次静脉给药,疗程2周。②MRSA及凝固酶阴性的葡萄球菌感染:万古霉素30 mg/(kg·24 h),每天2次静脉给药,疗程6周;加利福平300 mg/24 h,分3次静脉给药,再加庆大霉素3 mg/(kg·24 h)(最大剂量240 mg/24 h),分3次静脉给药,疗程均为6～8周。

3.肠球菌及青霉素耐药的链球菌感染性心内膜炎

与一般的链球菌不同,多数肠球菌对包括青霉素、头孢菌素、克林霉素和大环内酯类抗生素在内的许多抗生素耐药。甲氧嘧啶-磺胺异噁及新一代喹诺酮类抗生素的疗效也不确定。

(1)青霉素MIC≤8 mg/L,庆大霉素MIC<500 mg/L:青霉素1 600万～2 000万单位/24小时,分4～6次静脉给药,疗程4周;加庆大霉素3 mg/(kg·24 h)(最大剂量240 mg/24 h),分2次静脉给药,疗程4周。

(2)青霉素过敏或青霉素/庆大霉素部分敏感的肠球菌感染:万古霉素30 mg/(kg·24 h),每天2次静脉给药,加庆大霉素3 mg/(kg·24 h),分2次静脉给药,疗程均6周。

(3)青霉素耐药菌株(MIC>8 mg/L)感染:万古霉素3 mg/(kg·24 h),每天2次静脉给药,加庆大霉素3 mg/(kg·24 h),分2次静脉给药,疗程均6周。

(4)万古霉素耐药或部分敏感菌株(MIC 4～16 mg/L)或庆大霉素高度耐药菌株感染:需要寻求微生物学家的帮助,如果抗生素治疗失败,应及早考虑瓣膜置换。

4.革兰阴性菌感染性心内膜炎

约10％自体瓣膜感染性心内膜炎和15％人工瓣膜感染性心内膜炎,尤其是瓣膜置换术后1年发生者多由革兰阴性菌感染所致。其中HACEK菌属最常见,包括嗜血杆菌、放线杆菌、心杆菌、埃肯菌和金氏杆菌。常用治疗方案为头孢三嗪2 g/24 h静脉给药,每天1次,自体瓣膜感染性心内膜炎疗程4周,人工瓣膜感染性心内膜炎疗程6周。也可选用氨苄西林12 g/24 h,分3～4次静脉给药,加庆大霉素3 mg/(kg·24 h),分2～3次静脉给药。

5.立克次体感染性心内膜炎

立克次体感染性心内膜炎可导致Q热,治疗选用强力霉素100 mg静脉给药,每12小时1次,加利福平。为预防复发,多数患者需要进行瓣膜置换。由于立克次体寄生在细胞内,因此术后抗生素治疗还需要至少1年,甚至终生。

6.真菌感染性心内膜炎

近年来,真菌感染性心内膜炎有增加趋势,尤其是念珠菌属感染。由于单独使用抗真菌药物死亡率较高,而手术的死亡率下降,因此真菌感染性心内膜炎首选外科手术治疗。药物治疗可选用两性霉素B或其脂质体,1 mg/kg,每天1次,连续静脉滴注有助减少不良反应。

(四)外科手术治疗

手术指征包括以下几点。

(1)急性瓣膜功能不全造成血流动力学不稳定或充血性心力衰竭。

(2)有瓣周感染扩散的证据。

(3)正确使用抗生素治疗7~10天后,感染仍然持续。

(4)病原微生物对抗生素反应不佳,如真菌、立克次体、布鲁杆菌、里昂葡萄球菌、对庆大霉素高度耐药的肠球菌、革兰阴性菌等。

(5)使用抗生素治疗前或治疗后1周内,超声心动图探测到赘生物直径>10 mm,可以活动。

(6)正确使用抗生素治疗后,仍有栓塞事件复发。

(7)赘生物造成血流机械性梗阻。

(8)早期人工瓣膜感染性心内膜炎。

九、预后

影响预后的因素不仅包括患者的自身情况及病原微生物的毒力,还与诊断和治疗是否正确、及时有关。总体而言,住院患者出院后的长期预后尚可(10年生存率81%),其中部分开始给予药物治疗的患者后期仍需要手术治疗。既往有感染性心内膜炎病史的患者,再次感染的风险较高。人工瓣膜感染性心内膜炎患者的长期预后较自体瓣膜感染性心内膜炎患者差。

(马利然)

第五章　消化内科疾病

第一节　慢性胃炎

慢性胃炎是由各种病因引起的胃黏膜慢性炎症。根据新悉尼胃炎系统和我国 2006 年颁布的《中国慢性胃炎共识意见》标准，由内镜及病理组织学变化，将慢性胃炎分为非萎缩性（浅表性）胃炎及萎缩性胃炎两大基本类型和一些特殊类型胃炎。

一、流行病学

幽门螺杆菌（Hp）感染为慢性非萎缩性胃炎的主要病因。大致上说来，慢性非萎缩性胃炎发病率与 Hp 感染情况相平行，慢性非萎缩性胃炎流行情况因不同国家、不同地区 Hp 感染情况而异。一般 Hp 感染率发展中国家高于发达国家，感染率随年龄增加而升高。我国属 Hp 高感染率国家，估计人群中 Hp 感染率为 40％～70％。慢性萎缩性胃炎是原因不明的慢性胃炎，在我国是一种常见病、多发病，在慢性胃炎中占 10％～20％。

二、病因

（一）慢性非萎缩性胃炎的常见病因

1.Hp 感染

Hp 感染是慢性非萎缩性胃炎最主要的病因，两者的关系符合 Koch 提出的确定病原体为感染性疾病病因的 4 项基本要求，即该病原体存在于该病的患者中，病原体的分布与体内病变分布一致，清除病原体后疾病可好转，在动物模型中该病原体可诱发与人相似的疾病。

研究表明，80％～95％的慢性活动性胃炎患者胃黏膜中有 Hp 感染，5％～20％的 Hp 阴性率反映了慢性胃炎病因的多样性；Hp 相关胃炎者，Hp 胃内分布与炎症分布一致；根除 Hp 可使胃黏膜炎症消退，一般中性粒细胞消退较快，但淋巴细胞、浆细胞消退需要较长时间；志愿者和动物模型中已证实 Hp 感染可引起胃炎。

Hp 感染引起的慢性非萎缩性胃炎中胃窦为主全胃炎患者胃酸分泌可增加，十二指肠溃疡发生的危险度较高；而胃体为主全胃炎患者胃溃疡和胃癌发生的危险性增加。

2.胆汁和其他碱性肠液反流

幽门括约肌功能不全时含胆汁和胰液的十二指肠液反流入胃,可削弱胃黏膜屏障功能,使胃黏膜遭到消化液的刺激作用,产生炎症、糜烂、出血和上皮化生等病变。

3.其他外源性因素

酗酒、服用 NSAIDs 等药物、某些刺激性食物等均可反复损伤胃黏膜。这类因素均可各自或与 Hp 感染协同作用而引起或加重胃黏膜慢性炎症。

(二)慢性萎缩性胃炎的主要病因

Strickland 将慢性萎缩性胃炎分为 A、B 两型,A 型是胃体弥漫性萎缩,导致胃酸分泌下降,影响维生素 B_{12} 及内因子的吸收,因此常合并恶性贫血,与自身免疫有关;B 型在胃窦部,少数人可发展成胃癌,与幽门螺杆菌、化学损伤(胆汁反流、非皮质激素消炎药、吸烟、酗酒等)有关,在我国,80% 以上的属于第二类。

胃内攻击因子与防御修复因子失衡是慢性萎缩性胃炎发生的根本原因。具体病因与慢性非萎缩性胃炎相似,包括:①Hp 感染;②长期饮浓茶、烈酒、咖啡,食用过热、过冷、过于粗糙的食物,可导致胃黏膜的反复损伤;③长期大量服用非甾体抗炎药如阿司匹林、吲哚美辛等可抑制胃黏膜前列腺素的合成,破坏黏膜屏障;④烟草中的尼古丁不仅影响胃黏膜的血液循环,还可导致幽门括约肌功能紊乱,造成胆汁反流;⑤各种原因的胆汁反流均可破坏黏膜屏障造成胃黏膜慢性炎症改变。比较特殊的是壁细胞抗原和抗体结合形成免疫复合体在补体参与下,破坏壁细胞;胃黏膜营养因子(如胃泌素、表皮生长因子等)缺乏;心力衰竭、动脉粥样硬化、肝硬化合并门脉高压、糖尿病、甲状腺病、慢性肾上腺皮质功能减退、尿毒症、干燥综合征、胃血流量不足及精神因素等均可导致胃黏膜萎缩。

三、病理生理

(一)Hp 感染

Hp 感染途径为粪-口或口-口途径,其外壁靠黏附素而紧贴胃上皮细胞。

Hp 感染的持续存在,致使腺体破坏,最终发展成为萎缩性胃炎。而感染 Hp 后胃炎的严重程度则除了与细菌本身有关外,还决定与患者机体情况和外界环境。如带有空泡毒素(VacA)和细胞毒相关基因(CagA)者,胃黏膜损伤明显较重。患者的免疫应答反应强弱、其胃酸的分泌情况、血型、民族和年龄差异等也影响胃黏膜炎症程度。此外,患者饮食情况也有一定作用。

(二)自身免疫机制

研究早已证明,以胃体萎缩为主的 A 型萎缩性胃炎患者血清中,存在壁细胞抗体(PCA)和内因子抗体(IFA)。前者的抗原是壁细胞分泌小管微绒毛膜上的质子泵 H^+,K^+-ATP 酶,它破坏壁细胞而使胃酸分泌减少。而 IFA 则对抗内因子(壁细胞分泌的一种糖蛋白),使食物中的维生素 B_{12} 无法与后者结合被末端回肠吸收,最后引起维生素 B_{12} 吸收不良,甚至导致恶性贫血。IFA 具有特异性,几乎仅见于胃萎缩伴恶性贫血者。

造成胃酸和内因子分泌减少或丧失,恶性贫血是 A 型萎缩性胃炎的终末阶段,是自身免疫性胃炎最严重的标志。当泌酸腺完全萎缩时称为胃萎缩。

另外,近年发现 Hp 感染者中也存在着自身免疫反应,其血清抗体能与宿主胃黏膜上皮及黏液起交叉反应,如菌体 LewisX 和 LewisY 抗原。

(三)外源性损伤因素破坏胃黏膜屏障

碱性十二指肠液反流等,可减弱胃黏膜屏障功能。致使胃腔内 H^+ 通过损害的屏障,反弥散入胃黏膜内,使炎症不易消散。长期慢性炎症,又加重屏障功能的减退,如此恶性循环使慢性胃炎久治不愈。

(四)生理因素和胃黏膜营养因子缺乏

萎缩性变化和肠化生等皆与衰老相关,而炎症细胞浸润程度与年龄关系不大。这主要是老龄者的退行性变-胃黏膜小血管扭曲,小动脉壁玻璃样变性,管腔狭窄导致黏膜营养不良、分泌功能下降引起的。

新近研究证明,某些胃黏膜营养因子(胃泌素、表皮生长因子等)缺乏或胃黏膜感觉神经终器对这些因子不敏感可引起胃黏膜萎缩。如手术后残胃炎原因之一是 G 细胞数量减少,而引起胃泌素营养作用减弱。

(五)遗传因素

萎缩性胃炎、维生素 B_{12} 吸收不良的患病率和 PCA、IFA 的阳性率很高,提示可能有遗传因素的影响。

四、临床表现

流行病学研究表明,多数慢性非萎缩性胃炎患者无任何症状。少数患者可有上腹痛或不适、上腹胀、早饱、嗳气、恶心等非特异性消化不良症状。某些慢性萎缩性胃炎患者可有上腹部灼痛、胀痛、钝痛或胀闷且以餐后为著,食欲缺乏、恶心、嗳气、便秘或腹泻等症状。内镜检查和胃黏膜组织学检查结果与慢性胃炎患者症状的相关分析表明,患者的症状缺乏特异性,且症状之有无及严重程度与内镜所见及组织学分级并无肯定的相关性。

伴有胃黏膜糜烂者,可有少量或大量上消化道出血,长期少量出血可引起缺铁性贫血。胃体萎缩性胃炎可出现恶性贫血,常有全身衰弱、疲软、神情淡漠、隐性黄疸,消化道症状一般较少。

体征多不明显,有时上腹轻压痛,胃体胃炎严重时可有舌炎和贫血。

慢性萎缩性胃炎的临床表现不仅缺乏特异性,而且与病变程度并不完全一致。

五、辅助检查

(一)胃镜及活组织检查

1.胃镜检查

随着内镜器械的长足发展,内镜观察更加清晰。内镜下慢性非萎缩性胃炎可见红斑(点状、片状、条状),黏膜粗糙不平,出血点(斑),黏膜水肿及渗出等基本表现,尚可见糜烂及胆汁反流。萎缩性胃炎则主要表现为黏膜色泽白,不同程度的皱襞变平或消失。在不过度充气状态下,可透见血管纹,轻度萎缩时见到模糊的血管,重度时看到明显血管分支。内镜下肠化黏膜呈灰白色颗粒状小隆起,重者贴近观察有绒毛状变化。肠化也可以呈平坦或凹陷外观的。如果喷撒亚甲蓝色素,肠化区可能出现被染上蓝色,非肠化黏膜不着色。

胃黏膜血管脆性增加可致黏膜下出血,谓之壁内出血,表现为水肿或充血胃黏膜上见点状、斑状或线状出血,可多发、新鲜和陈旧性出血相混杂。如观察到黑色附着物常提示糜烂等致出血。

值得注意的是,少数 Hp 感染性胃炎可有胃体部皱襞肥厚,甚至宽度达到 5 mm 以上,且在适当充气后皱襞不能展平,用活检钳将黏膜提起时,可见帐篷征,这是和恶性浸润性病变鉴别点之一。

2.病理组织学检查

萎缩的确诊依赖于病理组织学检查。萎缩的肉眼与病理之符合率仅为 38%～78%,这与萎缩或肠化甚至 Hp 的分布都是非均匀的,或者说多灶性萎缩性胃炎的胃黏膜萎缩呈灶状分布有关。当然,只要病理活检发现有萎缩,就可诊断为萎缩性胃炎。但如果未能发现萎缩,却不能轻易排除之。如果不取足够多的标本或者内镜医师并未在病变最重部位(这也需要内镜医师的经验)活检,则势必可能遗漏病灶。反之,当在糜烂或溃疡边缘的组织活检时,即使病理发现了萎缩,却不能简单地视为萎缩性胃炎,这是因为活检组织太浅、组织包埋方向不当等因素均可影响萎缩的判断。还有,根除 Hp 可使胃黏膜活动性炎症消退,慢性炎症程度减轻。一些因素可影响结果的判断,如:①活检部位的差异。②Hp 感染时胃黏膜大量炎症细胞浸润,形如萎缩;但根除 Hp 后胃黏膜炎症细胞消退,黏膜萎缩、肠化可望恢复。然而在胃镜活检取材多少问题上,病理学家的要求与内镜医师出现了矛盾。从病理组织学观点来看,5 块或更多则有利于组织学的准确判断,然而,就内镜医师而言,考虑到患者的医疗费用,主张 2～3 块即可。

(二)Hp 检测

活组织病理学检查时可同时检测 Hp,并可在内镜检查时多取 1 块组织做快呋塞米素酶检查以增加诊断的可靠性。其他检查 Hp 的方法包括:①胃黏膜直接涂片或组织切片,然后以 Gram 或 Giemsa 或 Warthin-Starry 染色(经典方法),甚至 HE 染色,免疫组化染色则有助于检测球形 Hp。②细菌培养为"金标准";需特殊培养基和微需氧环境,培养时间 3～7 天,阳性率可能不高但特异性高,且可做药物敏感试验。③血清 Hp 抗体测定多在流行病学调查时用。④尿素呼吸试验是一种非侵入性诊断法,口服 ^{13}C 或 ^{14}C 标记的尿素后,检测患者呼气中的 $^{13}CO_2$ 或 $^{14}CO_2$ 量,结果准确。⑤聚合酶联反应法(PCR 法)能特异地检出不同来源标本中的 Hp。

根除 Hp 治疗后,可在胃镜复查时重复上述检查,亦可采用非侵入性检查手段,如 ^{13}C 或 ^{14}C 尿素呼气试验、粪便 Hp 抗原检测及血清学检查。应注意,近期使用抗生素、质子泵抑制剂、铋剂等药物,因有暂时抑制 Hp 作用,会使上述检查(血清学检查除外)呈假阴性。

(三)X 线钡剂检查

主要是很好地显示胃黏膜相的气钡双重造影。对于萎缩性胃炎,常常可见胃皱襞相对平坦和减少。但依靠 X 线诊断慢性胃炎价值不如胃镜和病理组织学。

(四)实验室检查

1.胃酸分泌功能测定

非萎缩性胃炎胃酸分泌常正常,有时可以增高。萎缩性胃炎病变局限于胃窦时,胃酸可正常或低酸,低酸是由于泌酸细胞数量减少和 H^+ 向胃壁反弥散所致。测定基础胃液分泌量(BAO)及注射组胺或五肽胃泌素后测定最大泌酸量(MAO)和高峰泌酸量(PAO)以判断胃泌酸功能,有助于萎缩性胃炎的诊断及指导临床治疗。A 型慢性萎缩性胃炎患者多无酸或低酸,B 型慢性萎缩性胃炎患者可正常或低酸,往往在给予酸分泌刺激药后,亦不见胃液和胃酸分泌。

2.胃蛋白酶原(PG)测定

胃体黏膜萎缩时血清 PGⅠ水平及 PGⅠ/Ⅱ比例下降,严重者可伴餐后血清 G-17 水平升高;胃窦黏膜萎缩时餐后血清 G-17 水平下降,严重者可伴 PGⅠ水平及 PGⅠ/Ⅱ比例下降。然而,这主要是一种统计学上的差异。

日本学者发现无症状胃癌患者,本法 85％阳性,PGⅠ或比值降低者,推荐进一步胃镜检查,以检出伴有萎缩性胃炎的胃癌。该试剂盒用于诊断萎缩性胃炎和判断胃癌倾向在欧洲国家应用要多于我国。

3. 血清胃泌素测定

如果以放射免疫法检测血清胃泌素,则正常值应低于 100 pg/mL。慢性萎缩性胃炎胃体为主者,因壁细胞分泌胃酸缺乏、反馈性地 G 细胞分泌胃泌素增多,致胃泌素中度升高。特别是当伴有恶性贫血时,该值可达 1 000 pg/mL 或更高。注意此时要与胃泌素瘤相鉴别,后者是高胃酸分泌。慢性萎缩性胃炎以胃窦为主时,空腹血清胃泌素正常或降低。

4. 自身抗体

血清 PCA 和 IFA 阳性对诊断慢性胃体萎缩性胃炎有帮助,尽管血清 IFA 阳性率较低,但胃液中 IFA 的阳性,则十分有助于恶性贫血的诊断。

5. 血清维生素 B_{12} 浓度和维生素 B_{12} 吸收试验

慢性胃体萎缩性胃炎时,维生素 B_{12} 缺乏,常低于 200 ng/L。维生素 B_{12} 吸收试验(Schilling 试验)能检测维生素 B_{12} 在末端回肠吸收情况且可与回盲部疾病和严重肾功能障碍相鉴别。同时服用^{58}Co 和^{57}Co(加有内因子)标记的氰钴素胶囊。此后收集 24 小时尿液。如两者排出率均＞10％则正常,若尿中^{58}Co 排出率低于 10％,而^{57}Co 的排出率正常则常提示恶性贫血;而两者均降低的常常是回盲部疾病或者肾衰竭者。

六、诊断和鉴别诊断

(一)诊断

鉴于多数慢性胃炎患者无任何症状,或即使有症状也缺乏特异性体征,因此根据症状和体征难以作出慢性胃炎的正确诊断。慢性胃炎的确诊主要依赖于内镜检查和胃黏膜活检组织学检查,尤其是后者的诊断价值更大。

按照悉尼胃炎标准要求,完整的诊断应包括病因、部位和形态学三方面。例如,诊断为"胃窦为主慢性活动性 Hp 胃炎"和"NSAIDs 相关性胃炎"。当胃窦和胃体炎症程度相差 2 级或以上时,加上"为主"修饰词,如"慢性(活动性)胃炎,胃窦显著"。当然这些诊断结论最好是在病理报告后给出,实际的临床工作中,胃镜医师可根据胃镜下表现给予初步诊断。病理诊断则主要依据新悉尼胃炎系统,如图 5-1 所示。

对于自身免疫性胃炎诊断,要予以足够的重视。因为胃体活检者甚少,或者很少开展 PCA 和 IFA 的检测,诊断该病者很少。为此,如果遇到以全身衰弱和贫血为主要表现,而上消化道症状往往不明显者,应做血清胃泌素测定和(或)胃液分析,异常者进一步做维生素 B_{12} 吸收试验,血清维生素 B_{12} 浓度测定可获确诊。注意不能仅仅凭活检组织学诊断本病,特别标本数少时,这是因为 Hp 感染性胃炎后期,胃窦肠化,Hp 上移,胃体炎症变得显著,可与自身免疫性胃炎表现相重叠,但后者胃窦黏膜的变化很轻微。另外,淋巴细胞性胃炎也可出现类似情况,而其并无泌酸腺萎缩。

A 型、B 型萎缩性胃炎特点如表 5-1 所示。

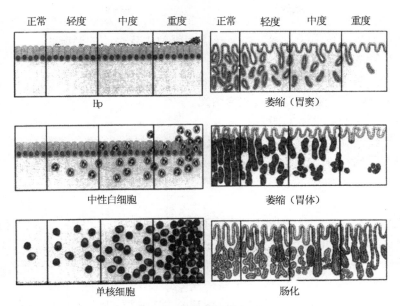

图 5-1　新悉尼胃炎系统

表 5-1　A 型和 B 型慢性萎缩性胃炎的鉴别

项目	A 型慢性萎缩性胃炎	B 型慢性萎缩性胃炎
胃窦	正常	萎缩
胃体	弥漫性萎缩	多然性
血清胃泌素	明显升高	不定,可以降低或不变
胃酸分泌	降低	降低或正常
自身免疫抗体(内因子抗体和壁细胞抗体)阳性率	90%	10%
恶性贫血发生率	90%	10%
可能的病因	自身免疫,遗传因素	幽门螺杆菌、化学损伤

(二)鉴别诊断

1.功能性消化不良

《中国慢性胃炎共识意见》将消化不良症状与慢性胃炎做了对比:一方面,慢性胃炎患者可有消化不良的各种症状;另一方面,一部分有消化不良症状者如果胃镜和病理检查无明显阳性发现,可能仅仅为功能性消化不良。当然,少数功能性消化不良患者可同时伴有慢性胃炎。这样在慢性胃炎与消化不良症状功能性消化不良之间形成较为错综复杂的关系。但一般说来,消化不良症状的有无和严重程度与慢性胃炎的内镜所见或组织学分级并无明显相关性。

2.早期胃癌和胃溃疡

几种疾病的症状有重叠或类似,但胃镜及病理检查可鉴别。重要的是,如遇到黏膜糜烂,尤其是隆起性糜烂,要多取活检和及时复查,以排除早期胃癌。这是因为即使是病理组织学诊断,也有一定局限性。原因主要是:①胃黏膜组织学变化易受胃镜检查前夜的食物(如某些刺激性食物加重黏膜充血)性质、被检查者近日是否吸烟、胃镜操作者手法的熟练程度、患者恶心反应等诸种因素影响。②活检是点的调查,而慢性胃炎病变程度在整个黏膜面上并非一致,要多点活检才能作出全面估计,判断治疗效果时,尽量在黏膜病变较重的区域或部位活检,如系治疗前后比较,则应在相同或相近部位活检。③病理诊断易受病理医师主观经验的影响。

3.慢性胆囊炎与胆石症

其与慢性胃炎症状十分相似,同时并存者亦较多。对于中年女性诊断慢性胃炎时,要仔细询问病史,必要时行胆囊 B 超检查,以了解胆囊情况。

4.其他

慢性肝炎和慢性胰腺疾病等,也可出现与慢性胃炎类似症状,在详询病史后,行必要的影像学检查和特异的实验室检查。

七、治疗

慢性非萎缩性胃炎的治疗目的是缓解消化不良症状和改善胃黏膜炎症。治疗应尽可能针对病因,遵循个体化原则。消化不良症状的处理与功能性消化不良相同。无症状、Hp 阴性的非萎缩性胃炎无须特殊治疗。

(一)一般治疗

慢性萎缩性胃炎患者,不论其病因如何,均应戒烟、忌酒,避免使用损害胃黏膜的药物如NSAIDs 等,及避免对胃黏膜有刺激性的食物和饮品,如过于酸、甜、咸、辛辣和过热、过冷食物,浓茶、咖啡等,饮食宜规律,少吃油炸、烟熏、腌制食物,不食腐烂变质的食物,多吃新鲜蔬菜和水果,所食食品要新鲜并富于营养,保证有足够的蛋白质、维生素(如维生素 C 和叶酸等)及铁质摄入,精神上乐观,生活要规律。

(二)针对病因或发病机制的治疗

1.根除 Hp

慢性非萎缩性胃炎的主要症状为消化不良,其症状应归属于功能性消化不良范畴。目前,国内外均推荐对 Hp 阳性的功能性消化不良行根除治疗。因此,有消化不良症状的 Hp 阳性慢性非萎缩性胃炎患者均应根除 Hp。另外,如果伴有胃黏膜糜烂,也该根除 Hp。大量研究结果表明,根除 Hp 可使胃黏膜组织学得到改善;对预防消化性溃疡和胃癌等有重要意义;对改善或消除消化不良症状具有费用-疗效比优势。

2.保护胃黏膜

近年来,有关前列腺素和胃黏膜血流量等成为胃黏膜保护领域的研究热点。这与 NSAIDs药物的广泛应用带来的不良反应日益引起学者的重视有关。美国加州大学戴维斯分校的Tarnawski教授的研究显示,前列腺素保护胃黏膜抵抗致溃疡及致坏死因素损害的机制不仅是抑制胃酸分泌。当然表皮生长因子(EGF)、成纤维生长因子(bFGF)和血管内皮生长因子(VEGF)及热休克蛋白等都是重要的黏膜保护因子,在抵御黏膜损害中起重要作用。

然而,当机体遇到有害因素强烈攻击时,仅依靠自身的防御修复能力是不够的,强化黏膜防卫能力,促进黏膜的修复是治疗胃黏膜损伤的重要环节之一。具有保护和增强胃黏膜防御功能或者防止胃黏膜屏障受到损害的一类药物统称为胃黏膜保护药。包括铝碳酸镁、硫糖铝、胶体铋剂、地诺前列酮(喜克溃)、替普瑞酮(又名施维舒)、吉法酯(又名惠加强-G)、谷氨酰胺类(麦滋林-S)、瑞巴派特(膜固思达)等药物。另外,吉法酯能增加胃黏膜更新,提高细胞再生能力,增强胃黏膜对胃酸的抵抗能力,达到保护胃黏膜作用。

3.抑制胆汁反流

促动力药如多潘立酮可防止或减少胆汁反流;胃黏膜保护药,特别是有结合胆酸作用的铝碳酸镁制剂,可增强胃黏膜屏障、结合胆酸,从而减轻或消除胆汁反流所致的胃黏膜损害。考来烯胺可络合反流至胃内的胆盐,防止胆汁酸破坏胃黏膜屏障,方法为每次 3～4 g,每天 3～4 次。

(三)对症处理

消化不良症状的治疗由于临床症状与慢性非萎缩性胃炎之间并不存在明确关系,因此症状治疗事实上属于功能性消化不良的经验性治疗。慢性胃炎伴胆汁反流者可应用促动力药(如多潘立酮)和(或)有结合胆酸作用的胃黏膜保护药(如铝碳酸镁制剂)。

(1)有胃黏膜糜烂和(或)以反酸、上腹痛等症状为主者,可根据病情或症状严重程度选用抗酸药、H_2 受体拮抗药或质子泵抑制剂(PPI)。

(2)促动力药如多潘立酮、马来酸曲美布汀、莫沙必利、盐酸伊托必利主要用于上腹饱胀、恶心或呕吐等为主要症状者。

(3)胃黏膜保护药如硫糖铝、瑞巴派特、替普瑞酮、吉法酯、依卡倍特适用于有胆汁反流、胃黏膜损害和(或)症状明显者。

(4)抗抑郁药或抗焦虑治疗:可用于有明显精神因素的慢性胃炎伴消化不良症状患者,同时应予耐心解释或心理治疗。

(5)助消化治疗:对于伴有腹胀、食欲缺乏等消化不良症状而无明显上述胃灼热、反酸、上腹饥饿痛症状者,可选用含有胃酶、胰酶和肠酶等复合酶制剂治疗。

(6)其他对症治疗:包括解痉止痛、止吐、改善贫血等。

(7)对于贫血,若为缺铁,应补充铁剂。大细胞贫血者根据维生素 B_{12} 或叶酸缺乏分别给予补充。

八、预后

慢性萎缩性胃炎常合并肠上皮化生。慢性萎缩性胃炎绝大多数预后良好,少数可癌变,其癌变率为 1%～3%。目前认为慢性萎缩性胃炎若早期发现,及时积极治疗,病变部位萎缩的腺体是可以恢复的,其可转化为非萎缩性胃炎或被治愈,改变了以往人们对慢性萎缩性胃炎不可逆转的认识。根据萎缩性胃炎每年的癌变率为 0.5%～1%,那么,胃镜和病理检查的随访间期定位多长才既提高早期胃癌的诊断率,又方便患者和符合医药经济学要求。这也一直是不同地区和不同学者分歧较大的问题。在我国,城市和乡村由不同胃癌发生率和医疗条件差异。如果纯粹从疾病进展和预防角度考虑,一般认为,不伴有肠化和异型增生的萎缩性胃炎可 1～2 年做内镜和病理随访 1 次;活检有中重度萎缩伴有肠化的萎缩性胃炎 1 年左右随访 1 次。伴有轻度异型增生并剔除取于癌旁者,根据内镜和临床情况缩短至 6～12 个月随访 1 次;而重度异型增生者需立即复查胃镜和病理,必要时手术治疗或内镜下局部治疗。

(邱　娜)

第二节　消化性溃疡

消化性溃疡主要指发生在胃和十二指肠的慢性溃疡,即胃溃疡和十二指肠溃疡,因溃疡形成与胃酸/胃蛋白酶的消化作用有关而得名。溃疡的黏膜缺损超过黏膜肌层,不同于糜烂。

一、病因和发病机制

在正常生理情况下,胃十二指肠黏膜经常接触有强侵蚀力的胃酸和在酸性环境下被激活、能水解蛋白质的胃蛋白酶。此外,还经常受摄入的各种有害物质的侵袭,但却能抵御这些侵袭因素的损害,维持黏膜的完整性,这是因为胃十二指肠黏膜具有一系列防御和修复机制。目前认为,胃十二指肠黏膜的这一完善而有效的防御和修复机制,足以抵抗胃酸/胃蛋白酶的侵蚀。一般而言,只有当某些因素损害了这一机制才可能发生胃酸/胃蛋白酶侵蚀黏膜而导致溃疡形成。近年的研究已经明确,幽门螺杆菌和非甾体抗炎药是损害胃十二指肠黏膜屏障从而导致消化性溃疡发病的最常见病因。少见的特殊情况,当过度胃酸分泌远远超过黏膜的防御和修复作用也可能导致消化性溃疡发生。现将这些病因及其导致溃疡发生的机制分述如下。

(一)幽门螺杆菌

确认幽门螺杆菌为消化性溃疡的重要病因主要基于两方面的证据:①消化性溃疡患者的幽门螺杆菌检出率显著高于对照组的普通人群,在 DU 的检出率约为 90%、GU 为 70%～80%(幽门螺杆菌阴性的消化性溃疡患者往往能找到 NSAIDs 服用史等其他原因);②大量临床研究肯定,成功根除幽门螺杆菌后溃疡复发率明显下降,用常规抑酸治疗后愈合的溃疡年复发率为 50%～70%,而根除幽门螺杆菌可使溃疡复发率降至 5% 以下,这就表明去除病因后消化性溃疡可获治愈。至于何以在感染幽门螺杆菌的人群中仅有少部分人(约 15%)发生消化性溃疡,一般认为,这是幽门螺杆菌、宿主和环境因素三者相互作用的不同结果。

幽门螺杆菌感染导致消化性溃疡发病的确切机制尚未阐明。目前比较普遍接受的一种假说试图将幽门螺杆菌、宿主和环境 3 个因素在 DU 发病中的作用统一起来。该假说认为,胆酸对幽门螺杆菌生长具有强烈的抑制作用,因此正常情况下幽门螺杆菌无法在十二指肠生存,十二指肠球部酸负荷增加是 DU 发病的重要环节,因为酸可使结合胆酸沉淀,从而有利于幽门螺杆菌在十二指肠球部生长。幽门螺杆菌只能在胃上皮组织定植,因此在十二指肠球部存活的幽门螺杆菌只有当十二指肠球部发生胃上皮化生才能定植下来,而据认为十二指肠球部的胃上皮化生是十二指肠对酸负荷的一种代偿反应。十二指肠球部酸负荷增加的原因,一方面与幽门螺杆菌感染引起慢性胃窦炎有关,幽门螺杆菌感染直接或间接作用于胃窦 D、G 细胞,削弱了胃酸分泌的负反馈调节,从而导致餐后胃酸分泌增加;另一方面,吸烟、应激和遗传等因素均与胃酸分泌增加有关。定植在十二指肠球部的幽门螺杆菌引起十二指肠炎症,炎症削弱了十二指肠黏膜的防御和修复功能,在胃酸/胃蛋白酶的侵蚀下最终导致 DU 发生。十二指肠炎症同时导致十二指肠黏膜分泌碳酸氢盐减少,间接增加十二指肠的酸负荷,进一步促进 DU 的发生和发展过程。

对幽门螺杆菌引起 GU 的发病机制研究较少,一般认为是幽门螺杆菌感染引起的胃黏膜炎症削弱了胃黏膜的屏障功能,胃溃疡好发于非泌酸区与泌酸区交界处的非泌酸区侧,反映了胃酸对屏障受损的胃黏膜的侵蚀作用。

(二)非甾体抗炎药(NSAIDs)

NSAIDs 是引起消化性溃疡的另一个常见病因。大量研究资料显示,服用 NSAIDs 患者发生消化性溃疡及其并发症的危险性显著高于普通人群。临床研究报道,在长期服用 NSAIDs 患者中 10%～25% 可发现胃或十二指肠溃疡,有 1%～4% 的患者发生出血、穿孔等溃疡并发症。NSAIDs 引起的溃疡以 GU 较 DU 多见。溃疡形成及其并发症发生的危险性除与服用 NSAIDs

种类、剂量、疗程有关外,尚与高龄、同时服用抗凝血药、糖皮质激素等因素有关。

NSAIDs 通过削弱黏膜的防御和修复功能而导致消化性溃疡发病,损害作用包括局部作用和系统作用两方面,系统作用是主要致溃疡机制,主要是通过抑制环加氧酶(COX)而起作用。COX 是花生四烯酸合成前列腺素的关键限速酶,COX 有两种异构体,即结构型 COX-1 和诱生型 COX-2。COX-1 在组织细胞中恒量表达,催化生理性前列腺素合成而参与机体生理功能调节;COX-2 主要在病理情况下由炎症刺激诱导产生,促进炎症部位前列腺素的合成。传统的NSAIDs 如阿司匹林、吲哚美辛等旨在抑制COX-2而减轻炎症反应,但特异性差,同时抑制了COX-1,导致胃肠黏膜生理性前列腺素 E 合成不足。后者通过增加黏液和碳酸氢盐分泌、促进黏膜血流增加、细胞保护等作用在维持黏膜防御和修复功能中起重要作用。

NSAIDs 和幽门螺杆菌是引起消化性溃疡发病的两个独立因素,至于两者是否有协同作用则尚无定论。

(三)胃酸和胃蛋白酶

消化性溃疡的最终形成是由于胃酸/胃蛋白酶对黏膜自身消化所致。因胃蛋白酶活性是pH 依赖性的,在 pH>4 时便失去活性,因此,在探讨消化性溃疡发病机制和治疗措施时主要考虑胃酸。无酸情况下罕有溃疡发生及抑制胃酸分泌药物能促进溃疡愈合的事实均确证胃酸在溃疡形成过程中的决定性作用,是溃疡形成的直接原因。胃酸的这一损害作用一般只有在正常黏膜防御和修复功能遭受破坏时才能发生。

DU 患者中约有 1/3 存在五肽胃泌素刺激的最大酸排量(MAO)增高,其余患者 MAO 多在正常高值,DU 患者胃酸分泌增高的可能因素及其在 DU 发病中的间接及直接作用已如前述。GU 患者基础酸排量(BAO)及 MAO 多属正常或偏低。对此,可能解释为 GU 患者多伴多灶萎缩性胃炎,因而胃体壁细胞泌酸功能已受影响,而 DU 患者多为慢性胃窦炎,胃体黏膜未受损或受损轻微因而仍能保持旺盛的泌酸能力。少见的特殊情况如胃泌素瘤患者,极度增加的胃酸分泌的攻击作用远远超过黏膜的防御作用,而成为溃疡形成的起始因素。近年来,非幽门螺杆菌、非 NSAIDs(也非胃泌素瘤)相关的消化性溃疡报道有所增加,这类患者病因未明,是否与高酸分泌有关尚有待研究。

(四)其他因素

下列因素与消化性溃疡发病有不同程度的关系。

(1)吸烟:吸烟者消化性溃疡发生率比不吸烟者高,吸烟影响溃疡愈合和促进溃疡复发。吸烟影响溃疡形成和愈合的确切机制未明,可能与吸烟增加胃酸分泌、减少十二指肠及胰腺碳酸氢盐分泌、影响胃十二指肠协调运动、黏膜损害性氧自由基增加等因素有关。

(2)遗传:遗传因素曾一度被认为是消化性溃疡发病的重要因素,但随着幽门螺杆菌在消化性溃疡发病中的重要作用得到认识,遗传因素的重要性受到挑战。例如,消化性溃疡的家族史可能是幽门螺杆菌感染的“家庭聚集”现象;O 型血胃上皮细胞表面表达更多黏附受体而有利于幽门螺杆菌定植。因此,遗传因素的作用尚有待进一步研究。

(3)急性应激可引起应激性溃疡已是共识。但在慢性溃疡患者,情绪应激和心理障碍的致病作用却无定论。临床观察发现长期精神紧张、过劳,确实易使溃疡发作或加重,但这多在慢性溃疡已经存在时发生,因此情绪应激可能主要起诱因作用,可能通过神经内分泌途径影响胃十二指肠分泌、运动和黏膜血流的调节。

(4)胃十二指肠运动异常:研究发现部分 DU 患者胃排空增快,这可使十二指肠球部酸负荷增大;部分GU患者有胃排空延迟,这可增加十二指肠液反流入胃,加重胃黏膜屏障损害。但目前认为,胃肠运动障碍不大可能是原发病因,但可加重幽门螺杆菌或NSAIDs对黏膜的损害。

概言之,消化性溃疡是一种多因素疾病,其中幽门螺杆菌感染和服用NSAIDs是已知的主要病因,溃疡发生是黏膜侵袭因素和防御因素失平衡的结果,胃酸在溃疡形成中起关键作用。

二、病理

DU发生在球部,前壁比较常见;GU多在胃角和胃窦小弯。组织学上,GU大多发生在幽门腺区(胃窦)与泌酸腺区(胃体)交界处的幽门腺区一侧。幽门腺区黏膜可随年龄增长而扩大[假幽门腺化生和(或)肠化生],使其与泌酸腺区之交界线上移,故老年患者GU的部位多较高。溃疡一般为单个,也可多个,呈圆形或椭圆形。DU直径多<10 mm,GU要比DU稍大。亦可见到直径>2 cm的巨大溃疡。溃疡边缘光整、底部洁净,由肉芽组织构成,上面覆盖有灰白色或灰黄色纤维渗出物。活动性溃疡周围黏膜常有炎症水肿。溃疡浅者累及黏膜肌层,深者达肌层甚至浆膜层,溃破血管时引起出血,穿破浆膜层时引起穿孔。溃疡愈合时周围黏膜炎症、水肿消退,边缘上皮细胞增生覆盖溃疡面,其下的肉芽组织纤维转化,变为瘢痕,瘢痕收缩使周围黏膜皱襞向其集中。

三、临床表现

上腹痛是消化性溃疡的主要症状,但部分患者可无症状或症状较轻以致不为患者所注意,而以出血、穿孔等并发症为首发症状。典型的消化性溃疡有如下临床特点:①慢性过程,病史可达数年至数十年;②周期性发作,发作与自发缓解相交替,发作期可为数周或数月,缓解期亦长短不一,短者数周、长者数年;发作常有季节性,多在秋冬或冬春之交发病,可因精神情绪不良或过劳而诱发;③发作时上腹痛呈节律性,表现为空腹痛即餐后2~4小时和(或)午夜痛,腹痛多为进食或服用抗酸药所缓解,典型节律性表现在DU多见。

(一)症状

上腹痛为主要症状,性质多为灼痛,亦可为钝痛、胀痛、剧痛或饥饿样不适感。多位于中上腹,可偏右或偏左。一般为轻至中度持续性痛。疼痛常有典型的节律性如上述。腹痛多在进食或服用抗酸药后缓解。

部分患者无上述典型表现的疼痛,而仅表现为无规律性的上腹隐痛或不适。具或不具典型疼痛者均可伴有反酸、嗳气、上腹胀等症状。

(二)体征

溃疡活动时上腹部可有局限性轻压痛,缓解期无明显体征。

四、特殊类型的消化性溃疡

(一)复合溃疡

复合溃疡指胃和十二指肠同时发生的溃疡。DU往往先于GU出现。幽门梗阻发生率较高。

(二)幽门管溃疡

幽门管位于胃远端,与十二指肠交界,长约2 cm。幽门管溃疡与DU相似,胃酸分泌一般较高。幽门管溃疡上腹痛的节律性不明显,对药物治疗反应较差,呕吐较多见,较易发生幽门梗阻、出血和穿孔等并发症。

(三)球后溃疡

DU 大多发生在十二指肠球部,发生在球部远段十二指肠的溃疡称球后溃疡。多发生在十二指肠乳头的近端。具 DU 的临床特点,但午夜痛及背部放射痛多见,对药物治疗反应较差,较易并发出血。

(四)巨大溃疡

巨大溃疡指直径>2 cm 的溃疡。对药物治疗反应较差、愈合时间较慢,易发生慢性穿透或穿孔。胃的巨大溃疡注意与恶性溃疡鉴别。

(五)老年人消化性溃疡

近年,老年人发生消化性溃疡的报道增多。临床表现多不典型,GU 多位于胃体上部甚至胃底部,溃疡常较大,易误诊为胃癌。

(六)无症状性溃疡

约 15% 消化性溃疡患者可无症状,而以出血、穿孔等并发症为首发症状。可见于任何年龄,以老年人较多见;NSAIDs 引起的溃疡近半数无症状。

五、实验室和其他检查

(一)胃镜检查

胃镜检查是确诊消化性溃疡首选的检查方法。胃镜检查不仅可对胃十二指肠黏膜直接观察、摄像,还可在直视下取活组织作病理学检查及幽门螺杆菌检测,因此胃镜检查对消化性溃疡的诊断及胃良、恶性溃疡鉴别诊断的准确性高于 X 线钡餐检查。例如,在溃疡较小或较浅时钡餐检查有可能漏诊;钡餐检查发现十二指肠球部畸形可有多种解释;活动性上消化道出血是钡餐检查的禁忌证;胃的良、恶性溃疡鉴别必须由活组织检查来确定。

内镜下消化性溃疡多呈圆形或椭圆形,也有呈线形,边缘光整,底部覆有灰黄色或灰白色渗出物,周围黏膜可有充血、水肿,可见皱襞向溃疡集中。内镜下溃疡可分为活动期(A)、愈合期(H)和瘢痕期(S)3 个病期,其中每个病期又可分为 1 和 2 两个阶段。

(二)X 线钡餐检查

X 线钡餐检查适用于对胃镜检查有禁忌或不愿接受胃镜检查者。溃疡的 X 线征象有直接和间接两种:龛影是直接征象,对溃疡有确诊价值;局部压痛、十二指肠球部激惹和球部畸形、胃大弯侧痉挛性切迹均为间接征象,仅提示可能有溃疡。

(三)幽门螺杆菌检测

幽门螺杆菌检测应列为消化性溃疡诊断的常规检查项目,因为有无幽门螺杆菌感染决定治疗方案的选择。检测方法分为侵入性和非侵入性两大类。前者需通过胃镜检查取胃黏膜活组织进行检测,主要包括快吠塞米素酶试验、组织学检查和幽门螺杆菌培养;后者主要有 ^{13}C 或 ^{14}C 尿素呼气试验、粪便幽门螺杆菌抗原检测及血清学检查(定性检测血清抗幽门螺杆菌 IgG 抗体)。

快吠塞米素酶试验是侵入性检查的首选方法,操作简便、费用低。组织学检查可直接观察幽门螺杆菌,与快吠塞米素酶试验结合,可提高诊断准确率。幽门螺杆菌培养技术要求高,主要用于科研。^{13}C 或 ^{14}C 尿素呼气试验检测幽门螺杆菌敏感性及特异性高而无须胃镜检查,可作为根除治疗后复查的首选方法。

应注意,近期应用抗生素、质子泵抑制剂、铋剂等药物,因有暂时抑制幽门螺杆菌作用,会使上述检查(血清学检查除外)呈假阴性。

(四)胃液分析和血清胃泌素测定

一般仅在疑有胃泌素瘤时做鉴别诊断之用。

六、诊断和鉴别诊断

慢性病程、周期性发作的节律性上腹疼痛,且上腹痛可为进食或抗酸药所缓解的临床表现是诊断消化性溃疡的重要临床线索。但应注意,一方面有典型溃疡样上腹痛症状者不一定是消化性溃疡,另一方面部分消化性溃疡患者症状可不典型甚至无症状。因此,单纯依靠病史难以作出可靠诊断。确诊有赖胃镜检查。X 线钡餐检查发现龛影亦有确诊价值。

鉴别诊断本病主要临床表现为慢性上腹痛,当仅有病史和体检资料时,需与其他有上腹痛症状的疾病如肝、胆、胰、肠疾病和胃的其他疾病相鉴别。功能性消化不良临床常见且临床表现与消化性溃疡相似,应注意鉴别。如做胃镜检查,可确定有无胃十二指肠溃疡存在。

胃镜检查如见胃十二指肠溃疡,应注意与引起胃十二指肠溃疡的少见特殊病因或以溃疡为主要表现的胃十二指肠肿瘤鉴别。其中,与胃癌、胃泌素瘤的鉴别要点如下。

(一)胃癌

内镜或 X 线检查见到胃的溃疡,必须进行良性溃疡(胃溃疡)与恶性溃疡(胃癌)的鉴别。Ⅲ型(溃疡型)早期胃癌单凭内镜所见与良性溃疡鉴别有困难,放大内镜和染色内镜对鉴别有帮助,但最终必须依靠直视下取活组织检查鉴别。恶性溃疡的内镜特点为:①溃疡形状不规则,一般较大;②底凹凸不平、苔污秽;③边缘呈结节状隆起;④周围皱襞中断;⑤胃壁僵硬、蠕动减弱(X 线钡餐检查亦可见上述相应的 X 线征)。活组织检查可以确诊,但必须强调,对于怀疑胃癌而一次活检阴性者,必须在短期内复查胃镜进行再次活检;即使内镜下诊断为良性溃疡且活检阴性,仍有漏诊胃癌的可能,因此对初诊为胃溃疡者,必须在完成正规治疗的疗程后进行胃镜复查,胃镜复查溃疡缩小或愈合不是鉴别良、恶性溃疡的最终依据,必须重复活检加以证实。

(二)胃泌素瘤

胃泌素瘤亦称 Zollinger-Ellison 综合征,是胰腺非 β 细胞瘤分泌大量胃泌素所致。肿瘤往往很小(直径<1 cm),生长缓慢,半数为恶性。大量胃泌素可刺激壁细胞增生,分泌大量胃酸,使上消化道经常处于高酸环境,导致胃十二指肠球部和不典型部位(十二指肠降段、横段甚或空肠近端)发生多发性溃疡。胃泌素瘤与普通消化性溃疡的鉴别要点是该病溃疡发生于不典型部位,具难治性特点,有过高胃酸分泌(BAO 和 MAO 均明显升高,且 BAO/MAO>60%)及高空腹血清胃泌素(>200 pg/mL,常>500 pg/mL)。

七、并发症

(一)出血

溃疡侵蚀周围血管可引起出血。出血是消化性溃疡最常见的并发症,也是上消化道大出血最常见的病因(约占所有病因的 50%)。

(二)穿孔

溃疡病灶向深部发展穿透浆膜层则并发穿孔。溃疡穿孔临床上可分为急性、亚急性和慢性 3 种类型,以第一种常见。急性穿孔的溃疡常位于十二指肠前壁或胃前壁,发生穿孔后胃肠的内容物漏入腹腔而引起急性腹膜炎。十二指肠或胃后壁的溃疡深至浆膜层时已与邻近的组织或器官发生粘连,穿孔时胃肠内容物不流入腹腔,称为慢性穿孔,又称为穿透性溃疡。这种穿透性溃疡改变了腹痛规律,变得顽固而持续,疼痛常放射至背部。邻近后壁的穿孔或游离穿孔较小,只引起局限性腹膜炎时称亚急性穿孔,症状较急性穿孔轻而体征较局限,且易漏诊。

(三)幽门梗阻

幽门梗阻主要是由 DU 或幽门管溃疡引起。溃疡急性发作时可因炎症水肿和幽门部痉挛而引起暂时性梗阻,可随炎症的好转而缓解;慢性梗阻主要由于瘢痕收缩而呈持久性。幽门梗阻临床表现为:餐后上腹饱胀、上腹疼痛加重,伴有恶心、呕吐,大量呕吐后症状可以改善,呕吐物含发酵酸性宿食。严重呕吐可致失水和低氯低钾性碱中毒。可发生营养不良和体重减轻。体检可见胃型和胃蠕动波,清晨空腹时检查胃内有振水声。进一步做胃镜或 X 线钡剂检查可确诊。

(四)癌变

少数 GU 可发生癌变,DU 则否。GU 癌变发生于溃疡边缘,据报道癌变率在 1% 左右。长期慢性GU 病史、年龄在 45 岁以上、溃疡顽固不愈者应提高警惕。对可疑癌变者,在胃镜下取多点活检做病理检查;在积极治疗后复查胃镜,直到溃疡完全愈合;必要时定期随访复查。

八、治疗

治疗的目的是消除病因、缓解症状、愈合溃疡、防止复发和防治并发症。针对病因的治疗如根除幽门螺杆菌,有可能彻底治愈溃疡病,是近年消化性溃疡治疗的一大进展。

(一)一般治疗

生活要有规律,避免过度劳累和精神紧张。注意饮食规律,戒烟、酒。服用 NSAIDs 者尽可能停用,即使未用亦要告诫患者今后慎用。

(二)治疗消化性溃疡的药物及其应用

治疗消化性溃疡的药物可分为抑制胃酸分泌的药物和保护胃黏膜的药物两大类,主要起缓解症状和促进溃疡愈合的作用,常与根除幽门螺杆菌治疗配合使用。现就这些药物的作用机制及临床应用分别简述如下。

1.抑制胃酸药物

溃疡的愈合与抑酸治疗的强度和时间成正比。抗酸药具中和胃酸作用,可迅速缓解疼痛症状,但一般剂量难以促进溃疡愈合,故目前多作为加强止痛的辅助治疗。H_2 受体阻滞剂(H_2RA)可抑制基础及刺激的胃酸分泌,以前一作用为主,而后一作用不如 PPI 充分。使用推荐剂量各种 H_2RA 溃疡愈合率相近,不良反应发生率均低。西咪替丁可通过血-脑屏障,偶有精神异常不良反应;与雄激素受体结合而影响性功能;经肝细胞色素 P450 代谢而延长华法林、苯妥英钠、茶碱等药物的肝内代谢。雷尼替丁、法莫替丁和尼扎替丁上述不良反应较少。已证明 H_2RA 全日剂量于睡前顿服的疗效与 1 天 2 次分服相仿。由于该类药物价格较 PPI 便宜,临床上特别适用于根除幽门螺杆菌疗程完成后的后续治疗,及某些情况下预防溃疡复发的长程维持治疗。质子泵抑制剂(PPI)作用于壁细胞胃酸分泌终末步骤中的关键酶H^+,K^+-ATP 酶,使其不可逆失活,因此抑酸作用比 H_2RA 更强且作用持久。与 H_2RA 相比,PPI 促进溃疡愈合的速度较快、溃疡愈合率较高,因此特别适用于难治性溃疡或 NSAIDs 溃疡患者不能停用 NSAIDs 时的治疗。对根除幽门螺杆菌治疗,PPI 与抗生素的协同作用较 H_2RA 好,因此是根除幽门螺杆菌治疗方案中最常用的基础药物。使用推荐剂量的各种 PPI,对消化性溃疡的疗效相仿,不良反应均少。

2.保护胃黏膜药物

硫糖铝和胶体铋目前已少用作治疗消化性溃疡的一线药物。枸橼酸铋钾(胶体次枸橼酸铋)

因兼有较强抑制幽门螺杆菌作用,可作为根除幽门螺杆菌联合治疗方案的组分,但要注意此药不能长期服用,因会过量蓄积而引起神经毒性。米索前列醇具有抑制胃酸分泌、增加胃十二指肠黏膜的黏液及碳酸氢盐分泌和增加黏膜血流等作用,主要用于 NSAIDs 溃疡的预防,腹泻是常见不良反应,因会引起子宫收缩,故孕妇忌服。

(三)根除幽门螺杆菌治疗

对幽门螺杆菌感染引起的消化性溃疡,根除幽门螺杆菌不但可促进溃疡愈合,而且可预防溃疡复发,从而彻底治愈溃疡。因此,凡有幽门螺杆菌感染的消化性溃疡,无论初发或复发、活动或静止、有无并发症,均应予以根除幽门螺杆菌治疗。

1.根除幽门螺杆菌的治疗方案

已证明在体内具有杀灭幽门螺杆菌作用的抗生素有克拉霉素、阿莫西林、甲硝唑(或替硝唑)、四环素、呋喃唑酮、某些喹诺酮类如左氧氟沙星等。PPI 及胶体铋体内能抑制幽门螺杆菌,与上述抗生素有协同杀菌作用。目前尚无单一药物可有效根除幽门螺杆菌,因此必须联合用药。应选择幽门螺杆菌根除率高的治疗方案力求一次根除成功。研究证明以 PPI 或胶体铋为基础加上两种抗生素的三联治疗方案有较高根除率。这些方案中,以 PPI 为基础的方案所含 PPI 能通过抑制胃酸分泌提高口服抗生素的抗菌活性从而提高根除率,再者 PPI 本身具有快速缓解症状和促进溃疡愈合作用,因此是临床中最常用的方案。而其中,又以 PPI 加克拉霉素再加阿莫西林或甲硝唑的方案根除率最高。幽门螺杆菌根除失败的主要原因是患者的服药依从性问题和幽门螺杆菌对治疗方案中抗生素的耐药性。因此,在选择治疗方案时要了解所在地区的耐药情况,近年世界不少国家和我国一些地区幽门螺杆菌对甲硝唑和克拉霉素的耐药率在增加,应引起注意。呋喃唑酮(200 mg/d,分 2 次)耐药性少见、价廉,国内报道用呋喃唑酮代替克拉霉素或甲硝唑的三联疗法亦可取得较高的根除率,但要注意呋喃唑酮引起的周围神经炎和溶血性贫血等不良反应。治疗失败后的再治疗比较困难,可换用另外两种抗生素(阿莫西林原发和继发耐药均极少见,可以不换)如 PPI 加左氧氟沙星(500 mg/d,每天1次)和阿莫西林,或采用 PPI 和胶体铋合用再加四环素(1 500 mg/d,每天 2 次)和甲硝唑的四联疗法。

2.根除幽门螺杆菌治疗结束后的抗溃疡治疗

在根除幽门螺杆菌疗程结束后,继续给予一个常规疗程的抗溃疡治疗(如 DU 患者予 PPI 常规剂量、每天 1 次、总疗程 2~4 周,或 H_2RA 常规剂量、疗程 4~6 周;GU 患者 PPI 常规剂量、每天1次、总疗程4~6 周,或 H_2RA 常规剂量、疗程 6~8 周)是最理想的。这在有并发症或溃疡面积大的患者尤为必要,但对无并发症且根除治疗结束时症状已得到完全缓解者,也可考虑停药以节省药物费用。

3.根除幽门螺杆菌治疗后复查

治疗后应常规复查幽门螺杆菌是否已被根除,复查应在根除幽门螺杆菌治疗结束至少 4 周后进行,且在检查前停用 PPI 或铋剂 2 周,否则会出现假阴性。可采用非侵入性的 ^{13}C 或 ^{14}C 尿素呼气试验,也可通过胃镜在检查溃疡是否愈合的同时取活检做尿素酶及(或)组织学检查。对未排除胃恶性溃疡或有并发症的消化性溃疡应常规进行胃镜复查。

(四)NSAIDs 溃疡的治疗、复发预防及初始预防

对服用 NSAIDs 后出现的溃疡,如情况允许应立即停用 NSAIDs,如病情不允许可换用对黏膜损伤少的 NSAIDs 如特异性 COX-2 抑制剂(如塞来昔布)。对停用 NSAIDs 者,可予常规剂量常规疗程的 H_2RA 或 PPI 治疗;对不能停用 NSAIDs 者,应选用 PPI 治疗(H_2RA 疗效差)。因

幽门螺杆菌和 NSAIDs 是引起溃疡的两个独立因素,因此应同时检测幽门螺杆菌,如有幽门螺杆菌感染应同时根除幽门螺杆菌。溃疡愈合后,如不能停用 NSAIDs,无论幽门螺杆菌阳性还是阴性都必须继续 PPI 或米索前列醇长程维持治疗以预防溃疡复发。对初始使用 NSAIDs 的患者是否应常规给药预防溃疡的发生仍有争论。已明确的是,对于发生 NSAIDs 溃疡并发症的高危患者,如既往有溃疡病史、高龄、同时应用抗凝血药(包括低剂量的阿司匹林)或糖皮质激素者,应常规予抗溃疡药物预防,目前认为 PPI 或米索前列醇预防效果较好。

(五)溃疡复发的预防

有效根除幽门螺杆菌及彻底停服 NSAIDs,可消除消化性溃疡的两大常见病因,因而能大大减少溃疡复发。对溃疡复发同时伴有幽门螺杆菌感染复发(再感染或复燃)者,可予根除幽门螺杆菌再治疗。下列情况则需用长程维持治疗来预防溃疡复发:①不能停用 NSAIDs 的溃疡患者,无论幽门螺杆菌阳性还是阴性(如前述);②幽门螺杆菌相关溃疡,幽门螺杆菌感染未能被根除;③幽门螺杆菌阴性的溃疡(非幽门螺杆菌、NSAIDs 溃疡);④幽门螺杆菌相关溃疡,幽门螺杆菌虽已被根除,但曾有严重并发症的高龄或有严重伴随病患者。长程维持治疗一般以 H₂RA 或 PPI 常规剂量的半量维持,而 NSAIDs 溃疡复发的预防多用 PPI 或米索前列醇,已如前述。

(六)外科手术指征

由于内科治疗的进展,目前外科手术主要限于少数有并发症者,包括:①大量出血经内科治疗无效;②急性穿孔;③瘢痕性幽门梗阻;④胃溃疡癌变;⑤严格内科治疗无效的顽固性溃疡。

九、预后

由于内科有效治疗的发展,预后远较过去为佳,病死率显著下降。死亡主要见于高龄患者,死亡的主要原因是并发症,特别是大出血和急性穿孔。

(邱 娜)

第三节 溃疡性结肠炎

一、病因和发病机制

(一)病因
溃疡性结肠炎的病因尚不十分明确,可能与基因因素、心理因素、自身免疫因素、感染因素等有关。

(二)发病机制
肠道菌群失调后,一些肠道有害菌或致病菌分泌的毒素、脂多糖等激活了肠黏膜免疫和肠道产酪酸菌减少,引起易感患者肠免疫功能紊乱造成的肠黏膜损伤。

二、临床表现

(一)临床症状
本病多发病缓慢,偶有急性发作者,病程多呈迁延发作与缓解期交替发作。

1.消化系统表现

腹泻、腹痛和便血为最常见症状。初期症状较轻,粪便表面有黏液,以后大便次数增多,粪中常混有脓血和黏液,可呈糊状软便。重者腹胀、食欲缺乏、恶心、呕吐,体检可发现左下腹压痛,可有腹肌紧张、反跳痛等。

2.全身表现

全身表现可有发热、贫血、消瘦和低蛋白血症、精神焦虑等。急性暴发型重症患者,出现发热,水、电解质失衡,维生素和蛋白质从肠道丢失,贫血,体重下降等。

3.肠外表现

肠外表现可有关节炎、结节性红斑、口腔黏膜复发性溃疡、巩膜外层炎、前葡萄膜炎等。这些肠外表现在结肠炎控制或结肠切除后可以缓解和恢复;强直性脊柱炎、原发性硬化性胆管炎及少见的淀粉样变性等可与溃疡性结肠炎共存,但与溃疡性结肠炎本身的病情变化无关。

(二)体征

轻型患者除左下腹有轻压痛外,无其他阳性体征。重症和暴发型患者,可有明显鼓肠、腹肌紧张、腹部压痛和反跳痛。有些患者可触及痉挛或肠壁增厚的乙状结肠和降结肠,肠鸣音亢进,肝脏可因脂肪浸润或并发慢性肝炎而肿大。直肠指检常有触痛,肛门括约肌常痉挛,但在急性中毒症状较重的患者可松弛,指套染血。

(三)并发症

并发症主要包括中毒性巨结肠、大出血、穿孔、癌变等。

三、诊断要点

(一)症状

有持续或反复发作的腹痛、腹泻,排黏液血便,伴里急后重,重者伴有恶心、呕吐等症状,病程多在4周以上。可有关节、皮肤、眼、口及肝胆等肠外表现。需再根据全身表现来综合判断。

(二)体征

轻型患者常有左下腹或全腹压痛伴肠鸣音亢进。重型和暴发型患者可有腹肌紧张、反跳痛,或可触及痉挛或肠壁增厚的乙状结肠和降结肠。直肠指检常有压痛。

(三)实验室检查

血常规示小细胞性贫血,中性粒细胞增高。红细胞沉降率增快。血清蛋白降低,球蛋白升高。严重者可出现电解质紊乱,低血钾。大便外观有黏液脓血,镜下见红细胞、白细胞及脓细胞。

(四)放射学钡剂检查

急性期一般不宜做钡剂检查。特别注意的是重度溃疡性结肠炎在做钡灌肠时,有诱发肠扩张与穿孔的可能性。钡灌肠对本病的诊断和鉴别诊断有重要价值。尤其是对克罗恩病、结肠恶变有意义。临床静止期可做钡灌肠检查,以判断近端结肠病变,排除克罗恩病者宜再做全消化道钡餐检查。钡剂灌肠检查可见黏膜粗糙水肿、多发性细小充盈缺损、肠管短缩、袋囊变浅或消失呈铅管状等。

(五)内镜检查

临床上多数病变在直肠和乙状结肠,采用乙状结肠镜检查很有价值,对于慢性或疑为全结肠患者,宜行纤维结肠镜检查。内镜检查有确诊价值,通过直视下反复观察结肠的肉眼变化及组织学改变,既能了解炎症的性质和动态变化,又可早期发现恶变前病变,能在镜下准确地采集病变组织和分泌物以利排除特异性肠道感染性疾病。检查可见病变,病变多从直肠开始呈连续性、弥漫性分布,黏膜血管纹理模糊、紊乱或消失、充血、水肿、质脆、出血、脓性分泌物附着,亦常见黏膜粗糙,呈细颗粒状等炎症表现。病变明显处可见弥漫性、多发性糜烂或溃疡。重者有多发性糜烂或溃疡,缓解期患者结肠袋囊变浅或消失,可有假息肉或桥形黏膜等。肠镜图片见图 5-2、图 5-3。

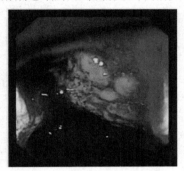

图 5-2 溃疡性结肠炎肠镜所见

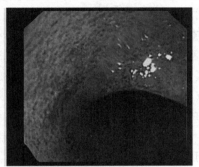

图 5-3 溃疡性结肠炎肠镜所见

(六)黏膜活检和手术取标本

1.黏膜组织学检查

本病活动期和缓解期有不同表现。

(1)活动期表现:①固有膜内有弥漫性慢性炎性细胞、中性粒细胞、嗜酸性粒细胞浸润。②隐窝有急性炎性细胞浸润,尤其是上皮细胞间有中性粒细胞浸润及隐窝炎,甚至形成隐窝脓肿,脓肿可溃入固有膜。③隐窝上皮增生,杯状细胞减少。④可见黏膜表层糜烂、溃疡形成和肉芽组织增生。

(2)缓解期表现:①中性粒细胞消失,慢性炎性细胞减少。②隐窝大小、形态不规则,排列紊乱。③腺上皮与黏膜肌层间隙增宽。④潘氏细胞化生。

2.手术切除标本病理检查

手术切除标本病理检查可根据黏膜组织学特点进行。

(七)诊断方法

在排除细菌性痢疾、阿米巴痢疾、慢性血吸虫病、肠结核等感染性结肠炎及结肠 CD、缺血性结肠炎、放射性结肠炎等疾病基础上,具体诊断方法如下。

(1)具有临床表现、肠镜检查及放射学钡剂检查三者之一者可拟诊。

(2)如果加上黏膜活检或手术取标本做病理者可确诊。

(3)初发病例、临床表现和结肠镜改变均不典型者,暂不诊断为 UC,但须随访 3～6 个月,观察发作情况。

(4)结肠镜检查发现的轻度慢性直、乙状结肠炎不能与 UC 等同,应观察病情变化,认真寻找病因。

四、治疗原则

UC 的治疗应掌握好分级、分期、分段治疗的原则。分级指按疾病的严重度,采用不同药物和不同治疗方法;分期指疾病分为活动期和缓解期,活动期以控制炎症及缓解症状为主要目标,缓解期应继续维持缓解,预防复发;分段治疗指确定病变范围以选择不同给药方法,远段结肠炎可采用局部治疗,广泛性结肠炎或有肠外症状者则以系统性治疗为主。溃疡性直肠炎治疗原则和方法与远段结肠炎相同,局部治疗更为重要,优于口服用药。

(一)一般治疗

休息,进柔软、易消化、富含营养的食物,补充多种维生素。贫血严重者可输血,腹泻严重者应补液,纠正电解质紊乱。

(二)药物治疗

1.活动期的治疗

(1)轻度 UC:可选用柳氮磺吡啶(SASP)制剂,每天 3~4 g,分次口服;或用相当剂量的 5-氨基水杨酸(5-ASA)制剂。病变分布于远端结肠者可酌用 SASP 栓剂 0.5~1.0 g,2 次/天。氢化可的松琥珀酸钠盐100~200 mg保留灌肠,每晚 1 次。亦可用中药保留灌肠治疗。

(2)中度 UC:可用上述剂量水杨酸类制剂治疗,疗效不佳者,适当加量或改口服类固醇皮质激素,常用泼尼松 30~40 mg/d,分次口服。

(3)重度 UC:①如患者尚未用过口服类固醇激素,可用口服泼尼松龙 40~60 mg/d,观察7~10 天。亦可直接静脉给药。已使用者应静脉滴注氢化可的松 300 mg/d 或甲泼尼龙 48 mg/d。②肠外应用广谱抗生素控制肠道继发感染,如氨苄西林、硝基咪唑及喹诺酮类制剂。③应嘱患者卧床休息,适当补液、补充电解质,防止电解质紊乱。便血量大者应考虑输血。营养不良病情较重者进要素饮食,必要时可给予肠外营养。④静脉类固醇激素使用 7~10 天后无效者可考虑应用环孢素静脉滴注,每天 2~4 mg/kg。应注意监测血药浓度。⑤慎用解痉剂及止泻剂,避免诱发中毒性巨结肠。如上述药物治疗效果不佳时,应及时予内外科会诊,确定结肠切除手术的时机与方式。

综上,对于各类型 UC 的药物治疗方案可以总结见表 5-2。

表 5-2　各类型溃疡性结肠炎药物治疗方案

类型	药物治疗方案
轻度 UC	柳氮磺吡啶片 1.0 g,口服,1 次/天或相当 5-美沙拉泰(5-ASA)
中度 UC	柳氮磺吡啶片 1.0 g,口服,1 次/天或相当 5-ASA 醋酸泼尼松片 10 mg,口服,2 次/天
重度 UC	甲泼尼龙 48 mg/d(或者氢化可的松 300 mg/d)静脉滴注广谱抗生素(喹诺酮或头孢类＋硝基咪唑类)

2.缓解期的治疗

症状缓解后,维持治疗的时间至少 1 年,一般认为类固醇类无维持治疗效果,在症状缓解后逐渐减量,应尽可能过渡到用 SASP 维持治疗。维持治疗剂量一般为口服每天 1.0~3.0 g,亦可用相当剂量的 5-氨基水杨酸类药物。6-巯基嘌呤(6-MP)或硫唑嘌呤等用于对上述药物不能维持或对类固醇激素依赖者。

3.手术治疗

大出血、穿孔、明确的或高度怀疑癌变者;重度 UC 伴中毒性巨结肠,静脉用药无效者;内科治疗症状顽固、体能下降、对类固醇类药物耐药或依赖者应考虑手术治疗。

(邱　娜)

第四节 克 罗 恩 病

克罗恩病(Crohn disease,CD)是一种贯穿肠壁各层的慢性增殖性、炎症性疾病,可累及从口腔至肛门的各段消化道,呈节段性或跳跃式分布,但好发于末端回肠、结肠及肛周。临床以腹痛、腹泻、腹部包块、瘘管形成和肠梗阻为主要特征,常伴有发热、营养障碍及关节、皮肤、眼、口腔黏膜、肝脏等的肠外表现。

本病病程迁延,有终身复发倾向,不易治愈。任何年龄均可发病,20～30岁和60～70岁是2个高峰发病年龄段。无性别差异。

本病在欧美国家多见。近10多年来,日本、韩国、南美本病发病率在逐渐升高。我国虽无以人群为基础的流行病学资料,但病例报道却在不断增加。

一、病因及发病机制

本病病因尚未明了,发病机制亦不甚清楚,推测是由肠道细菌和环境因素作用于遗传易感人群,导致肠黏膜免疫反应过高导致。

(一)遗传因素

传统流行病学研究显示:①不同种族CD的发病率有很大的差异。②CD有家族聚集现象,但不符合简单的孟德尔遗传方式。③单卵双生子中CD的同患率高于双卵双生子。④CD患者亲属的发病率高于普通人群,而患者配偶的发病率几乎为零。⑤CD与特纳综合征、海-普二氏综合征及糖原贮积病Ⅰb型等罕见的遗传综合征有密切的联系。

上述资料提示该病的发生可能与遗传因素有关。进一步的全基因组扫描结果显示易感区域分布在1、3、4、5、6、7、10、12、14、16、19号及X染色体上,其中16、12、6、14、5、19及1号染色体被分别命名为IBD1-7,候选基因包括CARD15、DLG5、SLC22A4和SLC22A5、IL-23R等。

目前,多数学者认为CD符合多基因病遗传规律,是许多对等位基因共同作用的结果。具有遗传易感性的个体在一定环境因素作用下发病。

(二)环境因素

在过去的半个世纪里,CD在世界范围内迅速增长,不仅发病率和流行情况发生了变化,患者群也逐渐呈现低龄化趋势,提示环境因素对CD易患性的影响越来越大。研究显示众多的环境因素与CD密切相关,有的是诱发因素,有的则起保护作用,如吸烟、药物、饮食、地理和社会状况、应激、微生物、肠道通透性和阑尾切除术。目前只有吸烟被肯定与CD病情的加重和复发有关。

(三)微生物因素

肠道菌群是生命所必需,大量微生物和局部免疫系统间的平衡导致黏膜中存在大量的炎症细胞,形成"生理性炎症"现象,有助于机体免受到达肠腔的有害因素的损伤。这种免疫平衡有赖于生命早期免疫耐受的建立,遗传易感性等因素可致黏膜中树突状细胞、Toll样受体(TLRs)、T效应细胞等的改变而参与疾病的发生与发展。小肠腺隐窝潘氏细胞和其分泌产物(主要为防御素)对维持肠道的内环境的稳定起着重要作用,有研究指出CD是一种防御素缺乏综合征。

多项临床研究亦支持肠道菌群在CD的发病机制中的关键环节,如一项研究显示小肠病变的 CD 患者切除病变肠段后行近端粪便转流可预防复发,而将肠腔内容物再次灌入远端肠腔可诱发炎症。

(四)免疫因素

肠道免疫系统是 CD 发病机制中的效应因素,介导对病原微生物反应的形式和结果。CD 患者的黏膜 T 细胞对肠道来源和非肠道来源的细菌抗原的反应增强,前炎症细胞因子和趋化因子的产生增多,如 IFN-7、IL-12、IL-18 等,而最重要的是免疫调节性细胞因子的变化。CD 是典型的 Th_1 反应,黏膜 T 细胞的增殖和扩张程度远超过溃疡性结肠炎,而且对凋亡的抵抗力更强。

最近有证据表明 CD 不仅与上述继发免疫反应有关,也可能与天然免疫的严重缺陷有关。如携带 NOD2 变异的 CD 患者,其单核细胞对 MDP 和 TNF-α 的刺激所产生的 IL-1β 和 IL-8 显著减少。这些新发现表明 CD 患者由于系统性的缺陷导致了天然免疫反应的减弱,提示它们可能同时存在天然免疫和继发性免疫缺陷,但两者是否相互影响或如何影响仍不清楚。

二、诊断步骤

(一)起病情况

大多数病例起病隐袭。在疾病早期症状多为不典型的消化道症状或发热、体重下降等全身症状,从发病至确诊往往需数月至数年的时间。少数急性起病,可表现为急腹症,酷似急性阑尾炎或急性肠梗阻。

(二)主要临床表现

克罗恩病以透壁性黏膜炎症为特点,常导致肠壁纤维化和肠梗阻,穿透浆膜层的窦道造成微小的穿孔和瘘管。

克罗恩病可累及从口至肛周的消化道的任一部位。近 80% 的患者小肠受累,通常是回肠远端,且 1/3 的患者仅表现为回肠炎;近 50% 的患者为回结肠炎;近 20% 的患者仅累及结肠,尽管这一表型的临床表现与溃疡性结肠炎相似,但大致一半的患者无直肠受累;小部分患者累及口腔或胃十二指肠;个别患者可累及食管和近端小肠。

克罗恩病因其透壁性炎症及病变累及范围广泛的特点,临床表现较溃疡性结肠炎更加多样化。克罗恩病的临床特征包括疲乏、腹痛、慢性腹泻、体重下降、发热、伴或不伴血便。约 10% 的患者可无腹泻症状。儿童克罗恩病患者常有生长发育障碍,而且可能先于其他各种症状。部分患者可伴有瘘管和腹块,症状取决于病变的部位和严重程度。

许多患者在诊断前多年即表现出各种各样的症状。研究显示,患者在诊断为克罗恩病前平均 7.7 年即已出现类似于肠易激综合征的各种非特异性消化道症状,而病变局限于结肠者从出现症状到获得诊断的时间最长,平均 11.4 年。

1.回肠炎和结肠炎

腹泻、腹痛、体重下降、发热是大多数回肠炎、回结肠炎和结肠型克罗恩病患者的典型的临床表现。腹泻可由多种原因引致,包括分泌过多、病变黏膜的吸收功能受损、回肠末端炎症或切除所致胆盐吸收障碍、回肠广泛病变或切除所致脂肪泻。小肠狭窄部位的细菌生长过度、小肠结肠瘘、广泛的空肠病变亦可导致脂肪泻。回肠炎患者常伴有小肠梗阻和右下腹包块;局限于左半结肠的克罗恩病患者可出现大量血便,症状类似溃疡性结肠炎。

2.腹痛

不论病变的部位何在,痉挛性腹痛是克罗恩病的常见症状。黏膜透壁性炎症所致纤维性缩窄导致小肠或结肠梗阻。病变局限于回肠远端的患者在肠腔狭窄并出现便秘、腹痛等早期梗阻征象前可无任何临床症状。

3.血便

尽管克罗恩病患者常有大便潜血阳性,但大量血便者少见。

4.穿孔和瘘管

透壁的炎症形成穿透浆膜层的窦道,致肠壁穿孔,常表现为急性、局限性腹膜炎,患者急起发热、腹痛、腹部压痛及腹块。肠壁的穿透亦可表现为无痛性的瘘管形成。瘘管的临床表现取决于病变肠管所在位置和所累及的邻近组织或器官。胃肠瘘常无症状或有腹部包块;肠膀胱瘘将导致反复的复杂的泌尿道感染,伴有气尿;通向后腹膜腔的瘘管可导致腰大肌脓肿和(或)输尿管梗阻、肾盂积水;结肠阴道瘘表现为阴道排气和排便;另外还可出现肠皮肤瘘管。

5.肛周疾病

约 1/3 的克罗恩病患者出现肛周病变,包括肛周疼痛、皮赘、肛裂、肛周脓肿及肛门直肠瘘。

6.其他部位的肠道炎症

临床表现随病变部位而异。如口腔的阿弗他溃疡或其他损伤致口腔和牙龈疼痛;极少数患者因食管受累而出现吞咽痛和吞咽困难;约 5% 的患者胃十二指肠受累,表现为溃疡样病损、上腹痛和幽门梗阻的症状;少数近端小肠病变的患者可出现类似口炎样腹泻的症状并伴有脂肪吸收障碍。

7.全身症状

疲乏、体重下降和发热是主要的全身症状。体重下降往往是由于患者害怕进食后的梗阻性疼痛而减少摄入所致,亦与吸收不良有关。克罗恩病患者常出现原因不明的发热,发热可能是由于炎症本身所致,亦可能是由穿孔后并发肠腔周围的感染导致。

8.并发症

克罗恩病的并发症包括局部并发症、肠外并发症及与吸收不良相关的并发症。

(1)局部并发症:与炎症活动性相关的并发症包括肠梗阻、大出血、急性穿孔、瘘管和脓肿的形成、中毒性巨结肠。CT 检查是检出和定位脓肿的主要手段,并可在 CT 的引导下对脓肿进行穿刺引流及抗生素的治疗。

(2)肠外并发症:包括眼葡萄膜炎和巩膜外层炎;皮肤结节性红斑和脓皮坏疽病;大关节炎和强直性脊柱炎;硬化性胆管炎;继发性淀粉样变,可导致肾衰竭;静脉和动脉血栓形成。

(3)吸收不良综合征:胆酸通过肠肝循环在远端回肠吸收,回肠严重病变或已切除将导致胆酸吸收障碍。胆酸吸收不良影响结肠对脂肪及水、电解质的吸收而产生脂肪泻或水样泻;小肠广泛切除后所致短肠综合征亦可引起腹泻。胆酸吸收不良致胆酸和胆固醇比例失调,胆汁更易形成胆石。脂肪泻可致严重的营养不良、凝血功能障碍、低血钙及抽搐、骨软化症、骨质疏松。

克罗恩病患者易发生骨折,且与疾病的严重度相关。骨质的丢失主要与激素的使用及体能活动减少、雌激素不足等所致维生素、钙的吸收不良有关。脂肪泻和腹泻可促进草酸钙和尿酸盐结石的形成。维生素 B_{12} 在远端回肠吸收,严重的回肠病变或回肠广泛切除可导致维生素 B_{12} 吸收不良产生恶性贫血。因此,应定期监测回肠型克罗恩病及回肠切除术后患者的血清维生素 B_{12} 水平,根据维生素 B_{12} 吸收试验的结果决定患者是否需要终身给予维生素 B_{12} 的替代治疗。

(4)恶性肿瘤:与溃疡性结肠炎相似,病程较长的结肠型克罗恩病患者罹患结肠癌的风险增加。克罗恩病患者患小肠癌的概率亦高于普通人群。有报道称,克罗恩病患者肛门鳞状细胞癌、十二指肠肿瘤和淋巴瘤的概率增加,但是 IBD 患者予硫唑嘌呤或巯嘌呤(6-MP)治疗后罹患淋巴瘤的风险是否增加则尚无定论。

(三)体格检查

体格检查可能正常或呈现一些非特异性的症状,如面色苍白、体重下降,抑或提示克罗恩病的特征性改变,如肛周皮赘、窦道、腹部压痛性包块。

(四)辅助检查

1.常规检查

全血细胞计数常提示贫血;活动期白细胞计数增高。血清蛋白常降低。粪便隐血试验常呈阳性。有吸收不良综合征者粪脂含量增加。

2.抗体检测

炎症性肠病患者的血清中可出现多种自身抗体。其中一些可用于克罗恩病的诊断和鉴别诊断。抗 OmpC 抗体阳性提示可能为穿孔型克罗恩病。抗中性粒细胞胞质抗体(P-ANCA)和抗酿酒酵母菌抗体(ASCA)的联合检测用于炎症性肠病的诊断,克罗恩病和溃疡性结肠炎的鉴别诊断。

3.C 反应蛋白(CRP)

克罗恩病患者的 CRP 水平通常升高,且高于溃疡性结肠炎的患者。CRP 的水平与克罗恩病的活动性有关,亦可作为评价炎症程度的指标。

CRP 的血清学水平有助于评价患者的复发风险,高水平的 CRP 提示疾病活动或合并细菌感染,CRP 水平可用于指导治疗和随访。

4.红细胞沉降率(ESR)

ESR 通过血浆蛋白浓度和血细胞比容来反映克罗恩病肠道炎症,精确度较低。ESR 虽然可随疾病活动而升高,但缺乏特异性,不足以与 UC 和肠道感染鉴别。

5.回结肠镜检查

对于疑诊克罗恩病的患者,应进行回肠结肠镜检查和活检,观察回肠末端和每个结肠段,寻找镜下证据,是建立诊断的第一步。克罗恩病镜下最特异性的表现是节段性改变、肛周病变和卵石征。

6.肠黏膜活检

其目的通常是为进一步证实诊断而不是建立诊断。显微镜下特征为局灶的(不连续的)慢性的(淋巴细胞和浆细胞)炎症和斑片状的慢性炎症,局灶隐窝不规则(不连续的隐窝变形)和肉芽肿(与隐窝损伤无关)。回肠部位病变的病理特点除上述各项外还包括绒毛结构不规则。如果回肠炎和结肠炎是连续性的,诊断应慎重。“重度”定义为:溃疡深达肌层,或出现黏膜分离,或溃疡局限于黏膜下层,但溃疡面超过 1/3 结肠肠段(右半结肠,横结肠,左半结肠)。

近 30% 的克罗恩病患者可见特征性肉芽肿样改变,但肉芽肿样改变还可见于耶尔森菌属感染性肠炎、贝赫切特综合征、结核及淋巴瘤。因此,这一表现既不是诊断所必需也不能用于证实诊断是否成立。

7.胃肠道钡餐

胃肠道钡餐有助于全面了解病变在胃、肠道节段性分布的情况、狭窄的部位和长度。气钡双重造影虽然不能发现早期微小的病变,但可显示阿弗他样溃疡,了解病变的分布及范围、肠腔狭窄的程度,发现小的瘘道和穿孔。

典型的小肠克罗恩病的 X 线改变包括结节样改变、溃疡、肠腔狭窄(肠腔严重狭窄或痉挛时可呈现"线样征")、鹅卵石样改变、脓肿、瘘管、肠祥分离（透壁的炎症和肠壁增厚所致）。胃窦腔的狭窄及十二指肠节段性狭窄提示胃十二指肠克罗恩病。

8.胃十二指肠镜

常规的胃十二指肠镜检查仅在有上消化道症状的患者中推荐使用。累及上消化道的克罗恩病几乎总是伴有小肠和大肠的病变。当患者被诊断为"未定型大肠炎"时，胃黏膜活检可能有助于诊断，局部活动性胃炎可能是克罗恩病特点。

9.胶囊内镜

胶囊内镜为小肠的可视性检查提供了另一手段，可用于有临床症状、疑诊小肠克罗恩病、排除肠道狭窄、回肠末端内镜检查正常或不可行及胃肠道钡餐或 CT 未发现病变的患者。

禁忌证包括胃肠道梗阻、狭窄或瘘管形成、起搏器或其他植入性电子设备及吞咽困难者。

10.其他

当怀疑有肠壁外并发症时，包括瘘管或脓肿，可选用腹部超声、CT 和（或）MRI 进行检查。腹部超声检查是诊断肠壁外并发症的最简单易行的方法，但对于复杂的克罗恩病患者，CT 和 MRI 检查的精确度更高，特别是对于瘘管、脓肿和蜂窝织炎的诊断。

三、诊断对策

(一)诊断要点

克罗恩病的诊断主要根据临床、内镜、组织学、影像学和（或）生化检查的综合分析来确立诊断。患者具备上述的临床表现，特别是阳性家族史时应注意是否患克罗恩病。

详细的病史应该包括关于症状始发时各项细节问题，包括近期的旅行、食物不耐受、与肠道疾病患者接触史、用药史（包括抗生素和非甾体抗炎药）、吸烟史、家族史及阑尾切除史；详细询问夜间症状、肠外表现（包括口、皮肤、眼睛、关节、肛周脓肿或肛裂）。

体格检查时应注意各项反映急性和（或）慢性炎症反应、贫血、体液丢失、营养不良的体征，包括一般情况、脉搏、血压、体温、腹部压痛或腹胀、可触及的包块、会阴和口腔的检查及直肠指检。测量体重，计算体质指数。

针对感染性腹泻的微生物学检查应包括艰难梭状芽孢杆菌。对有外出旅行史的患者可能要进行其他的粪便检查，而对于病史符合克罗恩病的患者，则不必再进行额外的临床和实验室检查。

完整的诊断应包括临床类型、病变分布范围及疾病行为、疾病严重程度、活动性及并发症。

(二)鉴别诊断要点

克罗恩病因其病变部位多变及疾病的慢性过程，需与多种疾病进行鉴别。许多患者病程早期症状轻微且无特异性，常被误诊为乳糖不耐受或肠易激综合征。

1.结肠型克罗恩病需与溃疡性结肠炎鉴别

克罗恩病通常累及小肠而直肠免于受累，无大量血便，常见肛周病变、肉芽肿或瘘管形成。10％～15％炎症性肠病患者仅累及结肠，如果无法诊断是溃疡性结肠炎还是克罗恩病，可诊断为未定型结肠炎。

2.急性起病的新发病例

应排除志贺氏菌、沙门氏菌、弯曲杆菌、大肠埃希菌及阿米巴等感染性腹泻。近期有使用抗生素的患者应注意排除艰难梭状芽孢杆菌感染，而使用免疫抑制剂的患者则应排除巨细胞病毒感染。应留取患者新鲜大便标本进行致病菌的检查，使用免疫抑制剂的患者需进行内镜下黏膜活检。

3.其他

因克罗恩病有节段性病变的特点,阑尾炎、憩室炎、缺血性肠炎、合并有穿孔或梗阻的结肠癌均可出现与克罗恩病相似的症状。耶尔森菌属感染引起的急性回肠炎与克罗恩病急性回肠炎常常难以鉴别。

肠结核与回结肠型克罗恩病症状相似,常造成诊断上的困难,但以下特征可有助于鉴别。①肠结核多继发于开放性肺结核。②病变主要累及回盲部,有时累及邻近结肠,但病变分布为非节段性。③瘘管少见。④肛周及直肠病变少见。⑤结核菌素试验阳性等。对鉴别困难者,建议先行抗结核治疗并随访观察疗效。

淋巴瘤、慢性缺血性肠炎、子宫内膜异位症、类癌均可表现为与小肠克罗恩病难以分辨的症状及 X 线特征,小肠淋巴瘤通常进展较快,必要时手术探查可获病理确诊。

(三)临床类型

新近颁布的蒙特利尔分型较为完整地描述了克罗恩病的年龄分布、病变部位及疾病行为。详见表 5-3。

表 5-3　克罗恩病蒙特利尔分型

诊断年龄(A)		
A1 16 岁或更早		
A2 17～40		
A3 40 以上		
病变部位(L)	上消化道	
L1 末端回肠	L1＋L4	回肠＋上消化道
L2 结肠	L2＋L4	结肠＋上消化道
L3 回结肠	L3＋L4	回结肠＋上消化道
L4 上消化道	—	—
疾病行为(B)	肛周病变(P)	
B1 * 非狭窄,非穿透型	B1p	非狭窄,非穿透型＋肛周病变
B2 狭窄型	B2p	狭窄型＋肛周病变
B3 穿透型	B3p	穿透型＋肛周病变

注:＊B1 型应视为一种过渡的分型,直到诊断后再随访观察一段时期。这段时期的长短可能因研究不同而有所变化(如 5～10 年),但应该被明确规定以便确定 B1 的分型。

(四)CD 疾病临床活动性评估(《ACG 指南》)

1.缓解期

无临床症状及炎症后遗症的 CD 患者,也包括内科治疗和外科治疗反应良好的患者;激素维持治疗下持续缓解的患者为激素依赖型缓解。

2.轻至中度

无脱水、全身中毒症状,无中度及中度以上腹痛或压痛,无腹部痛性包块,无肠梗阻,体重下降不超过 10%。

3.中至重度

对诱导轻至中度疾病缓解的标准治疗(5-氨基水杨酸,布地奈德,或泼尼松)无反应,或至少满足下列一项者:中度及中度以上腹痛或压痛,间歇性轻度呕吐(不伴有肠梗阻),脱水/瘘管形成,体温高于37.5 ℃,体重下降超过10%或血红蛋白<100 g/L。

4.重度至暴发

对标准剂量激素治疗呈现激素抵抗,症状持续无缓解者或至少满足下列一项者:腹部体征阳性,持续性呕吐,脓肿形成,高热,恶病质,或肠梗阻。

为便于对疾病活动性和治疗反应进行量化评估,临床上常采用较为简便实用的 Harvey 和 Bradshow 标准计算 CD 活动指数(CDAI)。见表 5-4。

表 5-4　简化 CDAI 计算法

1.一般情况	0:良好;1:稍差;2:差;3:不良;4:极差
2.腹痛	0:无;1:轻;2:中;3:重
3.腹泻稀便	每天 1 次记 1 分
4.腹块(医师认定)	0:无;1:可疑;2:确定;3:伴触痛
5.并发症(关节痛、虹膜炎、结节性红斑、坏疽性脓皮病、阿弗他溃疡、裂沟、新瘘管及脓肿等)	每个 1 分

低于 4 分为缓解期;5~8 分为中度活动期;高于 9 分为重度活动期。

四、治疗对策

(一)治疗原则

克罗恩病治疗方案选择取决于疾病严重程度、部位和并发症。尽管有总体治疗方针可循,但必须建立以患者对治疗的反应和耐受情况为基础的个体化治疗。治疗目标是诱导活动性病变缓解和维持缓解。外科手术在克罗恩病治疗中起着重要的作用,经常为药物治疗失败的患者带来持久和显著的效益。

(二)药物选择

1.糖皮质激素

迄今为止仍是控制病情活动最有效的药物,适用于活动期的治疗,使用时主张初始剂量要足、疗程偏长、减量过程个体化。常规初始剂量为泼尼松 40~60 mg/d,病情缓解后一般以每周 5 mg 的速度将剂量减少至停用。临床研究显示长期使用激素不能减少复发,且不良反应大,因此不主张应用皮质激进行长期维持治疗。

回肠控释剂布地奈德口服后主要在肠道起局部作用,吸收后经肝脏首关效应迅速灭活,故全身不良反应较少。布地奈德剂量为每次 3 mg,每天 3 次,视病情严重程度及治疗反应逐渐减量,一般在治疗 8 周后考虑开始减量,全疗程一般不短于 3 个月。

建议布地奈德适用于轻、中度回结肠型克罗恩病,系统糖皮质激素适用于中重度克罗恩病或对相应治疗无效的轻、中度患者。对于病情严重者可予氢化可的松或地塞米松静脉给药;病变局限于左半结肠者可予糖皮质激素保留灌肠。

2.氨基水杨酸制剂

氨基水杨酸制剂对控制轻、中型活动性克罗恩病患者的病情有一定的疗效。柳氮磺胺吡啶适用于病变局限于结肠者;美沙拉嗪对病变位于回肠和结肠者均有效,可作为缓解期的维持治疗。

3.免疫抑制剂

硫唑嘌呤或巯嘌呤适用于对糖皮质激素治疗效果不佳或对糖皮质激素依赖的慢性活动性病例。加用该类药物后有助于逐渐减少激素的用量乃至停用,并可用于缓解期的维持治疗。剂量为硫唑嘌呤 2 mg/(kg·d)或巯嘌呤 1.5 mg/(kg·d),显效时间需 3～6 个月,维持用药一般1～4 年。严重的不良反应主要是白细胞计数减少等骨髓抑制的表现,发生率约为 4%。

硫唑嘌呤或巯嘌呤无效时可选用甲氨蝶呤诱导克罗恩病缓解,有研究显示,甲氨蝶呤每周25 mg肌内注射治疗可降低复发率及减少激素用量。甲氨蝶呤的不良反应有恶心、肝酶异常、机会感染、骨髓抑制及间质性肺炎。长期使用甲氨蝶呤可引起肝损害,肥胖、糖尿病、饮酒是肝损害的危险因素。使用甲氨蝶呤期间必须戒酒。

研究显示静脉使用环孢素治疗克罗恩病疗效不肯定,口服环孢素无效。少数研究显示静脉使用环孢素对促进瘘管闭合有一定的作用。他可莫司和麦考酚吗乙酯在克罗恩病治疗中的疗效尚待进一步研究。

4.生物制剂

英夫利昔单抗是一种抗肿瘤坏死因子-α(TNF-α)的单克隆抗体,其用于治疗克罗恩病的适应证包括:①中、重度活动性克罗恩病患者经充分的传统治疗,即糖皮质激素及免疫抑制剂(硫唑嘌呤、巯嘌呤或氨甲蝶呤)治疗无效或不能耐受者。②克罗恩病合并肛瘘、皮瘘、直肠阴道瘘,经传统治疗(抗生素、免疫抑制剂及外科引流)无效者。

推荐以 5 mg/kg 剂量(静脉给药,滴注时间不短于 2 小时)在第 0、2、6 周作为诱导缓解,随后每隔8 周给予相同剂量以维持缓解。原来对治疗有反应随后又失去治疗反应者可将剂量增加至10 mg/kg。

对初始的 3 个剂量治疗到第 14 周仍无效者不再予英夫利昔单抗治疗。治疗期间原来同时应用糖皮质激素者可在取得临床缓解后将激素减量至停用。已知对英夫利昔单抗过敏、活动性感染、神经脱髓鞘病、中至重度充血性心力衰竭及恶性肿瘤患者禁忌使用。药物的不良反应包括机会感染、输注反应、迟发型超敏反应、药物性红斑狼疮、淋巴瘤等。

其他生物疗法还有骨髓移植、血浆分离置换法等。

5.抗生素

某些抗菌药物,如甲硝唑、环丙沙星等对治疗克罗恩病有一定的疗效,甲硝唑对有肛周瘘管者疗效较好。长期大剂量应用甲硝唑会出现诸如恶心、呕吐、食欲缺乏、金属异味、继发多发性神经系统病变等不良反应,因此,仅用于不能应用或不能耐受糖皮质激素者、不愿使用激素治疗的结肠型或回结肠型克罗恩病患者。

6.益生菌

部分研究报道益生菌治疗可诱导活动性克罗恩病缓解并可用于维持缓解的治疗,但尚需更多设计严谨的临床试验予以证实。

(三)治疗计划及治疗方案的选择

由于克罗恩病病情个体差异很大,疾病过程中病情变化也很大,因此治疗方案必须视疾病的活动性、病变的部位、疾病行为及对治疗的反应及耐受性来制订。

1.营养疗法

高营养低渣饮食,适当给予叶酸、维生素 B$_{12}$等多种维生素及微量元素。要素饮食在补充营养的同时还可控制病变的活动,特别适用于无局部并发症的小肠克罗恩病。完全胃肠外营养仅用于严重营养不良、肠瘘及短肠综合征的患者,且应用时间不宜过长。

2.活动性克罗恩病的治疗

(1)局限性回结肠型:轻、中度者首选布地奈德口服每次 3 mg,每天 3 次。轻度者可予美沙拉嗪,每天用量3～4 g。症状很轻微者可考虑暂不予治疗。中、重度患者首选系统作用糖皮质激素治疗,重症病例可先予静脉用药。有建议对重症初发病例开始即用糖皮质激素加免疫抑制剂(如硫唑嘌呤)的治疗。

(2)结肠型:轻、中度者可选用氨基水杨酸制剂(包括柳氮磺胺吡啶)。中、重度必须予系统作用糖皮质激素治疗。

(3)存在广泛小肠病变:该类患者疾病活动性较强,对中、重度病例首选系统作用糖皮质激素治疗。常需同时加用免疫抑制剂。营养疗法是重要的辅助治疗手段。

(4)根据治疗反应调整治疗方案。轻、中度回结肠型病例对布地奈德无效,或轻、中度结肠型病例对氨基水杨酸制剂无效,应重新评估为中、重度病例,改用系统作用糖皮质激素治疗。激素治疗无效或依赖的病例,宜加用免疫抑制剂。

上述治疗依然无效或激素依赖,或对激素和(或)免疫抑制剂不耐受者考虑予以英夫利昔单抗或手术治疗。

3.维持治疗

克罗恩病复发率很高,必须予以维持治疗。推荐方案有以下几点。

(1)所有患者必须戒烟。

(2)氨基水杨酸制剂可用于非激素诱导缓解者,剂量为治疗剂量,疗程一般为 2 年。

(3)由系统激素诱导的缓解宜采用免疫抑制剂作为维持治疗,疗程可达 4 年。

(4)由英夫利昔单抗诱导的缓解目前仍建议予英夫利昔单抗规则维持治疗。

4.外科手术

内科治疗无效或有并发症的病例应考虑手术治疗,但克罗恩病手术后复发率高,故手术的适应证主要针对其并发症,包括完全性纤维狭窄所致机械性肠梗阻、合并脓肿形成或内科治疗无效的瘘管、脓肿形成。

急诊手术指征为暴发性或重度性结肠炎、急性穿孔、大量的危及生命的出血。

5.术后复发的预防

克罗恩病术后复发率相当高,但目前缺乏有效的预防方法。预测术后复发的危险因素包括吸烟、结肠型克罗恩病、病变范围广泛(>100 cm)、因内科治疗无效而接受手术治疗的活动性病例、因穿孔或瘘而接受手术者、再次接受手术治疗者等。

对于术后易复发的高危病例的处理:术前已服用免疫抑制剂者术后继续治疗;术前未用免疫抑制剂者术后应予免疫抑制剂治疗;甲硝唑对预防术后复发可能有效,可以在后与免疫抑制剂合用一段时间。建议术后 3 个月复查内镜,吻合口的病变程度对术后复发可预测术后复发。对中、重度病变的复发病例,如有活动性症状应予糖皮质激素及免疫抑制剂治疗;对无症状者予免疫抑制剂维持治疗;对无病变或轻度病变者可予美沙拉嗪治疗。

五、病程观察及处理

(一)病情观察要点

在诊治过程中应密切观察患者症状、体征、各项活动性指标和严重度的变化,以便及时修正诊断,或对病变严重程度和活动度作出准确的评估,判断患者对治疗的反应及耐受性,以便于调整治疗方案。

(二)疗效判断标准

临床将克罗恩病活动度分为轻度、中度和重度。大多数临床试验将患者克罗恩病活动指数(CDAI)≥220定义为活动性病变。现在更倾向于 CDAI 联合 CRP 高于 10 mg/L 来评价 CD 的活动。

"缓解"标准为 CDAI 低于 150,"应答"为 CDAI 指数下降超过 100。"复发"定义为:确诊为克罗恩病的患者经过内科治疗取得临床缓解或自发缓解后,再次出现临床症状,建议采用 CDAI 高于 150 且比基线升高超过 100 点。经治疗取得缓解后,3 个月内出现复发称为早期复发。复发可分为稀发型(≤1 次/年)、频发型(≥2 次/年)或持续发作型。

"激素抵抗"指泼尼松龙用量达到 0.75 mg/(kg·d),持续 4 周,疾病仍然活动者。"激素依赖"为下列两项符合一项者:①自开始使用激素起 3 个月内不能将激素用量减少到相当于泼尼松龙10 mg/d(或布地奈得 3 mg/d),同时维持疾病不活动。②停用激素后 3 个月内复发者。在确定激素抵抗或依赖前应仔细排除疾病本身特殊的并发症。

"再发"定义为外科手术后再次出现病损(复发是指症状的再次出现)。"形态学再发"指手术彻底切除病变后新出现的病损。通常出现在"新"回肠末端和(或)吻合口,可通过内镜、影像学检查及外科手术发现。

"镜下再发"目前根据 Rutgeerts 标准评估和分级,分为:0 级,没有病损;1 级,阿弗他口疮样病损,少于 5 处;2 级,阿弗他口疮样病损,多于 5 处,病损间黏膜正常,或跳跃性的大的病损,或病损局限于回结肠吻合口(<1 cm);3 级,弥散性阿弗他口疮样回肠炎,并黏膜弥散性炎症;4 级,弥散性回肠炎症并大溃疡、结节样病变或狭窄。

"临床再发"指手术完全切除大体病变后,症状再次出现。"局限性病变"指肠道 CD 病变范围<30 cm,通常是指回盲部病变(<30 cm 回肠伴或不伴右半结肠),也可以是指孤立的结肠病变或近端小肠的病变。"广泛性的克罗恩病"肠道克罗恩病受累肠段超过 100 cm,无论定位于何处。这一定义是指节段性肠道炎症性病变的累积长度。

六、预后评估

本病以慢性渐进型多见,虽然部分患者可经治疗后好转,部分患者亦可自行缓解,但多数患者反复发作,迁延不愈,相当一部分患者在其病程中因并发症而需进行 1 次以上的手术治疗,预后不佳。发病 15 年后约半数尚能生存。急性重症病例常伴有毒血症和并发症,近期病死率达3%～10%。近年来发现克罗恩病癌变的概率增高。

(邱　娜)

第五节　肠易激综合征

一、概说

肠易激综合征是一种以腹痛或腹部不适伴排便习惯改变和(或)粪便形状改变的功能性肠

病,常呈慢性间歇发作或在一定时间内持续发作,缺乏形态学和生化学改变,经检查排除器质性疾病。

本病特征是肠的易激性,症状出现或加重常与精神因素或应激状态有关,患者常伴有疲乏、头痛、心悸、尿频、呼吸不畅等胃肠外表现。肠易激综合征临床上相当常见,在西方国家初级医疗和消化专科门诊中,IBS 患者分别占 12% 和 28%。总体看来,IBS 在人群的总体发病率多在 5%～25%,发达国家的发病率要高于发展中国家。

二、诊断

临床上迄今无统一的 IBS 诊断标准,临床诊断 IBS 应重视病史采集和体格检查,并有针对性地进行排除器质性疾病的辅助实验室检查。

本病起病缓慢,症状呈间歇性发作,有缓解期。症状出现与精神因素、心理应激有关。

(一)症状

1.腹痛

腹痛为主要症状,多诉中腹或下腹疼痛,常伴排便异常、腹胀。腹痛易在进食后出现,热敷、排便、排气或灌肠后缓解,不会在睡眠中发作。疼痛的特点是在某一具体患者疼痛常是固定不变的,不会进行性加重。

2.腹泻

粪量少,呈糊状,含较多黏液,可有经常或间歇性腹泻,可因进食而诱发,无夜间腹泻;可有腹泻和便秘交替现象。

3.便秘

大便如羊粪,质地坚硬,可带较多黏液,排便费力,排便未尽感明显,可为间歇性或持续性便秘,或间中与短期腹泻交替。

除上述症状外,部分尚有上腹不适、嗳气、恶心等消化不良症状,有的则还有心悸、胸闷、多汗、面红、多尿、尿频、尿急、痛经、性功能障碍、焦虑、失眠、抑郁及皮肤表现如瘙痒、神经性皮炎等胃肠外表现。胃肠外表现较器质性肠病多见。

(二)体征

可触及乙状结肠并有压痛,或结肠广泛压痛,或肛门指诊感觉括约肌张力增高,痛感明显;某些患者可有心动过速、血压高、多汗等征象。

临床上常依据大便特点不同将本病分为三型:便秘为主型、腹泻为主型和腹泻便秘交替型三个亚型。

(三)常见并发症

本病并发症较少,腹泻甚者可出现水、电解质平衡紊乱,病程长者可引起焦虑症。

(四)实验室和其他辅助检查

1.血液检查

血常规、红细胞沉降率无异常。

2.大便检查

粪便镜检大致正常,可含大量黏液或呈黏液管型;粪隐血、虫卵、细菌培养均呈阴性。

3.胰腺功能检查

疑有胰腺疾病时应作淀粉酶检测,还要做粪便脂肪定量,排除慢性胰腺炎。

4.X线检查

胃肠X线检查示胃肠运动加速,结肠袋减少,袋形加深,张力增强,结肠痉挛显著时,降结肠以下呈线样阴影。

5.内镜检查

结肠镜下见结肠黏膜正常。镜检时易出现肠痉挛等激惹现象。疑有肠黏膜器质性病变时应作肠黏膜活检。本病患者肠黏膜活检无异常。

6.结肠动力学检查

结肠腔内动力学及平滑肌电活动检查示结肠腔内压力波形及肠平滑肌电波异常。

诊断主要包括三方面内容:①IBS临床综合征;②可追溯的心理精神因素;③实验室及辅助检查无器质性疾病的依据。

诊断标准体现的重要原则:①诊断应建立在排除器质性疾病的基础上;②IBS属于肠道功能性疾病;③强调腹痛或腹部不适与排便的关系;④该诊断标准判断的时间为6个月,近3个月有症状,反映了本病慢性、反复发作的特点;⑤该诊断标准在必备条件中没有对排便频率和粪便性状作硬性规定,提高诊断的敏感性。

三、鉴别诊断

首先必须排除肠道器质性疾病,如细菌性痢疾、炎症性肠病、结肠癌、结肠息肉病、结肠憩室、小肠吸收不良综合征。其次必须排除全身性疾病所致的肠道表现,如胃及十二指肠溃疡、胆道及胰腺疾病、妇科病(尤其是盆腔炎)、血卟啉病,以及慢性铅中毒等。

(一)慢性细菌性痢疾

二者均有不同程度的腹痛及黏液便等肠道症状。但慢性细菌性痢疾往往有急性细菌性痢疾病史,对粪便、指肠拭子或内镜检查时所取标本进行培养可分离出痢疾杆菌,必要时可进行诱发试验,即对有痢疾病史或类似症状者,口服泻剂导泻,然后检查大便常规及粪培养,阳性者为痢疾,肠易激综合征粪便常规检查及培养均正常。

(二)溃疡性结肠炎

二者均具反复发作的腹痛、腹泻、黏液便症状。肠易激综合征虽反复发作,但一般不会影响全身情况;而溃疡性结肠炎往往伴有不同程度的消瘦、贫血等全身症状。结肠内镜检查,溃疡性结肠炎镜下可见结肠黏膜粗糙,接触易出血,有黏液血性分泌物附着,多发性糜烂、溃疡,或弥漫性黏膜充血、水肿,甚至形成息肉病。组织活检以黏膜炎性反应为主,同时有糜烂、隐窝脓肿及腺体排列异常和上皮的变化。X线钡剂灌肠显示有肠管变窄、缩短、黏膜粗糙、肠袋消失和假性息肉等改变。而肠易激综合征镜下仅有轻度水肿,但无出血糜烂及溃疡等改变,黏膜活检正常。X线钡剂灌肠无阳性发现,或结肠有激惹征象。

(三)结肠癌

腹痛或腹泻是结肠癌的主要症状,直肠癌除腹痛、腹泻外,常伴有里急后重或排便不畅等症状,这些症状与肠易激综合征很相似。但结肠癌常伴有便血,后期恶性消耗症状明显。肛指检查及内镜检查有助诊断。

(四)慢性胆道疾病

慢性胆囊炎及胆石症可使胆道运动功能障碍,引起发作性、痉挛性右上腹痛,与肠易激综合征结肠痉挛疼痛相似,但慢性胆道疾病疼痛多发生在饱餐之后(尤其是脂肪餐后更明显)。B型超声波、X 线胆道造影检查可明确诊断。

四、治疗

肠易激综合征属于一种心身疾病,目前的治疗方法的选择均为经验性的,治疗目的是消除患者顾虑,改善症状,提高生活质量。治疗原则是在建立良好医患关系的基础上,根据主要症状类型进行对症治疗和根据症状严重程度进行分级治疗。注意治疗措施的个体化和综合运用。

(一)建立良好的医患关系

对患者进行健康宣教、安慰和建立良好的医患关系是有效、经济的治疗方法,也是所有治疗方法得以有效实施的基础。

(二)饮食疗法

不良的饮食习惯和膳食结构可以加剧 IBS 的症状。因此,健康、平衡的饮食可有助于减轻患者的胃肠功能紊乱状态。IBS 患者宜避免:①过度饮食;②大量饮酒;③含咖啡因的食品;④高脂饮食;⑤某些具有"产气"作用的蔬菜、豆类;⑥精加工食粮和人工食品,山梨醇及果糖;⑦不耐受的食物(因不同个体而异)。增加膳食纤维化主要用于便秘为主的 IBS 患者,增加纤维摄入量的方法应个体化。

(三)药物治疗

对症状明显者,可酌情选用以下每类药物中的 1～2 种控制症状,常用药物有以下几种。

1.解痉剂

(1)抗胆碱能药物,可酌情选用下列一种。①溴丙胺太林,每次 15 mg,每天 3 次。②阿托品,每次 0.3 mg,每天 3 次,或每次 0.5 mg,肌内注射,必要时使用。③奥替溴铵(斯巴敏),每次 40 mg,每天 3 次。

(2)选择性肠道平滑肌钙离子通道拮抗剂,可选用匹维溴铵(得舒特)每次 50 mg,每天 3 次。离子通道调节剂马来曲美布汀,均有较好安全性。

2.止泻药

可用于腹泻患者,可选用:①洛哌丁胺(易蒙停),每次 2 mg,每天 2～3 次。②复方地芬诺酯,每次 1～2 片,每天 2～3 次。轻症腹泻患者可选吸附剂,如双八面体蒙脱石等,但需注意便秘、腹胀等不良反应。

3.导泻药

便秘使用作用温和的轻泻,容积形成药物如欧车前制剂,甲基纤维素,渗透性轻泻剂如聚乙烯乙二醇、乳果糖或山梨醇。

4.肠道动力感觉调节药

5-HT3 受体阻滞剂阿洛司琼可改善 IBS-D 患者的腹痛情况及减少大便次数,但可引起缺血性结肠炎等严重不良反应,临床使用应注意。

5.益生菌

益生菌是一类具有调整宿主肠道微生物生态平衡而发挥生理作用的微生态制剂,对改善 IBS 多种症状具有一定疗效,如可选用双歧三联活菌,每次 0.42 g,每天 2～4次。

6.抗抑郁药物

对腹痛症状重而上述治疗无效,特别是伴有较明显精神症状者,可选用抗抑郁药如氟西汀,有报道氟西汀可显著改善难治性 IBS 患者的生活状况及临床症状,降低内脏的敏感性,每次

20 mg,每天1次;或阿普唑仑,每次0.4 mg,每天3次;黛力新,每次2.5 mg,每天1~2次。

(四)心理行为治疗

症状严重而顽固,经一般治疗和药物治疗无效者应考虑予心理行为治疗。这些疗法包括心理治疗、认知疗法、催眠疗法、生物反馈等。

(邱 娜)

第六节 慢性胆囊炎

慢性胆囊炎是胆囊慢性炎症性病变。大多数合并胆囊结石,也有少数为非结石性胆囊炎。临床上可表现为慢性反复发作性上腹部隐痛、消化不良等症状。

一、病因和发病机制

(一)病因

慢性胆囊炎多发生于胆石症的基础上,且常为急性胆囊炎的后遗症。其病因主要是细菌感染和胆固醇代谢失常。常见的病因有下面几条:

1.胆囊结石

结石可刺激和损伤胆囊壁,引起胆汁排泌障碍。约70%慢性胆囊炎的患者胆囊内存在结石。

2.感染

感染源常通过血源性、淋巴途径、邻近脏器感染的播散和寄生虫钻入胆道而逆行带入。细菌、病毒、寄生虫等各种病原体均可引起胆囊慢性感染。慢性炎症可引起胆管上皮及纤维组织增生,引起胆管狭窄。

3.急性胆囊炎的延续

急性胆囊炎反复迁延发作,使胆囊纤维组织增生和增厚,病变较轻者,仅有胆囊壁增厚,重者可以显著肥厚,萎缩,囊腔缩小以至功能丧失。

4.化学刺激

当胆总管和胰管的共同通道发生梗阻时,胰液反流进入胆囊,胰酶原被胆盐激活并损伤囊壁的黏膜上皮。另外,胆汁排泌发生障碍,浓缩的胆盐又可刺激囊壁的黏膜上皮造成损害。

5.代谢紊乱

由于胆固醇的代谢发生紊乱,而致胆固醇沉积于胆囊的内壁上,引起慢性炎症。

(二)发病机制

1.胆管嵌顿

胆囊是胆囊管末端的扩大部分,可容胆汁30~60 mL,胆汁进入胆囊或自胆囊排出都要经过胆囊管,胆囊管长3~4 cm,直径2~3 mm,胆囊管内黏膜又形成5~7个螺旋状皱襞,使得管腔较为狭小,这样很容易使胆石、寄生虫嵌入胆囊管。嵌入后,胆囊内的胆汁就排不出来,这样,多余的胆汁在胆囊内积累,长期滞留和过于浓缩,对胆囊黏膜直接刺激而引起发炎。

2.胆囊壁缺血、坏死

供应胆囊营养的血管是终末动脉,当胆囊的出路阻塞时,由于胆囊黏膜仍继续分泌黏液,造成胆囊内压力不断增高使胆囊膨胀、积水。当胆囊缺血时,胆囊抵抗力下降,细菌就容易生长繁殖,趁机活动起来而发生胆囊炎。

3.胆汁蓄积

由于胆囊有储藏胆汁和浓缩胆汁的功能,因此胆囊与胆汁的接触时间比其他胆道长,而且,接触的胆汁浓度亦高,当此时人的胆道内有细菌时,就会发生感染,形成胆囊炎的机会当然也就增多了。

二、临床表现

(一)症状

许多慢性胆囊炎患者可无临床症状,只是在手术、体格检查时发现,称为无痛性胆囊炎。本病的主要症状为反复发作性上腹部疼痛。腹痛多发于右上腹或中上腹部,腹痛常发生于晚上和饱餐后,常呈持续性疼痛。当胆总管或胆囊管发生胆石嵌顿时,则可发生胆绞痛,疼痛一般经过1~6小时可自行缓解。可伴有反射性恶心、呕吐等症状,但发热和黄疸不常见,于发作的间歇期可有右上腹饱胀不适或胃部灼热、嗳气、反酸,厌油腻食物、食欲缺乏等症状。当慢性胆囊炎伴急性发作或胆囊内浓缩的黏液或结石进入胆囊管或胆总管而发生梗阻,呈急性胆囊炎或胆绞痛的典型症状。

(二)体征

体格检查可发现右上腹部压痛,发生急性胆囊炎时可有胆囊触痛或 Murphy 征阳性。当胆囊膨胀增大时,右上腹部可扪及囊性包块。

三、诊断要点

(一)症状和体征

有部分患者可无特殊症状,一般主要症状为反复发作性上腹痛。可伴有恶心呕吐等症状,于间歇期有胃部灼热,反酸等胃肠道症状,但发热黄疸不常见。查体上腹部压痛,当胆囊膨胀增大时,右上腹部可扪及囊性包块。

(二)实验室检查

血常规:白细胞总数升高。

(三)影像学检查

1.超声检查

超声检查是最重要的辅助手段,可测定胆囊和胆总管的大小,胆石的存在及囊壁的厚度,尤其对结石的诊断比较正确可靠。

2.放射学检查

腹部 X 片可显示胆囊膨胀和阳性结石的征象,罕见的胆囊钙化(瓷瓶胆囊)有并发胆囊癌的特殊临床意义。胆囊、胆道造影术可以发现胆石胆囊变形缩小及胆囊浓缩和收缩功能不良等慢性胆囊炎征象,应口服双倍量造影剂有利于胆囊显影及测定胆囊浓缩和收缩功能。

(四)放射性核素扫描

用 ^{99m}Tc-PMT 静脉注射行肝胆动态显像,如延迟超过 1~4 小时才显示微弱影像,而肠道排泄正常,首先考虑慢性胆囊炎。如静脉注射辛卡利特(sincalide,人工合成缩胆囊素)0.02 mg/kg,或缩胆囊素后 30 分钟,如胆囊排除率<40%,支持慢性胆囊炎伴胆囊收缩功能障碍的诊断。

四、治疗原则

(一)内科治疗

非结石性慢性胆囊炎患者以及结石性慢性胆囊炎患者症状较轻无反复发作者,可内科保守治疗。嘱患者平时低脂饮食、可口服消炎利胆片 6 片每天 3 次或 33%～50%硫酸镁 10 mL 每天 3 次,另外可口服一些溶石或排石的中药治疗。腹痛明显者可用抗胆碱能药物解除平滑肌痉挛。经常保持愉快的心情,注意劳逸结合,寒温适宜。劳累、气候突变、悲观忧虑均可诱发慢性胰腺炎急性发作。

(二)外科治疗

对于有症状特别是反复急性发作的慢性胆囊炎,伴有较大结石,胆囊积水或有胆囊壁钙化者以及反复发作胆绞痛、胆囊无功能行胆囊切除术是一个合理的根本治疗方法,但对仅有胆绞痛的胆囊病变较轻的患者,行胆囊切除后症状多不能缓解。

手术适应证有以下几点。

(1)临床症状严重,药物治疗无效,病情继续恶化,非手术治疗不易缓解的患者。

(2)胆囊肿大或逐渐增大,腹部压痛明显,腹肌严重紧张或胆囊坏疽及穿孔,并发弥漫性腹膜炎者。

(3)急性胆囊炎反复发作,诊断明确,经治疗后腹部体征加重,有明显腹膜刺激征者。

(4)化验检查,血中白细胞明显升高,总数在 $20 \times 10^9/L$ 以上者。

(5)黄疸加深,属总胆管结石梗阻者。

(6)畏寒,寒战,高热并有中毒休克倾向者。

(邱　娜)

第六章　内分泌科疾病

第一节　甲　状　腺　炎

甲状腺炎是一类累及甲状腺的异质性疾病。由自身免疫、病毒感染、细菌或真菌感染、慢性硬化、放射损伤、肉芽肿、药物、创伤等多种原因所致的甲状腺滤泡结构破坏。其病因不同,组织学特征各异,临床表现及预后差异较大。按发病缓急可分为急性、亚急性和慢性甲状腺炎;按病因可分为感染性、自身免疫性和放射性甲状腺炎;按组织病理学可分为化脓性、肉芽肿性、淋巴细胞性和纤维性甲状腺炎。临床上常见的慢性淋巴细胞性甲状腺炎、产后甲状腺炎、无痛性甲状腺均为自身免疫性甲状腺炎。

一、亚急性甲状腺炎

(一)病因和发病机制

亚急性甲状腺炎又称亚急性肉芽肿性甲状腺炎,多由病毒感染引起,以短暂疼痛的破坏性甲状腺组织损伤伴全身炎症反应为特征。各种抗甲状腺自身抗体在疾病活动期可以出现,可能是继发于甲状腺滤泡破坏后的抗原释放。

(二)临床表现

1.上呼吸道感染

起病前常有上呼吸道感染史,所以常有上呼吸道感染症状,如疲劳、倦怠、咽痛等,体温不同程度升高。

2.甲状腺区特征性疼痛

逐渐或突然发生甲状腺部位的疼痛,常放射至同侧耳部、咽喉、下颌角等处。

3.甲状腺肿大

弥漫性或不对称性肿大,压痛明显,可伴有结节,质地硬,无震颤和杂音。

4.甲状腺功能异常

典型病例分为甲亢期、甲减期、恢复期三期。在甲亢期和甲减期可有甲亢或甲减的临床表现及甲状腺激素水平、TSH 水平的异常。

（三）诊断要点

1.上呼吸道感染

发病前有上呼吸道感染史。

2.局部表现

甲状腺肿大、疼痛和压痛。

3.全身表现

发热、乏力等。

4.试验室检查

红细胞沉降率快，血 T_3、T_4 升高，TSH 下降，甲状腺摄碘率下降（分离现象）。

（四）治疗原则

（1）治疗目的：缓解疼痛，减轻炎症反应。

（2）非甾体解热镇痛剂用于轻症患者，疗程 2 周，常用药物有吲哚美辛、阿司匹林等。

（3）糖皮质激素对于疼痛剧烈、体温持续显著升高、水杨酸或其他非甾体抗炎药治疗无效者可以应用泼尼松 20～40 mg/d 口服，维持 1～2 周后逐渐减量，总疗程 6～8 周以上。

（4）伴有甲亢者，不服用抗甲状腺药物，可以给予 β 受体阻滞剂。

（5）甲减明显、持续时间长者，可以应用甲状腺激素替代治疗，但宜短期、小剂量使用；只有永久性甲减需要长期替代治疗。

二、慢性淋巴细胞性甲状腺炎

慢性淋巴细胞性甲状腺炎又称桥本甲状腺炎（HT），是自身免疫性甲状腺炎（AIT）的一个类型。

（一）病因和发病机制

目前，公认的病因是自身免疫，主要是Ⅰ型辅助型 T 淋巴细胞免疫功能异常。患者血清中出现 TPOAb、TGAb、甲状腺刺激阻断抗体（TSBAb）。遗传因素和环境因素也参与了 HT 的发病。

（二）临床表现

（1）起病隐匿，进展缓慢，多数患者缺乏临床症状，尤其是在病程早期。

（2）甲状腺弥漫性对称性肿大，少数不对称，质地韧硬。偶有局部疼痛与触痛。少数患者可有突眼。

（3）甲状腺功能可以正常、亢进或减低。HT 与 GD 并存时称为桥本甲状腺毒症。

（4）可以同时伴发其他自身免疫性疾病，如与 1 型糖尿病、甲状旁腺功能减退症、肾上腺皮质功能减退症同时存在时称为内分泌多腺体自身免疫综合征Ⅱ型。

（三）诊断要点

（1）甲状腺肿大、质地坚韧、伴或不伴结节。

（2）甲状腺自身抗体 TPOAb 和（或）TGAb 长期高滴度阳性。

（3）细针穿刺活检有确诊价值。

（4）伴临床甲减或亚临床甲减支持诊断。

（四）治疗原则

1.随访

既无症状甲状腺功能又正常的 HT 患者主张半年到 1 年随访 1 次，主要检查甲状腺功能。

2.病因治疗

目前,无针对病因的治疗方法,提倡低碘饮食。

3.甲减和亚临床甲减的治疗

临床甲减者需要 $L\text{-}T_4$ 替代治疗,亚临床甲减者需要评估患者的危险因素再决定是否应用 $L\text{-}T_4$。

4.应用β受体阻滞剂

伴甲亢者可以应用β受体阻滞剂。

三、无痛性甲状腺炎

无痛性甲状腺炎又称亚急性淋巴细胞性甲状腺炎、安静性甲状腺炎,是 AIT 的一个类型。

(一)病因和发病机制

本病与自身免疫有关。与 HT 相似,但淋巴细胞浸润较 HT 轻,表现为短暂、可逆的甲状腺滤泡破坏、局灶性淋巴细胞浸润,50％的患者血中存在甲状腺自身抗体。

(二)临床表现

1.甲状腺肿大

弥漫性轻度肿大,质地较硬,无结节,无震颤和杂音,无疼痛和触痛为其特征。

2.甲状腺功能

甲状腺功能变化类似于亚急性甲状腺炎,分为甲状腺毒症期、甲减期和恢复期。半数患者并不经过甲减期。

(三)诊断要点

(1)可以有甲亢的临床表现,也可以无任何症状。

(2)甲状腺毒症阶段甲状腺激素水平升高而摄碘率下降,$T_3/T_4<20$ 对诊断有帮助,恢复期甲状腺激素水平和摄碘率逐渐恢复。

(3)多数患者甲状腺自身抗体阳性,其中 TPOAb 增高更明显。

(四)治疗原则

1.甲状腺毒症阶段

避免应用抗甲状腺药物,可以应用β受体阻滞剂,一般不主张应用糖皮质激素。

2.甲减期

一般不主张应用甲状腺激素,症状明显、持续时间长者可小剂量应用,如果是永久甲减需要终生替代治疗。

3.定期监测甲状腺功能

本病有复发倾向,甲状腺抗体滴度逐渐升高,有发生甲减的潜在危险,故临床缓解后也需要定期监测甲状腺功能。

（张培霞）

第二节　糖　尿　病

糖尿病是由遗传、环境、免疫等因素引起的、以慢性高血糖及其并发症为特征的代谢性疾病。

糖尿病的基本病理生理为相对或绝对胰岛素不足所引起的代谢紊乱,涉及糖、蛋白质、脂肪、水及电解质等多种代谢。最典型的表现为"三多一少"综合征,即多饮、多尿、多食和体重减轻(或相对减轻)。尽管各种类型糖尿病出现上述 4 种主要表现的时间和顺序可能不同,但在各种糖尿病的自然进程中迟早会出现。

一、病因与发病机制

(一)1 型糖尿病的病因与发病机制

1 型糖尿病的发病原因主要由于遗传与环境因素中的病毒感染、化学物质所致的胰岛 β 细胞自身免疫性炎症,导致 β 细胞破坏、功能损害、胰岛素分泌缺乏所致。

1.病因

1 型糖尿病存在着明显的家族聚集现象,1 型糖尿病在普通人群中的患病率为 1/300,而 1 型糖尿病的一级亲属中 1 型糖尿病的患病率为 1/20。对遗传背景具有完全相同特征的同卵双胞胎中的 1 型糖尿病发病情况的调查情况显示,同卵双生儿之一患 1 型糖尿病,另一个发生 1 型糖尿病的总危险性为 20%～50%。决定 1 型糖尿病易感性的最重要遗传因素是主要组织相容性复合物基因区,也被称为人类白细胞抗原(HLA)基因区。该区域的基因变异可以解释 50% 的1 型糖尿病的家族聚集性。在对 HLA 基因的氨基酸编码与 1 型糖尿病发生危险性相关的研究中发现,位于 DQB 链第 57 位的天冬氨酸具有保护性,而位于 DQA 链第 52 位的精氨酸与糖尿病危险性增加相关。另外一个与 1 型糖尿病危险性明显相关的位点是胰岛素基因所在的染色体区域,该区域的 DNA 变异可以解释约 10% 的 1 型糖尿病家族聚集性。

遗传背景完全相同的同卵双胞胎之间 1 型糖尿病患病一致率低于 50%,说明环境因素在1 型糖尿病的病因中起重要作用。目前主要有两种假说解释 1 型糖尿病发病的环境因素。第一种假说认为病毒等环境因素是触发自身免疫而导致 1 型糖尿病的原因。至今只有先天性风疹综合征与 1 型糖尿病的发生具有肯定的关系。第二个假说是基于"卫生学假说"的基础上,这一假说认为环境因素也可以抑制自身免疫过程的发展。简单来说,对于小婴儿来说,我们周围的环境可能太干净,缺乏抑制自身免疫的物质,因此导致了免疫调节的缺陷,从而导致了"Th1"疾病(如1 型糖尿病)发病率不断上升。

年龄和性别是与 1 型糖尿病发病相关的重要因素。1 型糖尿病发生的高峰年龄为 11～14 岁,这个年龄阶段是青春期启动和身体的加速生长期,大约 70% 的典型 1 型糖尿病在 30 岁之前发生。多个研究显示女性患者 1 型糖尿病的高峰年龄较男性提前。

2.发病机制

目前对 1 型糖尿病发病机制的认识是,与 1 型糖尿病相关的 HLA Ⅱ类抗原与启动 1 型糖尿病自身免疫过程的短肽特异性结合。这种结合物被 CD4$^+$ T 淋巴细胞表面的 T 细胞受体识别后,激活对 β 细胞具有杀伤性的 T 淋巴细胞和针对抗原产生抗体的 B 淋巴细胞。由抗原提呈细胞或 T 细胞释放出来的细胞因子在这个过程中起到调控作用。在这些细胞因子中,干扰素 γ 和白细胞介素 2 促进细胞免疫反应(Th1 反应),而其他的细胞因子如白细胞介素 4 和白细胞介素10 促进细胞免疫反应(Th2 反应)。细胞毒性 T 细胞表面 Fas 配体的表达同样也是进展为显性糖尿病的标志。在发生胰岛炎时对胰岛进行的检查结果提示发生了 Fas 介导的细胞凋亡,有可能是另一种 β 细胞功能损伤的机制。

(二)2型糖尿病的病因与发病机制

2型糖尿病是以遗传、宫内发育不良等为先天病因,在持续性能量正平衡的环境因素作用下,维持葡萄糖稳态的关键模块,通过包括糖毒性、脂毒性、高胰岛素血症、氧化应激、内质网应激、慢性炎症、交感神经长期过度兴奋等机制而调控失效,最终导致胰岛素抵抗和分泌不足。胰岛素抵抗主要涉及中枢神经系统、肝脏、肌肉和脂肪组织等。以上机制相互作用,超越机体维持葡萄糖稳态的适应极限,最终导致2型糖尿病的发病。其中遗传、宫内发育不良等先天因素和年龄等后天因素共同决定机体自身的缓冲和适应极限,而2型糖尿病是具有特定遗传背景下对能量持续超载适应失败的结果。

特异型糖尿病共有8类,其中有关单基因突变所致的糖尿病正处于热切关注和发展之中。已知由单基因突变引起的糖尿病有胰岛素基因突变、胰岛素受体基因突变、葡萄糖转运蛋白基因突变、葡萄糖激酶基因突变及线粒体基因突变等。

二、临床表现

(一)症状

不同类型的糖尿病有不同的临床表现,然而糖尿病最典型的症状为"三多一少",即多饮、多食、多尿和体重减轻。不同类型的糖尿病出现这四种主要表现的时间及顺序可能不同,但这些临床表现在各种类型糖尿病的自然病程中均可能出现。

其他临床症状随着糖尿病的进一步发展,由于慢性并发症的出现而可以表现为各种不同的临床症状。如疲乏无力,性欲减退,月经失调,麻木,腰腿疼痛(针刺样、烧灼样或闪电样疼痛),皮肤蚁走感,皮肤干燥,瘙痒,阳痿,便秘,顽固性腹泻,心悸,直立性低血压、出汗,视物模糊,黑矇,多发及难治性疖肿,足部破溃等。

(二)体征

糖尿病的早期,绝大多数患者无明显体征;多尿明显而饮水不足情况下,患者可能出现脱水征。

久病患者可能因为营养障碍、继发性感染,心血管、肾脏、眼部、神经系统、皮肤、关节肌肉等并发症而出现各种相应的体征。

少数患者可出现皮肤黄色瘤、皮肤胡萝卜素沉着症。

(三)常见并发症

常见的急性并发症有糖尿病酮症酸中毒、糖尿病非酮症性高渗综合征、糖尿病性乳酸中毒、低血糖症等。

常见的慢性并发症有糖尿病性心脏病、糖尿病性高血压、糖尿病性脑血管病变、糖尿病性下肢动脉硬化闭塞症、糖尿病性神经病变、糖尿病肾病、糖尿病足等。

三、实验室和其他辅助检查

(一)血糖

血糖包括空腹血糖及餐后2小时血糖测定。新发现或没有系统治疗的糖尿病患者多有空腹及餐后血糖升高。

(二)葡萄糖耐量

对无症状的早期糖尿病患者或亚临床型糖尿病患者,虽空腹正常,仍需进一步做口服葡萄糖耐量试验（OGTT）以明确诊断。但对于已经明确诊断的糖尿病患者则不需作为常规检查项目。

（三）尿糖

尿糖受肾糖阈高低不同的影响，有些糖尿病患者即使血糖较高也并不一定会出现尿糖。

（四）尿酮体

尿酮体测定对酮症酸中毒患者极为重要。正常人尿酮体阴性。

（五）尿微量白蛋白

主要用于糖尿病肾病早期的诊断。

（六）糖化血红蛋白

可以反映出测定前2～3个月平均血糖水平，主要用于评价糖尿病的控制程度。

（七）糖化血清蛋白

反映20天（白蛋白半衰期）的血糖水平。

（八）血浆胰岛素

主要用于糖尿病的诊断及分型。1型糖尿病患者在葡萄糖负荷后血糖上升很高，而胰岛素的分泌很少；2型糖尿病患者在葡萄糖负荷后，胰岛素的分泌曲线呈不同程度的提高，但与血糖的升高不成比例。对于测定前需要进行胰岛素治疗的患者应注意测定结果的评价方法。

（九）血清C肽

可以反映胰岛β细胞生成和分泌胰岛素的能力，特别是糖尿病患者在接受胰岛素治疗时更能精确地判断β细胞分泌胰岛素的能力。因为胰岛β细胞的胰岛素原可被相应的酶水解成等克分子的胰岛素和C肽，而外源性的胰岛素并不含有C肽。因此，较之血浆胰岛素检查，C肽有更准确地反映胰岛β细胞生成和分泌胰岛素的能力。

（十）血脂

血脂是人体所必需的，但高血脂时易发生动脉硬化，有些患者为了使血糖降低，食用较多的脂肪食物，危害性较大。主要表现为高脂血症和高脂蛋白血症，尤其以肥胖的患者为多。生化分析可发现高胆固醇血症、高甘油三酯血症及高密度脂蛋白降低、低密度脂蛋白升高。

（十一）血清酮体

糖尿病患者并发酮症或酮症酸中毒时出现血清酮体升高。

（十二）血液流变学

可作为糖尿病诊断、治疗、疗效观察的指标之一。糖尿病患者可以出现全血黏度增高（包括高切黏度及低切黏度）、血浆及血清黏度增加、红细胞电泳时间延长、血小板黏附性增强及聚集性升高。

（十三）血小板功能

血小板功能异常与糖尿病慢性并发症有一定的关系。糖尿病患者血小板功能检查可能表现为血小板黏附功能增强、血小板聚集功能亢进、血小板释放反应异常、血小板促凝活性增高、血小板膜糖蛋白异常。

（十四）血乳酸

糖尿病乳酸中毒（DLA）、糖尿病非酮性高渗综合征（NHS）、糖尿病酮症酸中毒（DKA）是糖尿病患者有可能发生的3种急性并发症。10%～15% DKA和NHS都同时有DLA；老年及重症糖尿病患者，特别是肝肾功能不全，加之降糖灵及降糖片使用过多，可使血中乳酸增加。

四、诊断要点

(一)糖尿病(或非妊娠糖尿病)诊断标准

糖尿病(或非妊娠糖尿病)诊断标准见表 6-1。

表 6-1 我国目前采用 WHO 糖尿病诊断标准

诊断标准	静脉血浆葡萄糖水平(mmol/L)
(1)糖尿病症状(高血糖所导致的多饮、多食、多尿、体重下降、皮肤瘙痒、视力模糊等急性代谢紊乱表现)加随机血糖	≥11.1
或	
(2)空腹血糖(FPG)	≥7.0
或	
(3)葡萄糖负荷后 2 小时血糖	≥11.1
无糖尿病症状者,需改日重复检查	

注:空腹状态指至少 8 小时没有进食热量;随机血糖指不考虑上次用餐的时间,一天中任意时间的血糖,不能用来诊断空腹血糖受损(IFG)或糖耐量减低(IGT)。

在新的分类标准中,糖尿病和糖耐量减低(IGT)及空腹葡萄糖受损(IFG)属高血糖状态,与之相应的为葡萄糖调节的正常血糖状态。IGT 的诊断标准为 OGTT 时 2 小时血糖≥7.8 mmol/L,但<11.1 mmol/L。IFG 的诊断标准为空腹血糖≥6.1 mmol/L,但<7.0 mmol/L。

(二)糖尿病分类

1.1 型糖尿病

1 型糖尿病诊断主要靠免疫检测。在临床症状出现前几年至少可发现 3 种针对胰岛细胞组分抗原的抗体——抗谷氨酸脱羧酶(GAD)、胰岛细胞自身抗体(ICA)、抗胰岛素自身抗体(IAA)。通过对上述 3 种抗体的测定(一般联合检测)可及早发现疾病,是临床上逐渐被采用的 1 型糖尿病的免疫学指标。近年来,又发现一种重要的胰岛细胞自身抗原,称为 IA-2(胰岛素瘤结合蛋白-2),类似物为 IA-2β。IA-2 和 IA-2β 主要存在于胰岛细胞肿瘤、垂体、脑组织、肾上腺髓质等神经内分泌组织中。检测 GAD、ICA、IAA、IA-2、IA-2β 抗体有助于糖尿病正确分型及指导治疗。此外,特发性糖尿病也是 1 型糖尿病,它是胰岛素持久性的缺乏,易发生酮症酸中毒,但无自身免疫抗体存在,病因不明,与人类白细胞抗原无关,可遗传,多见于亚非地区。成人隐匿性自身免疫糖尿病(LADA)同属于 1 型糖尿病范畴,成年人发病的自身免疫性 β 细胞破坏进展缓慢或部分损害。目前没有权威的 LADA 诊断标准,但一般要求符合以下几点:20～25 岁以后起病,起病方式类似 2 型,没有酮症,体重指数较低,4 年左右内可不用胰岛素,自身免疫抗体阳性等。

2.2 型糖尿病

这一类型糖尿病过去曾称为非胰岛素依赖型糖尿病、Ⅱ型糖尿病或成人起病型糖尿病,多数患者存在胰岛素抵抗并伴有胰岛素相对缺乏。该型患者多数肥胖,其肥胖主要集中于腹部,伴有高血压或高脂血症。不同种族的发病率不同,并与遗传密切相关。由于患者早期症状不明显,常常多年被患者忽视或未被诊断治疗。患者的胰岛素水平可正常或增高,表明这些患者的胰岛素分泌不足以补偿其胰岛素抵抗。

3.妊娠糖尿病

妊娠糖尿病(GDM)指首次在妊娠期间发现的糖尿病或糖耐量受损,包括妊娠期间出现的葡萄糖不耐受;以前有葡萄糖耐量异常或糖尿病但在妊娠期间首次发现;可以是暂时性糖尿病,或妊娠后继续存在的糖尿病。其诊断标准为如果空腹血糖＝7.0 mmol/L 和/或随机血糖11.1 mmol/L应在 2 周内重复测定,如血糖仍然如此可诊断妊娠糖尿病。

4.特殊类型糖尿病

目前已明确病因,由胰腺内、外原因和其他疾病、药物所引起的继发性糖尿病,包括以下 8 种病因导致的糖尿病:①β 细胞功能遗传缺陷,如葡萄糖激酶缺陷;②胰岛素作用遗传缺陷,如 A 型胰岛素抵抗、脂肪萎缩性糖尿病等;③外分泌胰腺疾病,如胰腺炎、胰腺损伤或胰切除、纤维钙化性胰腺病等;④内分泌疾病,如肢端肥大症、胰高血糖素瘤、嗜铬细胞瘤、甲状腺功能亢进症、生长抑素瘤、醛固酮瘤等;⑤药物或化学因素诱发,如烟酸、肾上腺皮质激素、甲状腺激素等;⑥感染,如先天性风疹病毒感染、巨细胞病毒感染等;⑦免疫介导性糖尿病的少见类型,如抗胰岛素受体抗体引起的糖尿病;⑧伴有糖尿病的其他遗传性疾病,如强直性肌营养不良综合征、卟啉病等。

五、鉴别诊断

(一)其他原因所致的尿糖阳性

1.肾性糖尿

先天遗传或肾盂肾炎等疾病使肾小管重吸收功能减退,其血糖及 OGTT 正常。

2.急性应激状态

拮抗胰岛素的激素分泌增加,可使糖耐量降低,出现一过性血糖升高、尿糖阳性,应激过后可恢复正常。

3.食后糖尿

非葡萄糖的糖尿如果糖、乳糖、半乳糖也可以与班氏试剂中的硫酸铜结合呈阳性反应,但用葡萄糖氧化酶试剂可以鉴别。

4.胃空肠吻合术后

因碳水化合物在肠道吸收快,可引起进食后 0.5～1 小时血糖升高,出现糖尿,但空腹血糖和餐后 2 小时血糖正常。

5.弥漫性肝病患者

葡萄糖转化为肝糖原功能减弱,肝糖原储存减少,进食后 0.5～1 小时血糖可高于正常,出现糖尿。

(二)继发性糖尿病

1.胰源性糖尿病

由胰腺疾病引起的如胰腺炎、胰腺结石、胰腺肿瘤、胰腺切除术胰腺组织被广泛切除等均可导致胰源性糖尿病。

2.内分泌性糖尿病

由内分泌疾病引起拮抗胰岛素的各种激素增多,使胰岛素相对不足而导致继发性糖尿病,如肢端肥大症、甲状腺功能亢进症、皮质醇增多症等。

3.血液真性红细胞增多性糖尿病

由于血液中红细胞成分增多,血清黏稠度增高,影响胰岛素的循环,不能使胰岛素充分发挥作用,致糖时量减低,出现糖尿病。

4.医源性糖尿病

由长期服用肾上腺皮质激素所致。另外,女性避孕药、女性激素及噻嗪类利尿药、阿司匹林、吲哚美辛、三环类抗抑郁药等可抑制胰岛素释放或对抗胰岛素的作用,致使糖耐量减低,糖代谢紊乱。

六、治疗

糖尿病由于其发病机制的复杂性,且有种类繁多的不同脏器的各种慢性并发症和急性并发症,因此临床表现复杂多样,病机各不相同。所以在治疗时应根据不同患者的具体病情,确定不同的治疗原则。

糖尿病治疗目的主要是纠正代谢紊乱,避免或延迟并发症的发生和发展,使患者学会糖尿病防治的基本知识并能进行自我监测和护理,提高生活质量。故运用药物治疗的同时,应做好糖尿病基本知识的教育工作。

(一)口服药物治疗

糖尿病的药物治疗运用方便,不影响患者的日常生活和工作。目前运用于临床治疗有5类口服药。掌握其适应证,合理运用,一般可控制病情,现将药物的种类、规格、用法简述于下。

1.磺酰脲类

该类药物主要增加第二时相胰岛素分泌,还可以增加胰岛 β 细胞对其他刺激物的反应性。

(1)甲苯磺丁脲:开始剂量每次 250 mg,每天 3 次,常用剂量每次 500 mg,每天 3 次。

(2)格列美脲:开始剂量 1～2 mg,最大剂量每天 8 mg,进餐时服用。

(3)格列本脲:通常剂量每次 2.5 mg,每天 3 次,最大剂量每天 20 mg,餐前服用。

(4)格列齐特:开始剂量每次 40 mg,每天 2 次,通常每次 80 mg,每天 2 次,最大剂量每天 320 mg。

格列齐特缓释片:开始剂量为每次 30 mg,每天 1 次,早餐前服用,最大剂量每天 120 mg。格列齐特 80 mg 一片相当于格列齐特缓释片 1 片。

(5)格列吡嗪:开始剂量每次 2.5 mg,每天 3 次,通常每次 5 mg,每天 3 次,最大剂量每天 30 mg。

格列吡嗪控释剂:每次 5～10 mg,每天 1 次,服用时不嚼碎药片。

(6)格列喹酮:开始口服每次 15 mg,每天 3 次,通常每次 30 mg,每天 3 次,最大剂量每天 180～240 mg。

2.双胍类

该类药物降糖机制为改善胰岛素抵抗,增加胰岛素介导的周围组织对葡萄糖的利用,增加基础葡萄糖利用,降低肝脏葡萄糖产生和输出。

二甲双胍:通常每次 250 mg,每天 2～3 次,极量每天 3 000 mg,宜在餐中或餐后服用。

3.α-葡萄糖苷酶抑制剂

该类药物的作用机制为通过抑制碳水化合物在小肠上部的吸收而降低餐后血糖,用于以碳水化合物为主要食物成分和餐后血糖升高的患者。

(1)阿卡波糖:通常每次 50 mg,每天 3 次,最大剂量每天 300 mg,在进食前即服,或在进第一口食物时将本品嚼碎一起服用。

(2)伏格列波糖:0.2～0.6 mg,每天3次,服用方法同阿卡波糖。其特点为抑制二糖苷酶类(蔗糖酶、麦芽糖酶等)作用特别强,而不抑制 α-淀粉酶。

(3)米格列醇:每天剂量及用法同阿卡波糖。该药为可溶性,可完全吸收,胃肠道反应少。

4.噻唑烷二酮类

该类药物主要通过增加靶细胞对胰岛素作用的敏感性而降低血糖。

(1)马来酸罗格列酮:开始服用每天4 mg,经12周治疗后,可加量至每天8 mg。对于未使用过罗格列酮及其复方制剂的糖尿病患者,只能在无法使用其他降糖药或使用其他降糖药无法达到血糖控制目标的情况下,才考虑使用罗格列酮及其复方制剂。对于已经使用罗格列酮及其复方制剂者,应评估其心血管疾病风险,在权衡用药利弊后决定是否继续用药。

(2)盐酸吡格列酮:初始剂量可为15 mg或30 mg,每天1次。如对初始剂量反应不佳,可加量,直至45 mg,每天1次。但需注意同罗格列酮一样,开始使用本品和增加用药剂量时,应评估其心血管疾病风险,在权衡用药利弊后决定是否继续用药。另外,服用本品的女性患者骨折的发生率增加,对使用本品的患者,尤其是女性患者,要考虑到骨折的风险,并注意评估和维持骨骼健康。

5.格列奈类促胰岛素分泌剂

本类药物主要通过刺激胰岛素的早期分泌而降低餐后血糖,具有吸收快、起效快和作用时间短的特点。

(1)瑞格列奈:初始剂量为1 mg,最大的推荐单次剂量为4 mg,进餐时服用。但最大日剂量不应超过16 mg。

(2)那格列奈:常用剂量120 mg,每天3次,餐前服用。

6.二肽基肽酶-4(DPP-4)抑制剂

此类药物通过抑制 DPP-4 而减少胰高血糖素样肽-1(GLP-1)在体内失活,增加 GLP-1 在体内的水平。GLP-1 以葡萄糖浓度依赖的方式增加胰岛素分泌,抑制胰高糖素分泌。

(1)西格列汀:100 mg,每天1次,与食物同服或空腹服用。肾功能减退者应减量。

(2)维格列汀:50 mg,每天2次,或者100 mg,每天1次,可与食物同服。

(二)胰高血糖素样肽-1(GLP-1)受体激动剂

胰高血糖素样肽-1(GLP-1)受体激动剂通过激动 GLP-1 受体而发挥降低血糖的作用。

GLP-1 受体激动剂以葡萄糖浓度依赖的方式增强胰岛素分泌、抑制胰高血糖素分泌,并能延缓胃排空,通过中枢性的食欲抑制来减少进食量。目前国内上市的 GLP-1 受体激动剂为艾塞那肽和利拉鲁肽,均需皮下注射。

1.艾塞那肽

起始剂量为每次5 μg,每天2次,在早餐和晚餐前60分钟内(或每天的2顿主餐前;给药间隔大约6小时或更长)皮下注射。不应在餐后注射本品。根据临床应答,在治疗1个月后剂量可增加至每次10 μg,每天2次。

2.利拉鲁肽

本品每天注射1次,可在任意时间注射,无需根据进餐时间给药。起始剂量为每天0.6 mg。至少1周后,剂量可增加至1.2 mg,推荐每天剂量不超过1.8 mg。

(三)胰岛素治疗

1.胰岛素的适应证

(1)1型糖尿病的替代治疗。

（2）治疗糖尿病急性并发症，如酮症酸中毒、非酮症性高渗综合征及乳酸酸中毒。

（3）用于控制糖尿病患者的妊娠期及分娩期、哺乳期的血糖及妊娠期糖尿病。

（4）糖尿病患者合并应激状态，如严重感染、创伤、手术、高热、心肌梗死、脑血管意外等。

（5）伴有消耗性疾病，如肺结核、恶性肿瘤、中重度营养不良。

（6）糖尿病合并严重慢性并发症或重要器官病变，如肝或肾衰竭、心力衰竭、糖尿病肾病、糖尿病足或下肢坏疽、增殖性视网膜病变等。

（7）2型糖尿病对口服降糖药无效。

（8）继发性糖尿病。

（9）2型糖尿病形体消瘦者短期运用胰岛素有利于减轻葡萄糖的毒性作用，减少磺胺类药物的用量。

（10）岛素变异性糖尿病。

（11）新诊断糖尿病患者，若代谢紊乱症状明显，严重高血糖时，无论哪一种糖尿病，均应使用胰岛素，控制高血糖后，再视具体情况调整方案。

2.起始治疗中基础胰岛素的使用

（1）基础胰岛素包括中效人胰岛素和长效胰岛素类似物。当仅使用基础胰岛素治疗时，不必停用胰岛素促分泌剂。

（2）使用方法：继续口服降糖药物，联合中效胰岛素或长效胰岛素类似物睡前注射。起始剂量为0.2 U/(kg·d)。根据患者空腹血糖水平调整胰岛素用量，通常3～5天调整1次，根据血糖的水平每次调整1～4 U直至空腹血糖达标。

（3）如3个月后空腹血糖控制理想但HbA1c不达标，应考虑调整胰岛素治疗方案。

3.起始治疗中预混胰岛素的使用

（1）预混胰岛素包括预混人胰岛素和预混胰岛素类似物。根据患者的血糖水平，可选择每天1～2次的注射方案。当使用每天2次注射方案时，应停用胰岛素促泌剂。

（2）每天1次预混胰岛素：起始的胰岛素剂量一般为0.2 U/(kg·d)，晚餐前注射。根据患者空腹血糖水平调整胰岛素用量，通常每3～5天调整1次，根据血糖的水平每次调整1～4 U直至空腹血糖达标。

（3）每天2次预混胰岛素：起始的胰岛素剂量一般为0.2～0.4 U/(kg·d)，按1∶1的比例分配到早餐前和晚餐前。根据空腹血糖和晚餐前血糖分别调整早餐前和晚餐前的胰岛素用量，每3～5天调整1次，根据血糖水平每次调整的剂量为1～4 U，直到血糖达标。

（4）1型糖尿病在蜜月期阶段，可以短期使用预混胰岛素每天2～3次注射。预混胰岛素不宜用于1型糖尿病的长期血糖控制。

4.胰岛素的强化治疗方案

（1）多次皮下注射胰岛素（MSII）：在上述胰岛素起始治疗的基础上，经过充分的剂量调整，如患者的血糖水平仍未达标或出现反复的低血糖，需进一步优化治疗方案。可以采用餐时＋基础胰岛素或每天3次预混胰岛素类似物进行胰岛素强化治疗。使用方法如下。

餐时＋基础胰岛素：根据睡前和三餐前血糖的水平分别调整睡前和三餐前的胰岛素用量，每3～5天调整1次，根据血糖水平每次调整的剂量为1～4 U，直到血糖达标。开始使用餐时＋基础胰岛素方案时，可在基础胰岛素的基础上采用仅在一餐前（如主餐）加用餐时胰岛素的方案。之后根据血糖的控制情况决定是否在其他餐前加用餐时胰岛素。

每天 3 次预混胰岛素类似物:根据睡前和三餐前血糖水平进行胰岛素剂量调整,每 3～5 天调整 1 次,直到血糖达标。

(2)持续皮下胰岛素输注(CSII):胰岛素强化治疗的一种形式,需要使用胰岛素泵来实施治疗。经 CSII 给人的胰岛素在体内的药代动力学特征更接近生理性胰岛素分泌模式。与多次皮下注射胰岛素的强化胰岛素治疗方法相比,CSII 治疗低血糖发生风险减少。在胰岛素泵中只能使用短效胰岛素或速效胰岛素类似物。

CSII 的主要适用人群有 1 型糖尿病患者;计划受孕和已孕的糖尿病妇女或需要胰岛素治疗的妊娠糖尿病患者;需要胰岛素强化治疗的 2 型糖尿病患者。

(四)糖尿病血糖控制目标

1.2 型糖尿病患者血糖控制目标

空腹血糖 3.9～7.2 mmol/L,非空腹血糖≤10 mmol/L;HbA1c:<7％;而对于儿童和老年人,有频发低血糖倾向或预期寿命较短者,以及合并心血管疾病或严重的急、慢性疾病等患者,血糖控制目标应遵循个体化原则,宜适当放宽,重症患者血糖控制要求为 7.8～10 mmol/L。

2.妊娠期间血糖控制目标

空腹、餐前或睡前血糖 3.3～5.3 mmol/L,餐后 1 小时血糖≤7.8 mmol/L;或餐后 2 小时血糖≤6.7 mmol/L;HbA1c 尽可能控制在 6％以下。

（王国山）

第三节　糖尿病酮症酸中毒

糖尿病酮症酸中毒(DKA)是由于胰岛素不足和升糖激素不适当升高引起的糖、脂肪、蛋白质和水盐与酸碱代谢严重紊乱综合征。糖尿病酮症酸中毒的发生与糖尿病类型有关,T1DM 有发生糖尿病酮症酸中毒的倾向,有的 T1DM 患者以糖尿病酮症酸中毒为首发表现;T2DM 患者亦可被某些诱因诱发糖尿病酮症酸中毒。常见的诱因有急性感染、胰岛素不适当减量或突然中断治疗、饮食不当(如过量或不足、食品过甜和酗酒等)、胃肠疾病(如呕吐和腹泻等)、脑卒中、心肌梗死、创伤、手术、妊娠、分娩和精神刺激等。有时可无明显诱因,严重者有神志障碍,可因并发休克和急性肾衰竭等而导致死亡。

随着糖尿病防治水平的提高,糖尿病酮症酸中毒的总体发病率和发病密度逐年下降。除了年龄是影响发病密度的重要因素外,≤35 岁的年轻女性因糖尿病酮症酸中毒而住院者反而增加,其原因可能主要与糖尿病酮症酸中毒的预防不力有关。

一、病因与发病机制

糖尿病酮症酸中毒的发病机制主要涉及两个方面。一是胰岛素绝对缺乏(T2DM 发生糖尿病酮症酸中毒时与 T1DM 一样)。有人检测 T2DM 和 T1DM 患者发生糖尿病酮症酸中毒时的血清 C 肽,均为不可检出。二是拮抗胰岛素的升糖激素(如胰高血糖素、生长激素和皮质醇等)分泌增多。任何诱因均可使此两种情况进一步加重。

(一)T1DM 因严重胰岛素缺乏导致糖尿病酮症酸中毒

胰岛素缺乏是发生糖尿病酮症酸中毒的病因和发病基础。胰岛素缺乏时,伴随着胰高血糖素等升糖激素的不适当升高,葡萄糖对胰高血糖素分泌的抑制能力丧失,胰高血糖素对刺激(精氨酸和进食)的分泌反应增强,导致肝和肾葡萄糖生成增多和外周组织利用葡萄糖障碍,加剧血糖的进一步升高,并使肝脏的酮体生成旺盛,出现酮症或酮症酸中毒。除了胰高血糖素外,升高血糖的激素还包括儿茶酚胺、糖皮质激素和生长激素等,这些升糖激素在糖尿病酮症酸中毒的发展中起了重要作用。

T1DM 和 T2DM 均可发生糖尿病酮症酸中毒,但 T1DM 比 T2DM 常见。近年来的研究及临床观察发现,成人隐匿性自身免疫性糖尿病(LADA)可能以酮症起病。但 T1DM 和 T2DM 导致胰岛素缺乏的原因有所不同。T1DM 本身即有胰岛素绝对缺乏,依赖胰岛素而生存,中断胰岛素治疗、胰岛素泵使用不当、胰岛素泵发生障碍而"停止"胰岛素治疗或加上诱发因素都可诱发糖尿病酮症酸中毒,严重患者可在无任何诱因的情况下发生糖尿病酮症酸中毒。

(二)T2DM 因急性应激诱发糖尿病酮症酸中毒

通常情况下,T2DM 的胰岛素分泌为相对不足,一般不会发生自发性糖尿病酮症酸中毒。T2DM 患者发生糖尿病酮症酸中毒时均存在 1 个或多个诱因,如严重外伤、手术、卒中、心肌梗死、器官移植和血液透析等,有时是因为使用了抑制胰岛素分泌或拮抗胰岛素作用的药物所致,如糖皮质激素、生长激素、二氮嗪、苯妥英钠、肾上腺素、氢氯噻嗪或奥曲肽等。

(三)其他原因引起或诱发糖尿病酮症酸中毒

引起糖尿病酮症酸中毒的其他原因均属少见。糖尿病与非糖尿病均可发生酮症酸中毒,但糖尿病患者发生的酮症酸中毒(即 DKA)往往更严重。

1.酮症倾向性糖尿病

酮症倾向性糖尿病(KPD)患者糖尿病酮症酸中毒发作时没有明确的诱因,主要见于 T1DM。

2.糖尿病酒精性酮症酸中毒

糖尿病患者饮用过量酒精而引起酒精性酮症酸中毒,伴或不伴糖尿病酮症酸中毒;而非糖尿病者亦可因饮酒过量而引起酒精性酮症酸中毒。因此,单纯的酒精性酮症酸中毒应与糖尿病患者的糖尿病酮症酸中毒鉴别,因为前者只需要补液即可,一般不必补充胰岛素。

3.月经相关性糖尿病酮症酸中毒

女性 T1DM 患者在每次月经期发生糖尿病酮症酸中毒和高血糖危象,糖尿病酮症酸中毒发作与月经周期一致而无诱发糖尿病酮症酸中毒的其他因素存在(月经性糖尿病酮症酸中毒/高血糖症)。

4.药物所致的代谢性酸中毒

该病可危及生命。引起代谢性酸中毒的药物很多,如抗病毒制剂和双胍类等。根据酸中毒的病理生理特征,一般可分为以下几种类型:①肾脏排 H^+ 障碍,如 I 型与 IV 型肾小管酸中毒;②H^+ 的负荷增加,如酸性药物和静脉营养支持治疗等;③HCO_3^- 丢失过多,如药物所致的严重呕吐与 II 型肾小管性酸中毒等。药物所致的代谢性酸中毒的病因诊断主要依赖于药物摄入史,一般可根据动脉血气分析、血清阴离子隙和血清渗透隙等确定诊断。

5.恶性生长抑素瘤

该病罕见,患者因大量分泌生长抑素而出现抑制综合征,表现为酮症酸中毒、低胃酸症、胆石症、脂肪泻、贫血和消瘦,酮症酸中毒的发生与肿瘤分泌大分子生长抑素有关。

(四)过度脂肪分解导致酮体堆积和代谢性酸中毒

由于脂肪动员和分解加速,血液和肝脏中的非酯化脂肪酸(游离脂肪酸,FFA)增加。在胰岛素绝对缺乏的情况下,FFA 在肝内重新酯化受阻而不能合成甘油三酯(TG);同时由于糖的氧化受阻,FFA 的氧化障碍而不能被机体利用;因此,大量 FFA 转变为酮体。糖尿病酮症酸中毒时,酮体被组织利用减少,肾脏因失水而使酮体排出困难,从而造成酮体在体内堆积。含产酮氨基酸的蛋白质分解也增加酮体的产生。血酮升高(酮血症)和尿酮排出增多(酮尿)统称为酮症。酮体中的乙酰乙酸(AcAc)和 β-羟丁酸(OHB)属有机酸性化合物,在机体代偿过程中消耗体内的碱储备。早期由于组织利用及体液缓冲系统和肺与肾的调节,pH 可保持正常;当代谢紊乱进一步加重,血酮浓度继续升高并超过机体的代偿能力时,血 pH 降低,出现失代偿性酮症酸中毒;当 pH<7.0 时,可致呼吸中枢麻痹和严重肌无力,甚至死亡。另一方面,酸中毒时,血 pH 下降使血红蛋白与氧亲和力降低(Bohr 效应),可使组织缺氧得到部分改善。如治疗时过快提高血 pH,反而加重组织缺氧,诱发脑水肿和中枢神经功能障碍,称为酮症酸中毒昏迷。所有以上因素均加重酮症。当酮体在体内堆积过多,血中存在的缓冲系统不能使其中和,则出现酸中毒和水、电解质代谢紊乱。

二、临床表现

酮体在体内堆积依程度的轻重分为酮症和糖尿病酮症酸中毒,前者为代偿期,后者为失代偿期。T1DM 合并糖尿病酮症酸中毒的患者多较年轻,可无诱因而自发;T2DM 合并糖尿病酮症酸中毒多为老年糖尿病患者,发病前多有诱发因素和多种并发症;酮症倾向性糖尿病和 LADA 患者可以糖尿病酮症酸中毒为首发临床表现。根据酸中毒的程度,糖尿病酮症酸中毒分为轻度、中度和重度 3 度。轻度仅有酮症而无酸中毒(糖尿病酮症);中度除酮症外,还有轻至中度酸中毒(DKA);重度是指酸中毒伴意识障碍(糖尿病酮症酸中毒昏迷),或虽无意识障碍,但二氧化碳结合力<10 mmol/L。

(一)糖尿病酮症酸中毒引起失水/电解质丢失/休克

糖尿病酮症酸中毒时,一方面使葡萄糖不能被组织利用;另一方面拮抗胰岛素作用的激素(其中主要是儿茶酚胺、胰高血糖素和糖皮质激素)分泌增多,肝糖原和肌糖原分解增多,肝内糖异生作用增强,肝脏和肌肉中糖释放增加。两者共同作用的后果是血糖升高。

1.失水

大量的葡萄糖从尿中排出,引起渗透性利尿,多尿症状加重,同时引起水和血清电解质丢失。严重失水使血容量减少,可导致休克和急性肾衰竭;失水还使肾血流量减少,酮体从尿中排泄减少而加重酮症。此外,失水使血渗透压升高,导致脑细胞脱水而引起神志改变,但糖尿病酮症酸中毒患者的神志改变与酸中毒程度无直接关系。一般认为,糖尿病酮症酸中毒是由下列因素的综合作用引起的:血糖和血酮浓度增高使血浆渗透压上升,血糖升高的 mmol 值与血浆渗透压的增值(Δmmol)相等;细胞外液高渗时,细胞内液向细胞外转移,细胞脱水伴渗透性利尿。蛋白质和脂肪分解加速,渗透性代谢物(经肾)与酮体(经肺)排泄带出水分,加之酸中毒失代偿时的厌食、恶心和呕吐,使水摄入量减少,丢失增多,故患者的水和电解质丢失往往相当严重。在一般情况下,失水多于失盐;失水引起血容量不足,血压下降甚至循环衰竭。

2.电解质平衡紊乱

渗透性利尿、呕吐及摄入减少、细胞内外水分及电解质的转移及血液浓缩等因素均可导致电解质平衡紊乱。血钠正常或减低,早期由于细胞内液外移引起稀释性低钠血症;进而因多尿和酮体排出致血钠丢失增加,失钠多于失水而引起缺钠性低钠血症;严重高脂血症可出现假性低钠血症。如失水超过失钠,血钠也可增高(缺钠性高钠血症)。由于细胞分解代谢增加,磷在细胞内的有机结合障碍,磷自细胞释出后由尿排出,引起低磷血症。低磷血症导致红细胞 2,3-二磷酸甘油减少,使血红蛋白与氧的亲和力增加,引起组织缺氧。

3.血压下降和休克

多数患者的多尿、烦渴多饮和乏力症状加重,但亦可首次出现。如未及时治疗,病情继续恶化,于2~4 天发展至失代偿阶段,出现食欲减退、恶心和呕吐,常伴头痛、烦躁和嗜睡等症状,呼吸深快,呼气中有烂苹果味(丙酮气味)。病情进一步发展,出现严重失水,尿量减少、皮肤黏膜干燥和眼球下陷,脉快而弱,血压下降和四肢厥冷。到晚期,除食欲降低外,多饮、多尿和体重减轻的症状加重,患者常感显著乏力。失水较明显,血容量减少和酸中毒最终导致低血容量性休克。血压下降使肾灌注量降低,当收缩压<9.3 kPa(70 mmHg)时,肾滤过量减少引起少尿或无尿,严重时发生急性肾衰竭。各种反射迟钝甚至消失,终至昏迷。患者还可有感染等诱因引起的临床表现,但常被糖尿病酮症酸中毒的表现掩盖。

(二)其他临床表现依病情而定

1.消化道症状

多数患者有不同程度的消化道症状,如恶心、呕吐、腹痛或上消化道出血等。少数患者腹痛剧烈,酷似急腹症,以儿童及老年患者多见。易误诊,应予注意。其发病机制尚不明了,可能主要与酸中毒有关。

急性食管坏死综合征少见,但后果严重。病因与糖尿病酮症酸中毒、酒精摄入、血栓栓塞、组织低灌注状态、胃内容物腐蚀、胃肠-食管麻痹、幽门梗阻、感染和血管病变有关。主要表现为上消化道出血、上腹部疼痛、呕吐、厌食和发热等;实验室检查可见贫血和粒细胞升高。食管镜检可见黏膜变黑和糜烂,黑色的食管与胃贲门的界线清晰。活检组织可发现坏死黏膜组织。

2.感染表现

有些患者可有体温降低而潜在感染,需要警惕。如果入院时为低体温,经治疗后,体温升高,常提示合并有感染。

3.脑水肿

糖尿病酮症酸中毒时的脑水肿是患者死亡的主要原因之一(20%~60%),发病机制未明,主要有两种见解,一种观点认为,脑水肿是糖尿病酮症酸中毒本身的表现之一,可能主要与个体差异和代谢紊乱的严重程度有关;但更多的学者认为,脑水肿是糖尿病酮症酸中毒治疗过程中的并发症,过度使用胰岛素和补水,导致血清与脑组织的渗透压失平衡,水分随渗透压差进入脑组织。在形成糖尿病酮症酸中毒的过程中,脑细胞内产生了多种渗透型物质,同时下丘脑分泌的 AVP 亦增多,以保存脑细胞的水分,但当血清葡萄糖浓度和渗透压下降时,这些物质便成为驱使水分向脑细胞转移的主要因素。

糖尿病酮症酸中毒的患者发生神志模糊和昏迷有多种可能。除糖尿病酮症酸中毒外,最常见的原因为脑水肿。脑水肿可分为症状性和无症状性(亚临床型)两种,症状性脑水肿见于约1%的糖尿病酮症酸中毒患者,而无症状性脑水肿相当常见,经 MRI 证实(脑室变窄)者高达

50％以上,而且绝大多数是在治疗中发生的,提示目前的糖尿病酮症酸中毒治疗措施有促发脑水肿可能。引起脑水肿的主要原因是无溶质的自由水增加。自由水一般有 3 个来源:一是饮水(如入院前)使胃内潴留的自由水进入循环;二是使用了较大剂量的无电解质的葡萄糖溶液(如 5％葡萄糖溶液);三是糖尿病酮症酸中毒治疗后,原来依靠脂肪酸供能的脑组织突然改为葡萄糖供能,结果因代谢而产生较多的自由水。严重失水使血液黏稠度增加,在血渗透压升高、循环衰竭及脑细胞缺氧等多种因素的综合作用下,出现神经元自由基增多,信号传递途径障碍,甚至 DNA 裂解和线粒体失活,细胞呼吸功能及代谢停滞,出现不同程度的意识障碍和脑水肿。

4.急性心血管事件和器官衰竭

老年人和病情严重或治疗不及时者,可诱发心肌梗死、脑卒中或心力衰竭。糖尿病酮症酸中毒所致的代谢紊乱和病理生理改变经及时、正确的治疗可以逆转。因此,糖尿病酮症酸中毒的预后在很大程度上取决于及时诊断和正确处理。但老年人、全身情况差和已有严重慢性并发症者的死亡率仍很高,主要原因为糖尿病所并发的心肌梗死、肠坏死、休克、脑卒中、严重感染和心肾衰竭等。妊娠并糖尿病酮症酸中毒时,胎儿和母亲的死亡率明显增高。妊娠期反复发作糖尿病酮症酸中毒是导致胎儿死亡或胎儿宫内发育迟滞的重要原因之一。

5.严重低体温

糖尿病酮症酸中毒患者出现严重低体温往往提示其预后极差,死亡率极高。病理生理变化的一个显著特征是发生肾近曲小管上皮细胞糖原蓄积现象(阿-埃细胞现象),肾近曲小管上皮细胞糖原蓄积并伴有核下肾小管上皮细胞空泡变性,其发生机制未明。主要见于糖尿病酮症酸中毒,可能与低体温和糖代谢严重紊乱有关。

三、诊断

糖尿病酮症酸中毒的诊断并不困难。对昏迷、酸中毒、失水和休克的患者,要想到糖尿病酮症酸中毒的可能性,并作相应检查。如尿糖和酮体阳性伴血糖增高,血 pH 和(或)二氧化碳结合力降低,无论有无糖尿病病史,都可诊断为糖尿病酮症酸中毒。糖尿病合并尿毒症和脑血管意外时,可出现酸中毒和(或)意识障碍,并可诱发糖尿病酮症酸中毒,因此应注意两种情况同时存在的识别。

(一)从应激/饮酒/呕吐/表情淡漠患者中筛查糖尿病酮症酸中毒

临床上,当糖尿病患者遇有下列情况时要想到糖尿病酮症酸中毒的可能:①有加重胰岛素绝对或相对缺乏的因素,如胰岛素突然减量或停用、胰岛素失效、感染、应激、进食过多高糖、高脂肪食物或饮酒等;②恶心、呕吐和食欲减退;③呼吸加深和加快;④头昏、头痛、烦躁或表情淡漠;⑤失水;⑥心率加快、血压下降,甚至是休克;⑦血糖明显升高;⑧酸中毒;⑨昏迷。

(二)根据糖尿病病史/血糖-血酮明显升高/酸中毒确立糖尿病酮症酸中毒诊断

糖尿病酮症酸中毒临床诊断不难,诊断依据:①糖尿病病史,以酮症为首发临床表现者则无;②血糖和血酮或血 β-羟丁酸明显升高;③呼气中有酮味;④呼吸深快、有失水征和神志障碍等。糖尿病酮症酸中毒的诊断流程如图 6-1 所示。临床上遇有昏迷者要首先想到糖尿病酮症酸中毒可能。

1.血酮明显升高

血酮明显升高伴 pH 和碳酸氢根降低是糖尿病酮症酸中毒典型特征。酮体包括乙酰乙酸(AcAc)、β-羟丁酸(OHB)和丙酮。正常情况下,葡萄糖无氧糖酵解的终产物为丙酮酸,在丙酮酸羧激酶的作用下,被氧化为乙酰乙酸。糖尿病酮症酸中毒时,三羧酸循环受阻,乙酰乙酸不能被氧化代谢,在还原型辅酶Ⅰ(NADH)的参与下被氧化为β-羟丁酸,后者在肝细胞线粒体内自动地转化为丙酮,三者合称为酮体,其中,乙酰乙酸和β-羟丁酸为强酸,可被血液中的缓冲系统所中和。如果所产生的酮体被全部中和,则只发生酮血症;如果不能被全部中和则引起酮症酸中毒。丙酮可经肺部排泄,使患者呼气中有酮味(烂苹果味)。血酮体升高定量检查常在 5 mmol/L 以上,严重病例可达 25~35 mmol/L。特别是 β-羟丁酸升高。正常时,血中 β-羟丁酸与乙酰乙酸比值为 1;而糖尿病酮症酸中毒时,则比值常在 10 以上。故直接测定血中 β-羟丁酸比测定酮体更为可靠。

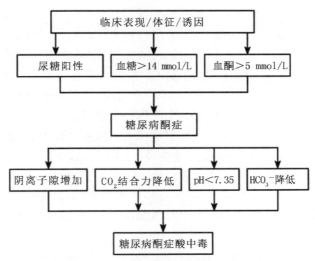

图 6-1　糖尿病酮症酸中毒的诊断流程

目前糖尿病酮症酸中毒的诊断标准的定量指标(如血清 HCO_3^- 和 pH)和定性指标(如血酮体和尿酮体)均缺乏特异性,HCO_3^- 18 mEq/L 相当于 β-羟丁酸 3.0 mmol/L(儿童)和 3.8 mmol/L(成人)。如果用 β-羟丁酸诊断糖尿病酮症酸中毒,那么其与 HCO_3^-、pH 和血糖的不一致率在 20% 以上。糖尿病酮症酸中毒患者在入院时的 HCO_3^- 和血糖没有相关性,而血糖与 β-羟丁酸的相关性也不强。由于 HCO_3^-、pH 和血糖受许多因素(尤其是复合性酸碱平衡紊乱和高氯血症)的影响,因而只要可能,就应该用血清 β-羟丁酸(儿童 3.0 mmol/L,成人 3.8 mmol/L)作为糖尿病酮症酸中毒的诊断切割值。但是,硝基氢氰酸盐检测酮体不能测得 β-羟丁酸。急诊室一般只测 β-羟丁酸。糖尿病酮症酸中毒时,应同时测定酮体的 3 种组分或血 β-羟丁酸。酮症时要排除乙醇中毒可能。异丙醇中毒者的血丙酮明显升高,可致血酮体阳性反应,但患者无酮尿,β-羟丁酸和乙酰乙酸不升高,血糖正常。

2.血糖升高

一般在 16.7~33.3 mmol/L(300~600 mg/dL),如血糖>33.3 mmol/L 时多伴有高渗性高血糖状态或有肾功能障碍。

3.严重酸中毒

血二氧化碳结合力和 pH 降低,剩余碱负值(>—2.3 mmol/L)和阴离子间隙增大与碳酸盐的降低程度大致相等。糖尿病酮症酸中毒患者偶见碱血症,多因严重呕吐、摄入利尿药或碱性物质补充过多所致。碳酸氢根(HCO_3^-)常小于 10 mmol/L,阴离子间隙(AG)因酮体堆积或同时有高乳酸血症而增大。

（三）其他检查有助于糖尿病酮症酸中毒病情和并发症判断

1.血电解质

血钠降低（<135 mmol/L），但也可正常。当输入大量生理盐水后，常因高氯性酸中毒而加重糖尿病酮症酸中毒，因而建议使用平衡溶液。由于摄入不足和排出过多，糖尿病酮症酸中毒的钾缺乏显著，但由于酸中毒和组织分解加强，细胞内钾外移，故治疗前的血钾可正常或偏高，但在补充血容量、注射胰岛素和纠正酸中毒后，常发生严重的低钾血症，可引起心律失常或心搏骤停。糖尿病酮症酸中毒治疗前，因分解代谢旺盛、多尿和酸中毒等，虽然磷的丢失严重，但血磷多数正常。但是，在开始胰岛素治疗后至恢复饮食前的一段时间内，一方面因血磷得不到及时补充，另一方面又因血磷随葡萄糖一起进入细胞内，以及尿磷丢失，血磷可能迅速下降。血磷下降的程度与速度主要与以下因素有关：①禁食或饮食中缺乏磷的供应；②连续使用数天以上的大剂量葡萄糖液和胰岛素，如每天的胰岛素用量在 100 U 以上和葡萄糖在 200 g/d 以上；③肾功能相对较好，无肾衰竭并发症或严重感染等促进机体分解代谢的并发症（分解代谢时伴有软组织磷的输出）；④酸中毒纠正过于迅速；⑤伴有临床型或亚临床型急性肾衰竭，且尿量在 2 500 mL/d 以上。

糖尿病酮症酸中毒产生过多的 β-羟丁酸、非酯化脂肪酸和乳酸等有机酸，抑制肾小管尿酸排泌，出现一过性高尿酸血症，但一般不会引起急性痛风性关节炎发作。

2.血白细胞计数

不论有无感染的存在，因为存在应激、酸中毒和脱水等情况，故糖尿病酮症酸中毒患者的周围血白细胞计数常升高，特别是中性粒细胞增高很明显，如无感染存在，治疗后常迅速恢复正常。

3.酶活性测定

血清淀粉酶、谷草转氨酶和谷丙转氨酶可呈一过性增高，一般在治疗后 2～3 天恢复正常。如果血清淀粉酶显著升高且伴有腹痛和血钙降低，提示糖尿病酮症酸中毒诱发了急性胰腺炎。肥胖、糖尿病神经病、严重高甘油三酯血症和高脂肪饮食是急性胰腺炎的主要危险因素。

4.血尿素氮和肌酐

血尿素氮和肌酐可轻至中度升高（多为肾前性）或正常。一般为肾前性，经治疗后恢复正常。原有糖尿病肾病者可因糖尿病酮症酸中毒而加速肾损害的速度，恶化肾功能。

5.尿液检查

尿糖和尿酮阳性或强阳性。肾损害严重时，尿糖和尿酮阳性强度可与血糖和血酮值不相称，随糖尿病酮症酸中毒治疗恢复而下降，但肾脏有病变时可不下降或继续升高。此外，重度糖尿病酮症酸中毒缺氧时，有较多的乙酰乙酸被还原为 β-羟丁酸，此时尿酮反而阴性或仅为弱阳性，糖尿病酮症酸中毒病情减轻后，β-羟丁酸转化为乙酰乙酸，使尿酮再呈阳性或强阳性，对这种血糖-酸中毒-血酮分离现象应予认识，以免错误判断病情。部分患者可有蛋白尿和管型尿，随糖尿病酮症酸中毒治疗恢复可消失。

6.其他特殊检查

胸部 X 线检查有助于确定诱因或伴发的肺部疾病。心电图检查可发现低钾血症、心律失常或无痛性心肌梗死等病变，并有助于监测血钾水平。

四、鉴别诊断

（一）糖尿病酮症酸中毒与饥饿性酮症及酒精性酮症鉴别

糖尿病酮症酸中毒应与饥饿性酮症和酒精性酮症酸中毒鉴别，鉴别的要点是饥饿性酮症或酒精性酮症时,血糖不升高。饥饿性酮症者有进食少的病史,虽有酮症酸中毒,但无糖尿病史,血糖不高和尿糖阴性是其特征。酒精性酮症酸中毒有饮酒史,但无糖尿病病史,血糖不高,尿糖阴性,易于鉴别。妊娠合并糖尿病酮症酸中毒时的血糖水平不一,多数明显升高,少数患者的血糖稍微升高、正常甚至在发生糖尿病酮症酸中毒之前有过低血糖病史。鉴别的要点是血酮体(β-羟丁酸)测定。

(二)糖尿病酮症酸中毒与低血糖昏迷/高渗性高血糖状态/糖尿病乳酸性酸中毒/水杨酸盐中毒/腹部急性并发症/脑卒中鉴别

糖尿病酮症酸中毒患者昏迷只占少数,此时应与低血糖昏迷、高渗性高血糖状态及乳酸性酸中毒等相鉴别(表 6-2)。

表 6-2　糖尿病并发昏迷的鉴别

	酮症酸中毒	低血糖昏迷	高渗性高血糖状态	乳酸性酸中毒
病史	糖尿病及 DKA 诱因史	糖尿病,进餐少/活动过度史	多无糖尿病史,感染/呕吐/腹泻史	肝衰竭/心力衰竭/饮酒/苯乙双胍
起病症状	慢,1～4 天,厌食/恶心/口渴/多尿/嗜睡等	急,以小时计,饥饿/多汗/手抖等表现	慢,1～2 周,嗜睡/幻觉/抽搐等	较急,1～24 小时,厌食/恶心/昏睡
体征				
皮肤	失水/干燥	潮湿/多汗	失水	失水/潮红
呼吸	深而快	正常	快	深、快
脉搏	细速	速而饱满	细速	细速
血压	下降或正常	正常或稍高	下降	下降
化验				
尿糖	++++	阴性或+	++++	阴性或+
尿酮	+～+++	阴性	阴性或+	阴性或+
血糖	16.0～33.3 mmol/L	降低,<2.5 mmol/L	>33.3 mmol/L	正常或增高
血钠	降低或正常	正常	正常或显著升高	正常或增高
pH	降低	正常	正常或稍低	降低
CO_2CP	降低	正常	正常或降低	降低
乳酸	稍升高	正常	正常	显著升高
血浆渗透压	正常或稍高	正常	显著升高	正常
血渗透压隙	稍升高	正常	正常或稍升高	明显升高

1.高渗性高血糖状态

高渗性高血糖状态以血糖和血渗透压明显升高及中枢神经系统受损为特征。糖尿病酮症酸中毒和高渗性高血糖状态(HHS)是高血糖危象的两种不同表现。高渗性高血糖状态的特点:血糖和血浆渗透压明显高于糖尿病酮症酸中毒的患者;血酮体阴性或仅轻度升高;临床上中枢神经系统受损症状比糖尿病酮症酸中毒的患者明显,故不难鉴别,应当注意的是糖尿病酮症酸中毒可与高渗性昏迷合并存在(如高钠性高渗性昏迷)。此种情况时,血钠升高特别明显。

2.乳酸性酸中毒

乳酸性酸中毒一般发生在服用大量苯乙双胍或饮酒后。糖尿病乳酸性酸中毒(DLA)患者多有服用大量苯乙双胍(降糖灵)病史,有的患者在休克、缺氧、饮酒或感染等情况下,原有慢性肝病、肾病和心力衰竭史者更易发生。本病的临床表现常被各种原发病所掩盖。休克时,可见患者呼吸深大而快,但无酮味,皮肤潮红。实验室检查示血乳酸>5 mmol/L,pH<7.35 或阴离子隙>18 mmol/L,乳酸/丙酮酸(L/P)>3.0。血清渗透压隙升高提示急性酒精中毒或其他有毒渗透性物质中毒可能。

3.低血糖昏迷

患者有胰岛素、磺胺类药物使用过量或饮酒病史及 Whipple 三联征表现,即空腹和运动促使低血糖症发作、发作时血浆葡萄糖<2.8 mmol/L 和供糖后低血糖症状迅速缓解。患者亦无酸中毒和失水表现。低血糖症反复发作或持续时间较长时,中枢神经系统的神经元出现变性与坏死,可伴脑水肿、弥漫性出血或节段性脱髓鞘;肝脏和肌肉中的糖源耗竭。低血糖症纠正后,交感神经兴奋症状随血糖正常而很快消失,脑功能障碍症状则在数小时内逐渐消失。但如低血糖症较重,则需要数天或更长时间才能恢复;严重而持久的低血糖昏迷(>6 小时)可导致永久性脑功能障碍或死亡。

4.水杨酸盐中毒伴肾损害

老年人常因心血管疾病及其他疾病长期服用阿司匹林类解热止痛药,有的患者可发生慢性中毒(用量不一定很大)。主要原因可能是老年人对此类药物的代谢清除作用明显下降,或伴有肾功能不全时,其慢性蓄积程度急剧增加,后者又可导致水杨酸盐性肾损害。其临床表现可类似于糖尿病酮症酸中毒,测定血浆药物浓度有助于诊断。治疗同糖尿病酮症酸中毒,活性炭可吸附胃肠道内未吸收的残存药物,严重患者或急性中毒可考虑血液透析。

5.腹部急性并发症

腹痛可见于 1/3~1/2 的糖尿病酮症酸中毒患者,慢性酒精中毒和麻醉药物成瘾为糖尿病酮症酸中毒腹痛的高危因素。糖尿病酮症酸中毒患者出现急性腹痛可能有多种原因,必须认真鉴别。

(1)糖尿病酮症酸中毒所致的腹痛:腹痛较轻,位置不定,伴或不伴恶心、呕吐和腹泻,此可能是糖尿病酮症酸中毒本身(尤其是酸中毒)的一种表现,血常规检查和粪便常规检查无特殊发现,并随着糖尿病酮症酸中毒的缓解而消失。

(2)腹部急性疾病:如急性阑尾炎、急性胰腺炎(尤其多见于高甘油三酯血症患者)、腹膜炎、肠梗阻、功能性/器质性肠套叠、弧菌性胃肠炎和坏死性筋膜炎等;值得注意的是,糖尿病酮症酸中毒合并急腹症时,后者的临床表现往往很不典型,因此对任何可疑对象均需要进行必要的实验室检查(如超声、胰淀粉酶和脂肪酶等),早期确立诊断。

6.糖尿病酮症酸中毒伴脑卒中

老年或原有高血压的糖尿病患者可因糖尿病酮症酸中毒而诱发脑血管意外,如果患者的酸中毒、失水与神志改变不成比例,或酸中毒已经基本纠正而神志无改善,尤其是出现神经定位体征时,要想到脑卒中可能。可有失语、神志改变和肢体瘫痪等体征,伴脑萎缩可表现智力下降、记忆力差和反应迟钝等。病史、定位检查及脑脊液检查有助于鉴别。CT 和 MRI 有重要鉴别意义。

大约 10％的糖尿病酮症酸中毒患者合并有糖尿病酮症酸中毒相关性脑卒中,除了最常见的脑水肿外,还包括动脉出血性脑梗死和缺血性脑梗死。同时,糖尿病酮症酸中毒因炎症和凝血机制障碍可合并弥散性血管内凝血(DIC)。在目前报道的病例中,糖尿病酮症酸中毒相关性脑卒中的主要表现形式有动脉缺血性脑卒中、脑静脉血栓形成和出血性脑卒中;临床鉴别均较困难,出凝血指标检查可提供诊断线索,影像检查以 MRI 为首选,其敏感性近 100％。CT 诊断的主要缺点是对脑水肿不敏感。

五、治疗

糖尿病酮症酸中毒患者的抢救应该在专科医师的持续指导下进行。抢救的措施与病情监测项目需要做到目的明确,预见性强。糖尿病酮症酸中毒所引起的病理生理改变,经及时正确治疗是可以逆转的。因此,糖尿病酮症酸中毒的预后在很大程度上取决于早期诊断和正确治疗。对单有酮症者,仅需补充液体和胰岛素治疗,持续到酮体消失。糖尿病酮症酸中毒是糖尿病的一种急性并发症,一旦确诊应住院治疗,严重者应立即进行抢救。治疗措施:纠正失水与电解质平衡;补充胰岛素;纠正酸中毒;去除诱因;对症治疗与并发症的治疗;加强护理与监测。

(一)迅速纠正失水与电解质紊乱

糖尿病酮症酸中毒常有严重失水,血容量与微循环灌注不足,导致一些危及生命的并发症,故失水的纠正至关重要。首先是扩张血容量,以改善微循环灌注不足,恢复肾灌注,有助于降低血糖和清除酮体。

1.补液总量

补液总量可按发病前体重的 10％估计。补液速度应先快后慢,如无心力衰竭,在开始 2 小时内输入 1 000～2 000 mL,以便较快补充血容量,改善周围循环和肾功能;以后根据血压、心率、每小时尿量及周围循环状况决定输液量和输液速度,在第 3～6 小时内输入 1 000～2 000 mL;一般第 1 个 24 小时的输液总量为 4 000～5 000 mL,严重失水者可达 6 000～8 000 mL。如治疗前已有低血压或休克,快速补液不能有效升高血压时,应输入胶体溶液,并采用其他抗休克措施。老年或伴心脏病和心力衰竭患者,应在中心静脉压监护下调节输液速度及输液量。患者清醒后鼓励饮水(或盐水)。

2.补液种类

补液的原则仍是"先盐后糖、先晶体后胶体、见尿补钾"。治疗早期,在大量补液的基础上胰岛素才能发挥最大效应。一般患者的失水在 50～100 mL/kg,失钠在 7～10 mmol/kg,故开始补液阶段宜用等渗氯化钠溶液。如入院时血钠＞150 mmol/L 或补液过程中血钠逐渐升高(＞150 mmol/L)时,不用或停用等渗盐溶液,患者无休克可先输或改输 0.45％半渗氯化钠溶液,输注速度应放慢。绝大多数伴有低血压的糖尿病酮症酸中毒患者输入等渗盐水 1 000～2 000 mL 后,血压上升。如果血压仍＜12.0/8.0 kPa(90/60 mmHg),可给予血浆或其他胶体溶液 100～200 mL,可获得明显改善。如果效果仍差,可静脉给予糖皮质激素(如地塞米松 10 mg 或氢化可的松 100 mg),甚至可适当予以血管活性药物(如多巴胺和多巴酚丁胺等),同时纠正酸中毒。应用糖皮质激素后,应适当增加胰岛素的剂量。当血糖降至 13.8 mmol/L,应改输 5％葡萄糖液。糖尿病酮症酸中毒纠正后,患者又可口服,可停止输液。

3.输液速度

脑水肿是导致患者死亡的最重要原因,输液速度过快是诱发脑水肿的重要原因之一。有心、肺疾病及高龄或休克患者,输液速度不宜过快,有条件者可监测中心静脉压,以指导输液量和输液速度,防止发生肺水肿。如患者能口服水,则采取静脉与口服两条途径纠正失水。单纯输液本身可改善肾脏排泄葡萄糖的作用,即使在补液过程中不用胰岛素,也使血糖明显下降。在扩容阶段后,输液速度不宜过快,过快则因尿酮体排泄增快,可引起高氯性酸中毒和脑肿胀。

近年来,人们主张即使在严重失水情况下,也仅仅应用生理盐水(0.9％NaCl),并尽量少用或不用碱性液体纠正酸中毒。为了防止血糖的快速波动,可使用两套输液系统对血糖的下降速度进行控制,这是预防脑水肿的主要措施。

(二)合理补充小剂量胰岛素

糖尿病酮症酸中毒发病的主要病因是胰岛素缺乏,一般采用低剂量胰岛素治疗方案,既能有效抑制酮体生成,又可避免血糖、血钾和血浆渗透压下降过快带来的各种风险。给予胰岛素治疗前应评估患者的以下病情:①是否已经使用了胰岛素(与使用胰岛素的剂量相关);②患者的有效循环功能和缺血缺氧状态(与胰岛素的使用途径有关);③糖尿病酮症酸中毒的严重程度与血糖水平;④是否伴有乳酸性酸中毒或高渗性高血糖状态。有人用计算机系统来协助计算胰岛素的用量,认为有助于减少胰岛素用量和住院时间。

1.短效胰岛素持续静脉滴注

最常采用短效胰岛素持续静脉滴注。开始以 0.1 U/(kg·h)(成人 5～7 U/h)胰岛素加入生理盐水中持续静脉滴注,通常血糖可依 2.8～4.2 mmol/(L·h)的速度下降,如在第 1 小时内血糖下降不明显,且脱水已基本纠正,胰岛素剂量可加倍。每 1～2 小时测定血糖,根据血糖下降情况调整胰岛素用量。

当血糖降至 13.9 mmol/L(250 mg/dL)时,胰岛素剂量减至每小时 0.05～0.1 U/kg(3～6 U/h),至尿酮稳定转阴后,过渡到平时治疗。在停止静脉滴注胰岛素前 1 小时,皮下注射短效胰岛素 1 次,或在餐前胰岛素注射后 1～2 小时再停止静脉给药。如糖尿病酮症酸中毒的诱因尚未去除,应继续皮下注射胰岛素治疗,以避免糖尿病酮症酸中毒反复。胰岛素持续静脉滴注前是否加用冲击量(负荷量)无统一规定。一般情况下,不需要使用所谓的负荷量胰岛素,而持续性静脉滴注正规(普通,速效)胰岛素(每小时 0.1 U/kg)即可。如能排除低钾血症,可用 0.1～0.15 U/kg胰岛素静脉推注,继以上述持续静脉滴注方案治疗。

2.胰岛素泵治疗

按 T1DM 治疗与教育程序(DTTPs)给药,以取得更好疗效,降低低血糖的发生率。儿童患者在胰岛素泵治疗过程中,如反复发作糖尿病酮症酸中毒,建议检查胰岛素泵系统,排除泵失效的因素(如机械故障)。这样可达到安全控制血糖,避免糖尿病酮症酸中毒或低血糖的发作。目前应用的胰岛素泵大多采用持续性皮下胰岛素输注(CSII)技术。使用胰岛素或超短效胰岛素类似物,并可根据患者血糖变化规律个体化地设定 1 个持续的基础输注量及餐前追加剂量,以模拟人体生理性胰岛素分泌。新近发展的胰岛素泵采用螺旋管泵技术,体积更小,携带方便,有多种基础输注程序选择和报警装置,其安全性更高。

3.皮下或肌内注射胰岛素

轻度糖尿病酮症酸中毒患者也可采用皮下或肌内注射胰岛素。剂量视血糖和酮体测定结果而定。采用基因重组的快作用胰岛素类似物(如诺和锐等)治疗儿童无并发症的糖尿病酮症酸中毒也取得很好的效果。

4.5％葡萄糖液加胰岛素治疗

在补充胰岛素过程中,应每小时用快速法监测血糖 1 次。如果静脉滴注胰岛素 2 小时,血糖下降未达到滴注前血糖的 30％,则胰岛素滴入速度加倍,达到目标后再减速。血糖下降也不宜过快,以血糖每小时下降 3.9～6.1 mmol/L 为宜,否则易引起脑肿胀。当血糖下降到 13.8 mmol/L时,则改输 5％葡萄糖液。在 5％葡萄糖液中,按 2∶1[葡萄糖(g)∶胰岛素(U)]加入胰岛素。酮体消失或血糖下降至 13.8 mmol/L 时,或患者能够进食即可停止输液,胰岛素改为餐前皮下注射。根据血糖监测结果以调整胰岛素剂量。

(三)酌情补钾和补磷

糖尿病酮症酸中毒时的机体钾丢失严重,但血清钾浓度高低不一,经胰岛素和补液治疗后可加重钾缺乏,并出现低钾血症。一般在开始胰岛素及补液治疗后,只要患者的尿量正常,血钾<5.5 mmol/L 即可静脉补钾,以预防低钾血症的发生。在心电图与血钾测定监护下,最初每小时可补充氯化钾 1.0～1.5 g。若治疗前已有低钾血症,尿量≥40 mL/h 时,在胰岛素及补液治疗同时必须补钾。严重低钾血症(<3.0 mmol/L)可危及生命,此时应立即补钾,当血钾升至3.5 mmol/L 时,再开始胰岛素治疗,以免发生心律失常、心脏骤停和呼吸肌麻痹。

1.补钾

在输液中,只要患者没有高钾血症,每小时尿量在 30 mL 以上,即可在每 500 mL 液体中加入氯化钾(10%)溶液 10 mL。每天补钾总量为 4～6 g。在停止输液后还应口服钾制剂,每天3 g,连服 1 周以上,以完全纠正体内的缺钾状态。

2.补磷

糖尿病酮症酸中毒时,体内有磷缺乏,但血清磷可能降低、正常甚至升高。当血磷浓度<0.32 mmol/L 时,可致心肌、骨骼肌无力和呼吸阻抑。如果患者的病情重,病史长且血磷明显降低应考虑补磷。补磷的方法主要是迅速恢复自然进食,尤其是及时进食富含无机磷的食物,如牛奶和水果等;如果血磷在0.4 mmol/L 以下,可能诱发溶血和严重心律失常,应紧急口服中性磷制剂或静脉滴注无机磷。

国外有人主张补充磷酸钾,特别是儿童和青少年糖尿病酮症酸中毒患者。糖尿病酮症酸中毒患者的红细胞中因磷缺乏而有 2,3-二磷酸甘油酸(2,3-DPG)缺乏,从而使红细胞氧离曲线右移,不利于组织获得氧供,但在糖尿病酮症酸中毒时存在的酸中毒可使血 pH 降低以代偿,一旦酸中毒被纠正,这种代偿功能即不存在而使组织缺氧加重。不过补磷未列为糖尿病酮症酸中毒的常规治疗。血磷显著降低,且在治疗过程中仍不上升者可一般每小时给予 12.5 mmol/L 的缓冲性磷酸钾,由于磷酸盐可明显降低血钙。应在补磷过程中监测血清钙和磷,以免引起低钙血症或严重的高磷血症。

(四)严重酸中毒时小量补碱

酮体产生过多可发生酸中毒。轻度酸中毒(血 pH>7.0 时),一般不需补充碱性药物。经补液和胰岛素治疗后即可自行纠正,不必补碱。重度酸中毒时,外周血管扩张,心肌收缩力降低,可导致低体温和低血压,并降低胰岛素敏感性,当血 pH 低至 7.0 时,可抑制呼吸中枢和中枢神经功能,诱发脑损伤和心律失常,应予以抢救。

1.补碱原则和方法

补碱宜少、宜慢。符合前述补碱标准者,可静脉滴注 5%碳酸氢钠 200 mL,当血渗透压很高时,可考虑配用 1.25%碳酸氢钠等渗溶液(3 份注射用水加 1 份 5%碳酸氢钠溶液)输注。补碱过多和过快易发生不良结果:增加尿钾丢失;二氧化碳透过血-脑屏障比 HCO_3^- 快,二氧化碳与水结合后形成碳酸,使脑细胞发生酸中毒;补碱过多,可使脑细胞内外渗透压失衡而引起脑水肿;补碱后,红细胞释氧功能因血 pH 升高而下降,使组织缺氧加重;治疗后酮体消失,原来与酮体结合血液中的缓冲系统特别是碳酸/碳酸氢钠缓冲系统重新释放,加上所补的碳酸氢钠,故可引起反跳性碱中毒。如果糖尿病酮症酸中毒患者在治疗前神志不清,经治疗后神志恢复,而在补碱过程中又出现神志不清,要考虑补碱过多过快而引起的脑水肿可能;补液治疗容易发生高氯性酸中毒,其原因与大量生理盐水引起氯负荷和高氯性酸中毒有关,高氯性酸中毒可能进一步加重原有的酸中毒。

当血 pH 降至 6.9～7.0 时,50 mmol 碳酸氢钠(约为 5％碳酸氢钠 84 mL)稀释于 200 mL 注射用水中(pH＜6.9 时,100 mmol 碳酸氢钠加 400 mL 注射用水),以 200 mL/h 的速度静脉滴注。此后,以 30 分钟至 2 小时的间隔时间监测血 pH,pH 上升至 7.0 以上停止补碱。

2.过多过快补碱的危害

(1)二氧化碳透过血-脑屏障的弥散能力快于碳酸氢根,快速补碱后脑脊液 pH 呈反常性降低,引起脑细胞酸中毒,加重昏迷。

(2)血 pH 骤然升高,而红细胞 2,3-二磷酸甘油降低和高糖化血红蛋白状态改变较慢,使血红蛋白与氧的亲和力增加,加重组织缺氧,有诱发和加重脑水肿的危险。

(3)促进钾离子向细胞内转移,可加重低钾血症,并出现反跳性碱中毒,故补碱需十分慎重。

(五)抢救和处理其他并发症

1.休克、心力衰竭和心律失常

如休克严重且经快速输液后仍不能纠正,应考虑合并感染性休克或急性心肌梗死的可能,应仔细查找,给予相应处理。年老或合并冠状动脉病(尤其是急性心肌梗死)、输液过多等可导致心力衰竭和肺水肿,应注意预防,一旦出现,应予相应治疗。血钾过低和过高均可引起严重心律失常,应在心电监护下,尽早发现,及时治疗。

2.脑水肿

糖尿病酮症酸中毒性脑水肿可以发生于新诊断的 T2DM 治疗之前,但绝大多数的脑水肿是糖尿病酮症酸中毒的最严重并发症,病死率高,可能与脑缺氧、补碱过早过多过快、血糖下降过快和补液过多等因素有关。脑水肿易发生于儿童及青少年糖尿病并发糖尿病酮症酸中毒者。这些并发症在治疗过程中是可以避免的,如严密监测血糖、血钾、心电图及观察神志改变等。关于脑水肿发生的原因及机制目前尚不清楚。临床有学者观察到儿童发生脑水肿与基础状态的酸中毒、血钠和血钾的异常及氮质血症有关。糖尿病酮症酸中毒经治疗后,高血糖已下降,酸中毒改善,但昏迷反而加重,应警惕脑水肿的可能。可用脱水剂、呋塞米和地塞米松治疗。

严重的弥漫性脑水肿(恶性脑水肿)因最终形成脑疝而死亡。这些患者即使幸存,也多遗留广泛而严重的神经-精神-躯体并发症,如运动障碍、视力下降、健忘或植物人状态。因此,如果临床表现能确认存在严重的弥漫性脑水肿,并经 CT 证实,应该施行减压式双额颅骨切除术,紧急降低颅内压。

3.肾衰竭

糖尿病酮症酸中毒时失水和休克,或原来已有肾病变,以及治疗延误等,均可引起急性肾衰竭。强调预防,一旦发生,及时处理。

(六)防治和监测糖尿病酮症酸中毒并发症

1.对症治疗

酸中毒可引起急性胃扩张,用 5％碳酸氢钠液洗胃,清除残留食物,以减轻呕吐等消化道症状,并防止发生吸入性肺炎和窒息。护理是抢救糖尿病酮症酸中毒的重要环节,按时清洁口腔和皮肤,预防压疮和继发性感染与院内交叉感染,必须仔细观察和监测病情变化,准确记录生命体征(呼吸、血压和心率),以及神志状态、瞳孔大小、神经反应和水出入量等。

2.抗感染

感染常为糖尿病酮症酸中毒的诱因,也可以是其伴发症;呼吸道及泌尿系统感染最常见,应积极治疗。因糖尿病酮症酸中毒可引起低体温和白细胞升高,故不能单靠有无发热或血常规来判断感染。糖尿病酮症酸中毒的诱因以感染最为常见,且有少数患者可以体温正常或低温,特别是昏迷者,不论有无感染的证据,均应采用适当的抗生素以预防和治疗感染。鼻-脑毛霉菌病虽罕见,但十分严重,应早期发现,积极治疗。

存在免疫缺陷的糖尿病酮症酸中毒患者可能发生致命的接合菌感染,早期受累的软组织主要是鼻、眼球和脑组织,继而扩散至肺部及全身,两性霉素 B、卡泊芬净和泊沙康唑有较好疗效,配合高压氧治疗和免疫调节剂可增强疗效。

3.输氧

糖尿病酮症酸中毒患者有组织缺氧,应给予输氧。如并发休克、急性肾衰竭或脑水肿,应采取措施进行治疗。在治疗过程中需避免发生低血糖症或低钾血症。少见的并发症有横纹肌溶解症,可导致急性肾衰竭。

4.护理及监测

在治疗糖尿病酮症酸中毒的同时,应积极控制感染、降低颅内压和防治脑功能障碍。如果并发了脑卒中,除了大量出血患者需要手术治疗外,急性(24～36 小时)缺血性脑梗死采用溶栓剂治疗可取得很好效果,但动脉出血性脑卒中患者属于禁忌。急性期后,动脉缺血性脑卒中和脑静脉栓塞的儿童患者应长期使用抗凝治疗,一般建议首选低分子量肝素,继而口服华法林 3 个月。成年患者应控制高血压,重组的人 VII a 因子可能降低复发率。一般糖尿病酮症酸中毒病例不建议进行预防性抗凝治疗。

昏迷者应监测生命体征和神志改变,注意口腔护理,勤翻身,以防压疮。定时监测血糖、酮体、血钾、CO_2CP 和经皮二氧化碳分压的变化,以便及时调整治疗措施。

（王国山）

第四节　糖尿病乳酸性酸中毒

体内的碳水化合物代谢产生两种乳酸同分异构体,即左旋乳酸(L-乳酸)和右旋乳酸(D-乳酸)(图 6-2)。因此,乳酸性酸中毒应分为 L-乳酸性酸中毒和 D-乳酸性酸中毒两类。但是,一般情况下的乳酸性酸中毒仅指 L-乳酸性酸中毒。机体乳酸产生过多和(或)其清除减少引起血 L-乳酸明显升高(≥ 5 mmol/L),导致代谢性酸中毒(血碳酸氢盐 ≤ 10 mmol/L,动脉血气 $pH \leq 7.35$),称为 L-乳酸性酸中毒(简称乳酸性酸中毒),而 D-乳酸性酸中毒是指血清 D-乳酸 ≥ 3 mmol/L 的临床状态。血乳酸增高而无血 pH 降低称为高乳酸血症。在糖尿病基础上发生的乳酸性酸中毒称为糖尿病乳酸性酸中毒(DLA),亦应包括糖尿病 L-乳酸性酸中毒(常见)和糖尿病 D-乳酸性酸中毒(少见)两种。糖尿病乳酸性酸中毒的发病率在 $0.25\% \sim 4\%$,多发生于服用大量苯乙双胍伴肝肾功能不全和心力衰竭等的糖尿病患者,虽不常见,但后果严重,死亡率高。

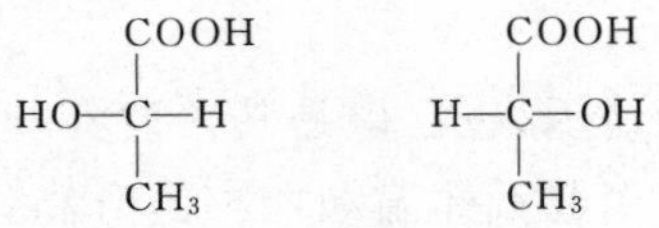

$$L\text{-乳酸} \qquad D\text{-乳酸}$$

图 6-2　乳酸的同分异构体

一、病因与分类

乳酸性酸中毒可分为 L-乳酸性酸中毒和 D-乳酸性酸中毒两类,其病因与分类见表 6-3。

表 6-3　乳酸性酸中毒的病因与分类

L-乳酸性酸中毒(常见)	药物
组织缺氧型	双胍类
心力衰竭	果糖
心源性休克	山梨醇/木糖醇
窒息	反转录蛋白酶抑制剂(AIDS)
脓毒败血症	中毒
非组织缺氧型	甲醇/乙二醇
糖尿病	一氧化碳中毒
恶性肿瘤	D-乳酸性酸中毒(少见)
肝衰竭	生成过多
肾衰竭	胃肠手术
严重感染	短肠综合征
先天性代谢疾病	肠外营养
1 型糖原贮积症	代谢障碍(亚临床酸中毒)
丙酮酸脱氢酸缺陷症	糖尿病
丙酮酸羟化酶缺陷症	新生儿
果糖 1,6-二磷酸酶缺陷症	严重缺血缺氧
线粒体呼吸链病	创伤

(一)L-乳酸和 D-乳酸的来源和代谢不同

1.L-乳酸来源与代谢

正常人血清中的 L-乳酸来源于细胞代谢,以左旋乳酸为主,葡萄糖分解代谢生成的丙酮酸大部分经三羧酸循环氧化供能,但在缺氧或氧利用障碍时,大部分丙酮酸则在乳酸脱氢酶的作用下还原为乳酸。机体内产生乳酸的部位主要为红细胞(无线粒体)、骨骼肌、皮肤和神经等代谢活跃的组织;在氧供不充足时,人体绝大多数组织都能通过糖酵解途径生成乳酸。当人体在剧烈运动时,组织处于相对缺氧的生理状态;一些疾病(休克、心功能不全造成组织低灌注及窒息或严重贫血造成低氧状态)也可导致机体处于缺氧的病理状态,均可使体内无氧糖酵解增强,乳酸生成增多。

2.D-乳酸来源与代谢

人类缺乏 D-乳酸脱氢酶,仅能通过 D-α-羟酸脱氢酶生成丙酮酸(图 6-3)。由甲基乙二醛途

径生成的 D-乳酸很少,仅 11～70nmol/L,尿 D-乳酸<0.1 μmol/h。但在某些情况下,肠道细菌可产生大量 D-乳酸,使血清 D-乳酸升高数百至数千倍。此外,外源性 D-乳酸或 L-乳酸可来源于发酵食品(如腌菜和酸奶等)。D-乳酸在组织中的转运依赖于质子-依赖性单羧酸盐转运体(MCT1～8),表达 MCT 的组织很多,如视网膜、骨骼肌、肾脏、肝脏、脑组织、胎盘、血细胞、毛细血管内皮细胞、心肌细胞和肠黏膜细胞等。

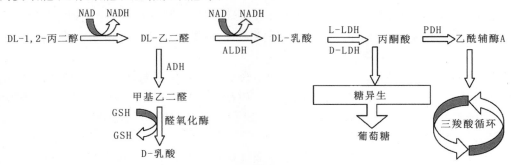

图 6-3　乙二醇代谢

注:glycol:乙二醇;ADH:alcohol dehydrogenase,醇脱氢酶;ALDH:aldehyde dehydrogenase,醛脱氢酶;GSH:reduced glutathione,还原型谷胱甘肽;PDH:pyruvate dehydrogenase,丙酮酸脱氢酶;L-LDH:L-lactate dehydrogenase,L-乳酸脱氢酶;D-LDH:D-lactate dehydrogenase,D-乳酸脱氢酶

(二)肝/肾是利用和清除 L-乳酸的主要器官

正常情况下,肝脏可利用机体代谢过程中产生的乳酸为底物,通过糖异生合成葡萄糖,即所谓的 Cori 循环,或转变为糖原加以储存,少量乳酸经肾自尿液排出,机体乳酸的产生和利用之间保持平衡,血乳酸浓度相对恒定。若血乳酸明显升高,大大超过肝脏的处理能力,同时超过乳酸肾阈值(7.7 mmol/L),则可通过肾脏由尿中排泄,因此在肝肾功能不全时,易出现高乳酸血症,严重时可发生乳酸性酸中毒。

乳酸产生过多见于:①休克和左心功能不全等病理状态造成组织低灌流;②呼吸衰竭和严重贫血等导致动脉血氧合降低,组织缺氧;③某些与糖代谢有关的酶系(葡萄糖-6-磷酸脱氢酶、丙酮酸羧化酶和丙酮酸脱氢酶等)的先天性缺陷。乳酸清除减少主要见于肝肾功能不全。临床上,大多数的乳酸性酸中毒患者均不同程度地同时存在着乳酸生成过多及清除的障碍。

(三)缺氧/疾病/药物/中毒引起 L-乳酸性酸中毒

L-乳酸性酸中毒可分为组织缺氧型(A 类)和非组织缺氧型(B 类)两类。

1.组织缺氧型乳酸性酸中毒(A 类)

A 类常见于心力衰竭、心源性休克、窒息、一氧化碳中毒或脓毒败血症等,此时因缺氧导致了大量乳酸产生,远超过机体的清除能力,同时也可能伴有清除能力下降。T2DM 患者常并发心血管疾病,因此也可表现为此类。在各种休克的抢救过程中,常需使用较大剂量的儿茶酚胺类升压药。许多缩血管药物可恶化组织灌注,细胞缺血、缺氧更为严重。细胞内,尤其是线粒体的呼吸链缺氧可导致严重的高乳酸血症。有些患者的血乳酸升高不明显,但乳酸/丙酮酸或乳酸/酮体总量比值明显升高,这部分患者的死亡率更高。乳酸/丙酮酸比值升高及高乳酸血症持续的时间越长,多器官衰竭和死亡的概率也越高。

2.非组织缺氧型乳酸性酸中毒（B类）

B类即无明显低氧血症或循环血量不足。B类又可分为B-1、B-2和B-3型。

（1）B-1型：见于糖尿病、恶性肿瘤、肝衰竭、严重感染及肾衰竭等情况。

（2）B-2型：多由于药物及毒物引起，主要见于双胍类口服降糖药、果糖、山梨醇、木糖醇、甲醇和乙二醇等的中毒。用反转录蛋白酶抑制剂治疗HIV感染时，常发生继发性脂肪营养不良（外周性脂肪萎缩伴中枢性肥胖）和肝损害，患者往往还并发乳酸性酸中毒（NRTI-LD综合征）。长期使用抗反转录病毒治疗时，还可发生严重的多器官衰竭-乳酸性酸中毒综合征。有人用大剂量维生素B_1治疗取得较好效果。

（3）B-3型：由于先天性代谢疾病所致，常见者为葡萄糖-6-磷酸酶缺陷（Ⅰ型糖原贮积症）、丙酮酸脱氢酸缺陷、丙酮酸羟化酶缺陷、果糖1,6-二磷酸酶缺陷及线粒体呼吸链的氧化磷酸化障碍等情况。细胞的氧化磷酸化在线粒体呼吸链上进行。参与呼吸链氧化磷酸化的酶类很多，这些酶可因先天性缺陷或后天性病变及毒物中毒而发生功能障碍。这类疾病是线粒体病中的一种类型——线粒体呼吸链病（MRCD）。线粒体呼吸链病可为局限性（如仅发生于肝脏）或泛发性（肝、脑和肌肉细胞等）。局限于肝脏的线粒体呼吸链病的最优治疗是肝移植，但必须选择好肝移植的受体对象。

此外，无论是儿童或成年人的短肠综合征患者均易发生乳酸性酸中毒，其发生机制未明。

二、常见诱因和临床表现

糖尿病存在乳酸利用缺陷。当感染、糖尿病酮症酸中毒、高渗性高血糖状态或缺氧时容易造成乳酸堆积和乳酸性酸中毒。糖尿病患者易发生糖尿病乳酸性酸中毒是因为：①糖尿病患者常伴有丙酮酸氧化障碍及乳酸利用缺陷，平时即有血乳酸轻度升高，因此在存在乳酸性酸中毒诱因时，更易发生乳酸性酸中毒；②糖尿病性急性并发症如感染、脓毒血症、糖尿病酮症酸中毒（DKA）和非酮症高渗性糖尿病昏迷等时可造成乳酸堆积，因此乳酸性酸中毒可与糖尿病酮症酸中毒或非酮症高渗性糖尿病昏迷同时存在；③糖尿病患者可合并心、肝、肾脏疾病和（或）并发心、肝、肾脏损害，可造成组织器官血液灌注不良和低氧血症；同时由于糖化血红蛋白增高，血红蛋白携氧能力下降，更易造成局部缺氧，这些均可引起乳酸生成增加。此外，肝脏及肾脏功能障碍又可影响乳酸的代谢、转化及排出，进而导致乳酸性酸中毒。

（一）双胍类药物诱发L-乳酸性酸中毒

糖尿病患者常服用双胍类药物，因其能增强糖的无氧酵解，抑制肝脏和肌肉对乳酸的摄取，抑制糖异生作用，故有致乳酸性酸中毒的作用，特别是高龄，合并心、肺、肝和肾疾病的糖尿病患者长期、大剂量服用苯乙双胍（用量>100 mg/d）时，易诱发乳酸性酸中毒，但在国内因苯乙双胍导致乳酸性酸中毒的报道较少，其原因可能与用量较小有关。二甲双胍仅使血乳酸轻度升高，多<2 mmol/L，二甲双胍致乳酸性酸中毒的发生率与死亡率分别为（0～0.8）/1 000和（0～0.024）/10 000，仅为苯乙双胍的1/20，两者的差异可能与二甲双胍的半衰期（1.5小时）较苯乙双胍明显缩短（12小时）有关。有研究表明，与接受其他降糖药治疗的糖尿病患者相比，服用二甲双胍的患者的血乳酸水平和乳酸性酸中毒的发病率并无显著差异。Pongwecharak等在泰国南部的Hatyai观察了门诊糖尿病患者的二甲双胍使用情况，有80%以上的患者存在该药的禁忌证（如慢性肝病、心力衰竭和慢性肾病），但并未增加乳酸性酸中毒的发生率，说明二甲双胍引起的乳酸性酸中毒并非常见。

鉴于苯乙双胍易诱发糖尿病乳酸性酸中毒,目前临床上已基本不用,而以二甲双胍代替。如用苯乙双胍,每天剂量最好≤75 mg。

糖尿病患者使用二甲双胍前,应首先评价肾功能,评价的方法:如果血清肌酐高于96.5 μmol/L,即列为二甲双胍的禁忌证;因为肾功能正常者使用该药亦可诱发高乳酸血症,ALT 和 BMI 是引起高乳酸血症的独立相关因素,ALT 和 BMI 越高,发生高乳酸血症的可能性越大,因此应同时考查 ALT 和 BMI 状况;肾小球滤过率(GFR)60~90 mL/min 者可以使用二甲双胍,但应减量,并避免使用经肾排泄的其他药物。

(二)病症诱发糖尿病乳酸性酸中毒

糖尿病伴有感染、各种休克、脓毒败血症、糖尿病酮症酸中毒和高渗性非酮症高血糖性昏迷综合征等急性并发症的糖尿病患者,常因微循环障碍、组织器官灌注不良、组织缺氧、乳酸生成增加和排泄减少而诱发糖尿病乳酸性酸中毒。糖尿病患者合并大血管和微血管慢性并发症,如心肌梗死、糖尿病肾病和脑血管意外,可造成或加重组织器官血液灌注不良,出现低氧血症及乳酸清除减少,导致乳酸性酸中毒。

此外,糖尿病合并严重肺气肿、肺心病、肺栓塞和白血病等也可引起组织缺氧,使血乳酸升高。或因酗酒、一氧化碳中毒、水杨酸、儿茶酚胺、硝普钠和乳糖过量诱发乳酸性酸中毒。二甲双胍中毒可因诱发顽固性 L-乳酸性酸中毒而导致死亡。

(三)糖尿病乳酸性酸中毒的表现常被掩盖

在临床上,糖尿病乳酸性酸中毒不如糖尿病酮症酸中毒常见,主要发生于长期或过量服用苯乙双胍(降糖灵)并伴有心、肝和肾疾病的老年糖尿病患者,在发病开始阶段,这些基础疾病的症状常掩盖了糖尿病乳酸性酸中毒的症状,以致难以确定。其临床症状和体征无特异性。一般发病较为迅速,主要表现为不同程度的代谢性酸中毒的临床特征,当血乳酸明显升高时,可对中枢神经、呼吸、消化和循环系统产生严重影响。

乏力、食欲降低、嗜睡、腹痛、头痛、血压下降、意识障碍、昏迷及休克是糖尿病乳酸性酸中毒的常见表现。轻症可仅有乏力、恶心、食欲降低、头昏、嗜睡和呼吸稍深快。中至重度可有腹痛、恶心、呕吐、头痛、头昏、疲劳加重、口唇发绀、无酮味的深大呼吸至潮式呼吸、血压下降、脱水表现、意识障碍、四肢反射减弱、肌张力下降、体温下降和瞳孔扩大,最后可导致昏迷及休克。值得注意的是糖尿病酮症酸中毒及高渗性非酮症高血糖性昏迷综合征的患者,尤其是老年患者也常同时并发乳酸性酸中毒,导致病情更加复杂和严重,治疗更加困难。糖尿病乳酸性酸中毒是糖尿病最严重的并发症之一,病死率高达 50%以上。血乳酸越高,病死率越高。血乳酸>9.0 mmol/L 者病死率高达 80%;血乳酸>15 mmol/L,罕有抢救成功的患者。在治疗过程中血乳酸持续升高不降者,其存活后的预后也差。

三、诊断和鉴别诊断

(一)不能用糖尿病酮症酸中毒或高渗性高血糖状态解释的意识障碍提示糖尿病乳酸性酸中毒

临床上糖尿病患者出现意识障碍和昏迷,并有服用苯乙双胍史及伴有肝肾功能不全和慢性缺氧性疾病者,而不能用糖尿病酮症酸中毒或高渗性非酮症高血糖性昏迷综合征解释者,应高度怀疑本病的可能性,尽快作血乳酸测定以确诊。

(二)根据血乳酸明显升高和代谢性酸中毒确立诊断

诊断糖尿病乳酸性酸中毒的要点。①糖尿病:患者已经诊断为糖尿病或本次的临床资料能确立糖尿病的诊断;②血乳酸明显升高:血乳酸≥5 mmol/L 者可诊断为乳酸性酸中毒,血乳酸/丙酮酸≥30;血乳酸>2 mmol/L 但小于 5 mmol/L 者可诊断为高乳酸血症;③代谢性酸中毒:动脉血气 pH<7.35,血 HCO_3^- <10 mmol/L,阴离子隙>18 mmol/L;④排除糖尿病酮症酸中毒和尿毒症。因此,为了早期明确诊断,应进行如下检测。

1.必检项目

作为代谢性酸中毒的病因鉴别依据,血糖、血酮体、尿酮体和血渗透压为必检项目。糖尿病乳酸性酸中毒时,血糖多偏低或正常,血酮体及尿酮体一般正常,若患者进食少及反复呕吐时,也可略高;若与糖尿病酮症酸中毒并存时,则可明显升高。血浆渗透压正常或略高。血 Na^+ 和 K^+ 正常或稍高,血 Cl^- 正常。血尿素氮和肌酐(Cr)常升高。血白细胞轻度增多。

2.阴离子隙和清蛋白校正的阴离子隙

应用碱缺乏(BD)和阴离子隙诊断乳酸性酸中毒不准确。阴离子隙的正常值为10~12 mq/L,其预测乳酸性酸中毒的敏感性为63%,特异性为80%。在不能测定乳酸的情况下,清蛋白校正的阴离子隙(ACAG)预测乳酸性酸中毒有一定价值,其敏感性达94.4%,但特异性不足30%。阴离子隙=$[Na^+]-(Cl^-+HCO_3^-)$;计算的 ACAG(Figge 方程)=$\{4.4-[$测定的清蛋白$(g/dL)]\}\times2.5+AG$。清蛋白和乳酸校正的阴离子隙(ALCAG)=$\{[4.4-$测定的清蛋白$(g/dL)]\times0.25\}+AG-[$血乳酸$(mmol/L)]$。因此,阴离子隙和清蛋白校正的阴离子隙主要用于乳酸性酸中毒(尤其是 D-乳酸性酸中毒)的排除诊断。由于 AG、ACAG 和 BD 预测乳酸性酸中毒的敏感性不高,尤其存在低蛋白血症时仅能作为诊断的参考依据,因此应该强调直接测定血清乳酸含量。

3.血乳酸测定

正常情况下,乳酸是体内葡萄糖无氧酵解的终产物。正常情况下,机体代谢过程中产生的乳酸可由肝脏代谢及肾脏排泄,血乳酸为 0.5~1.6 mmol/L(5~15 mg/dL),≤1.8 mmol/L。糖尿病乳酸性酸中毒时,血乳酸≥5 mmol/L,严重时可高达 20~40 mmol/L,血乳酸/丙酮酸≥30,血乳酸浓度显著升高是诊断糖尿病乳酸性酸中毒的决定因素。2 mmol/L<血乳酸<5 mmol/L,可认为是高乳酸血症。但是,通常用于检测 L-乳酸的方法不能测出 D-乳酸,因此,当血清乳酸值与临床表现不符时,应考虑 D-乳酸性酸中毒可能。

4.血气分析

动脉血气 pH<7.35,常在 7.0 以下,血 HCO_3^- <10 mmol/L,碱剩余(BE)为负值,缓冲碱(BB)降低,实际碳酸氢盐(AB)与标准碳酸氢盐(SB)均减少,阴离子间隙(AG)>18 mmol/L。

(三)L-乳酸性酸中毒与 D-乳酸性酸中毒鉴别

如果乳酸性酸中毒的临床表现典型,阴离子隙和清蛋白校正的阴离子隙均明显升高,但血清乳酸不升高或仅轻度升高时,应想到 D-乳酸性酸中毒可能。胃肠手术(尤其是空肠-回肠旁路术)后,容易发生 D-乳酸性酸中毒(血清 D-乳酸≥3 mmol/L)。由于手术切除了较多的肠段,摄入的碳水化合物不能被及时消化吸收,潴留在结肠。而结肠的厌氧菌(主要是乳酸杆菌)将这些碳水化合物分解为右旋乳酸(D-乳酸)。D-乳酸具有神经毒性,可引起中毒性脑病。在肾功能正常情况下,中毒性脑病症状较轻,且具有一定自限性;但严重肾衰竭患者可能出现 D-乳酸性酸中毒。此外,血清 D-乳酸升高而未达到 3 mmol/L 的现象称为亚临床 D-乳酸性酸中毒,多见于严重的糖尿病肾病、缺血缺氧或创伤性休克。

（四）糖尿病乳酸性酸中毒与糖尿病酮症酸中毒/酒精性酮症酸中毒/高渗性高血糖状态/低血糖症鉴别

1.糖尿病酮症酸中毒或糖尿病酮症酸中毒合并糖尿病乳酸性酸中毒

糖尿病酮症酸中毒患者有血糖控制不良病史，临床表现有明显脱水、呼气中可闻及酮味、血糖高、血酮明显升高及血乳酸<5 mmol/L，可资鉴别。另一方面，糖尿病酮症酸中毒合并糖尿病乳酸性酸中毒的情况并不少见，应引起高度重视。当糖尿病酮症酸中毒抢救后酮症已消失，而血pH仍低时要考虑糖尿病乳酸性酸中毒的合并存在。

2.高渗性高血糖状态或高渗性高血糖状态合并糖尿病乳酸性酸中毒

该病多见于老年人，起病较慢，主要表现为严重的脱水及进行性的精神障碍，血糖、血钠及血渗透压明显升高，但血pH正常或偏低，血乳酸正常。同样应注意少数患者也可同时伴有糖尿病乳酸性酸中毒，如果在无酮血症时，碳酸氢盐≤15 mmol/L，应该考虑到同时合并糖尿病乳酸性酸中毒的可能。

3.低血糖症

低血糖症也可有神志改变，但有过量应用降糖药和进食不及时等病史，出现饥饿感和出冷汗等交感神经兴奋症状，血糖≤2.8 mmol/L，补糖后症状好转，血乳酸不高，可资鉴别。

4.酒精性酮症酸中毒

有长期饮酒史，血阴离子间隙增大，动脉血CO_2分压降低而血酮和β-羟丁酸/乙酰乙酸比值升高。酒精性糖尿病酮症酸中毒患者有长期饮酒史，血阴离子隙和血清渗透压隙增大，动脉血CO_2分压（$PaCO_2$）降低而血酮和β-羟丁酸/乙酰乙酸比值升高。有的患者伴有肝功能异常、乳酸性酸中毒、急性胰腺炎、Wernicke脑病和心力衰竭。

四、预防及治疗

糖尿病乳酸性酸中毒是糖尿病急性并发症之一。其在临床中发病率较低，易误诊，但一旦发生，病情严重，预后差，死亡率高达50%，因为这些患者多伴有肝肾功能不全、感染和休克等严重并发症，目前尚无满意的治疗方法，加强糖尿病的宣传教育，加强医师与患者间的联系，注重预防，早期发现，及时治疗。

为安全考虑，在临床中严格掌握双胍类药物的适应证和禁忌证，尽可能不用苯乙双胍。糖尿病患者若并发心、肝和肾功能不全，或在缺氧、过度饮酒和脱水时，应尽量避免使用双胍类药物。美国糖尿病协会已建议当血肌酐（Cr）>125 μmol/L时，应避免使用双胍类药物。使用双胍类药物时，应定期监测肝肾功能。

（一）去除糖尿病乳酸性酸中毒诱因并治疗原发病

目前仍缺乏统一的诊疗指南，其治疗很不规范，疗效差异大。在连续监测血乳酸，及时判断疗效的前提下，进行如下治疗。

1.诱因和原发病治疗

一旦考虑糖尿病乳酸性酸中毒，应立即停用双胍类等可导致乳酸性酸中毒的药物、保持气道通畅和给氧。对于由肺部疾病导致缺氧者，应针对原发病因及时处理，必要时作气管切开或机械通气，以保证充分氧合；如血压偏低、有脱水或休克，应补液扩容改善组织灌注，纠正休克，利尿排酸，补充生理盐水维持足够的心排血量与组织灌注，必要时可予血管活性药及行中心静脉压监护,但尽量避免使用肾上腺素或去甲肾上腺素等强烈收缩血管药物,以防进一步减少组织的灌注量。补液量应根据患者的脱水情况和心肺功能等情况来决定;如病因不明的严重乳酸性酸中毒患者,应着重先考虑有感染性休克的可能,及早行病原体培养,并根据经验,尽早选用抗生素治疗。

西柚子汁似乎可改善胰岛素抵抗,降低体重,但可能增加二甲双胍致乳酸性酸中毒的风险。

2.糖尿病酮症酸中毒和高渗性高血糖状态治疗

当糖尿病酮症酸中毒或高渗性高血糖状态患者合并高乳酸血症时,一般按糖尿病酮症酸中毒或高渗性高血糖状态的治疗即可,高乳酸血症将在治疗过程中自然消退;如果糖尿病酮症酸中毒或高渗性高血糖状态患者合并有严重的乳酸性酸中毒,则应该在治疗的同时更积极地处理原发病、改善循环、控制血糖和维持水电解质平衡,但补碱的原则仍与糖尿病酮症酸中毒相同,禁忌大量补充碱性溶液。

3.糖尿病治疗

控制血糖采用小剂量胰岛素治疗,以 $0.1\ U/(kg \cdot h)$ 速度持续静脉滴注,不但可降低血糖,而且能促进三羧酸循环,减少乳酸的产生并促进乳酸的利用,如血糖正常或偏低,则应同时予葡萄糖及胰岛素,根据血糖水平调整糖及胰岛素比例。监测血钾和血钙,视情况酌情补钾和补钙,以防低血钾和低血钙。

(二)纠正酸中毒并维持水电解质平衡

1.纠正酸中毒

目前对乳酸性酸中毒使用碱性药物仍有争议。一般认为过度的血液碱化可使氧离曲线左移,加重组织缺氧,而且可以使细胞内液和脑脊液进一步酸化和诱发脑水肿,并无确切证据表明静脉应用碳酸氢钠可降低死亡率,故补碱不宜过多和过快。当pH<7.2 和 HCO_3^- <10.05 mmol/L时,患者肺脏能维持有效的通气量以排出蓄积的二氧化碳,以及肾功能足以避免水钠潴留,应及时补充5%碳酸氢钠 100~200 mL(5~10 g),用生理盐水稀释到 1.25%的浓度。酸中毒严重者(血 pH<7.0, HCO_3^- <5 mmol/L)可重复使用,直到血 pH>7.2,则停止补碱。24 小时可用碳酸氢钠 4.0~170.0 g。如补碱过程中血钠升高,可予呋塞米,同时也将有助于乳酸及药物的排泄。若心功能不全或不能大量补钠,可选择使用三羟甲基氨基甲烷(THAM),应注意不可漏出血管。二氯乙酸盐(DCA)可通过增加氧摄取,激动丙酮酸脱氢酶复合物,促进乳酸氧化,降低血乳酸,缓解酸中毒症状,对多种原因引起的乳酸性酸中毒有较好的疗效,日剂量在100~1 500 mg/kg,短期应用无不良反应。

2.透析疗法

透析疗法多用于伴肾功能不全或严重心力衰竭及血钠较高的危重患者,应使用不含乳酸钠的透析液,可清除药物,加快乳酸的排泄,可采用血液透析或腹膜透析。

3.支持和对症处理

积极改善心功能、护肝、保护肾功能及加强营养和护理等综合治疗。

(王国山)

第五节 糖尿病神经病变

糖尿病神经病变是糖尿病最常见的慢性并发症之一,病变可累及中枢神经及周围神经,后者尤为常见。但其患病率报道不一,为 10%～96%,造成这种差异的原因主要是由于缺乏统一的诊断标准和检测方法。

一、病因与发病机制

糖尿病神经病变的病因及发病机制尚不完全清楚,目前较为广泛接受的是代谢学说和血管学说,但任一学说都无法单独对糖尿病神经病变的发病机制作出圆满的解释。因此,多元论的发病观点正被大家所共识。

(一)代谢紊乱因素

1.高血糖的毒性作用

糖尿病慢性并发症的控制和治疗(DCCT)和英国前瞻性糖尿病研究(UKPDS)等研究均证实慢性高血糖是糖尿病神经病变发生的主要病因。高血糖在众多发病机制中起主导作用。高血糖及其后发的一系列代谢紊乱直接或间接作用于神经组织而引起神经病变。高糖可促进神经细胞凋亡,抑制细胞生长。用糖尿病患者的血清作实验,可导致 VSC4.1 神经母细胞瘤细胞和 NIE-115 细胞(分别代表运动神经元和感觉/自主神经元)的生长被抑制或死亡。患者血清神经毒性的强度与神经的振动觉阈值、年龄、病程及 HbA1c 有关。T1DM 患者血清对感觉/自主神经的毒性作用明显。患有运动神经病变的糖尿病患者血清对 VSC4.1 细胞有明显的毒性作用。这提示,糖尿病的类型不同,损害的神经类型亦有差异。

2.醛糖还原酶-多元醇-肌醇途径

高血糖状态下,醛糖还原酶活性增强,山梨醇旁路活跃,山梨醇的生成增加,通过山梨醇脱氢酶形成果糖。高血糖通过竞争抑制作用及细胞内增高的山梨醇使细胞外肌醇进入细胞内减少。细胞合成磷脂酰肌醇下降,其转化生成二酯酰甘油(DG)及三磷酸肌醇(IP_3)减少,最终结果是 Na^+/K^+-ATP 酶活性下降,细胞内钙离子积聚,神经传导速度减慢,有髓神经朗飞结肿胀,进一步发展为不可逆的轴突神经胶质病变及结旁脱髓鞘。Na^+/K^+-ATP 酶活性下降还可造成依赖钠离子转运的物质,如氨基酸、肌酸的细胞摄取过程受阻,从而导致细胞的功能及结构异常。

3.蛋白糖基化异常

高血糖可致蛋白质与葡萄糖结合,形成糖基化终产物(AGEs),当其发生于血管壁时,导致血管壁增厚,管腔狭窄,可使神经发生缺血、缺氧性损害。血红蛋白形成 HbA1c 时,影响其与 2,3-二磷酸甘油酸(2,3-DPG)的结合,造成氧与血红蛋白的亲和力增加,组织缺氧。非酶促糖基化异常可以影响神经纤维的结构蛋白,通过阻止微管蛋白的多聚过程而影响神经功能。AGEs 还可造成有髓神经的髓鞘多层膜结构异常,使神经的再生修复受阻。此外,AGEs 过多还使氧化应激增强,自由基生成增加,并激活核结合因子-κB(NF-κB)造成血管神经受损。但也有学者认为这些结论多来自动物实验(鼠、兔、狗),并不能很好地反映人类糖尿病神经病变的实际情况。Birrell 等用灵长类动物狒狒制成 T1DM 神经病变模型进行研究,用氨基胍治疗 3 年,对血糖控制无作用,神经传导速度和自主神经功能未见恢复,与大鼠的动物模型结果相反,认为 AGEs 积蓄不是神经病变的早期病因。因此,AGEs 在人类糖尿病进展中的作用还有待进一步证实。

4.氧化应激

氧化应激在糖尿病发病机制中的作用近年来引起人们的关注。糖尿病状态下,活性氧(ROS)的产生及氧化应激水平升高,同时机体抗氧化防御能力下降,可直接引起生物膜脂质过氧化、细胞内蛋白及酶变性、DNA 损害,最后导致细胞死亡或凋亡。研究提示 ROS 亦是重要的细胞内信使,可以活化几乎所有已知的信号传导通路。高糖状态下,线粒体电子传递链产生过多的 ROS,通过抑制还原型辅酶Ⅱ(NADPH)活性激活包括蛋白激酶(PKC)旁路、多元醇旁路、己糖胺旁路及 AGEs 形成等机制,进而促使糖尿病并发症的发生。ROS 还通过破坏细胞,改变特异性细胞功能来影响内皮功能,对外周神经元和施万细胞也有影响,并导致其出现轴突变性和脱髓鞘病变。

5.脂肪代谢异常

糖尿病状态下,亚油酸-6 脱饱和缺陷而致体内 γ-亚麻酸减少,进而花生四烯酸减少,由后者生成的扩血管性前列腺素 E_1(PGE$_1$)、前列腺素 E_2(PGE$_2$)及前列环素(PGI$_2$)下降。其结果是出现缺血、缺氧性神经损害。多不饱和脂肪酸的不足还造成生物膜的磷脂和与信号传导有关的磷脂酰肌醇合成减少,导致第二信使 IP$_3$ 和 DG 下降,从而出现代谢性神经病变。另外,糖尿病时,神经内的乙酰肉毒碱减少,该物质在脂肪代谢中起促进细胞液中长链脂肪酸转运至线粒体的作用,其量减少导致细胞液中长链脂肪酸蓄积,干扰神经细胞膜的正常功能,减少 PGI$_2$ 的生成,使神经血流减少。

6.低血糖

一般认为,高血糖(直接或间接)导致神经病变,但低血糖也同样可以引起显著的神经损害。糖尿病患者在治疗过程中,或在 T2DM 早期,可因各种原因发生低血糖症,如反复发作,将加重神经病变的病情或加速其发展,应予注意。

(二)微血管病变

微血管病变所致的神经缺血、缺氧是糖尿病神经病变发生发展的另一个重要因素。糖尿病神经病变可被视为微血管病变的一种。凝血和血小板激活的程度、纤维蛋白原的水平增高导致的高凝状态均与微血管病变和神经病变相关。细胞功能紊乱的测定,包括 von Willebrand 因子和细胞黏附分子能预测神经病变的发生。微血管结构异常表现为动脉变细,静脉扩张,动、静脉分流和新生血管形成,毛细血管内皮细胞增生、肥大,基底膜增厚,管腔狭窄。功能研究显示:用多普勒或荧光血管造影证实糖尿病神经病变患者神经内的血流量和氧张力降低,用 MRI 检查可发现神经水肿。现认为血管的改变与内皮功能缺陷有关。血管活性因子如一氧化氮(NO)和 PGI$_2$ 的生成、释放减少或功能受损直接导致血管舒张障碍,局部血流灌注不足,造成神经组织的结构或功能损伤。有学者用乙酰胆碱离子灌注法证明 NO 介导的前臂内皮依赖性血流在糖尿病患者受损,并认为血流受损继发于氧化应激和自由基活性增加导致内皮受损后 NO 合成与释放的减少。其他血管活性因子如内皮素(ET)等也参与糖尿病神经病变的发生。

糖尿病性腰骶神经丛神经根病变(DLSRPN)是一种严重的神经病变。病理检查显示,主要为血管的缺血性损害。其特点是多灶性、节段性脱髓鞘。临床上出现相应的神经肌肉功能障碍,可累及大腿、小腿和臀部等处。病变可对称或不对称,严重者腰骶神经丛、神经根和周围神经均可受累,累及的神经种类可为运动神经、感觉神经和自主神经纤维。缺血性微血管炎导致神经缺血和缺血性病理变化,其中,多灶性、节段性脱髓鞘可能是神经轴突营养不良所致。另外,脑神经的微血管病变可导致神经性瘫痪,出现相应的表现,较多地发生于中东地区(如阿拉伯)的糖尿病患者群。

(三)其他因素

1.神经生长因子(NGF)

NGF 包括胰岛素样生长因子-1(IGF-1)、胰岛素样生长因子-2(IGF-2)和神经营养素(NT)等。这些生长因子来源于神经纤维支配的靶细胞或支持细胞,不同的生长因子作用于特定的受体,调节核酸和蛋白质的代谢,促进神经结构蛋白质的合成,因而对神经生长发育及保护有重要意义。糖尿病时,胰岛素缺乏和高血糖山梨醇相关的 Schwann 细胞损害,均使 NGF 合成减少,影响基因表达调控,使神经微丝、微管的 mRNA 水平下降而合成减少,最终导致神经轴索营养障碍,再生受损,严重者则纤维萎缩、脱落。IGF-1 可通过影响细胞信号转导通路,高表达 BCl-X_L、IP_3 激酶及 caspas es 级联反应,从而阻断氧化应激而保护神经。

2.神经轴突转运异常

神经纤维的营养及保护有赖于细胞体的给养作用。用核素标记的方法测定轴突转运功能,结果表明,糖尿病神经病变患者神经轴突转运的正向慢转运的慢成分 a(Sca)、慢成分 b(Scb)及逆向轴突转运异常,这些转运所提供的神经纤维的重要结构物质如纤维丝、微管等内源性神经生长因子的数量和生成速率下降,促使神经病变的发生。Schwann 细胞与神经元轴突之间的联系异常在糖尿病神经病变的发生中也起着重要作用。

3.C 肽对糖尿病神经病变的作用

C 肽能激活 Na^+/K^+-ATP 酶和 NO 合酶(NOS),通过改善神经营养、纠正代谢异常、促进神经纤维的再生和减轻神经细胞的凋亡等,延缓糖尿病神经病变的早期病理生理改变。临床方面观察到,T1DM 患者应用 C 肽治疗 3 个月后,深呼吸过程中的心率变异性明显好转,温度觉阈值下降,神经功能明显改善,并且基础 C 肽缺陷越严重者,治疗效果越明显。

4.青春期发育

于青春期前发病的糖尿病患者进入青春发育期,发生心脏神经病变的危险性明显增加,原因未明。许多患者无临床表现,但经仔细检查可有异常(亚临床型糖尿病性神经病变)。Massin 等发现,在青春发育早期(年龄≥11 岁),心率可变性(HRV)指数下降,HRV 与糖化血红蛋白(4 年的 GHb 均值)有相关关系;而更年轻的糖尿病患儿的 HRV 指数正常,HRV 与 4 年的 GHb 均值无明确关系;病期和微清蛋白尿也与 HRV 指数相关,但短期的代谢控制状况(近期的 GHb 浓度)与 HRV 指数无关,这提示在青春期发育的早期存在某种(些)危险因素,可促进心脏自主神经病变的发生发展,故青春期发育时期患病的糖尿病患者要用 HRV 分析来筛查心脏神经病变。

5.自身免疫因素

针对运动和感觉神经结构的循环自身抗体通过间接免疫荧光法已被发现,同时显示出抗体和补体在腓肠肌不同成分中沉积,相关的抗体包括谷氨酸脱羧酶 65(GAD65)抗体、神经节苷脂 GM3 抗体、抗胰岛素抗体和抗磷脂抗体。

二、病理

糖尿病神经病变的病理改变广泛,主要可累及周围神经、自主神经和脑神经,脑与脊髓也可受累。早期表现为神经纤维脱髓鞘、轴突变性及 Schwann 细胞增生。随着病程进展,表现为轴突变性和髓鞘纤维消失,在髓鞘纤维变性的同时有再生丛的产生,随着病变的进展,再生丛密度降低,提示为一种不恰当修复,此种现象尤其在 T2DM 中常见。有时,糖尿病神经病变的临床资料和电生理检查提示为慢性炎症性脱髓鞘性多神经病变(CIDP),其主要改变是炎性浸润、脱髓鞘和轴突丧失,与特发性 CIDP 很难鉴别。自主神经受累时,主要表现为内脏自主神经及交感神经节细胞的变性。

微血管受累的表现主要是内皮细胞增生肥大、血管壁增厚、管腔变窄、透明变性,毛细血管数目减少,严重者可发生小血管闭塞。脑部病变主要累及脑血管,易发生卒中,尤其是脑梗死,有些可发生脑萎缩和脑硬化。脊髓病变以后索损害为主,主要为变性改变。

三、临床表现

(一)临床分类

糖尿病神经病变的临床分类方法很多,在此介绍 Ward 等提出的分类方法。

1.慢性隐袭性感觉神经病变(CISN)

CISN 最常见(80%左右)。起病隐袭,与血糖控制不良无明显关系。患者诉感觉异常、感觉减退或有麻痛、刺痛、烧灼等感觉,症状以夜间为重,四肢裸露可使症状减轻。此型神经病变一般呈进行性发展。检查时可发现四肢的位置觉、振动觉受损,肌肉萎缩(以四肢的远端肌肉为明显,尤经拇指虎口肌肉最先受累而最严重)。并多伴有阳痿。

2.急性近端运动神经病变

急性近端运动神经病变为突然发病,常以一侧大腿出现严重的疼痛为多见,患者的糖代谢控制往往不良,一些患者双侧远端运动神经同时发病,伴迅速进展的肌无力与肌萎缩。此型对糖代谢控制治疗的反应良好。

3.弥漫性运动神经病变

弥漫性运动神经病变累及多处的运动神经,肌萎缩明显,常急性发病。老年人患 T2DM 时,其临床表现常与 CISN 相似,可起病隐袭,一般不易恢复。

4.急性痛性神经病变

此型少见,主要发生于病情控制不良的糖尿病患者,患者诉泛发性肢体或躯干疼痛。肌无力往往十分明显,有些患者呈神经病性恶病质。此型对胰岛素治疗的效果较好,但恢复的时间常较长。

5.胰岛素性神经病变

胰岛素性神经病变常发生于胰岛素治疗约 6 周后,起病突然,但无须因为神经炎发作而停用胰岛素,一般经对症处理,在继续胰岛素治疗过程中逐渐减轻。这些患者常伴有严重的微血管病变,血管床出现广泛的动、静脉短路,伴新生血管形成,类似于视网膜的微血管病变改变。

6.局限性单神经病变

其发病机制较为复杂。一般认为与下列因素有关:神经受压迫(如糖尿病足、糖尿病性腕管综合征、僵硬性关节病等);神经血管闭塞,单神经病变几乎可累及所有的外周和中枢脑神经纤维,如第Ⅲ对脑神经受累时,导致眼肌瘫痪、眼球疼痛和眼睑下垂,但瞳孔对光反射正常。

7.假性跛行

患者表现为间歇性跛行,伴步行时的局部疼痛,但足背动脉搏动正常。发生机制未明,可能与动-静脉分流、短路有关。因而,在活动时因血液供应减少而发生缺血性疼痛和运动障碍。

8.皮肤渐进性坏死

患者发生局限性逐渐加重的皮肤溃疡,可能是由于局部的神经病变而丧失功能,缺乏神经支配所致。病变多发生于下肢远端的前部,以女性多见。

9.足瘫痪

足瘫痪由于外周神经和自主神经病变所致,是引起神经病变性足部溃疡的重要原因。

临床上,时常会看到不同类型临床征象的重叠,它们是否存在相同或不同的发病机制,以及这些不同的临床类型究竟是否为不同的疾病病种,或仅仅只是反映疾病连续过程的不同侧面,这些问题还值得进一步思考。

(二)症状和体征

1.糖尿病的症状

患者可有多尿、多饮、多食、肥胖或体重减轻病史,部分患者可无典型的糖尿病症状而以神经病变为首发表现。

2.周围多神经病变

周围多神经病变以下肢对称性病变多见。起病隐匿,进展缓慢,表现为感觉障碍(对称性肢体麻木、疼痛、感觉异常、蚁走感、烧热感等),感觉过敏,呈手套或袜套样感觉,后期可表现为感觉减退甚至消失。少数患者的肢体疼痛剧烈难忍,严重影响工作和休息。这些患者的疼痛诉说具有明显的心理精神特征,机制未明。若为单一神经受累,则呈片状感觉障碍,但少见。也可表现运动障碍、肌无力、肌萎缩,以近端肌受累多见。

糖尿病痛性多神经病变(PDN)的疼痛性质多为烧灼样、电击样、针刺样或钝性疼痛,多数在夜间疲劳或兴奋时加重,而且似乎有明显的遗传倾向和家族发病倾向。

感觉神经功能的评价和病情的判断困难,主观诉说的差异很大,给临床诊断、治疗和疗效评判带来差异。Valk 等将神经功能检查与感觉主诉等结合起来进行反复试验。用皮肤热温差(TDTw)和皮肤冷温差(TDTc)判断神经纤维功能,用感觉和运动神经传导速度(SNCV 和MNCV)和振动感觉阈值(VPT)来检查大神经纤维功能。发现神经病变性疼痛与小神经纤维无关,而感觉变化与大、小神经纤维的功能均有关。症状严重程度(标化后)、SNCV、MNCV 及VPT 均是观察多神经病变的有用指标。

3.自主神经病变

自主神经病变主要表现为消化系统、泌尿生殖系统、心血管系统等的神经支配功能障碍。

(1)消化系统:最常见,表现为便秘、上腹饱胀、胃部不适等,严重者表现为顽固性便秘或腹泻,或便秘、腹泻交替,甚至大便失禁,较多地发生于糖尿病控制比较差的年轻男性 T1DM 病例,常伴有其他慢性并发症。胃电图有助于明确诊断,并为鉴别诊断提供依据。食管功能障碍表现为食管蠕动减少,食物通过时间延长,食管远端异常的蠕动压力波,并因此引起胸部不适、吞咽困难、呃逆等症状,食管测压可见压力波的振幅降低。胆囊功能障碍主要表现为脂肪餐后收缩减弱,一般无临床表现,仅在进行 B 超检查或胆囊造影时意外发现。肛门直肠功能紊乱的表现可多种多样,常见的症状为局部不适、大便不净、异物感、痒痛、便秘或失控性"腹泻"等,严重者可伴下腹或骶部胀痛。最容易发生在晚间睡眠中。检查可发现静息与加压后肛门内压下降,肛门与直肠的抑制性反射、肛周皮肤反射减退或消失,肛门括约肌松弛或舒缩功能障碍。直肠对充盈与扩张不敏感,并可发现局部末梢神经病变的电生理异常。

(2)泌尿生殖系统:膀胱感觉减退、收缩力减弱是糖尿病膀胱病变(DC)最主要的表现。膀胱感觉的丧失是最早出现的症状,膀胱内尿量可以积到 1 000 mL 或以上而毫无尿意,排尿次数减少;其次是出现逼尿肌功能的减弱,排尿无力,残余尿量进行性增长,通过超声检查常可发现残余尿量在 150 mL 以上,晚期则出现大而无力的膀胱、排尿失禁、继发感染、膀胱输尿管反流,导致尿毒症。Mitsui 等的观察结果显示,神经传导速度是确立糖尿病尿道-膀胱功能障碍的最好指标。生殖系统表现为男性性欲减退、勃起障碍(ED)、逆行性射精等。有些患者甚至以 ED 为首发症状就诊,因此,遇男性 ED 患者建议常规查血糖。女性可表现为月经紊乱。糖尿病性 ED 主要是神经病变所致,尤其是阴茎自主神经病变,血管性因素往往也起重要作用。有人认为与内分泌紊乱有关,但尚有争论。

(3)心血管自主神经病变(CAN):常见于病程长,并发症多的糖尿病患者,以往认为它是糖尿病的晚期并发症,现认为在糖尿病确诊时就可能已存在,其发病及进展与糖尿病的类型和是否急性起病无关,其发病率较高但临床表现隐匿。典型的临床表现包括静息时心动过速、直立性低血压、对运动及某些药物耐受性差、无症状性心肌缺血或无痛性心肌梗死、心电图上心率变异小和 QT 间期延长等,其中以无痛性心肌梗死引起的后果最严重,可发生心律失常、心力衰竭,甚至猝死,故对其早期识别极为重要。如出现不能解释的疲乏、倦怠、水肿、恶心、呕吐、出汗、心律失常、咳嗽、咳血痰或呼吸困难均提示糖尿病患者有无痛性心肌梗死的可能性。用 24 小时动态心电图记录进行频域分析和时域分析,高频(HF)反映副交感神经兴奋,低频(LF)反映交感神经兴奋,LF/HF 则代表交感与副交感的平衡状态。有周围神经病变或自主神经病变的 T2DM 患者,LF 和 HF 明显受抑,而且 LF 和 HF 的昼夜节律性消失。其他诊断指标中,24 小时心率可变性(HRV)的意义较大,但必须考虑 HRV 的正常值、变化范围和评价的有效性等问题。表示 HRV 的方法很多,均较可靠,其中以几何参数的可重复性最好。用心率做判断时,因其特异性较差,故需先排除非糖尿病性心脏神经病变以外的其他原因。

4.脑神经病变

脑神经病变最常见的是动眼神经瘫痪,其典型表现是突然发病的眼肌瘫痪,眼球处于外展位置(如果展神经未受影响),眼球的垂直向与内收动作均发生障碍,而且还有眼睑下垂。大约50%病例在眼肌瘫痪出现前 1~7 天有剧烈的眶后疼痛。一般在 6~12 周自发恢复,但可以有复发或发生双侧的病变。其他如面神经、展神经、三叉神经麻痹及听力障碍(表现为神经性耳聋或突聋)较为少见。

5.中枢神经系统

糖尿病患者发生缺血性脑卒中的危险性较非糖尿病病例提高 2~4 倍。高血糖又可导致细胞内、外乳酸性酸中毒,引起蛋白质结构改变和细胞功能障碍,而加重缺血性脑卒中的严重程度。糖尿病还可引起认知障碍和大脑神经生理及结构的改变,称为糖尿病脑病。临床表现以获得性认知和行为缺陷为特征,也可表现为精神障碍、情绪易波动、焦虑、烦躁不安、苦闷、视力障碍、记忆力减退、注意力不集中等。其神经生理学和神经放射学的特点提示糖尿病脑病可能是大脑加速老化的一个过程。腱反射活跃,病理反射阳性。脊髓可表现为横贯性感觉障碍。在临床上,多数患者无中枢神经受损的症状和体征,但事实上不少患者存在中枢神经病变,而且经仔细检查可有阳性发现(亚临床型糖尿病中枢神经病变)。

6.呼吸系统

糖尿病神经经病变很少累及呼吸功能。但有许多研究指出在糖尿病患者中,对缺氧、二氧化碳过高、吸入寒冷空气及吸入胆碱能药物的呼吸反应有所减弱,而对枸橼酸引起咳嗽反射的阈值却有所提高。这些呼吸功能障碍与全身麻醉意外、睡眠呼吸暂停及猝死之间的可能联系值得进一步探讨。

7.体温调节和出汗异常

50%T1DM患者有出汗障碍，而在患有周围神经病变的糖尿病患者中，83%～94%有出汗障碍，表现为少汗甚至无汗，可有发热，体温随外界温度波动，皮肤温度过低或过高，半身出汗而半身无汗等。出汗障碍可造成皮肤干燥，易裂开，最终发生溃疡。

8.神经内分泌障碍

在病史较长的病例中，针对低血糖症的胰高血糖素与肾上腺素反应会出现障碍，可以发生严重的低血糖症而毫无症状。因此，在糖尿病治疗当中应密切注意低血糖发生的危险性。

(三)临床转归与并发症

糖尿病神经病变的起病隐袭，病情一般呈进行性发展，不易恢复。

足瘫痪是引起神经病变性足部溃疡的重要原因。自主神经和中枢神经病变对生活质量的影响大，无痛性心肌梗死引起的心律失常、心力衰竭、缺血性脑卒中后果严重，甚至猝死。

(四)实验室检查和特殊检查

1.尼龙丝检查法

取特制的10 g尼龙丝，一头接触于患者的大足趾、足跟和前足底内外侧，用手按尼龙丝另一头轻轻施压，正好使尼龙丝弯曲，患者能感到足底尼龙丝，则为正常，否则为不正常。这是评价神经病变最简单的方法，可使其发现率达40%，并能发现早期病变。

2.神经肌电图检查

神经肌电图检查为非侵入性检查方法，其有良好的客观性、量化性和可靠性，在糖尿病早期，甚至在临床症状出现之前就已有明显的变化，故有早期诊断价值，同时也可用作临床疗效的评估。其中，感觉神经传导速度(SCV)较运动神经传导速度(MCV)减慢出现更早，且更为敏感。近端周围神经受累以应用M波及H波同时测定法较为方便，患者痛苦小，结果准确，且可及早发现病变。肌电图检测有助于区分神经源性和肌源性损害。有报道糖尿病患者肢体远端肌肉中以神经源性损害为主；在肢体近端肌肉中则以肌源性损害为主。除交感神经皮肤反应(SSR)试验外，肌电图上的RR间期变化(RRIV)为评价自主神经功能的简便而较可靠的方法。也有人认为，测量神经电兴奋的不应期比传导速度更敏感。

3.诱发电位(EP)检查

诱发电位检查包括有视觉诱发电位(VEP)、脑干听觉诱发电位(BAEP)、躯体感觉诱发电位(SEP)、运动诱发电位(MEP)。VEP记录视觉冲动经外侧膝状体投射到枕叶距状裂后部与枕后极的电活动。主要的视觉皮质电位有N_1、P_1(P100)和N_2三个主波，其中最有诊断价值的是P_1波潜伏期延长。VEP异常也可因屈光间质异常、侵及黄斑的视网膜病变、视神经通路及视区皮质损害引起。BAEP记录听神经(Ⅰ波)、脑干耳蜗神经核至中脑下丘(Ⅱ～Ⅴ波)、丘脑内膝状体(Ⅵ波)、听放射(Ⅶ波)的电活动。其中Ⅲ、Ⅴ波为最主要的波，凡Ⅰ波波峰潜伏期(PL)延长或波幅(AMP)降低，甚至分辨不清或不能显示波形者，表明有外周听力减退。波峰间期(IPL)延长常反映脑干病变导致其听觉通路传导受累。SEP分别刺激左、右腕部正中神经及踝部胫后神经，由相应神经及脊髓后索传导至顶叶皮质，并在通路的不同部位直至颅顶部记录诱发电位。如潜伏期延长，常提示相应部位(从周围到中枢)的感觉传导功能受损，测定各波峰潜伏期可基本反映整个传导通路各部位的功能状态，明确病变部位，从而区分中枢神经病变还是外周神经病变。

Varsik 等证实,用 SEP 测量中枢神经和周围神经的传导时间在诊断不显著的糖尿病神经病变方面具有重要作用。MEP 是用电流或磁场经颅或椎骨刺激人的大脑运动皮质或脊髓所记录到的肌肉动作电位。磁刺激无电刺激产生的疼痛不适,且操作方便,已逐渐应用于临床诊断。主要检查中枢运动传导功能。近年来,人们改用激光来诱发电位。糖尿病神经病变者常缺乏 EP,或 P_1 波潜伏期正常或延长,振幅下降,可能更有助于发现早期糖尿病神经病变。复合性神经动作电位(NAP)、复合性肌肉动作电位(CMAP)和多发性神经病变指数(PNI)之间存在一定的关系。PNI 和 CMAP 有密切关系。神经传导速度(以 PNI 代表)的下降与 CMAP 的振幅或其振幅的降低量呈正相关,以胫总神经为代表,可用 CMAP 振幅来判断糖尿病周围神经病变的严重程度。

4.神经定量感觉检查(QST)

与上述检查不同,QST 主要是针对细神经纤维功能。该检查通过温度觉测试细神经纤维($A\delta$、C 类)的功能,通过振动觉测试 $A\beta$ 类神经纤维的功能,因此能够准确判定感觉病变的特征和程度。QST 的其他优势还包括通过对不同部位的检测可以发现解剖学上节段性的感觉神经损伤,具有定位的价值。但由于它还只是一种半客观的检查方法,易受受试者的注意力、主观性及测试者期望值等影响,且对检测末梢神经功能缺乏特异性,故用于临床应需进一步完善。

5.病理活检

神经活检可帮助明确诊断、评估疗效及帮助判断病变的原因,多取外踝后方的腓肠神经活检。但由于是侵入性检查,故不作为糖尿病神经病变的常规检查手段。采用皮肤活检对神经轴性标志——蛋白基因产物 9.5 进行免疫组织化学定量来检查皮肤神经形态的方法已逐渐应用于临床。该法为微创性,仅需直径 3 mm 的活检皮肤便能观察到小神经纤维的改变。最近,这种方法还用于糖耐量低减合并早期神经病变的研究。

6.角膜共聚焦显微镜

Malik 等报道可用角膜共聚焦显微镜技术评估糖尿病周围神经病变。这是一种完全非侵入性的技术,在不使用活检的情况下,为活体神经结构的评价提出了一个研究方向。该技术通过检测角膜神经的损害和修复情况,间接反映了外周神经的功能状态。这种替代活检的技术为将来研究神经的损害和修复提供了一种选择。

7.胃肠自主神经功能检查

下述方法有助于胃肠道自主神经病变的检测。

(1)胃排空测量:包括闪烁图法——固体和(或)液体餐、放射法——不透 X 线标记物(胃肠钡餐)、实时超声显像法、磁示踪法、电阻抗法、对乙酰氨基酚吸收率和插管法等。目前,以胃排空的闪烁图法最敏感且能用于临床。闪烁图扫描技术是胃排空测定的金标准,表现为对固体和液体食物排空延迟。钡餐可见胃扩张、钡剂存留时间延长和十二指肠部张力降低。对乙酰氨基酚吸收试验测定胃液体排空时间方法简便、可靠实用,易于在基层单位推广。实时超声显像法有容积法、胃窦面积法、胃窦体积法——沿胃长轴作一系列横切面,计算整个胃体积,用于测定胃液体排空,此法较烦琐,受气体干扰明显,较少应用。胃窦面积法——取平卧位或膝肘位,测得空腹胃窦面积,进餐后多时点测定胃窦面积直到胃窦面积恢复到空腹大小的时间距离,或进餐后至液餐图像完全消失的时间距离为胃全排空时间。胃窦体积法:测定 A、B、C 三径,算出胃窦体积,从胃窦体积变化观察排空时间。实时超声显像法方法学较可信,且方便、简单、廉价,为临床及科研较常用的方法,其局限性为不能观察固体排空。胃窦面积的测定,并不能完全代表当时胃窦真正的生理形态,因此在食物排空计量上,不如核素扫描精确。

（2）测压法：可发现近端胃和胃窦部动力降低，持续低幅胃窦运动，高幅幽门收缩。

（3）胃电图：空腹时消化间期的复合运动波胃窦成分缺失。

（4）胆囊收缩功能测定：禁食 12 小时，晨空腹，仰卧，平静呼吸，于右肋间或肋以下以 B 超检查胆囊最大长轴切面图像，然后口服胆囊收缩剂 20％甘露醇 100 mL，于口服前及服药后 1 小时测量胆囊最大长轴切面面积，计算胆囊收缩率。收缩率＜30％为胆囊收缩不良。

8.膀胱功能检测

膀胱超声测定显示残余尿量增加。动力学测定有膀胱内压、尿流和尿道压力测量等。典型的 DC 患者中，膀胱内压测量显示一段长的感觉缺失曲线，直至达到逼尿肌低张力状况下的膀胱充盈量为止。肌电图也可用于 DC 的检查，呈现括约肌去神经样改变或难以恢复的括约肌松弛。

9.其他

（1）皮肤湿度测量：Kennedy 用Ⅲ型负离子透入法，刺激出汗后计数汗滴压痕。Low 提出更为精确的催汗轴反射定量试验（QSART），检查节后神经传导路径的完整性，有神经节或节后纤维损害者均不发生出汗。

（2）交感神经皮肤反应（SSR）：指通过刺激传入末梢神经并经传出交感神经无髓鞘细胞纤维的汗腺反应，汗腺反应为"体性"——交感神经反射。糖尿病自主神经病变患者与健康人相比，振波少，潜伏时间延长。有报道认为 SSR 比心脏自主神经检查能更早、更敏感地反映糖尿病是否有自主神经受累。

（3）瞳孔检查对光反射：瞳孔周期时间（PCT）是测定迷走神经功能的敏感方法，糖尿病自主神经病变者 PCT 明显延长。电子闪光人造偏光板摄影方法测量暗适应的暗孔直径为交感神经支配纤维的定量测量。如瞳孔对光反射结果用红外线瞳孔测量仪测量更能早期发现异常。

（4）磁共振成像（MRI）：Eaton 采用 MRI 检查脊髓发现，与正常人相比，有周围神经病变的糖尿病患者在颈部和咽喉区域的脊髓有所改变。因此，MRI 可能有助于发现糖尿病中枢神经病变，但尚需大型的研究证实。

四、诊断

（一）早期诊断线索

在临床上，下列临床表现有助于糖尿病性神经病变的早期诊断：①感觉障碍或感觉异常；②肌肉萎缩；③糖尿病足、腕管综合征、僵硬性关节病；④眼肌瘫痪和眼睑下垂；⑤间歇性跛行；⑥皮肤溃疡；⑦足瘫痪；⑧消化、泌尿生殖和心血管系统功能障碍或体温调节和出汗异常；⑨脑缺血发作和认知障碍。

（二）诊断依据

糖尿病性神经病变的临床表现、实验室检查与特殊检查均缺乏特异性，与其他原因引起的代谢性神经病相类似，故在作出诊断之前必须先排除非糖尿病性神经病变可能。诊断依据主要有以下几方面：①糖尿病或至少有糖调节异常的证据。②出现感觉、运动或自主神经病变的临床表现。其特点是通常在疾病的早期，下肢的周围神经最先受累，感觉纤维比运动纤维受累重，振动觉的障碍比触觉和温度觉更重。③神经电生理检查的异常改变，如运动或感觉神经传导速度延迟，波幅降低；肌电图出现颤动电位或正相电位等失神经电位；体感诱发电位发现早期的潜伏期延长；微神经图技术发现肌肉传入活动消失，交感神经活动低下或消失。

(三)临床分类

糖尿病神经病变的临床分类包括快速可逆性神经病变、高血糖神经病变、持续对称性多发性神经病变、末梢躯体感觉运动病变(主要大的神经纤维)、自主神经病变、小纤维神经病变、病灶/多灶性神经病变、头面部神经病变、胸腹神经根病变、局限性肢体神经病变、肌萎缩、压迫性或嵌入性神经病变、混合性神经病变。

五、鉴别诊断

(一)对称性周围神经受损

应注意与中毒性末梢神经病变、感染性多发性神经根炎(如格林-巴利综合征)等鉴别。前者常有药物中毒(如呋喃类药物)或农药接触史,疼痛症状较突出。后者常急性或亚急性起病,病前多有呼吸道或肠道感染史,表现为四肢对称性弛缓性瘫痪,运动障碍重,感觉障碍轻,1周后有明显的肌萎缩。脑脊液蛋白定量增高,细胞数正常或轻度增高。

(二)非对称性周围神经损伤

应注意与脊髓肿瘤、脊椎骨质增生压迫神经和转移癌等病变鉴别,相应节段脊椎照片或CT、MRI有助于诊断。

(三)胃肠道症状方面的鉴别

糖尿病腹泻一般以"五更泻"明显,无黏液、脓血,腹泻前可有痉挛性腹痛伴肠鸣增多,排便后症状可好转,腹泻可持续数小时至数天或数周,然后自发缓解,缓解时间数周或数月不定。大便常规及培养无炎性成分及细菌生长。必要时,肠镜等检查有助于鉴别。胃动力瘫痪严重的病例可表现出厌食与体重减轻。在年轻的女性糖尿病患者当中,需注意与神经性厌食相鉴别。心脏自主神经功能紊乱应与其他心脏器质性病变鉴别,后者无糖尿病史,血糖正常而常存相应疾病的病状及体征。

六、治疗

治疗主要针对糖尿病神经病变的发病机制,应用纠正代谢紊乱、增加神经血流和改善神经营养等的药物。

(一)控制糖尿病

严格、稳定地控制血糖能够减轻症状,延缓糖尿病神经病变的进程。有报道血糖快速从低血糖升到高血糖可能诱导和加重糖尿病神经病变的疼痛,因此,提出稳定的血糖控制比快速血糖控制改善糖尿病神经病变的疼痛更重要。对中老年发病居多的T2DM患者,如饮食控制和口服降糖药能达到满意控制血糖,则不要用胰岛素治疗,以免发生低血糖而加重糖尿病神经病变。如口服降糖药不能满意控制血糖,应尽早应用胰岛素,尤其在出现急性近端运动神经病变、急性痛性神经病变和局限性单神经病变时,更要尽量使血糖控制在要求范围内,即使出现胰岛素神经炎也不要停用胰岛素。值得注意的是,将血糖控制到适当的水平虽不能立即引起神经病变症状的改善,但不要因为短期内的症状未见减轻而有所灰心,要坚持长期的血糖控制。

(二)其他药物治疗

1.醛糖还原酶抑制剂(ARIS)

ARIS通过阻断异常活跃的多元醇旁路,增加细胞外肌醇进入细胞内,并增加Na^+/K^+-ATP酶活性,从而阻止或减缓糖尿病神经病变。老一代ARIS由于毒性及疗效等因素已逐步终止研究。新型制剂如菲达瑞司(1 mg/d)经临床试验证明具有促进神经再生的作用,对减轻疼痛和行走时皮肤的感觉异常及改善电生理指标也有明显效果,且耐受性好。

2.蛋白糖化作用抑制剂氨基胍

动物实验发现氨基胍能提高糖尿病神经病变小鼠的神经传导速度。人类的临床对照实验因其毒性作用,已被迫终止。新的毒性小的蛋白糖化作用抑制剂亟待开发,这类药物仍有可能成为治疗糖尿病神经病变最有前景的药物之一。

3.抗氧化剂

普罗布考、维生素 E、N-乙酰-L-半胱氨酸等在实验动物中有一定疗效,但临床效果却不尽人意。硫辛酸作为一种强抗氧化剂,近年来研究较多,在德国被广泛用于治疗痛性糖尿病神经病变数十年,近期完成的多个评估也证实无论是静脉或口服给药都可以改善神经病变的主要症状,而且具有良好的安全性。目前,"硫辛酸用于神经病变的评估研究(NATHAN)"的多中心临床研究正在欧洲及北美进行,目的在于评价口服 α-硫辛酸延缓神经病变进展的效果。该研究采用了迄今为止最为严格的统计设计及临床疗效的定量表达方法。如果结果显示有效,那么 α-硫辛酸将成为第一个美国 FDA 认证的用于糖尿病神经病变的治疗药物。国内市场供应的产品有奥力宝,推荐剂量:静脉 600 mg,1 次/天;口服每次 600 mg,3 次/天,可长期使用。

4.神经生长因子(NGF)

虽然动物实验显示补充外源性的 NGF 有利于神经轴索的修复和再生,但临床应用的效果同样不尽人意。Apfel 等利用人重组 NGF(rhNGF)进行第三阶段的临床随机双盲对照试验,共纳入 1 019 例患者,未发现 rhNGF 治疗组比安慰剂组对神经症状的改善有更好的疗效。但临床应用安全性较高,不良反应发生少。对 NGF 在人和动物中疗效上的差别,目前还没有合理的解释。国内使用较多的是鼠 NGF(商品名:金路捷),20 μg/d,肌内注射,4 周为 1 个疗程,对促进损伤神经的修复有一定作用。

5.PKC 阻断剂

PKC 阻断剂可抑制轴索输送与游离脊髓后根神经元神经突起的延长。糖尿病时,高血糖可使血管内皮及肾脏等许多组织中 PKC 活性亢进,以致引起以血管通透性增加为主的血管内皮功能异常、血管基底膜肥厚和新生血管,而成为微血管损伤的原因。现已确认在各种 PKC 异构体中,βⅡ异构体的活性增加起重要作用。有报道称 PKCβ 特异性阻断剂用于糖尿病大鼠时,神经传导速度和神经血流状况均有所改善。目前美国和日本正在进行 PKC 阻断剂治疗包括神经障碍在内的糖尿病并发症的临床试验。

6.γ-亚麻酸

神经病变时存在必需脂肪酸代谢紊乱,补充 γ-亚麻酸能增加神经内血流,改善神经传导速度。临床多中心、双盲、安慰剂对照试验也证实 1 年的 γ-亚麻酸补充治疗后,神经病变的临床指标和电生理测试均有显著提高。

7.血管紧张素转换酶抑制剂(ACEI)

神经病变与血管病变有关,两者可互为因果。故从理论上讲,ACEI 可用于糖尿病神经病变的防治。Malik 等用群多普利拉治疗 12 个月,患者的神经功能好转,提示 ACEI 可用于神经病变的治疗,但疗效有待进一步证实。动物实验证明,ACEI 可抑制血管紧张素Ⅱ的产生,降低周围血管阻力,增加神经血流,改善神经传导速度。但临床改善症状的效果欠佳,有待进一步观察。

8.钙通道阻滞剂

尼莫地平能增加神经内毛细血管密度,促进微血管生长,阻滞钙内流,故可促进神经血流量的增加,提高神经传导速度,改善神经缺血、缺氧。常用剂量30～60 mg/d,分2～3次服。

9.钴宾酰胺

钴宾酰胺又名甲钴胺,为维生素 B_{12} 的衍生物,是蛋氨酸合成酶的辅酶。外源性给药可顺利地渗入神经细胞及胞体内,促进细胞内核酸、蛋白和脂质的形成,从而修复受损的神经组织,并促进髓鞘形成和轴突再生。弥可保(商品名),500 μg 肌内注射,每天1次或500 μg 口服,3次/天,2周为1个疗程,对改善患者自发性肢体疼痛、肢体麻木和皮肤感觉减退等症状效果较好。但尚需要大样本量的随机对照试验证实。国内开发的同类产品有腺苷钴胺(商品名:福欣康林),每次0.5～1.5 mg,1次/天。

10.前列腺素 E_1(PGE$_1$)

PGE_1 可扩张血管,抑制血小板聚集,减轻血液黏滞度。常用剂量为100～200 μg/d,10天为1个疗程,该药在体内代谢快,产生的不良反应特别是血管疼痛常使患者难以忍受。凯时为 PGE_1 脂微球载体注射液,对病变血管有特殊亲和力,具有分解慢、用量小、作用持续时间长、不良反应少等特点。临床应用总有效率为90%左右。用法为10 μg/d 静脉滴注,1次/天,可重复使用。有研究用 PGE_1 治疗外周神经病变,观察到胫神经传导速度改善,并有促进远端顽固性溃疡愈合的作用,对双下肢神经病变有效率达100%。近来 PGE_1 脂微球载体口服制剂也开始上市。

11.丁咯地尔

丁咯地尔为 α-肾上腺素能受体抑制剂,并具有较弱的非特异性钙离子拮抗作用。能通过抑制毛细血管前括约肌痉挛而改善大脑及四肢微循环血流,还具有抑制血小板聚集和改善红细胞变形性的功能。弗斯兰(活脑灵)常用剂量200 mg 加入250 mL 液体中静脉滴注,2周为1个疗程,以后可改为口服。

12.神经节苷脂1(GM1)

GM1 能改善轴索形态,提高 Na^+/K^+-ATP 酶的活性,促进损伤后的神经再生,改善神经功能。凯洛欣为多种神经节苷脂的复方制剂,常用剂量2～4 mL,肌内注射,2次/天。

13.肌醇

肌醇是神经髓鞘的组织成分,也是磷酸肌酸的前体,后者是影响 Na^+/K^+-ATP 酶活性的关键因素。动物研究的结果比较乐观,起效慢,临床应用还需要进一步研究。

14.C 肽

前面已述应用 C 肽替代治疗可以改善 T1DM 患者周围神经病变的早期症状。但只对 C 肽缺乏的糖尿病患者有效,在 C 肽正常人中,未发现 C 肽替代治疗的疗效。

15.乙酰-L-肉毒碱

应用乙酰-L-肉毒碱治疗能降低多元醇活动,使神经内膜的乙酰-L-肉毒碱恢复正常,神经生理功能改善,并能增强抗氧化剂的作用。有关其治疗糖尿病神经病变的多中心、双盲、安慰剂对照研究正在进行之中。

16.免疫冲击疗法

针对抗神经元自身抗体免疫反应性阳性的患者可静脉用人丙种球蛋白,必要时与皮质激素、硫唑嘌呤等合用,有一定的疗效。

在一些难治性病例中,由于代谢障碍与微血管病变已达到不可逆或逆转较难的地步,因此单独给药不一定能见效。考虑到多元性的发病机制,联合治疗的方式值得进一步探讨。

(三)自主神经病变的治疗

1.胃轻瘫

(1)多潘立酮(吗丁啉):多巴胺受体阻滞剂,10 mg,3 次/天,餐前 30 分钟服用。可引起泌乳等不良反应。

(2)西沙必利:为全消化道促胃肠动力学药物,通过刺激肠肌层神经丛,增加乙酰胆碱释放而起作用。5~15 mg,3~4 次/天。

(3)甲氧氯普胺(胃复安):5~10 mg,3 次/天,此药兼有胆碱能和抗多巴胺能作用,易透过血-脑屏障而出现锥体外系反应,不宜长用。

(4)红霉素:通过刺激胃动素释放和直接兴奋胃动素受体,促进胃排空,剂量 200~250 mg,3~4 次/天。

2.腹泻

腹泻可用洛哌丁胺(易蒙停),首剂 4 mg,以后每次 2 mg,同时加用维生素制剂或微生态调节剂,如双歧三联活菌、米雅、丽珠肠乐、肠泰口服液等。

3.直立性低血压

直立性低血压患者应注意缓慢起立,穿弹力袜,适当增加血容量。许多药物如降压药、利尿药、三环类抗抑郁药、吩噻嗪类药物、血管扩张剂和硝酸酯类药物等都有可能加重直立性低血压的症状。心脏与肾脏功能障碍引起的液体潴留也可能掩盖直立性低血压的症状。外源性的胰岛素注射或内源性的胰岛素分泌都能引起内脏血管扩张与自主性低血压的加重,均应引起注意。

4.尿潴留

尿潴留患者应尽量排空残余尿,可下腹热敷按摩,肌内或皮下注射新斯的明 0.25~0.50 mg,也可肌内注射甲氧氯普胺(胃复安)或口服西沙比利,重症者可采用间歇性导尿。目前有采用神经营养因子或其他因子与靶向基因相结合治疗 DC,有望成为一种新的治疗手段。

5.ED

随着西地那非(万艾可)投入临床使用,口服药治疗现已成为 ED 的一线疗法。西地那非为一强有力的环磷酸鸟苷(cGMP)特异性 5 型磷酸二酯酶(PDE5)抑制剂,通过抑制海绵体平滑肌中 cGMP 的降解,从而升高 cGMP 水平,增强内源性一氧化氮(NO)的作用,松弛阴茎动脉平滑肌,使阴茎获得高血流量和血液充盈而达到充分勃起,总有效率>50%。同类产品伐地那非(艾力达)作用时间更短,强度更大,抑制 PDE5 酶活性的作用是西地那非的 10 倍,而且不影响 NO 释放和 cGMP 活性,但在没有性刺激的情况下不发挥药理作用。该类药可使体循环血管舒张和血压一过性下降,而且性生活对已有严重心血管疾病的患者有一定的危险性,故使用前应先作安全性评价。新近研发的多巴胺受体激动剂舌下剂型及选择性 PDE5 抑制剂亦取得满意疗效。其他如海绵体内注射血管活性药物、真空负压勃起系统、血管旁路手术治疗和阴茎假体插入等均可选用,而且应配合心理治疗。

6.泌汗异常

泌汗异常尚无特殊治疗,有报道使用水电离子透入疗法和脉冲直流电水离子导入法治疗局部性多汗症。

(四)痛性神经病变的治疗

1.三环类抗抑郁药

三环类抗抑郁药仍是治疗神经性疼痛的一线药物。机制可能是通过抑制神经轴突对 5-羟色胺或去甲肾上腺素的再摄取,提高疼痛的阈值而起止痛作用,并能阻止受损神经发放神经冲动。常用的有丙咪嗪 12.5 mg,2～3 次/天,1 周后增至 25 mg,2～3 次/天,也可用多塞平(多虑平)、阿米替林或去甲替林等。主要不良反应是嗜睡,因此,可于夜间给药,尤其适用于睡眠差、夜间疼痛的患者。

2.抗抑郁药

文拉法辛疗效较佳,且无抗胆碱及抗组胺的不良反应。卡巴番定经多中心、安慰剂、对照试验证明疗效更佳,不良反应发生更低,且在体内不代谢,无药物间交叉反应,有效剂量范围在 2 100～3 600 mg/d。

3.5-羟色胺和去甲肾上腺素双重再摄取抑制剂

盐酸度洛西汀较以往抗癫痫或抗抑郁药(卡巴番定、阿米替林、文拉法辛)效果安全、患者耐受性好。

4.抗惊厥药

抗惊厥药通过阻断钠/钙离子通道而稳定神经细胞膜,缓解疼痛,但疗效欠佳。常用的有苯妥英钠及卡马西平。其他新药如拉莫三嗪和托吡酯也被逐渐应用于临床。

5.其他药物

topiramate 能提高糖尿病患者的表皮内神经纤维密度,延长树突长度,提高振幅,改善 C 纤维的功能。蛋白激酶 Cβ 抑制剂 LY333531 的应用也在临床多中心观察中。值得注意的是局部用药如硝酸异山梨酯喷剂、利多卡因胶或贴皮剂、可乐定霜剂或贴皮剂,作为近年治疗中的一种创新,因其有直接对病处起作用、无全身不良反应、无药物之间的交互作用及无须调整剂量等优点,今后有望成为糖尿病痛性神经病变的第一线药物。

临床观察到疼痛的患者常伴有广泛而复杂的心理因素,有近半数的患者在获知被医师接受作为特殊药物治疗对象,但实际尚未开始真正的药物(或安慰剂)治疗之前,症状已开始有所改善。另外,有不少患者因疼痛一时不见好转,丧失信心,产生抑郁情绪,甚至于自杀。因此,配合心理治疗对缓解疼痛的症状也很有必要。

(五)各种继发并发症的防治

重点是防治足部溃疡的继发感染与坏死,减少截肢的发生。

(王国山)

第七章 老年科疾病

第一节 老年退行性心脏瓣膜病

心脏瓣膜病是我国常见的一种心脏病,常导致单个或多个瓣膜急性或慢性狭窄和(或)关闭不全,其中以风湿热导致的瓣膜损害最为常见。老年心脏瓣膜病是由于多种原因引起的单个或多个瓣膜结构或功能异常,造成瓣膜狭窄和(或)关闭不全,心脏血流动力学改变,最终导致一系列临床症候群。主要包括以下几种类型:老年退行性心脏瓣膜病(SDHVD);延续至老年的心脏瓣膜病,如风湿性心脏瓣膜病;其他原因所致的心脏瓣膜损伤,如瓣膜先天畸形、缺血、感染、创伤等。其中,老年退行性心脏瓣膜病为老年人所特有,也是本节介绍的重点。

老年退行性心脏瓣膜病是指随着年龄的增长,原本正常或轻度异常的心脏瓣膜,其结缔组织发生退行性病变及纤维化,使瓣膜增厚、变硬、变形及钙盐沉积,导致瓣膜狭窄和(或)闭锁不全。临床上以主动脉瓣及二尖瓣最常受累。心脏瓣膜的退行性变主要有 3 种形式:钙化、硬化和黏液性变。在 SDHVD 中最常见、最具有临床意义的是钙化性主动脉瓣狭窄(CAS)和二尖瓣环钙化(MAC)。因此,SDHVD 通常又称之为老年钙化性心脏瓣膜病,其起病隐匿,进展缓慢,引起瓣膜狭窄和(或)关闭不全多不严重,对血流动力学影响较小,常缺乏特异性临床表现,易发生漏诊和误诊;而一旦出现症状,常伴随严重心力衰竭、心律失常、晕厥甚至猝死,因而是一种严重威胁老年人健康的心脏"隐形杀手",应引起老年科临床医师的高度重视。

一、流行病学

SDHVD 的发病率随着年龄增长而增高。国外报道,小于 65 岁的人群中钙化性心脏瓣膜病的发生率仅 20%,而 65 岁以上老年人的发病率则为上述年龄组的 3~4 倍。国内报道老年钙化性心脏瓣膜病的发病率在 60 岁以上者为 8.62%。SDHVD 存在性别差异,主动脉瓣钙化者男女比例为 4:1,二尖瓣环钙化者男女比例为 1:4。

二、危险因素

SDHVD 的主要危险因素有以下几种。

(一)增龄

年龄与该病的关系最为密切,且瓣膜钙化的程度随着增龄而加重,高龄者多瓣膜受累的发生率也明显增高。

（二）性别

主动脉瓣钙化多见于男性,而二尖瓣环钙化多见于女性。

（三）吸烟

吸烟能使本病危险性增加35％。

（四）高血压

有高血压史者危险性增加20％。可能与高血压易造成瓣环损伤引起组织变性,加速了钙化过程有关。

（五）遗传

钙化性主动脉瓣狭窄具有家族聚集性发病的特点。Garg等在Nature上报道了两个患者群体存在NOTCH 1基因突变,其瓣膜发生严重异常钙化。此外,apoE缺失小鼠可发生主动脉瓣的硬化,异常钙化部位的成骨相关标记物呈阳性。

（六）骨质脱钙

骨质脱钙异位沉积于瓣膜及瓣环可能是导致本病发生的原因之一。二尖瓣环、主动脉瓣沉积的钙盐可能主要来源于椎骨脱钙。

（七）其他

如超重、高低密度胆固醇血症、糖尿病等。研究发现,代谢综合征与SDHVD存在着密切的关系,是瓣膜狭窄进展的独立预测因子及无事件生存的独立危险因素。

三、病理

主要表现为心脏瓣膜的内膜逐渐增厚,以主动脉瓣及二尖瓣为重。组织学上可见瓣膜的胶原纤维及弹力纤维增多,并可发生断裂、分解,弹力纤维染色不规则。钙化性主动脉瓣狭窄病变主要在瓣膜主动脉侧内膜下,表现为瓣膜不均匀增厚、硬化,无冠瓣最明显。钙化通常由主动脉面基底部逐渐向瓣膜游离缘扩展,钙化斑块轻者呈米粒状、针状,重者可填塞瓦氏窦。但瓣膜间一般不发生粘连、融合及固定。二尖瓣环钙化在二尖瓣后叶心室面及与其相应的左心室心内膜间,可沿瓣环形成"C"形钙化环,并可进一步累及左心房、左心室。通常瓣环钙化重于瓣叶。

光镜下瓣膜钙化可分为5级:0级,镜下无钙盐沉积,伴或不伴瓣膜纤维结缔组织变性;Ⅰ级,局灶性细小粉尘状钙盐沉积;Ⅱ级,局灶性密集粗大粉尘状钙盐沉积或多灶性钙盐沉积;Ⅲ级,弥漫性或多灶性密集粗大粉尘状钙盐沉积,部分融合成小片状;Ⅳ级,无定形钙斑形成。根据瓣膜僵直与钙化程度也可将其分为轻、中、重3度。轻度:瓣膜轻度增厚、变硬,局灶性点片状钙盐沉积;中度:瓣膜增厚、硬化,瓦氏窦有弥漫性斑点状或针状钙盐沉积,瓣环多呈灶性钙化;重度:瓣叶明显增厚,僵硬变形,或瓣叶间粘连,瓦氏窦内结节状钙盐沉积,瓣环区域钙化灶融合成"C"形,或钙化累及周围的心肌组织。

四、病理生理

由于瓣膜纤维层退行性变、钙盐沉积导致瓣环钙化、僵硬,也由于瓣叶的变形、腱索的松弛而出现瓣膜关闭不全和(或)狭窄。此外,由于可能并存的心肌硬化引起顺应性降低,心室压力、容量负荷增加而导致心脏尤其是左房、左室扩大,左房、左室压力升高,进一步引起肺静脉和肺动脉高压,最终可累及右心,导致血流动力学改变。但是由于心室的代偿,可使左室收缩末期与舒张末期容量长期保持在相对正常范围,这可能是老年钙化性心脏瓣膜病可长期保持无症状的主要原因。

五、发病机制

目前,SDHVD 的具体发病机制尚不清楚,可能是多种机制共同作用的结果。

(一)衰老变性学说

由于该病与增龄密切相关,而且随着年龄的增长,不仅是心脏瓣膜,其他器官组织也逐渐出现钙盐的沉积和纤维组织的变性,故推测该病可能是人体衰老过程一系列退行性变中的一个必然现象。

(二)血流动力学说

本病主要累及承受压力最高的左心瓣膜(主动脉瓣、二尖瓣),又以主动脉瓣的主动脉面和二尖瓣的心室面最明显;此外,高循环阻力如高血压状况下,瓣膜钙化的发生率增高;临床还发现,先天性主动脉瓣二瓣化者,瓣膜分别承受的压力高于正常三瓣所承受的压力,其主动脉瓣钙化发生的年龄提前,病情进展更快。以上证据均提示,心脏瓣膜及其支架长期受血流冲击、磨损、机械应力作用是促进其钙化的重要因素。

(三)钙磷代谢异常学说

原发性甲状旁腺功能亢进人群主动脉瓣钙化的发病率为 46%,二尖瓣环钙化的发病率为39%,复合病变者发病率为 25%,远高于甲状旁腺功能正常的人群。在慢性肾功能不全并经血液或腹膜透析的患者中,老年钙化性心脏瓣膜病的发病率较高。研究发现,这类患者常继发性甲状旁腺功能亢进,血液中钙和磷酸钙产物及甲状旁腺激素水平明显升高,常引起钙磷代谢异常。一方面血钙升高可促进心脏瓣膜钙化,同时甲状旁腺激素还可直接促进钙离子进入组织细胞,加重瓣膜的钙化。

(四)钙调节蛋白学说

近年来研究表明,在损伤的主动脉瓣中常有骨桥蛋白的持续表达,提示骨桥蛋白可能是异位组织钙盐沉着的促进因子,在钙化结晶过程中起骨架作用。此外,基质金属蛋白酶-2(MMP-2)、基质 Gla 蛋白(MGP)、黏胶蛋白/肌腱蛋白-C(TN-C)等也有一定的调节病变部位钙化的作用。

(五)脂质异常学说

SDHVD 在高脂血症尤其是高胆固醇血症患者中更易发生,在病变瓣膜的组织中可见脂质的异常沉积及吞噬脂质的泡沫细胞大量聚集,推测该病可能与脂质的异常沉积后引起瓣膜组织的变性、进一步导致钙盐沉积有关。此外,免疫组化研究发现,主动脉瓣损伤部位的脂质能与ApoB、Apo(A)、ApoE、修饰性 LDL 抗体反应,说明脂蛋白在主动脉瓣的积聚也可能是主动脉瓣狭窄的原因之一。

(六)慢性炎症学说

研究表明,SDHVD 的病理进程与动脉粥样硬化相似,可能是一个慢性炎症过程,有细菌、衣原体等病原微生物参与,通过炎性细胞及细胞因子如肿瘤坏死因子-α(TNF-α)、转化生长因子-β(TGF-β)等,促进基质金属蛋白酶(MMP)的表达,启动瓣膜上的钙化过程,加重对心脏瓣膜的损伤。

六、临床表现

临床表现主要取决于瓣膜钙化的程度、部位以及心脏自身的代偿能力。SDHVD 具有如下临床特点:①起病隐匿,进展缓慢,引起瓣膜狭窄和(或)关闭不全多不严重,对血流动力学影响较小,可长期无明显症状,甚至终生呈亚临床状态;②主要发生在左心瓣膜常导致主动脉瓣钙化和二尖瓣环钙化,引起主动脉狭窄和二尖瓣关闭不全;③常同时合并其他心肺疾病,如高血压、冠心病、肺心病等,可掩盖本病的症状和体征,易发生漏诊和误诊;④如出现心绞痛、晕厥及心力衰竭等临床症状时,常表明病变严重。

(一)常见症状

1.胸闷、心悸、气短

可能系钙化的二尖瓣环增加乳头肌机械环的张力,或合并有冠状动脉钙化引起心肌缺血或冠状动脉痉挛、心功能不全,心律失常及精神因素等所致。

2.晕厥甚至猝死

晕厥常为主动脉瓣狭窄所致,严重者可发生猝死。晕厥和猝死还可能与室性心律失常、传导阻滞等有关。

3.心律失常

老年退行性心脏瓣膜病中约80%发生心律失常,常见的心律失常主要有:房性心律失常,以房性期前收缩,心房颤动、心房扑动最多见,偶有室上性心动过速;房室传导阻滞;病态窦房结综合征。

4.心功能不全

35%~50%患者有充血性心力衰竭,心功能一般在Ⅱ~Ⅲ级。可能系由于瓣膜狭窄和(或)关闭不全引起心脏扩大,加之心律失常而影响心室收缩功能所致。

5.其他

部分老年患者可同时伴有右结肠血管病变,可引起下消化道出血。

(二)体征

老年钙化性心脏瓣膜病患者可以无异常体征。严重二尖瓣环钙化时,可听到舒张期杂音。研究发现,老年人心尖部如有舒张期杂音,其二尖瓣环钙化存在的可能性达90%,且其病变严重程度显著重于仅有收缩期杂音的患者。主动脉瓣狭窄患者在主动脉瓣区可听到收缩期杂音,其最佳听诊部位在心尖部,多向腋下传导而不向颈部传导,呈轻~中度乐音样;一般无收缩早期喷射音。脉压正常或增宽。主动脉第二音减弱或消失。若出现舒张期杂音则表明主动脉瓣钙化程度较重。

七、辅助检查

(一)心电图

可正常,亦可有 P-R 间期延长、左室肥厚、非特异性 ST-T 改变、心律失常如心房颤动、房室传导阻滞、束支阻滞、病态窦房结综合征等。有条件者可行心电图运动负荷试验(EET),有利于评估患者的症状和功能状态,尤其对日常无症状或不能明确者意义更大。

(二)超声心动图

经胸超声心动图可见二尖瓣瓣下回声增强,二尖瓣环钙化;主动脉瓣叶增厚,反射增强、钙化,瓣叶活动度减低,跨瓣压差增大,瓣口面积减小;左室乳头肌反射增强、钙化。超声心动图诊断该病的敏感性为89.5%,特异性为97.7%,现已成为该病的首选检查方法。经食管超声心动图诊断早期老年性主动脉瓣周钙化的敏感性显著高于经胸超声心动图,特异性接近;二者联合应用可进一步提高敏感性。

(三)胸部 X 线

可见升主动脉扩张、主动脉弓有条状钙化影。侧位像若见到二尖瓣环钙化,对于该病的诊断有重要意义。

(四)CT

对主动脉瓣和主动脉钙化有较高的敏感性和特异性。与传统的64层CT相比,双源CT瓣膜图像能准确显示瓣膜和主动脉壁的微小钙化,在瓣膜疾病的诊断上更具优势。CT仿真内镜技术则可较好地显示瓣叶的整体情况。

(五)磁共振(MR)

无创MRI技术除可提供准确、可重复的瓣膜形态学信息外,还可提供瓣膜狭窄和反流程度、心室大小、心肌质量和心功能等参数。流速编码MR电影对心脏瓣膜病能够比多普勒超声更精确地进行定量评估,今后有可能应用于临床从而提高该病的诊断水平。

(六)核素心肌灌注显像

核素心肌灌注显像可观察心肌的血流灌注情况及心肌细胞的功能状态,具有简单、无创、安全、诊断准确性高等优点。运动或静态核素心肌灌注显像对于SDHVD的鉴别诊断有重要价值。

八、诊断

目前SDHVD尚缺乏统一的诊断标准,以下几点可供参考:①年龄60岁以上;②超声心动图有典型的瓣膜钙化或瓣环钙化,病变主要累及瓣环、瓣膜基底部和瓣体,而瓣尖和瓣叶交界处波及甚少;③X线检查见瓣膜或瓣环的钙化影;④具有与瓣膜功能障碍相关的临床表现如近期出现的心脏杂音、心功能不全或心律失常尤其是心房颤动或房室传导阻滞者,或有其他临床检查证据;⑤除外其他原因所致的瓣膜病变,如风湿性、梅毒性、乳头肌功能不全、腱索断裂以及感染性心内膜炎等;⑥无先天性结缔组织异常和钙磷代谢异常的病史。因此,老年患者若既往无心脏病病史,近期内出现心脏杂音、心功能不全或心律失常尤其是心房颤动或房室传导阻滞者应排除SDHVD可能。

九、鉴别诊断

SDHVD应与以下心脏疾病相鉴别。

(一)风湿性心脏瓣膜病

主要侵犯二尖瓣叶,有瓣叶增厚,前后叶在舒张期呈同相运动。而退行性二尖瓣环钙化主要侵犯二尖瓣环,二尖瓣后叶活动正常,舒张期前、后叶仍呈反相运动。超声心动图容易鉴别。

(二)高血压性心脏病

高血压是SDHVD的易患因素之一,故高血压性心脏病可与退行性心脏瓣膜病同时存在。如果以左心室扩大为主或心电图上有左室肥厚劳损图形,常提示存在高血压性心脏病。

(三)冠心病

冠心病同样是SDHVD的易患因素之一,故SDHVD也可与冠心病并存。如果临床上有心绞痛和(或)心肌梗死发生,多提示冠心病。若仅表现为心律失常者,则多见于退行性心脏瓣膜病。必要时可行核素运动心肌灌注显像或冠状动脉造影相鉴别。

(四)扩张型心肌病

如果心脏显著扩大者应考虑合并有扩张型心肌病,可行核素静态心肌显像相鉴别。

十、治疗

SDHVD早期若无症状则无须治疗。若出现症状及体征时,则应给予相应处理。主要包括以下几个方面。

（一）内科药物治疗

考虑老年患者心功能及药代动力学特点，应选择合适的药物及剂量，注意用药的个体化原则。

1.他汀类药物

考虑到退行性瓣膜病变的发病机制和动脉粥样硬化类似，而他汀类药的多效性作用对动脉粥样硬化疾病的明显效果，故可将他汀类药物作为退行性瓣膜疾病的一种治疗选择。部分研究表明，他汀类药物可不同程度延缓瓣膜钙化的发展，但也存在与此结论不一致的研究报道。

2.ACE 抑制剂/ARB

有研究表明，ACE 抑制剂/ARB 对退行性瓣膜病变有抑制和延缓作用，但回顾性资料未能发现其能抑制主动脉瓣狭窄的进展。

3.MMP 抑制剂

MMP 对于正常瓣膜的弹性和完整性具有重要意义。在瓣膜钙化性病变时，炎症介导的MMP 呈过度表达，故认为 MMP 抑制剂理论上具有抑制瓣膜钙化的作用。

4.其他

主动脉瓣狭窄引起的心绞痛发作，可给予小剂量硝酸甘油或 β 受体阻滞剂，但有青光眼或颅内高压者不宜使用硝酸酯类药，有心动过缓、传导阻滞、哮喘患者应慎用或禁用 β 受体阻滞剂。

有认为改善钙磷代谢的药物和钙通道阻滞剂可用于治疗老年退行性心脏瓣膜病。

（二）加强基础疾病、易患因素及并发症的防治

积极治疗高血压、冠心病、高脂血症、肥胖等，并积极预防心力衰竭、心律失常、感染性心内膜炎、栓塞等各种并发症。应在明确病因的基础上加强晕厥的治疗。晕厥如果由严重心动过缓引起者应置入起搏器；有快速心房颤动者应控制心室率；由严重主动脉瓣狭窄所致者则应考虑手术治疗以解除机械性梗阻。发生心力衰竭时按心力衰竭指南处理，但尽量避免使用强烈的利尿剂与血管扩张剂。

（三）手术治疗

人工心脏瓣膜置换术及瓣膜成形术是心脏瓣膜病的根治方法，对于已出现心力衰竭症状的心脏瓣膜病患者，应积极评价手术的适应证和禁忌证，争取手术治疗的机会。对于瓣膜置换术适应证，目前多主张跨瓣压差≥6.6 kPa(50 mmHg)，瓣口面积≤0.75 cm² 为"金标准"。术前冠状动脉造影有冠状动脉病变者可同时行换瓣及旁路移植术。对二尖瓣环钙化而无症状的严重二尖瓣反流患者应进行运动耐量的评价。此外，判定左室的收缩功能对于决定是否行换瓣术是至关重要的。对有症状的轻到中度二尖瓣反流患者也应进行血流动力学监测。

影响瓣膜置换术预后的主要因素有以下几项。

1.年龄

高龄者病死率高，70 岁以上者其术后 1 年内病死率是 70 岁以下年龄组的 2.5 倍。

2.心功能

术前心功能明显减退者，其病死率是正常心功能患者的 5～20 倍。

3.冠心病

严重冠状动脉病变者(冠状动脉狭窄＞70%)其术后病死率较非冠心病者增高 2.7 倍。

4.患有其他疾病

有肺、肝、肾疾病或糖尿病周围血管疾病者，其预后较差。

5.跨瓣压差

一般来说手术存活率与跨瓣压差呈反向关系,跨瓣压差越大术后存活率越低,反之越高。

(四)介入治疗

介入治疗操作相对简单,无须开胸,且费用相对较低。介入治疗主要包括经皮瓣膜球囊成形术和经皮瓣膜置换术。近年来由于材料和方法学的改进,成功率已明显提高。此外,高频超声消融主动脉瓣上的钙化斑块今后可能是非常有前途的治疗方法之一。

组织工程和干细胞治疗:组织工程学和干细胞的联合应用可能为退行性瓣膜疾病的治疗提供乐观的前景,但目前尚处于试验研究阶段,临床应用尚未成熟。

十一、预后

尽管部分 SDHVD 患者可长期无临床症状,预后良好,但随访发现,心脏瓣膜退行性病变处于一种持续进展状态,每年可使瓣口面积减少约 0.1 cm^2,是引起老年人心力衰竭和猝死的重要原因之一。目前尚无可靠的方法阻止本病的发生和发展。主动脉瓣硬化是最常见的心脏瓣膜退行性病变。有瓣膜硬化者心血管事件发生率明显高于无硬化者,其心血管性死亡、急性心肌梗死、心力衰竭的相对风险分别高达 66%、46%、33%。

加速病变的相关因素主要有:与患者相关的因素(如:增龄、吸烟、高血压、肥胖/糖尿病、慢性肾衰竭、合并冠心病等);与血流动力学相关的因素(如:左室收缩功能异常或低心排、运动时有血流动力学的改变、透析治疗等);与瓣膜本身相关的因素(如:二尖瓣畸形、退行性主动脉瓣狭窄、瓣膜钙化合并反流、已存在轻至中度的狭窄等)。二尖瓣环钙化范围每增加 1 mm,其心血管疾病的风险、病死率和总死亡率经基线危险因素调整后约增加 10%。

十二、小结

总之,SDHVD 病因不明,增龄是其最重要因素,且病理机制复杂,临床上主要累及左心瓣膜,瓣膜的狭窄和(或)关闭不全程度多不严重,临床症状常不明显,一旦进入临床期,出现诸如心绞痛、心律失常等症状时常提示病情严重,因此 SDHVD 强调定期筛查、早期诊断与及时合理的治疗。对无症状的重度瓣膜病变患者应进行运动测试,从而确认患者有无潜在症状,评估患者的预后及运动对血流动力学的影响。目前尚缺乏统一的临床诊断标准,超声心动图检查在该病的诊断中有着重要的地位。内科药物治疗疗效不肯定,对重症患者宜行外科手术或介入治疗,但应严格掌握适应证,并加强手术风险评估。高频超声消融术及组织工程和干细胞治疗今后可能会为 SDHVD 患者带来新的希望。

(褚衍青)

第二节 老年心力衰竭

心力衰竭的定义为心脏泵出血液不能满足机体组织代谢需要或只有在增加心室内压时心脏泵血才能满足机体需要的一种病理生理过程,主要表现是呼吸困难、无力和液体潴留。心力衰竭是一种复杂的临床症状群,是各种心脏病的严重阶段,其发病率高,5 年存活率与恶性肿瘤相仿。

人群中心力衰竭的患病率为 1.5％～2％,65 岁以上可达 6％～10％,且在过去的 40 年中,心力衰竭导致的死亡增加了 6 倍。

心力衰竭是一种使老年人丧失劳动能力并影响其生活质量的临床综合征,在很大程度上是由衰老而引发的一种典型的心血管系统紊乱,是≥65 岁老年人住院的主要原因。随着年龄的增长,心血管系统结构和功能会逐渐发生明显的变化,心血管系统疾病发病率明显增加,加上由于医学的发展使心血管疾病导致的过早死亡逐渐减少,最终导致了心力衰竭的发生率随着年龄增长而呈指数增加。我国因心力衰竭急性失代偿住院患者中 60％是 60 岁以上老年患者。心力衰竭导致的经济负担十分沉重。心力衰竭住院患者的医疗费用是所有癌症住院患者费用的 2.4 倍,是心肌梗死患者的 1.7 倍。因此,老年心力衰竭的早期诊治和预防日益显得重要。

一、病因与诱因

(一)病因

老年心力衰竭的病因与年轻人相似,但老年心力衰竭病因更为复杂。年轻患者心力衰竭超过 70％由高血压和冠心病导致。高血压性肥厚型心肌病在老年女性常见,通常伴有二尖瓣环钙化、心室舒张功能严重障碍及左室流出道梗死,是一种较严重的高血压性心脏病,常难以与典型的肥厚型心肌病相区别。

老年心力衰竭的常见病因包括:冠状动脉疾病,如急性心肌梗死、缺血性心肌病;高血压性心脏病,如高血压肥厚性心肌病;心脏瓣膜病,如退行性瓣膜病、人工瓣膜故障;心肌病,如扩张型心肌病(非缺血性)、肥厚型、限制型(尤其是淀粉样变性);感染性心内膜炎、心肌炎、心包疾病;高心排血量性心力衰竭;与年龄相关的舒张功能不全。注:老年急性心力衰竭的病因主要为冠心病、风湿性心瓣膜病和高血压

退行性瓣膜病是老年心力衰竭患者的常见病因。目前主动脉瓣钙化性狭窄是需要外科手术治疗的最常见的老年心脏瓣膜病,而且主动脉瓣置换术是 70 岁以上老年患者中仅次于冠状动脉旁路移植术的位居第二的心脏直视手术。风湿性瓣膜病在我国日渐减少但仍然是老年心力衰竭的重要病因之一,而在欧美国家已经很少见。另外,在所有曾进行瓣膜修补术或瓣膜置换术患者,人工瓣膜功能障碍是导致心力衰竭的潜在病因。老年人高输出量心力衰竭少见,但在诊断时常被忽略,病因包括慢性贫血、甲状腺功能亢进、维生素 B_1 缺乏症和动静脉瘘。经过详细检查少数老年心力衰竭患者未能发现基础心脏疾病,如果患者左心室收缩功能正常,心力衰竭可能与老龄变化相关的舒张功能障碍(心肌纤维化,心肌僵硬度增加)有关。

(二)诱因

老年心力衰竭的常见诱因包括:心肌缺血或梗死;钠摄入过量;液体摄入过量;滥用药物;医源性容量负荷过重;心律失常;相关疾病,如感染发热、急性呼吸系统疾病、贫血,甲亢,肾功能不全、未控制的高血压病;药物,如负性肌力药物与负性传导药物、药物依从性差、激素与非甾体抗炎药物、降压药物。注:老年急性心力衰竭常见的诱因有:慢性心力衰竭药物治疗不足、严重感染尤其是肺炎和败血症、心脏容量超负荷、高血压控制不利、心肌缺血、严重贫血与低蛋白血症、急性严重心律失常、肺栓塞、应用负性肌力药物不当等

急性呼吸系统疾病如肺炎、肺栓塞或慢性阻塞性肺病急性发作都可引起心功能恶化,其他严重感染,如败血症或肾盂肾炎也可导致心力衰竭恶化。高血压患者,血压控制不佳是导致心力衰竭恶化最为普遍的原因。甲状腺疾病、贫血(如胃肠道疾病引起的慢性失血)、肾功能受损可直接

或间接导致心力衰竭。在心脏诱发因素中,心肌缺血、心肌梗死、新发心房颤动或心房扑动是导致急性心力衰竭的最为常见诱因,其他诱因尚有室性心律失常尤其是室性心动过速、缓慢型心律失常如严重的病态窦房结综合征或房室传导阻滞。心外的诱发因素包括服药依从性差、医源性容量负荷过重、药物性心律失常等。

二、老年慢性心力衰竭

(一)临床表现

1.症状

同年轻患者相似,老年心力衰竭患者最为常见的症状是劳累性呼吸困难、端坐呼吸、肺水肿、疲乏和运动耐量降低,但在老年人尤其是≥80岁的患者心力衰竭的非典型症状发生率增加,如非特异性全身症状(乏力、疲倦、活动能力下降),神经系统症状(精神错乱、易怒、睡眠障碍),胃肠道紊乱(厌食、腹部不适、恶心、腹泻)等。因此,老年人心力衰竭存在过度诊断和漏诊两个互相矛盾的方面。如老年患者劳力性呼吸困难和端坐呼吸可能是心力衰竭导致,也可能是慢性肺病、肺炎或肺栓塞导致;疲乏和运动耐量降低同样可由贫血、甲状腺功能降低、抑郁或者体质弱导致。另一方面,老年活动受限或患有神经肌肉疾病可能较少出现劳力性呼吸困难或疲乏,而是最先出现非典型心力衰竭症状。临床医师必须保持高度警惕,否则可能忽视心力衰竭的存在。

2.体征

体征与症状类似,老年心力衰竭患者体格检查可能存在非特异性。典型的心力衰竭体征包括肺部湿性啰音、颈静脉怒张、肝颈回流征阳性、第三心音奔马律和下肢指凹性水肿。但应当注意老年人的肺部湿性啰音可由慢性肺部疾病、肺炎或肺不张引起,外周水肿可由静脉功能不全、肾脏疾病或者药物(如钙通道阻滞剂)引起,而且老年患者即使存在明显的心脏功能降低体格检查也有可能正常。

(二)临床诊断

1.老年心力衰竭的诊断

应按步骤顺序回答下列4个问题:有没有心力衰竭? 基础病因是什么? 诱因是什么? 预后如何?

对于初诊患者必须进行临床评价,包括以下6条。

(1)采集完整的病史和进行全面体格检查,以评价导致心力衰竭发生和发展的心源性和非心源性疾病或诱因。

(2)仔细询问饮酒史、违禁药物或化疗药物应用史。

(3)评估心力衰竭患者耐受日常生活和运动的能力,如6分钟步行试验(6分钟步行距离<150 m为重度心力衰竭,150~450 m为中度心力衰竭,≥450 m为轻度心力衰竭)。

(4)所有患者检测血和尿常规、肝肾功能、血清电解质、空腹血糖、血脂,检查甲状腺功能、12导联心电图及胸部X线。必要时可测定血浆B型利钠肽(BNP)或B型利钠肽前体(pro-BNP),如BNP<35 ng/L或NT-proBNP<125 ng/L,不支持心力衰竭诊断;其高低可以预测心力衰竭患者的预后。但敏感性和特异性均不如急性心力衰竭时。

(5)所有患者行二维和多普勒超声心动图检查,评价心脏大小、室壁厚度、左室射血分数(LVEF)和瓣膜功能。

(6)有心绞痛和心肌缺血的患者行冠脉造影检查。

对老年患者进行上述检查时必须考虑其承受能力，包括基础病因、共存疾病、心功能的损伤程度以及患者本人的意愿。如高龄心力衰竭患者心绞痛合并糖尿病肾病，在进行冠状动脉造影之前应认真权衡其获益与造影剂肾病的风险孰轻孰重，同时在任何时候都要尊重患者的决定。

2.分型

依据左心射血分数（LVEF），心力衰竭可分为 LVEF 降低型心力衰竭（HF-REF）和 LVEF 保留型心力衰竭（HF-PEF），前者即传统概念上的收缩性心力衰竭，后者为舒张性心力衰竭。正确区分由收缩功能障碍还是舒张功能障碍导致的心力衰竭，是心力衰竭诊断评估的一个重要目标，因为二者的治疗方法不同。

符合下列条件者可诊断舒张性心力衰竭：①有典型心力衰竭的症状和体征；②LVEF 正常（＞45％），左心腔大小正常；③超声心动图有左室舒张功能异常的证据；④超声心动图检查无心瓣膜疾病，并可排除心包疾病、肥厚型心肌病、限制性（浸润性）心肌病等。

仅通过临床特征不能区分收缩性心力衰竭还是舒张性心力衰竭，因此通过超声心动图、放射性核素血管造影、磁共振成像或冠状动脉造影检查评估左心室功能至关重要（表7-1）。通常超声心动图应用最为广泛，因其除无创和价廉之外，还可提供心脏收缩和舒张功能、评估心室大小、室壁厚度、室壁运动、瓣膜功能和心包状况。所以，经胸超声心动图检查可对老年人新发心力衰竭的诊断提供信息。从治疗学角度划分，心力衰竭患者左心室射血分数＜45％即可诊断为收缩性心力衰竭，而射血分数≥45％则可诊断为舒张性心力衰竭。尽管这两种心力衰竭症状存在交叉，正确区分二者对治疗有益。

表 7-1　收缩性心力衰竭和舒张性心力衰竭的临床特点比较

	收缩性心功能不全（EF-REF）	舒张性心功能不全（HF-PEF）
人口统计	年龄＜60岁，男性	年龄＞70岁，女性
共患疾病	心肌梗死病史	慢性高血压病史
	乙醇中毒	肾脏疾病
	瓣膜功能不全	肥胖，主动脉瓣狭窄
	渐进性呼吸困难	急性肺水肿，心房颤动
体格检查	血压正常或低血压	高血压
	颈静脉怒张	无颈静脉怒张
	第三心音奔马律	第四心音奔马律
指凹性水肿	无水肿	
心电图	Q波和陈旧性心肌梗死	左心室肥厚
胸片	显著的心脏扩大	正常或轻度增大的心脏
超声心动图	房室腔明显扩大 LVEF＜45％	心肌肥厚 LVEF≥45％

3.预后判定

老年心力衰竭患者的预后取决于其病变的严重程度，老年心力衰竭严重程度的判定方法与非老年患者相同。用于慢性心力衰竭主要有纽约心脏协会（NYHA）心功能分级标准和美国 ACC/AHA 心力衰竭 ABCD 分期标准；急性心力衰竭主要有用于急性心肌梗死 Killip 分级法、血流动力学监测的 Forrester 分级法和临床症状体征监测法三种分级方法。

多变量分析表明,以下临床参数有助于判断心力衰竭的预后和存活:LVEF 下降、NYHA 分级恶化、低钠血症的程度、运动峰耗氧量减少、血球压积容积降低、心电图 12 导联 QRS 增宽、慢性低血压、静息心动过速、肾功能不全(血肌酐升高、eGFR 降低)、不能耐受常规治疗,以及难治性容量超负荷均是公认的关键性预后参数。

老年急性心力衰竭患者入院时心功能都以Ⅲ级居多(42.5%~43.7%),基本为慢性心力衰竭的急性加重。急性心力衰竭预后很差,急性肺水肿患者的院内死亡率为 12%,一年死亡率达 30%。

(三)老年慢性收缩性心力衰竭(CHF)的治疗

心力衰竭治疗的主要目标是提高生活质量、减少心力衰竭恶化的发生频率和延长寿命,其次是提高患者的运动耐量、增强情绪适应能力和降低心力衰竭治疗的医疗资源和护理费用。

对老年心力衰竭患者进行优化治疗主要包括以下 3 个原则:尽可能控制心力衰竭诱发因素(如主动脉狭窄选择主动脉瓣置换术,严重心肌缺血采用冠状动脉重建术);注意非药物和康复治疗;慎重选择药物。

由于老年心力衰竭患者预后不佳,因此必须对主要病因和诱因进行有效治疗。冠心病和高血压是引起老年心力衰竭的最普遍的原因,应在发生心力衰竭之前对这些疾病进行一级和二级预防。目前众多临床试验研究显示有效治疗收缩性或舒张性高血压可使心力衰竭发病率降低 50%,同样适当控制冠心病的危险因素,尤其是控制高脂血症和吸烟,通过对冠心病进行一级预防将进一步降低心力衰竭的发生。

1.一般治疗

(1)去除诱发因素:如及时预防和控制呼吸道感染、心律失常特别是快速心房颤动(AF)、电解质紊乱和酸碱失衡、贫血、肾功能损害等引起心力衰竭恶化的诱因。

(2)监测体质量:每天测定体质量以早期发现液体潴留非常重要。体质量突然增加 2 kg 以上,应考虑患者已有水钠潴留(隐性水肿),需加大利尿剂剂量。

(3)调整生活方式。

1)限钠:钠盐摄入轻度心力衰竭患者应控制在 2~3 g/d,中到重度心力衰竭患者应<2 g/d。盐代用品则应慎用,因常富含钾盐,如与 ACEI 合用,可致高血钾症。

2)限水:严重低钠血症(血钠<130 mmol/L),液体摄入量应<2 L/d。

3)营养和饮食:宜低脂饮食,肥胖患者应减轻体重,需戒烟。严重心力衰竭伴明显消瘦(心脏恶病质)者,应给予营养支持,包括给予人血清蛋白。

4)休息和适度运动:失代偿期需卧床休息,多做被动运动以预防深部静脉血栓形成。临床情况改善后应鼓励在不引起症状的情况下,进行体力活动。较重患者可在床边围椅小坐。其他患者可步行每天多次,每次 5~10 分钟,并酌情逐步延长步行时间。

(4)心理和精神治疗:抑郁、焦虑和孤独在心力衰竭恶化中发挥重要作用,也是心力衰竭患者死亡的主要预后因素。综合性情感干预包括心理疏导可改善心功能状态,必要时可考虑酌情应用抗抑郁药物。

(5)注意下列药物可加重心力衰竭症状,应尽量避免使用:①非甾体抗炎药和 COX-2 抑制剂,可引起钠潴留、外周血管收缩,减弱利尿剂和 ACEI 的疗效,并增加其毒性;②皮质激素;③Ⅰ类抗心律失常药物;④大多数 CCB,包括地尔硫草、维拉帕米、短效二氢吡啶类制剂。

2.药物治疗

（1）ACE 抑制剂：ACE 抑制剂（ACEI）是证实能降低心力衰竭患者死亡率（约 24%）的第一类药物，也是循证医学证据（包括 SOLVD 预防研究、SAVE、TRACE 试验等）积累最多的药物，一直被公认是治疗心力衰竭的基石和首选药物。尽管尚缺乏针对 80 岁以上老年心力衰竭患者的循证医学研究，但许多有价值的临床研究已经表明，老年患者同年轻患者一样可从 ACEI 治疗中获益。因此选择 ACEI 作为心力衰竭治疗的一线药物时不用考虑患者年龄，但是目前心力衰竭患者未能充分使用 ACEI，尤其是老年患者。

ACEI 在心力衰竭的应用方法包括以下内容。

1）全部 CHF 患者必须应用 ACEI，包括阶段 B 无症性心力衰竭和 LVEF<40%～45%者，除非有禁忌证或不能耐受，ACEI 需终身应用。

2）ACEI 的各种药物均可以选用，如卡托普利、依那普利、雷米普利等。

3）ACEI 禁忌证：对 ACEI 曾有致命性不良反应，如曾有严重血管性水肿、无尿性肾衰竭的患者或妊娠妇女须绝对禁用。以下情况须慎用：①双侧肾动脉狭窄。②血肌酐水平升高[>265.2 μmol/L（3 mg/dL）]。③高血钾症（>5.5 mmol/L）。④低血压[收缩压<12.0 kPa（90 mmHg）]，需经其他处理，待血流动力学稳定后再决定是否应用 ACEI。⑤左室流出道梗阻，如主动脉瓣狭窄、梗阻性肥厚型心肌病等。

4）ACEI 合并用药：一般与利尿剂合用，如无液体潴留亦可单独应用，一般不需补充钾盐；与 β 受体阻滞剂合用有协同作用；与阿司匹林合用并无相互不良作用并且对 CHD 患者利大于弊；与 NSAIDs 合用对 ACEI 具有潜在的抑制作用并可促进钠水重吸收使肾功能恶化。

5）应用方法：①采用临床试验中所规定的目标剂量，如不能耐受，可应用中等剂量，或患者能够耐受的最大剂量。②从极小剂量开始，如果住院患者血流动力学稳定，则可每天增加剂量；门诊患者，可每周或每 2 周增加一次剂量。滴定剂量及过程需个体化，一旦达到最大耐受量即可长期维持应用。③起始治疗后 1～2 周内应监测血压、血钾和肾功能，以后定期复查。如果肌酐增高<30%，为预期反应，不需特殊处理，但应加强监测。如果肌酐增高 30%～50%，为异常反应，ACEI 应减量或停用。④应用 ACEI 不应同时加用钾盐，或保钾利尿剂。并用醛固酮受体拮抗剂时，ACEI 应减量，并立即应用袢利尿剂。如血钾>5.5 mmol/L，应停用 ACEI。

（2）血管紧张素 Ⅱ 受体拮抗剂：血管紧张素 Ⅱ 受体拮抗剂（ARB）对心力衰竭的疗效已经临床研究如 Val-HeFT 试验、VALIANT 试验、CHARM-替代试验等证实，并且其有益的结果在老年人和年轻患者相似。

ARB 在 CHF 临床应用的方法包括以下内容。

1）ARB 可用于 A 阶段患者，以预防心力衰竭的发生；亦可用于 B、C 和 D 阶段患者，对于不能耐受 ACEI 者，可替代 ACEI 作为一线治疗，以降低死亡率和并发症发生率；对于常规治疗（包括 ACEI）后心力衰竭症状持续存在，且 LVEF 低下者，可考虑加用 ARB。

2）ARB 的各种药物均可考虑使用，其中坎地沙坦和缬沙坦证实可降低死亡率和病残率的有关证据较为明确。

3）ARB 应用中需注意的事项同 ACEI，如要监测低血压、肾功能不全和高血钾等。

（3）β 受体阻滞剂（BB）：迄今已有 20 个以上安慰剂对照随机试验，逾 2 万例 CHF 患者应用 β 受体阻滞剂。结果一致显示，长期治疗能改善临床情况和左室功能，降低死亡率（约 35%）和住院率，并能显著降低猝死率。这些试验都是在应用 ACEI 和利尿剂的基础上加用 β 受体阻滞剂，亚组分析表明,在不同年龄、性别、心功能分级、LVEF 以及不论是缺血性或非缺血性病因、糖尿病或非糖尿病患者,都观察到 β 受体阻滞剂一致的临床益处。

β 受体阻滞剂在心力衰竭的应用方法包括以下内容。

1)所有慢性收缩性心力衰竭,NYHA Ⅱ、Ⅲ 级病情稳定患者,以及阶段 B、无症状性心力衰竭或 NYHA Ⅰ 级的患者(LVEF<40%),均必须应用 β 受体阻滞剂,且需终身使用,除非有禁忌证或不能耐受。

2)NYHA Ⅳ 级心力衰竭患者需待病情稳定(4 天内未静脉用药,已无液体潴留并体质量恒定)后,在严密监护下由专科医师指导应用。

3)应在利尿剂和 ACEI 的基础上加用 β 受体阻滞剂。应用低或中等剂量 ACEI 时即可及早加用 β 受体阻滞剂,既易于使临床状况稳定,又能早期发挥 β 受体阻滞剂降低猝死的作用和两药的协同作用。

4)禁用于支气管痉挛性疾病、心动过缓(心率低于 60 次/分)、二度及以上房室阻滞(除非已安装起搏器)患者。有明显液体潴留,需大量利尿者,暂时不能应用。

5)起始治疗前患者需无明显液体潴留,体质量恒定(干体质量),利尿剂已维持在最合适剂量。

6)推荐应用琥珀酸美托洛尔、比索洛尔和卡维地洛。应用时必须从极低剂量开始,如琥珀酸美托洛尔 12.5~25 mg 每天 1 次,酒石酸美托洛尔平片 6.25 mg 每天 3 次,比索洛尔 1.25 mg 每天 1 次,或卡维地洛尔 3.125 mg 每天 2 次。如患者能耐受前一剂量,每隔 2~4 周将剂量加倍;如前一较低剂量出现不良反应,可延迟加量直至不良反应消失。

7)清晨静息心率 55~60 次/分,即为 β 受体阻滞剂达到目标剂量或最大耐受量之征。但不宜低于 55 次/分。

8)β 受体阻滞剂应用时需注意监测。①低血压:一般在首剂或加量的 24~48 小时内发生。首先停用不必要的扩血管剂。②液体潴留和心力衰竭恶化:起始治疗前,应确认患者已达到干体质量状态。如在 3 天内体质量增加>2 kg,立即加大利尿剂用量。如病情恶化,可将 β 受体阻滞剂暂时减量或停用。但应避免突然撤药。减量过程也应缓慢,每 2~4 天减一次量,2 周内减完。病情稳定后,必需再加量或继续应用 β 受体阻滞剂,否则将增加死亡率。如需静脉应用正性肌力药,磷酸二酯酶抑制剂较 β 受体激动剂更为合适。③心动过缓和房室阻滞:如心率<55 次/分,或伴有眩晕等症状,或出现二度、三度房室阻滞,应将 β 受体阻滞剂减量。

(4)利尿剂:对有液体潴留的心力衰竭患者,利尿剂是唯一能充分控制心力衰竭患者液体潴留的药物,是标准治疗中必不可少的组成部分。合理使用利尿剂是其他治疗心力衰竭药物取得成功的关键因素之一。但噻嗪类和袢利尿剂都不会改变心力衰竭的自然病程,它们主要作用是缓解心力衰竭症状。

心力衰竭时利尿剂应用方法包括以下内容。

1)所有心力衰竭患者有液体潴留的证据或原先有过液体潴留者,均应给予利尿剂。阶段 B 患者因从无液体潴留,不需应用利尿剂。

2)利尿剂必需最早应用。因利尿剂缓解症状最迅速,数小时或数天内即可发挥作用,而 ACEI、β 受体阻滞剂需数周或数月。

3)利尿剂应与 ACEI 和 β 受体阻滞剂联合应用。

4)袢利尿剂应作为首选。噻嗪类仅适用于轻度液体潴留、伴高血压和肾功能正常的心力衰竭患者。

5)利尿剂通常从小剂量开始(氢氯噻嗪 25 mg/d,呋塞米 20 mg/d,或托拉塞米 1 mg/d)逐渐加量。氢氯噻嗪 100 mg/d 已达最大效应,呋塞米剂量不受限制。一旦病情控制(肺部啰音消失,水肿消退,体质量稳定)即以最小有效量长期维持。在长期维持期间,仍应根据液体潴留情况随时调整剂量。每天体质量的变化是最可靠的检测利尿剂效果和调整利尿剂剂量的指标。

6)长期服用利尿剂应严密观察不良反应的出现如电解质紊乱、症状性低血压,以及肾功能不全,特别在服用剂量大和联合用药时。

7)在应用利尿剂过程中,如出现低血压和氮质血症而患者已无液体潴留,则可能是利尿剂过量、血容量减少所致,应减少利尿剂剂量。如患者有持续液体潴留,则低血压和液体潴留很可能是心力衰竭恶化,终末器官灌注不足的表现,应继续利尿,并短期使用能增加肾灌注的药物如多巴胺。

8)出现利尿剂抵抗时(常伴有心力衰竭症状恶化)处理对策为呋塞米静脉注射 40 mg,继以持续静脉滴注(10~40 mg/h),两种或两种以上利尿剂联合使用,或短期应用小剂量的增加肾血流的药物如多巴胺 100~250 μg/min。

(5)醛固酮受体拮抗剂:醛固酮受体拮抗剂螺内酯和依普利酮是相对较弱的保钾利尿剂。螺内酯存活评价随机研究(RALES)显示,常规药物加用螺内酯 12.5~50 mg,1 次/天,死亡率降低 30%,心力衰竭住院率降低 35%,老年患者从螺内酯治疗中获益大于年轻患者。依普利酮对梗死后心力衰竭的有效性和生存影响的研究(EPHESUS 研究)显示,依普利酮 25~50 mg,1 次/天,死亡率降低 15%,患者平均年龄为 64 岁,老年患者从依普利酮中获益与年轻患者无统计学差异。

醛固酮受体拮抗剂在心力衰竭应用的方法包括以下内容。

1)适用于中、重度心力衰竭,NYHA Ⅲ 或 Ⅳ 级患者,AMI 后并发心力衰竭,且 LVEF<40% 的患者亦可应用。

2)应用方法为螺内酯起始量 10 mg/d,最大剂量为 20 mg/d,酌情亦可隔天给予。依普利酮(我国目前暂缺)国外推荐起始剂量为 25 mg/d,逐渐加量至 50 mg/d。

3)本药应用的主要危险是高钾血症和肾功能异常。对于老年患者,使用该药物产生不良反应的风险增加,在开始治疗和剂量滴定期间应严密监测肾功能和血清钾。入选患者的血肌酐浓度应在 176.8(女性)~221(男性)μmol/L(2~2.5 mg/dL)以下,血钾低于 5 mmol/L。在老年或肌肉量较少的患者,血肌酐水平并不能准确反映肾小球滤过率,后者或肌酐清除率应大于 0.5 mL/s。

4)长期使用螺内酯的约有 10% 的患者因男性乳房发育而停止用药,此不良反应在依普利酮少见。

5)一旦开始应用醛固酮受体拮抗剂,应立即加用袢利尿剂,停用钾盐,ACEI 减量。

(6)神经内分泌抑制剂的联合应用。

1)ACEI 和 β 受体阻滞剂的联合应用:临床试验已证实二者有协同作用,可进一步降低 CHF 患者的死亡率,已是心力衰竭治疗的经典常规,应尽早合用。

2)ACEI 与醛固酮受体拮抗剂合用:醛固酮受体拮抗剂的临床试验均是与以 ACEI 为基础的标准治疗做对照,证实 ACEI 加醛固酮受体拮抗剂可进一步降低 CHF 患者的死亡率。

3)ACEI 加用 ARB:现有临床试验的结论并不一致,目前仍有争论。根据 VALIANT 试验,AMI 后并发心力衰竭的患者,不宜联合使用这两类药物。

4)ACEI、ARB 与醛固酮受体拮抗剂三药合用:安全性证据尚不足,且肯定会进一步增加肾功能异常和高钾血症的危险,故不宜联用。

5)ACEI、ARB 与 β 受体阻滞剂三药合用:ELITE-2 和 Val-HeFT 试验曾经发现,在已经使用 ACEI 和 β 受体阻滞剂的患者中,加用 ARB 反而增加死亡率。但是随后的 OPTIMAL、VALIANT

和 CHARM 试验均未能重复上述发现。因此,不论是 ARB 与 β 受体阻滞剂合用,或 ARB＋ACEI 与 β 受体阻滞剂合用,目前并无证据表明,对心力衰竭或心肌梗死后患者不利。

(7)地高辛:临床研究(DIG 试验、PROVED 和 RADIANCE 试验)证实地高辛治疗对心力衰竭总死亡率的影响为中性,但它是正性肌力药中唯一的长期治疗不增加死亡率的药物,且可降低死亡和因心力衰竭恶化住院的复合危险。地高辛可改善心力衰竭症状,对已经接受适宜剂量的 ACEI、β 受体阻滞剂和利尿剂治疗但心力衰竭症状仍存在的患者有益。

地高辛在心力衰竭的应用方法包括以下内容。

1)应用地高辛的主要目的是改善慢性收缩性心力衰竭的临床状况,因而适用于已在应用 ACEI(或 ARB)、β 受体阻滞剂和利尿剂治疗,而仍持续有症状的心力衰竭患者。重症患者可将地高辛与 ACEI(或 ARB)、β 受体阻滞剂和利尿剂同时应用。

2)地高辛也适用于伴有快速心室率的 AF 患者,但加用 β 受体阻滞剂,对运动时心室率增快的控制更为有效。

3)地高辛没有明显的降低心力衰竭患者死亡率的作用,因而不主张早期应用,亦不推荐应用于 NYHA I 级患者。

4)急性心力衰竭并非地高辛的应用指征,除非并有快速室率的 AF。

5)AMI 后患者,特别是有进行性心肌缺血者,应慎用或不用地高辛。

6)地高辛不能用于窦房传导阻滞、二度或高度房室阻滞患者,除非已按置永久性起搏器;与能抑制窦房结或房室结功能的药物(如胺碘酮、β 受体阻滞剂)合用时,必须谨慎。

7)地高辛需采用维持量疗法,0.25 mg/d。70 岁以上,肾功能受损或者低体重的患者应使用较低剂量地高辛如 0.125 mg/d 或隔天 1 次。

8)老年心力衰竭患者使用地高辛时中毒风险增加,尤其是心脏毒性,可部分归因于药物容量分布的降低。慢性肺病患者、淀粉样变性心肌病和其他疾病也可增加地高辛中毒的风险。患者在进行地高辛治疗后,应每隔 2～4 周进行一次血清地高辛浓度测定,以确保地高辛有效药物浓度范围在 0.5～0.9 ng/mL,任何时间怀疑地高辛中毒都应进行血清地高辛浓度测定。

9)由利尿剂导致的低钾血症或高钾血症可加重地高辛的心脏毒性,对于所有接受地高辛治疗的心力衰竭患者维持正常的血清电解质水平至关重要。

10)与传统观念相反,地高辛是安全的,耐受性良好。不良反应主要见于大剂量时,但治疗心力衰竭并不需要大剂量。

(8)伊伐布雷定:是通过抑制窦房结起搏电流而减慢心率的一种新的心力衰竭治疗药物,晚近的 SHIFT 研究证实,窦性心律≥70 次/分,LVEF≤35％的心力衰竭患者,基础心力衰竭治疗加伊伐布雷定 7.5 mg,2 次/天,复合重点较对照组减低 18％,LVEF 和生活质量改善。

伊伐布雷定再心力衰竭的应用方法包括以下内容。

1)适用于窦性心律的 HF-REF 患者。

2)按照指南常规治疗药物(ACEI/ARB、BBC、螺内酯、利尿剂)已经达到推荐剂量或最大耐受量,心率仍然≥70 次/分并且持续有症状,或者不能耐受 BBC、心率≥70 次/分的有症状患者可以加用。

3)起始 2.5 mg,2 次/天,根据心率和症状体征调整用量至最大 7.5 mg,2 次/天,静息心率 60 次/分为宜,不宜低于 55 次/分。

4)不良反应少见,如心动过缓、光幻视、视力模糊、心悸、胃肠道反应等。

(9)钙通道阻滞剂(CCB):CCB 在心力衰竭中的应用要点包括以下内容。

1)由于缺乏 CCB 治疗心力衰竭有效的证据,此类药物不宜应用。

2)心力衰竭患者并发高血压或心绞痛而需要应用 CCB 时,可选择氨氯地平或非洛地平。

3)具有负性肌力作用的 CCB 如维拉帕米和地尔硫䓬,对 MI 后伴 LVEF 下降、无症状的心力衰竭患者可能有害,不宜应用。

(10)抗凝药物和抗血小板药物:心力衰竭时由于扩张且低动力的心腔内血液淤滞、局部室壁运动异常,以及促凝因子活性的提高等,可能有较高血栓栓塞事件发生的危险,然而,临床研究并未得到证实。

心力衰竭时抗凝和抗血小板药物的应用建议有如下内容。

1)心力衰竭伴有明确动脉粥样硬化疾病如 CHD 或 MI 后、糖尿病和脑卒中而有二级预防适应证的患者必须应用阿司匹林。其剂量应在每天 75~150 mg 之间,剂量低,出现胃肠道症状和出血的风险较小。

2)心力衰竭伴 AF 的患者应长期应用华法林抗凝治疗,并调整剂量使国际标准化比值在2~3 之间,高龄老年患者在 1.5~2.5 之间。

3)有抗凝治疗并发症高风险但又必须抗凝的心力衰竭患者,推荐抗血小板治疗。

4)窦性心律患者不推荐常规抗凝治疗,但明确有心室内血栓,或者超声心动图显示左心室收缩功能明显降低,心室内血栓不能除外时,可考虑抗凝治疗。

5)不推荐常规应用抗血小板和抗凝联合治疗,除非为急性冠状动脉综合征患者。

6)单纯性扩张型心肌病患者不需要阿司匹林治疗。

7)大剂量的阿司匹林和非甾体消炎药都能使病情不稳定的心力衰竭患者加重。

(11)他汀类药物:研究证实,他汀类药物可降低 80 岁冠心病患者、外周血管疾病患者或糖尿病患者的死亡率和非致死性心血管事件的发生率,另外几项研究表明他汀类药物对心力衰竭患者有益,或者没有害处。但是除非有调脂治疗的适应证,不建议老年收缩性心力衰竭患者常规使用他汀类药物。

慢性收缩性心力衰竭(HF-REF)药物治疗流程见图 7-1。

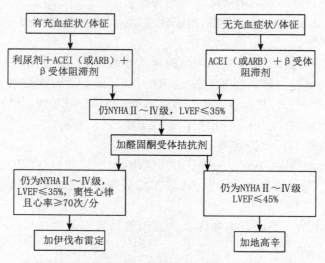

图 7-1 慢性 HF-REF(NYHAⅡ~Ⅳ级)药物治疗流程

3.非药物治疗

(1)心脏再同步化治疗(CRT)和 CRT 除颤器(CRT-D):在 NYHA 心功能 Ⅲ、Ⅳ 级伴低 LVEF 的心力衰竭患者,临床研究(CARE-HF,COMPANION 等)已经证实 CRT 和 CRT-D 治疗可减低全因死亡率和因心力衰竭恶化住院的风险,改善症状和心室功能,提高生活质量。

CRT 和 CRT-D 临床应用方法包括以下内容。

1)首先经过优化药物治疗 3～6 个月,仍持续有症状,预期生存大于 1 年,状态良好者可以进入筛选。

2)NYHA Ⅲ～Ⅳ级,LVEF≤35%,且伴 LBBB 及 QRS≥150 毫秒者,推荐置入 CRT 或 CRT-D(Ⅰ-A)。

3)NYHA Ⅱ级,LVEF≤30%,伴 LBBB 及 QRS≥150 毫秒者,推荐置入 CRT,最好是 CRT-D(Ⅰ-A)。

4)处理要点:严格遵循适应证,选择适当的治疗人群,应用超声心动图技术更有益于评价心脏收缩的同步性;提高手术成功率,尽量选择理想的左室电极导线植入部位,通常为左室侧后壁;术后进行起搏参数优化,包括 AV 间期和 VV 间期的优化;尽可能维持窦性心律,实现 100% 双心室起搏;继续合理抗心力衰竭药物治疗。

(2)埋藏式心律转复除颤器(ICD):MERIT-HF 试验中 NYHA 分级不同患者的死因分析表明,中度心力衰竭患者一半以上死于心律失常导致的猝死。临床证据(SCD-HeEF,MADIT-Ⅱ等)显示,ICD 对 NYHA Ⅱ～Ⅲ级、AMI 后 40 天以上的患者可以降低病死率,因此推荐用于上述患者中曾有致命性快速心律失常而预后较好者。

ICD 临床应用方法包括以下内容。

1)二级预防:慢性心力衰竭伴低 LVEF,曾有心脏停搏、心室颤动(VF)、或伴有血流动力学不稳定的室性心动过速(VT),推荐植入 ICD 以延长生存(Ⅰ-A)。

2)一级预防:缺血性心脏病患者,MI 后至少 40 天,LVEF≤35%,长期优化药物治疗(至少 3 个月)后 NYHA Ⅱ 或 Ⅲ级,合理预期生存期超过一年且功能良好,推荐植入 ICD 减少心脏性猝死,从而降低总死亡率(Ⅰ-A)。

3)处理要点:心力衰竭患者是否需要植入 ICD 主要参考发生心脏性猝死的危险分层,以及患者的整体状况和预后,最终结果要因人而异。对于中度心力衰竭患者,符合适应证,预防性植入 ICD 是必要的。重度心力衰竭患者的预期存活时间和生活质量不高,不推荐置入 ICD。符合 CRT 适应证同时又是猝死的高危人群,尤其是 MI 后或缺血性心肌病的心功能不全患者,有条件的应尽量置入 CRT-D。

(3)心脏移植:心脏移植可作为终末期心力衰竭的一种治疗方式,主要适用于无其他可选择治疗方法的重度心力衰竭患者。但由于供者受限,心脏移植不建议在 65 岁以上老年患者中进行。

(四)老年舒张性心力衰竭(HF-PEF)的治疗

老年心力衰竭患者中约有 50% 的患者左心室收缩功能尚存,然而很少有临床试验评估药物对这种心力衰竭的治疗效果,因此舒张性心力衰竭的治疗在很大程度上仍然是根据临床经验。

1.积极控制血压

舒张性心力衰竭患者的达标血压宜低于单纯高血压患者的标准,即收缩压<17.3 kPa(130 mmHg),舒张压<10.7 kPa(80 mmHg)。

2.控制 AF 心率和心律

心动过速时舒张期充盈时间缩短,每搏输出量降低。建议:①慢性 AF 应控制心室率;②AF 转复并维持窦性心律,可能有益。

3.应用利尿剂

可缓解肺淤血和外周水肿,但不宜过度,以免前负荷过度降低而致低血压。

4.血运重建治疗

由于心肌缺血可以损害心室的舒张功能,CHD 患者如有症状性或可证实的心肌缺血,应考虑冠状动脉血运重建。

5.逆转左室肥厚,改善舒张功能

可用 ACEI、ARB、β 受体阻滞剂等。维拉帕米有益于肥厚型心肌病。

6.地高辛

不能增加心肌的松弛性,不推荐应用于 HF-PEF。

7.其他

如同时有收缩性心力衰竭,则以治疗后者为主。

目前已经公布的有关 ACEI、ARB 和 β 受体阻滞剂的研究显示,这些药物可降低心力衰竭患者住院率和缓解舒张性心力衰竭患者严重的心力衰竭症状,但没有一种药物可降低心力衰竭患者的死亡率,目前治疗指南未推荐这些药物作为 HF-PEF 的标准治疗药物。HF-PEF 的治疗包括积极治疗潜在的心脏疾病;小到中剂量的利尿剂减轻充血和水肿的症状;合并使用 ACE 抑制剂、ARB 或 β 受体阻滞剂可改善症状和可能减轻心力衰竭患者住院的风险。但如果患者对起始治疗无效,应考虑进行替代治疗,可选用硝酸盐类药物、地高辛、钙通道阻滞剂或者联合使用药物。

三、老年急性失代偿性心力衰竭(AHF)

(一)老年急性心力衰竭的临床表现

老年急性右心衰竭主要表现为低心排血量综合征,右心循环负荷增加,可有颈静脉充盈、肝脏肿大、低血压等。

(二)诊断内容与检测指标

1.老年急性心力衰竭的临床诊断应包括 3 个问题。

(1)有无急性心力衰竭?患者症状体征有无其他原因(肺部疾病、贫血、肾衰竭、肺栓塞等)?

(2)诱因是什么?可否立即处理(心律失常、ACS、高血压、感染等)?

(3)威胁生命的关键问题是什么?可否立即处理(血氧、血压、酸中毒等)?

2.辅助检查项目

下述检查有助于尽快作出急性心力衰竭患者病情分析:心电图、胸部 X 线检查、超声心动图、动脉血气分析、血常规和血生化、BNP 及 NT-proBNP、心肌坏死标志物:cTnT 或 cTnI、CK-MB,肌红蛋白等。

3.病情严重性分级

临床常用急性心肌梗死的 Killip 法、血流动力学监测的 Forrester 法和临床症状体征监测法 3 种分级方法。

(三)老年急性心力衰竭的治疗

1.治疗目标

控制基础病因和诱因,缓解各种严重症状,稳定血流动力学状态,纠正水电解质紊乱和维持酸碱平衡,保护重要脏器功能,降低死亡危险,改善近期和远期预后。

2.治疗方法

(1)急性心力衰竭确诊后的处理流程(图 7-2)。

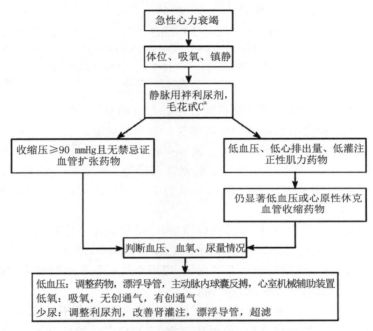

图 7-2 急性心力衰竭治疗流程

a:适用于房颤患者伴快速心室率者、严重收缩功能不全者

(2)药物治疗。

1)镇静剂:吗啡 1～2 mg 静脉缓慢注射,密切观察疗效和呼吸抑制的不良反应,必要时重复 2～3 次,亦可皮下或肌内注射。伴二氧化碳潴留者则不宜应用;伴明显和持续低血压、休克、意识障碍、慢性阻塞性肺部疾病等患者禁忌使用。亦可应用哌替啶 50～100 mg 肌内注射。

2)利尿剂:首选呋塞米,先静脉注射 20～40 mg,继以静脉滴注 5～40 mg/h,其总剂量在起初 6 小时应不超过 80 mg,起初 24 小时不超过 200 mg。亦可应用托拉塞米 10～20 mg,或依那尼酸 25～50 mg 静脉注射。袢利尿剂疗效不佳,加大剂量仍未见良好反应,以及容量负荷过重的急性心力衰竭患者,应加用噻嗪类和(或)醛固酮受体拮抗剂:氢氯噻嗪 25～50 mg,每天 2 次,或螺内酯 20～40 mg/d。

3)支气管解痉剂:感染喘息明显者可用氨茶碱 0.125～0.25 g 以葡萄糖水稀释后静脉推注(10 分钟),4～6 小时后可重复 1 次;或以 0.25～0.5 mg/(kg·h)静脉滴注。亦可应用二羟丙茶碱 0.25～0.5 g 静脉滴注,速度为 25～50 mg/h。此类药物不宜用于冠心病如急性心肌梗死或不稳定性心绞痛所致的急性心力衰竭患者,不可用于伴心动过速或心律失常的患者。

4)血管活性药物:主要有硝酸酯类、硝普钠、重组人脑利钠肽(rhBNP)、乌拉地尔,以及酚妥拉明,但钙通道阻滞剂不推荐用于急性心力衰竭的治疗。急性心力衰竭血管活性药物的选择应用见表 7-2。

表 7-2　急性心力衰竭血管活性药物的选择应用

收缩压	肺淤血	推荐的治疗方法
>13.3 kPa(100 mmHg)	有	利尿剂(呋塞米)+血管扩张剂(硝酸酯类、硝普钠、重组人脑利钠肽),以及左西孟旦
12.0～13.3 kPa(90～100 mmHg)	有	血管扩张剂和(或)正性肌力药物(多巴酚丁胺、磷酸二酯酶抑制剂、左西孟旦)此种情况为心源性休克
<12.0 kPa(90 mmHg)	有	①在血流动力学监测(主要采用床边漂浮导管方法)下进行治疗;②适当补充血容量;③应用正性肌力药物多巴胺,必要时加用去甲肾上腺素;④如效果仍不佳,应考虑肺动脉插管监测血流动力学和使用 IABP 和心室机械辅助装置

硝酸酯类药物静脉制剂与呋塞米合用治疗急性心力衰竭有效;联合小剂量呋塞米的疗效优于单纯大剂量的利尿剂。静脉应用硝酸酯类药物应十分小心滴定剂量,经常测量血压,防止血压过度下降。硝酸甘油静脉滴注起始剂量为 5～10 μg/min,每 5～10 分钟递增 5～10 μg/min,最大剂量为 100～200 μg/min。硝酸异山梨酯静脉滴注剂量为 1～10 μg/h。亦可以喷雾吸入或口服。硝酸甘油每 10～15 分钟喷雾 1 次(400 μg),或舌下含服每次 0.3～0.6 mg;硝酸异山梨酯舌下含服每次 2.5 mg。

硝普钠适用于严重的心力衰竭、原有后负荷增加,以及伴心源性休克患者。临床应用宜从小剂量 15～25 μg/min 开始,酌情增加剂量至 50～250 μg/min,静脉滴注,疗程不要超过 72 小时。由于其强效降压作用,应用过程中要密切监测血压,根据血压调整合适的维持剂量。停药应逐渐减量,并加用口服血管扩张剂,以避免反跳现象。

重组人脑利钠肽(rhBNP)主要药理作用是扩张静脉和动脉(包括冠状动脉),从而降低前、后负荷;促进钠的排泄,有一定的利尿作用;还可抑制 RAAS 和交感神经系统,阻滞急性心力衰竭演变中的恶性循环。推荐应用于急性失代偿性心力衰竭。先给予负荷剂量 1.5 μg/kg,静脉缓慢推注,继以 0.0075～0.015 μg/(kg·min)静脉滴注;也可以不用负荷剂量而直接静脉滴注。疗程 24～72 小时,持续静脉使用药物的时间长短,可依据医师对患者病情的判断,作出符合临床需求的安排。

乌拉地尔具有外周和中枢双重扩血管作用,可有效降低血管阻力,增加心排血量,但不增加心肌耗氧量,适用于高血压性心脏病、缺血性心肌病(包括急性心肌梗死)和扩张型心肌病引起的急性左心衰竭。通常静脉滴注 100～400 μg/min,可逐渐增加剂量,并根据血压和临床状况予以调整。伴严重高血压者可缓慢静脉注射 12.5～25 mg。

5)正性肌力药物:洋地黄类对急性心力衰竭伴快速心室率的患者有益。一般应用毛花苷 C 0.2～0.4 mg 缓慢静脉注射,2～4 小时后可以再用 0.2 mg,伴快速心室率的心房颤动患者可酌情适当增加剂量。

多巴胺 250～500 μg/min 静脉滴注,一般从小剂量起始,逐渐增加剂量,短期应用。多巴酚丁胺 100～250 mg/min 静脉滴注,使用时注意监测血压,常见不良反应有心律失常、心动过速,偶可因加重心肌缺血而出现胸痛。正在应用 β 受体阻滞剂患者不推荐应用多巴酚丁胺和多巴胺。

米力农首剂 25～50 μg/kg 静脉注射(超过 10 分钟),继以 0.25～0.5 μg/(kg·min)静脉滴

注。氨力农首剂 0.5～0.75 mg/kg 静脉注射（超过 10 分钟），继以 5～10 μg/(kg·min)静脉滴注。常见不良反应有低血压和心律失常。

左西孟旦是一种钙增敏剂，其正性肌力作用独立于 β 肾上腺素能刺激，可用于正接受 β 受体阻滞剂治疗的患者。首剂 12～24 μg/kg 静脉注射（超过 10 分钟），继以 0.1 μg/(kg·min)静脉滴注，可酌情减半或加倍。对于收缩压<13.3 kPa(100 mmHg)的患者，不需要负荷剂量，可直接用维持剂量，以防止发生低血压。

（3）非药物治疗。

1）主动脉内球囊反搏(IABP)：急性心力衰竭时 IABP 适应证包括心源性休克，且不能由药物治疗纠正；伴血流动力学障碍的严重冠心病（如急性心肌梗死伴机械并发症）；顽固性肺水肿。

急性心力衰竭时 IABP 的禁忌证：①存在严重的外周血管疾病；②主动脉瘤；③主动脉瓣关闭不全；④活动性出血或其他抗凝禁忌证；⑤严重血小板缺乏。患者血流动力学状态稳定后可以撤除 IABP，撤除的参考指征为：①CI>2.5 L/(min·m²)；②尿量>1 mL/(kg·h)；③血管活性药物用量逐渐减少，而同时血压恢复较好；④呼吸稳定，动脉血气分析各项指标正常；⑤降低反搏频率时血流动力学参数仍然稳定。

2）机械通气：急性心力衰竭者行机械通气的指征包括出现心跳呼吸骤停而进行心肺复苏时；合并 Ⅰ 型或 Ⅱ 型呼吸衰竭。

机械通气的方式：①无创呼吸机辅助通气。有持续气道正压通气(CPAP)和双相间歇气道正压通气(BiPAP)两种模式，主要用于呼吸频率≤25 次/分、能配合呼吸机通气的早期呼吸衰竭患者；②气管插管和人工机械通气。应用指征包括：心肺复苏时；严重呼吸衰竭经常规治疗不能改善，尤其是出现明显的呼吸性和代谢性酸中毒并影响到意识状态的患者。

3）血液净化治疗：包括血液滤过（超滤）、血液透析、连续血液净化和血液灌流等。适应证：①高容量负荷如肺水肿或严重的外周组织水肿，且对袢利尿剂和噻嗪类利尿剂抵抗；②低钠血症（血钠<130 mmol/L）且有相应的临床症状如神志障碍、肌张力减退、腱反射减弱或消失、呕吐以及肺水肿等。在上述两种情况应用单纯血液滤过即可；③肾功能进行性减退，血肌酐>500 μmol/L 或符合急性血液透析指征的其他情况。

4）心室机械辅助装置：急性心力衰竭经常规药物治疗无明显改善时，有条件的可应用此种技术。包括：体外模式人工费氧合器(ECMO)，心室辅助泵（可置入式电动左心辅助泵、全人工心脏）。根据急性心力衰竭的不同类型，可选择应用心室辅助装置，在积极纠治基础心脏病前提下，短期辅助可帮助心脏恢复功能，较长时间的辅助可作为心脏移植或心肺移植的过渡。

5）外科手术：下述情况应考虑急诊手术。①不稳定性心绞痛或心肌梗死并发心源性休克的患者，经冠状动脉造影证实为严重左主干或多支血管病变，并确认冠状动脉支架术和溶栓治疗无效；②心肌梗死后机械合并症如心室游离壁破裂、室间隔穿孔、重度二尖瓣关闭不全等；③急性主动脉夹层、瓦氏窦瘤破裂、各种心导管检查和介入治疗并发症导致的急性心力衰竭（如急性冠脉损伤、二尖瓣球囊扩张术后重度反流、封堵器脱落梗阻、心脏破损出血，以及心包压塞）均需要紧急手术。

四、老年难治性心力衰竭

难治性心力衰竭定义为对常规基础校正（如人工瓣膜置换术或血运重建）和对积极的非药物和药物治疗无效的心力衰竭，但在定义难治性心力衰竭之前，认真查找潜在的可治疗的病因至关重要,仔细检查患者治疗药物确保患者使用的是最佳的治疗药物,并且同家属认真讨论患者的饮食和患者用药习惯确保患者的用药依从性,后者尤其重要,因为很多患者没有进行饮食控制或定期服药或两者并存而导致发生难治性心力衰竭。

如果患者存在持续的肺充血或外周水肿,可强化利尿治疗:袢利尿剂 + 噻嗪类利尿剂有协同作用;呋塞米常规剂量加倍只中度增加利尿效果,加用噻嗪类利尿剂可产生显著利尿、降压作用;加用托伐普坦 7.5~30 mg/d,可以排水不排钠;防治低钾血症、低钠血症、低血容量、肾功能恶化。

慢性心力衰竭患者静脉使用正性肌力药物存在一定争论,包括多巴胺、多巴酚丁胺、洋地黄、磷酸二酯酶抑制剂、左西孟旦等。大量临床经验证明有些难治性心力衰竭患者静脉间断或持续给予正性肌力药可显著改善心力衰竭症状和提高患者的生活质量。

近来已经证实双心室起搏可明显改善严重心力衰竭伴左束支阻滞或 12 导联心电图显示严重室内传导阻滞患者的症状、提高生活质量和患者存活率,该治疗适用于心功能分级持续在Ⅲ或Ⅳ级有心力衰竭症状的患者。尽管初步研究结果显示有些舒张性心力衰竭可从永久性双腔起搏治疗中获益,但尚需进一步研究。

如果上述治疗无效,可以考虑有无非药物治疗的适应证。如患者存在明显的肾功能受损可进行短期透析或血液超滤以祛除多余体液和维持电解质平衡,如果短期透析治疗有效,可考虑长期透析。左室辅助装置可考虑应用于内科治疗无效、预期一年存活率<50%,且不适于心脏移植的患者。心脏移植适用于有严重心功能损害,或依赖静脉正性肌力药的患者,但由于供体的限制,不建议在 65 岁以上患者中进行心脏移植。

五、预防和临终关怀

由于老年心力衰竭患者预后不佳,制订和采取预防措施至关重要。积极治疗高血压可使心力衰竭发生率降低 50%,在>80 岁老年收缩性高血压患者,这种获益更为明显。控制高脂血症可防止发生心肌梗死和其他缺血性事件,从而降低心力衰竭的发生。戒烟也可降低老年心肌梗死和脑卒中发生率,从而阻止心力衰竭的形成。但目前预防措施还不够充分,尤其是在 80 岁以上的老年人。

老年心力衰竭患者预后很差,5 年存活率甚至低于癌症的 5 年存活率,另外一旦患者出现严重心力衰竭症状(纽约心脏学会心功能分级Ⅲ或Ⅳ级),生活质量即严重受损,可选择的治疗有限。即使患者心力衰竭相对较轻或者心力衰竭处于代偿阶段,仍存在心脏骤停的风险,而那些心肺复苏成功的患者,将面临更大的生存风险。

由于这些原因,当患者仍然能够理解和进行知情选择时,医师有责任与患者讨论他们希望得到的积极的治疗方法和临终关怀。随着患者病程演变患者的意见可能发生变化,因此医师必须定期与他们重新沟通。沟通的艺术很重要,因为尽管患者接受了积极的治疗,但常常仅能改善临终症状而非起死回生。医师的谈话如过于乐观,会给患者及其家庭过多希望,虽然可能帮助稳定患者情绪有助减缓疾病的进展,但治疗失败后可能会更加重他们的痛苦;而医师谈话过于悲观,会加重老年患者心理负担导致病情加重。因此,医师在提供积极的治疗方案前,应如实介绍该治疗方法对患者身心恢复的益处和风险。

最后,在患者疾病终末时期,医师应与患者及其家庭讨论他们希望在哪里度过生命的最后时光。许多患者希望在家人簇拥的情况下离开人世,应尽可能尊重患者的愿望。有些患者可能希望去临终关怀病房,更多患者只能选择所在的病房。应尽可能创造温馨的环境,如增加陪护或允许增加探视,充分体现临终关怀。

(褚衍青)

第三节　老年心律失常

一、概述

随着年龄的增长,老年人心律失常发病率亦明显增加。老年心律失常不仅发生率高、危害性大,而且常伴有复杂的临床情况,从而增加治疗难度,成为心血管病和心律失常领域的一个难点。老年人的组织器官发生老化、生理功能下降;成人期所患的慢病带入老年期,新发各种老年病,还会出现多种老年问题;这些慢病都可能成为心律失常的病因或诱因,加上老年人各个器官功能开始衰退,导致了老年心律失常的治疗上除了考虑心律失常本身外,同时需要有整体观,还要关注其他临床问题。缓慢性心律失常和心房颤动是老年人最为常见的心律失常,也是本节重点阐述内容。

(一)机制及特点

1.心律失常

心律失常是指心脏冲动的频率、节律、起源部位、传导速度或激动次序的异常。按其发生原理,区分为冲动形成异常和冲动传导异常两大类。原来无自律性的心肌细胞在各种病理状态下出现异常自律性,如心肌缺血、药物、电解质紊乱、儿茶酚胺增多等均可导致异常自律性的形成。折返是所有快速心律失常中最常见的发生机制,产生折返的基本条件是传导异常。冲动在折返环内反复循环,产生持续而快速的心律失常。

2.心脏形态结构的增龄性变化

随着年龄的增长心肌的解剖、生理和生化发生变化使心肌的正常生理性质发生改变,心肌发生纤维化、淀粉样变及瓣膜退行性变,传导系统纤维化、脂肪浸润,心肌的兴奋性增高、传导变慢,心律失常发病率明显增加。

3.药物作用

老年人常同时患有多种疾病,同时服用多种药物,加上老年人肝肾功能的增龄性下降,药物的排泄、分解减慢,对药物的耐受性较低,药物生物利用度下降,有效血药浓度增加,易发生毒性反应,尤其是抗心律失常药物的致心律失常作用。其他如大环内酯类、喹诺酮类抗生素、抗疟疾药、抗组胺药、抗精神病药、抗抑郁药、抗惊厥药及部分抗肿瘤药物也可致心律失常作用。

4.临床特点

老年缓慢心律失常有其独特的临床特点。

(1)大部分起病隐袭、病史较长、进展缓慢。

(2)难于恢复或痊愈。

(3)房室传导阻滞程度往往较重,如不处理预后差。

(4)临床症状较年轻人明显。

（5）老年人心脏传导阻滞一旦发生，常呈进行性发展。

（6）且大多发生于 His 束远端或束支，少数发生于房室结水平。

（二）分类

老年人由于其特殊的病理生理特性，其心律失常可以分为 3 种。

1.老年退行性心律失常

患者不伴有其他心血管病和疾病因素，明显属于因增龄引起的退行性变引起的心律失常。此类心律失常往往并不影响血流动力学，但是往往比较顽固。

2.老年病理性心律失常

老年患者既往已有或新发生的各种心血管病或其他疾病因素引起的心律失常称为老年病理性心律失常。其心律失常的发生是疾病发生发展过程中的一种症状。

3.混合型

即在老年退行性变的基础上出现心血管疾病而导致的心律失常。

二、老年患者的缓慢性心律失常

由于传导系统的退行性改变，老年人心脏传导阻滞的发生率随年龄增高而增加，因此老年人缓慢性心律失常的发生率明显高于年轻人。老年人缓慢性心律失常的最为常见类型有病态窦房结综合征、房室传导阻滞和室内传导阻滞。

（一）病态窦房结综合征

老年人窦房结起搏细胞随着增龄而逐渐减少，甚至可减至正常人的 5％～10％。窦房结动脉多呈单一血管，60％起始于右冠状动脉，40％起始于左冠状动脉回旋支。老年人冠心病、心肌病、高血压等发病率较高，这些疾病可能损伤窦房结动脉，导致窦房结及其周围组织缺血、纤维化，以及发生窦房结退行性病变。

病窦综合征根据心电图表现可分为 4 个型：Ⅰ型，窦性心动过缓，严重者心率可降至 40 bpm 以下；Ⅱ型，窦性停搏或窦房传导阻滞；Ⅲ型，心动过缓-过速综合征；Ⅳ型，窦房结、房室结双结病变。动态心电图：窦性心律低于 40 bpm 以下，停搏＞3 秒以上，可导致黑矇、晕厥等与心动过缓相关的临床症状。

1.窦房结功能测定

常用指标为窦房结恢复时间（SNRT）和窦房结固有心率（IHR）。老年人 SNRT＞1 600 毫秒为异常，SNRT＞2 000 毫秒具有诊断价值。老年人 IHRP＜[118.1－（0.57×年龄）]×82％可判断为窦房结功能低下。

快速性心律失常如心房颤动、心房扑动、房速结束时的长 RR 间期也是提示窦房结功能障碍。

2.治疗

原发病的治疗十分重要，诊断明确并有与心动过缓相关症状的老年人应及时安置心脏起搏器。由于很多老年人合并有许多心脑血管疾病，所以老年人的耐受力较年轻人差，而且预后不良，这就要求临床医师重视患者的症状，不一定到停搏＞3 秒才考虑安装起搏器。

3.起搏器的选择

显著窦性心动过缓、房室传导正常者首选 AAIR 型，伴房室传导阻滞者首选 DDDR 型，显著窦性心动过缓、房室传导正常者首选 AAIR 型，伴房室传导阻滞者首选 DDDR 型，窦房传导阻滞或窦性停搏但平均窦性心律正常者可选 AAI 或 DDD 型,频发快速性房性心律失常者选有模式转换功能的 DDD 型或 VVIR、VVI 型起搏器。

(二)房室传导阻滞

老年人房室传导系统随年龄增在结缔组织逐渐增多,60 岁以后中心纤维体和室间隔上部钙化逐渐增加,房室结内细胞成分和 His 束传导细胞含量也逐渐减少。是导致老年人容易发生房室传导阻滞的病理基础。

1.临床表现

老年人房室传导阻滞大多为缓慢发展过程,传导阻滞程度可有一度、二度Ⅰ型、二度Ⅱ型和三度。有些老年人的房室传导阻滞可以呈间歇性表现,需要行 24 小时动态心电图检查,或反复在症状出现时行心电图检查才能明确诊断。

对于老年人,常常合并有心房颤动,心房颤动的患者突然出现规律的心室率,RR 间整齐并且频率较慢,需要考虑心房颤动合并三度房室传导阻滞的可能。除了器质性心脏病外,有些老年人有症状的间歇性房室传导阻滞可能继发在一过性心肌缺血或睡眠呼吸暂停综合征的时候,后者在长间歇呼吸暂停中出现传导阻滞,此时常同时伴有血氧饱和度的显著下降。

2.治疗

急性房室传导阻滞:最常见于急性下壁心肌梗死的患者,在度过急性期后房室传导阻滞常可以减轻或消失,因此对于此类二度以上房室传导阻滞可以选择临时心脏起搏、肾上腺皮质激素及异丙肾上腺素对症治疗。难于恢复的房室传导阻滞应安置永久心脏起搏器。

间歇性房室传导阻滞:如排除因睡眠呼吸暂停综合征或某些不常用药物导致的房室传导阻滞,如有相关症状的二度以上房室传导阻滞包括长时间不能恢复的急性房室传导阻滞的老年患者应安置永久性心脏起搏器。

3.起搏器的选择

二度以上有相关症状的慢性房室传导阻滞,包括长时间不能恢复的急性房室传导阻滞,应选择安置永久性心脏起搏器,窦房结功能正常的可选择 DDD 或 VDD 型,窦房结功能不良者应首选 DDDR 型,频发房性快速性心律失常者可选择有起搏模式转换功能的 DDD 型或 VVIR、VVI 型起搏器,合并有持续性心房颤动、房扑的患者应植入 VVI 型。

(三)室内传导阻滞

心室内传导阻滞又称为束支阻滞,可分为单束支阻滞、双束支阻滞和三束支阻滞 3 种类型。

1.单束支阻滞

单束支阻滞的类型:包括左、右束支阻滞和左前分支、左后分支阻滞,左、右束支阻滞又可分为完全性和不完全性阻滞。老年人单支阻滞的发生率较高。右束支阻滞可发生于老年慢性阻塞性肺疾病患者或健康人。左束支阻滞多见于器质性心脏病如高血压、冠心病及心肌病等。左前分支阻滞多发生于老年冠心病、心肌病患者,也常见于健康老年人。

单支传导阻滞的临床意义比较复杂,除了观察其是否与器质性心脏病有关,还应观察单支阻滞的动态变化情况,如传导阻滞是否从无到有,阻滞程度是否逐渐加重等。

2.双束支和三束支阻滞

(1)双束支阻滞类型:多为右束支阻滞伴左前分支阻滞,较少见的是右束支阻滞伴左后分支阻滞,以及左前分支和左后分支交替阻滞。后者如发生二分支的完全性阻滞,则与左束支主干的完全性阻滞难于鉴别。

(2)三束支阻滞类型:三束支阻滞是指右束支、左前分支及左后分支均出现传导阻滞,可有多种组合方式,如三束支均发生完全性传导阻滞,则与三度房室传导阻滞不易鉴别。不完全三束支阻滞的常见形式是左、右束支传导阻滞交替出现,或双支阻滞伴不同程度(一度或二度)房室传导阻滞等。

(3)老年人双束支和三束支阻滞的病因:老年人双束支或三束支阻滞常提示患者有较大面积或弥漫性心肌损害,后者可以出现与缓慢性心律失常相关的严重症状。有些患者可能合并较严重的心功能不全,预后较差。

老年人发生束支传导阻滞,特别是单束支和双束支阻滞,多无心动过缓及心脏停搏表现。如未合并其他原因导致的心动过缓,患者可无症状,临床意义仅取决于患者是否存在心脏器质性疾病。但在持续性或间歇性三束支阻滞的老年患者中,则可能出现与心动过缓及心脏停搏相关的严重症状,其临床意义同完全性房室传导阻滞,必须立即安置心脏起搏器。

(四)缓慢性心律失常的药物治疗

暂未能安装心脏起搏器治疗的患者,需临时改善症状可使用药物治疗。

1.阿托品口服或静脉滴住

对老年青光眼及男性前列腺肥大患者禁用。对于缓慢性心律失常患者不建议长时间使用,因大剂量使用可出现口干、排尿困难、便秘,甚至呼吸加速、烦躁不安、谵妄、幻觉等中枢中毒症状。

2.异丙肾上腺素静脉滴注或泵入

但老年人容易诱发快速性心律失常,应特别谨慎。

3.氨茶碱口服或静脉滴注

口服以缓释剂型较理想。

(五)老年人缓慢性心律失常的起搏器置入治疗

心脏起搏器是治疗缓慢性心律失常的有效方法。老年人缓慢性心律失常除了典型的二度以上房室传导阻滞及病窦综合征外,还有些表现为心房颤动伴缓慢心室率等。因此,心脏起搏器置入术是老年患者中最常施行的心脏介入性手术之一。老年以及高龄均不是心脏起搏器置入术的禁忌证。相反,由于老年人心脏老龄化改变,常有心功能(包括收缩功能和舒张功能)下降,心脏的自律性降低和传导能力减弱,心功能代偿能力较差,发生缓慢性心律失常的机会增加,缓慢性心律失常时出现的症状较重。老年患者如有安置心脏起搏器适应证,应当及早积极地安置心脏起搏器,以防止心脏意外事件的发生。患者安置心脏起搏器后,还可以改善症状,提高老年人的生活质量。同时有于老年人其自身的特点,其起搏器植入有其特殊性。

(1)老年人起搏器的安装尽量选用生理性起搏,心脏生理性起搏可以减少心血管事件的发病率和死亡率。很多研究提示,生理性起搏器与心室起搏相比,慢性心房颤动、脑卒中、心力衰竭和心血管事件的发生率明显减少。

(2)老年人容易发生起搏器综合征。起搏器综合征是非生理性心室按需起搏器(VVI)的常见并发症,老年人容易发生起搏器综合征。

(3)老年人心功能代偿能力低,心室舒张期顺应性下降,心室的充盈需更多地依赖于心房的活动,房室协调活动能提高心排血量、改善运动耐量。房室同步起搏更有利于老年患者。

(4)单腔心房按需起搏(AAI)是最简单的生理性起搏器,应注意的是房室传导阻滞。有研究提示,对年龄≤70岁,PR间期≤0.22秒,或年龄>70岁,PR间期≤0.26秒的病窦患者,以

100次/分起搏心房,房室传导仍为1:1时,安置AAI起搏器应是安全的。

5.VDD起搏器为单电极双腔起搏器,手术方式简便、快捷,较适合老年患者。然而对有潜在窦房结功能不全,或心功能不全,需提高心率以改善心功能的老年患者,则不适合选用VDD起搏器。

(6)频率应答型起搏器的起搏频率可随活动量自动改变,以适合生理需要。老年人安置心室频率应答型起搏器后,活动能力、临床症状、运动耐力均比固定起搏频率的心室起搏器提高。

(7)对于起搏器置入患者要重视起搏器的随访和程控。置入DDD型起搏患者,发生心房颤动后,就会出现较快的心室起搏,严重者导致血流动力学紊乱,此时可将起搏模式调整为VVI模式,对于带有心房颤动模式转换的功能的起搏器,可将此功能打开。对于心功能不全特别是合并有血压下降的患者,提高下限频率对患者的心功能有着明显的改善。

(六)心脏起搏器置入术常见并发症

(1)出血和感染,如皮下或囊袋内出血,出血合并感染。

(2)糖尿病患者术后创面不易愈合。

(3)起搏器囊袋穿孔,无菌性囊袋穿孔多见于老年女性。

(4)心肌穿孔,特别是老年女性患者,右心室壁较薄弱,容易发生心室壁穿孔。心肌穿孔多见于临时起搏器术后,也可发生在永久起搏器术中。

(5)术后发生起搏和感知失灵多见于电极脱位,老年人心肌萎缩,电极头部不易固定,电极导管置入后容易发生脱位。老年人心肌应激性较差,起搏电压阈值较高,容易导致起搏失灵和感知障碍。

三、老年性快速性心律失常

(一)心房颤动

在美国大约有230万人口患有心房颤动,心房颤动患者的平均年龄为75岁,其中84%以上大于65岁。

心房颤动对患者的发病率和死亡率有重大影响。心房颤动是卒中的独立危险因素。心房颤动也使患者全因死亡率上升2倍以上。尽管心房颤动经常与其他疾病共存,尤其是心血管病和肺部疾病,排除这些因素后,心房颤动患者的死亡率仍然较高。

1.病因

老年人心房颤动多见于高血压、冠心病、心肌病、甲状腺功能亢进、瓣膜病及肺心病。

2.心房颤动的分类

由于导管消融治疗心房颤动技术的发展,ESC指南推出的新分类法。

(1)首诊心房颤动:第一次被确诊的心房颤动,与心房颤动持续时间及相关症状无关。

(2)阵发性心房颤动:能在7天内自行转复为窦性心律者,一般持续时间<48小时。

(3)持续性心房颤动:常指持续7天以上,需要药物或电复律才能转复为窦性心律者。

(4)长期持续性心房颤动:心房颤动持续时间≥1年并决定进行节律转复治疗的心房颤动。

(5)永久性心房颤动:不再考虑节律控制策略的患者,一旦再决定进行节律转复治疗时,则永久性心房颤动患者将被重新诊断为"长期持续性心房颤动"。

3.心房颤动患者的卒中预防

心房颤动是卒中的独立危险因素,对于初发卒中或再次卒中的患者进行抗凝治疗比任何其他药干预更重要。心房颤动患者卒中的危险因素包括新近发生的脑血管意外、高血压史、糖尿病病史、心力衰竭和高龄。

4.心房颤动的复律

长期有效且安全的维持窦律能够改善和消除症状,延缓病程进展,逆转解剖和电重构改变。应当指出,维持窦律不是要完全消除心房颤动发作,有效药物治疗时可能引发严重不良反应,因此应强调与注重药物治疗的安全性。

重视窦律维持治疗的临床化和个体化,即指伴不同临床心血管病、心功能不全的心房颤动患者应选用电复律或药物。初次发作的心房颤动在 24～48 小时内可自动转复为窦性心律。心房颤动持续 7 天以内,尤其是持续时间<48 小时的患者,药物复律非常有效,>7 天患者电复律治疗优于药物复律。心房颤动持续时间越长,复律成功率越低。

无禁忌的条件下,氟卡尼、多非利特、普罗帕酮和静脉用伊布利特可用于心房颤动或心房扑动复律。胺碘酮也可用于心房颤动药物复律。但老年人往往合并有许多基础疾病,药物复律需要充分评估,之前要反复评价心脏功能及电解质情况。

心功能不全患者禁有Ⅰ类抗心律失常药物,在低钾低镁的情况下使用Ⅲ类抗心律失常药物容易诱发尖端扭转性室速。另外对于药物复律无反应的心房颤动或心房扑动合并快速心室反应患者,推荐直流电复律。心房颤动或心房扑动合并预激且血流动力学不稳定情况下推荐直流电复律。电复律前需要使用镇静剂或麻醉剂,之前需要评价患者肺功能。

心房颤动或心房扑动≥48 小时或持续时间不明确,复律前华法林抗凝 3 周,复律后继续抗凝 4 周。心房颤动或心房扑动≥48 小时或持续时间不明确且需要紧急复律,尽快启动抗凝治疗并至少持续 4 周。对于心房颤动或心房扑动<48 小时且高危卒中患者,复律前或复律后立即静脉用肝素或低分子肝素或Ⅹa 因子抑制剂或直接凝血酶抑制剂,随后长期抗凝治疗。心房颤动复律后,根据血栓栓塞风险决定是否长期抗凝。

心房颤动或心房扑动≥48 小时或持续时间不明确或复律前 3 周未行抗凝治疗,在复律前行经食管超声检查(TEE),若左心房无血栓则行复律,另外,抗凝治疗在 TEE 前开始,并且至少持续至复律后 4 周。

心房颤动或心房扑动≥48 小时或持续时间不明确,复律前 3 周和复律后 4 周可以使用达比加群、利伐沙班和阿哌沙班抗凝治疗。对于心房颤动或心房扑动<48 小时且低危血栓栓塞风险患者,复律前可以静脉用肝素、低分子肝素,一种新型口服抗凝药或不抗栓治疗。

心房颤动是一种慢性疾病,无论是阵发性还是持续性,无论以何种方式转复为窦性心律,大多数患者都可能复发,因此通常需要服用抗心律失常药物来维持窦性心律。胺碘酮是维持窦性心律最有效的药物,但胺碘酮需要定期监测甲状腺功能及肺部情况,对于老年患者还需要注意肝肾功能的影响。胺碘酮延长 QT 间期,在低钾低镁的情况下有导致尖端扭转室速的风险,需监测心电图 QTc。决奈达隆是不含碘的胺碘酮样药物,在降低心房颤动复发方面,胺碘酮优于决奈达隆,但是决奈达隆的耐受性更好,但不宜应用于左室功能受损,近期心力衰竭失代偿或者心功能Ⅳ级(NYHA 分级)的患者。

5.心房颤动的频率控制

老年心房颤动患者往往有基础心脏疾病,并且维持时间较长,不管是以何种方式转复为窦性心律的可能性较小。即使能够转复，也往往复发。在持续性心房颤动的心室率控制与电复律对比研究和心房颤动治疗策略研究也发现心室率控制在预防死亡和心血管死亡上并不比节律控制差。比较持续性心房颤动节律控制、心室率控制及电复律疗效的随访调查研究，心房颤动治疗策略研究，以及心房颤动的节律控制与心室率控制——药物治疗心房颤动的研究结果显示，心室率控制和长期抗凝治疗更适用于无症状或症状轻微的持续性心房颤动患者。

心房颤动治疗目标是减慢快速心室率，单用或联合β受体阻滞剂、洋地黄或钙通道阻滞剂，甚至胺碘酮。对于运动状态下出现心房颤动相关症状患者，评估运动时心率控制水平，必要时调整药物剂量，控制心率在生理水平。有症状心房颤动，静息心率控制在80次/分以下。

永久性心房颤动，药物治疗不合适或心律控制不理想可以采用房室结消融术。有症状心房颤动且左室射血分数保留的患者心率控制可以适当放宽（平静心率<110次/分）。但对于心力衰竭合并快心室率心房颤动的患者，洋地黄类药物是最佳选择。其他治疗无效或存在禁忌的情况下，可以口服胺碘酮控制心室率。决奈达隆不能用于控制永久性心房颤动心室率治疗。心房颤动合并预激不能使用地高辛、非二氢吡啶类钙通道阻滞剂。

（二）心房扑动

心房扑动较心房颤动少见，往往由大折返环引起。心房扑动可分为峡部依赖性和非峡部依赖性。峡部依赖性心房扑动为Ⅰ型心房扑动，或称之为典型心房扑动，其频率往往为250~350次/分，这类心房扑动的折返环通常占领了心房大部分区域。下腔静脉至三尖瓣之间的峡部常常为典型心房扑动折返环的关键部位。其折返环在心房内的激动顺序为逆钟向，体表心电图心房扑动波在Ⅱ、Ⅲ、aVF导联为负向，V_1导联为正向，V_6导联为负向。非峡部依赖性心房扑动也称为Ⅱ型心房扑动或不典型心房扑动，其体表心动表现为心房扑动波在Ⅱ、Ⅲ、aVF导联为正向，V_1导联为负向，V_6导联为正向。往往与心房颤动互相转换。多数非峡部依赖性心房扑动与心房瘢痕有关。非峡部依赖性心房扑动的频率往往较快，较峡部依赖性心房扑动难以转复。

心房扑动的治疗与心房颤动一样，同样为抗凝、频率控制与节律控制。但心房扑动的心室率控制较心房颤动有为微小的差别，针对房室结的药物会使心房扑动的心室率成比例下降，故使用过程中需要严密监护，避免降得过低。同时在使用Ⅰc类抗心律失常药物治疗心房扑动时需要与钙通道阻滞剂与β受体阻滞剂联合应用，原因是Ⅰc类药物可减慢心房扑动频率，并引起1:1房室传导。如果患者合并心力衰竭或者冠心病时可导致严重的临床后果，需要警惕。

（三）室上性心动过速

室上性心动过速（SVT）是指异位快速激动的形成和（或）折返环路位于希氏束分叉以上的心动过时。狭义的室上性心动过速是指与房室交界区相关的折返性心动过速，其中最常见的是房室结折返性心动过速（局限于房室结区域）和房室折返性心动过速（旁道作用）。阵发性室上性心动过速呈突发突止，持续时间长短不一。症状包括心悸、胸闷、头晕，少见晕厥、心绞痛、心力衰竭与休克。此类疾病首次发作时患者往往年轻，多已行射频消融术。随年龄的增长往往发作越来越频繁，持续时间越来越长，老年人往往因年轻时发作较少或其他未行手术治疗而带入老年。

急性发作时应根据患者基础的心脏状况，既往发作的情况以及对心动过速的耐受程度作出适当处理。非二氢吡啶类钙通道阻滞剂和β阻滞剂可作用于房室结可有效终止折返的形成，多选用静脉给药。普罗帕酮作用于旁路也可以有效终止室上速。

在使用药物中止室上速前，对于老年人一定要注意评价心功能，上述的抗心律失常药物都有负性肌力的作用，往往可导致急性左心力衰竭的发作。对于心功能不全的患者，可试用洋地黄类药物,但剂量不宜过大。

食管调搏常常可以有效中止发作。

当患者出现严重心绞痛、低血压、充血性力衰竭表现,应立即电复律,急性发作时当药物治疗无效时也可以实施电复律。但已经使用洋地黄患者应慎重。

(四)室性心律失常

随着年龄增加,患有明显心脏疾病或无明显心脏病的患者,室性期前收缩的发病率逐渐增加。这一趋势与未被发现的心脏疾病,左室质量的增加,血清儿茶酚胺水平升高,与年龄相关的心肌细胞和细胞外基质改变等因素相关。

老年患者室性心律失常的治疗与普通人群相似。无症状性非持续性室性心动过速的患者,需要仔细评估是否存在心脏疾病,包括隐匿性冠心病,结构性心脏病,左室功能不全。无任何重要心脏病的室性期前收缩和非持续性室性心动过速的患者预后良好。不管是缺血性心脏病还是非缺血性心脏病,左室射血分数下降的患者心源性猝死(SCD)的风险增加。预防心源性猝死需要对隐匿疾病的优化治疗以及需要选择合适患者植入埋藏式心脏节律转复除颤器(ICD)。尽管埋藏式心脏节律转复除颤器的适应证未排除或提出对老年患者的特别建议,但考虑到老年人群的合并疾病以及预期寿命较短,因此应进行个体评估再制订治疗方案。

四、老年人心律失常药物的合理应用

许多抗心律失常药物有致心律失常作用,如何安全地使用抗心律失常药物是一个难题。首先要做好心律失常的评估,这又包括两方面第一是心律失常的识别,不同的心律失常的机制各不一样,处理原则也各不相同。第二心律失常该不该药物治疗,对于既无直接相关的临床症状,也无直接或潜在的预后意义的心律失常,不必盲目使用抗心律失常药物。临床上导致明确与之相关的症状和(或)具有潜在或直接影响血流动力学的心律失常(恶性心律失常)才需要干预。在心律失常治疗中应强调病因治疗。改善导致心律失常产生的基质如重在改善心肌供血、纠正心脏功能,改善血流动力学异常等,比治疗心律失常本身更重要。另外,还应积极纠正或改善抗心律失常药物的应用环境,如电解质紊乱等。

对危及生命的心律失常,药物选择主要考虑有效性;对改善症状的心律失常治疗,主要考虑药物的安全性。近些年来,临床医师开始探索抗心律失常药物的联合应用,进而达到合理用药的目。联合药物疗法是根据抗心律失常药物的电生理作用具有相加性或协同性这一假设,针对心律失常的发生机制采用联合方案可能获得治疗成功而提出。其原则有以下几项。

(1)如在抗心律失常治疗中应用某一药物尚有疗效,则应尽量避免。

(2)联合用药避免同一类药物同时应用。

(3)避免作用或不良反应相似的药物同时应用。

(4)联合用药是时应减少各药的剂量。β阻滞剂的主要作用是拮抗儿茶酚胺,从而增强稳定因子的作用,其与Ⅰ类药物联用治疗室性快速心律失常疗效较好。目前胺碘酮加美西律治疗快速室性心律失常已在临床广泛应用。胺碘酮与β阻滞剂或钙通道阻滞剂合用可用于心室颤动风暴的患者,但有引起缓慢性心律失常的危险。

虽然所有抗心律失常药物均具有负性肌力作用,但在心功能正常情况下抗心律失常药物引起心功能障碍的机会很少。宜从小剂量开始,逐渐增加剂量。联合使用时应扬长避短、趋利避弊、合理配伍,同时应做好密切的临床观察。

五、心脏再同步化治疗(CRT)与埋藏式心律转复除颤器

尽管心功能持续在 Ⅲ、Ⅳ 级水平的心力衰竭患者已经得到最佳的药物治疗,CRT 仍可以提高其心脏功能与生活质量,并且有证据表明在一些患者中 CRT 可以逆转心肌重构。CARE-HF 试验表明 CRT 明显降低了全因死亡率,进一步支持 CRT 可以获益。然而,必须认识到在高龄人群中,有关使用这些器械设备治疗的资料非常有限。因此,在高龄人群中推荐使用 CRT 和 ICD 治疗,必须个体化,还要考虑他们的预期寿命、伴随的疾病以及治疗的目标。

(褚衍青)

第四节 老年慢性腹泻

老年慢性腹泻指腹泻每天 3 次以上呈持续或反复出现,腹泻多由慢性消化系统疾病所致;也有由消化系统以外的慢性疾病以及其他原因所引起,病因主要为器质性的,有时也有功能性的。

一、病因

(一)肠源性
(1)慢性细菌性痢疾。
(2)慢性阿米巴性痢疾。
(3)肠道寄生虫感染。
(4)肠道菌群失调症。
(5)非特异性溃疡性结肠炎。
(6)局限性肠炎。
(7)肠道肿瘤(小肠淋巴瘤、结肠癌)。
(8)肠功能紊乱。

(二)胃源性
如萎缩性低胃酸性胃炎、胃癌、胃切除术后造成胃酸及胃蛋白酶减少,以致食物消化障碍所致,胃内未消化的食物常大量倾入肠内,引起肠蠕动增加,而发生腐败性消化不良性腹泻。

(三)胰源性
如胰腺疾病,特别是慢性胰腺炎,胰淀粉酶、胰脂肪酶、胰蛋白酶分解障碍,导致消化不良、慢性腹泻,常表现为脂肪泻(脂肪从粪便中排出增加)。

(四)胆源性
如胆管疾病,胆盐不足造成食物(主要是脂肪)消化障碍,而导致慢性腹泻。

(五)肠功能紊乱
肠功能紊乱,造成食物消化、吸收障碍,而发生慢性肠泻,临床称吸收不良综合征。

(六)全身性疾病
甲状腺疾病、肾上腺疾病、糖尿病、尿毒症及免疫功能低下等均可发生慢性腹泻。

二、诊断

(一)病史询问

慢性腹泻如上所述可为许多疾病共同症状(共性),但每种疾病均有其特殊病史及症状(特性),病史询问可获其特殊病史及症状,是诊断的重要依据。如曾患有急性痢疾,而后遗留慢性腹泻,则很可能为慢性痢疾;患有慢性胰腺炎者其慢性腹泻则胰原性的可能性大等。

(二)大便检查

大便检查对慢性腹泻的诊断与鉴别诊断有特别重要的价值。

(1)细致多次观察新鲜排出的全部大便,脓血便可见于慢性结肠炎、结肠直肠癌、慢性痢疾、血吸虫病等;大便量多、颜色浅淡、外观无黏液,水样或粥样,见于原发性吸收不良综合征、小肠炎;腹泻间歇期间大便形如羊粪,上附大量黏液,可见于痉挛性结肠。

(2)大便镜检有无红、白细胞、溶组织阿米巴、寄生虫等,可明确慢性腹泻的病因学诊断。大便痢疾杆菌培养和肠菌谱鉴定,对诊断慢性痢疾及肠道菌群失调有重要意义。

(三)肠镜检查

通过肠镜可直接窥视肠黏膜的病变,并可在直视下采取黏膜或溃疡分泌物检查或做活体组织检查。近年来应用口式小肠黏膜活检装置,对诊断某些慢性小肠疾病有重要价值。

(四)胃肠钡餐检查

胃肠钡餐检查可发现小肠功能性与器质性病变。

(五)试验性治疗

试验性治疗即选用某种药物进行疗效观察,可作为诊断指标。例如抗生素、甲硝唑、胰酶、胃蛋白酶合剂、考来烯胺等,常能根据疗效对某些疾病做出肯定与否定的推断。

三、治疗

(一)一般治疗

老年慢性腹泻的治疗,关键在于明确病因,进行病因治疗,即根据不同病因采取各自的有效疗法。对有些病因不明的腹泻或某些基础病因目前尚无特效治疗者,则进行对症及支持疗法,如补充液体,维持水、电解质及酸碱平衡,也可考虑给阿片酊、可待因等以减少排便频度。

(二)特殊治疗

临床上难以治疗的又常遇到的溃疡性结肠炎的治疗原则有以下几点。

1.控制感染

用阿莫西林、甲硝唑、小檗碱及柳氮磺胺吡啶长时间(1~2 年)、交替口服或肛门栓剂。

2.肾上腺皮质激素

地塞米松 2.5 mg 或泼尼松 20 mg 加生理盐水 100 mL,每晚灌肠 1 次,好转后改为每周 2~3 次,疗程 1~3 个月,内可加用小檗碱。

3.中药治疗

锡类散 1 支、生肌散 2 支加生理盐水 100 mL 灌肠,每晚 1 次。

4.免疫抑制剂

硫唑嘌呤可减轻结肠黏膜炎症,适合反复发作、特别对柳氮磺胺及肾上腺皮质激素无效的患者,1.5 mg/kg,分次口服,疗程 3~6 个月。注意此药常有胃肠道反应及白细胞数减少,老年人免疫功能低下者不宜应用。

5.对症治疗

如止痛、止泻、补充营养、纠正贫血等亦应根据患者的具体情况给予相应的治疗。

（褚衍青）

第五节 老 年 便 秘

老年便秘是指排便次数减少,同时排便困难,粪便干结。正常人每天排便 1～2 次或 2～3 天排便 1 次,便秘患者每周排便少于 2 次,并且排便费力,粪质硬结、量少。随着人口的老龄化趋势,便秘已成为老年病中一种高发性疾病,65 岁以上老年人便秘的发生率约为 30%,便秘由于能引起胃肠及心脑血管方面的并发症而危及老年人的健康,严重影响老年人的生活质量。

一、病因和发病机制

(一)与增龄有关

老年人便秘的患病率较青壮年明显增高,主要是由于随着增龄,老年人的食量和体力活动明显减少,胃肠道分泌消化液减少,肠管的张力和蠕动减弱,腹腔及盆底肌肉乏力,肛门内外括约肌减弱,胃结肠反射减弱,直肠敏感性下降,使食物在肠内停留过久,水分过度吸收引起便秘;此外,高龄老人常因老年性痴呆或精神抑郁症而失去排便反射,引起便秘。

(二)不良生活习惯

1.饮食因素

老年人牙齿脱落,喜吃低渣精细的食物或少数患者图方便省事,饮食简单,缺少粗纤维使粪便体积缩小,黏滞度增加,在肠内运动缓慢,水分过度吸收而致便秘。此外,老年人由于进食少,食物含热卡低,胃结肠通过时间减慢,亦可引起便秘。

2.排便习惯

有些老年人没有养成定时排便的习惯,常常忽视正常的便意,致使排便反射受到抑制而引起便秘。

3.活动减少

老年人由于某些疾病和体型肥胖等因素,致使活动减少,特别是因病卧床或乘坐轮椅的患者,因缺少运动性刺激以推动粪便的运动,往往易患便秘。

(三)精神心理因素

患抑郁、焦虑、强迫观念及行为等心理障碍者易出现便秘,据 Merkel 等研究表明,1/3 便秘患者抑郁、焦虑方面的评分明显增高。

(四)肠道病变

肠道的病变有炎症性肠病、肿瘤、疝、直肠脱垂等,此类病变导致功能性出口梗阻引起排便障碍。

(五)全身性病变

全身性疾病有糖尿病、尿毒症、脑血管意外、帕金森病等。

(六)医源性(滥用泻药)

由于长期使用泻剂,尤其是刺激性泻剂,可因损伤结、直肠肌而产生"导泻的结肠",造成肠道黏膜及神经的损害,降低肠道肌肉张力,反而导致严重便秘。此外,引起便秘的其他药物还有如鸦片类镇痛药、抗胆碱类药、抗抑郁药、钙通道阻滞剂、利尿剂等。

正常排便包括产生便意和排便动作两个过程。进餐后通过胃结肠反射,结肠运动增强,粪便向结肠远端推进。直肠被充盈时,肛门内括约肌松弛,同时肛门外括约肌收缩,使直肠腔内压升高,压力刺激超过阈值时即引起便意。这种便意的冲动沿盆神经、腹下神经传至腰骶部脊髓的排便中枢,再上行经丘脑到达大脑皮质。如条件允许,耻骨直肠肌和肛门内、外括约肌均松弛,两侧肛提肌收缩,腹肌和膈肌也协调收缩,腹压增高,促使粪便排出。老年人这组肌肉静息压普遍降低,黏膜弹性也减弱,甚至肛门周围的感受器的敏感性和反应性均有下降,使粪便易堆积于壶腹部而无力排出。老年人脑血管硬化容易产生大脑皮质抑制,胃结肠反射减慢,容易产生便秘。新近的研究表明,血胃肠激素参与控制结肠的动力,如血管活性肠肽、血浆胰多肽、胃动素、生长激素、缩胆囊素等,激素的改变可能在老年便秘发病中起重要的作用。

二、临床表现及并发症

便秘的主要表现是排便次数减少和排便困难。许多患者的排便次数每周少于 2 次,严重者长达2~4 周才排便一次。然而,便次减少还不是便秘唯一或必备的表现,有的患者可突出地表现为排便困难,排便时间可长达 30 分钟以上,或每天排便多次,但排出困难,粪便硬结如羊粪状,且数量很少。此外,有腹胀、食纳减少,以及服用泻药不当引起排便前腹痛等。体检左下腹有存粪的肠袢,肛诊有粪块。

老年人过分用力排便时,可导致冠状动脉和脑血流的改变,由于脑血流量的降低,排便时可发生晕厥,冠状动脉供血不足者可能发生心绞痛、心肌梗死,高血压者可引起脑血管意外,还可引起动脉瘤或室壁瘤的破裂、心脏附壁血栓脱落、心律失常甚至发生猝死。由于结肠肌层张力低下,可发生巨结肠症,用力排便时腹腔内压升高可引起或加重痔疮,强行排便时损伤肛管,可引起肛裂等其他肛周疾病。粪便嵌塞后会产生肠梗阻、粪性溃疡、尿潴留及大便失禁,还有结肠自发性穿孔和乙状结肠扭转的报道。

三、诊断和鉴别诊断

便秘可能是唯一的临床表现,也可能是某种疾病的症状之一。对于便秘患者,应了解病史、体格检查,必要时做进一步的检查,以明确是否存在消化道机械性梗阻,有无动力障碍。

(一)询问病史

详细了解便秘的起病时间和治疗经过,近期排便时间的改变,问清排便次数,有无排便困难、费力及大便是否带血,是否伴有腹痛、腹胀、上胃肠道症状及能引起便秘的其他系统疾病,尤其要排除器质性疾病。如病程在几年以上病情无变化者,多提示功能性便秘。

(二)体格检查

体格检查能发现便秘存在的一些证据,如腹部有无扩张的肠型,是否可触及存粪的肠袢。进行肛门和直肠检查,可发现有无直肠脱垂、肛裂疼痛、肛管狭窄,有无嵌塞的粪便,还可估计静息时和用力排便时肛管张力的变化。

340

(三)特殊检查

1.腹部平片

腹部平片能显示肠腔扩张及粪便存留和气液平面,可确定器质性病变如结肠癌、狭窄引起的便秘。

2.钡灌肠

钡灌肠可了解结肠、直肠肠腔的结构。

3.结肠镜及纤维乙状结肠镜

结肠镜及纤维乙状结肠镜可观察肠腔黏膜以及腔内有无病变和狭窄,还可发现结肠黑变病。

4.肛管直肠压力测定

肛管直肠压力测定可以帮助判断有无直肠、盆底功能异常或直肠感觉阈值异常。

5.球囊逼出试验

球囊逼出试验有助于判断直肠及盆底肌的功能有无异常。

6.盆底肌电图检查

盆底肌电图检查可判断有无肌源性或神经源性病变。

7.结肠传输功能实验

结肠传输功能实验可帮助了解结肠传输功能。

8.排粪造影

排粪造影有助于盆底疝及直肠内套叠的诊断。

四、治疗

(一)非药物治疗

1.坚持参加锻炼

对 60 岁以上老年人的调查表明,因年老体弱极少行走者便秘的发生率占 15.4%,而坚持锻炼者便秘的发生率为 0.21%,因此,鼓励患者参加力所能及的运动,如散步、走路或每天双手按摩腹部肌肉数次,以增强胃肠蠕动能力。对长期卧床患者应勤翻身,并进行环形按摩腹部或热敷。

2.培养良好的排便习惯

进行健康教育,帮助患者建立正常的排便行为。可练习每晨排便一次,即使无便意,亦可稍等,以形成条件反射。同时,要营造安静、舒适的环境及选择坐式便器。

3.合理饮食

老年人应多吃含粗纤维的粮食和蔬菜、瓜果、豆类食物,多饮水,每天至少饮水 500 mL,尤其是每天晨起或饭前饮一杯温开水,可有效预防便秘。此外,应食用一些具有润肠通便作用的食物,如黑芝麻、蜂蜜、香蕉等。

4.其他

防止或避免使用引起便秘的药品,不滥用泻药;积极治疗全身性及肛周疾病;调整心理状态,良好的心理状态有助于建立正常排便反射。

(二)药物治疗

1.促动力药

西沙比利是新一代全胃肠促动力药,对老年便秘疗效较好。可缩短胃肠通过时间,增加排便次数。

2.泻药

(1)润滑性泻药:大多是无机矿物油,容易通过肠腔而软化粪便,可以口服或灌肠。此类制剂主要有甘油、液状石蜡,适宜于老年人心肌梗死后或肛周疾病手术后,避免用力排便,对药物性便秘无效。长期使用会影响脂溶性维生素 A、维生素 D、维生素 E、维生素 K 之吸收,还会引起肛门瘙痒和骨软化症。餐间服用较合适,避免睡前服用,以免吸入肺内引起脂性肺炎。

(2)容积性泻药:为含有较高成分的纤维素或纤维素衍生物,它有亲水性和吸水膨胀性的特点,可使粪便的水分及体积增加,促进肠蠕动而转运粪便。此类药有金谷纤维王、美特泻、康赐尔。适宜用于低渣饮食的老年人,不但通便,还能控制血脂、血糖,预防结肠癌的发生。在服用时必须同时饮 240 mL 水或果汁,以免膨胀后凝胶物堵塞肠腔而发生肠梗阻。

(3)刺激性泻药:此类药物含有蒽醌,可刺激结肠蠕动,6~12 小时即有排便作用,但会产生腹痛、水及电解质紊乱等不良反应。此类药物有果导、番泻叶、舒立通、大黄苏打等。长期使用可丧失蛋白质而软弱无力,因损害直肠肌间神经丛而形成导泻的结肠。此类制剂含有蒽醌,长期摄取后在结肠黏膜下会有黑色素沉积,形成所谓的结肠黑变病。

(4)高渗性泻剂:如山梨醇、乳果糖溶液是含不被吸收糖类的电解质混合液。乳果糖是一种合成的双糖,由一分子果糖与一分子半乳糖连接而成,人体内不含有能将它水解为单糖的酶,因此乳果糖口服后能完整地通过胃肠道到达结肠,并分解为单糖,随后分解为低相对分子质量的有机酸,增加肠腔的渗透压和酸度,从而易于排便。乳果糖(杜秘克)口服 15~30 mL/d,24~48 小时即有排便功效。

(5)盐性轻泻药:如硫酸镁、磷酸钠,由于渗透压的作用会很快增加粪便中水分的含量,半小时后即可产生突发性水泻。此类泻剂可引起电解质紊乱,不宜长期使用,对有粪便嵌塞者可灌肠排出粪便。有肾功能不全者不宜使用含镁制剂。

(6)通便胶囊:系纯中药制剂,具有"健脾益肾、润肠通便"的功能。本品用量小,通便作用可靠,具有"通而不泻,补不滞塞"的特色。每次 2~4 粒,2~3 次/天,1~2 天即可通便,通便后改为每次 1~2 粒,1 次/天。

(三)综合序贯疗法

对于习惯性便秘,在训练定时排便前,宜先清肠,即用生理盐水灌肠清洁肠道,2 次/天,共3 天。清肠后检查腹部,并摄腹部平片,确定肠内已无粪便嵌塞。清肠后可给液状石蜡,5~15 mL/(kg·d),或乳果糖 15~30 mL/d,使便次至少达到 1 次/天。同时鼓励患者早餐后解便,如仍不排便,还可鼓励晚餐后再次解便,使患者渐渐恢复正常排便习惯。一旦餐后排便有规律地发生,且达到 2~3 个月以上,可逐渐停用液状石蜡或乳果糖。在以上过程中,如有 2~3 天不解便,仍要清肠,以免再次发生粪便嵌塞。文献报道,这种通过清肠、服用轻泻剂并训练排便习惯的方法,治疗习惯性便秘,其成功率可达到 70%~80%,但不少会复发。

(四)生物反馈治疗

生物反馈治疗是一种以意念去控制机体功能的训练,以前被用来治疗大便失禁,近年已有较多文献报道用于治疗盆底肌肉痉挛性便秘,包括气囊生物反馈法和机电生物反馈法两种,其通便的成功率可达 75%~90%。反馈治疗法是将特制的测压器插入肛门内,通过仪器的显示器,可获得许多信息,包括肛门括约肌的压力、直肠顺应性、肛直肠处的感觉敏感性,使患者自己感到何时可有排便反应,然后再次尝试这种反应,启发排便感觉,达到排除粪便的目的。

(五)中医药治疗

大量文献报道,中医药在治疗老年便秘方面颇有特效,如炒决明子 60 g,压粉,每次服 3 g,早晚各一次。加味增液汤、芍药甘草汤、加味硝菔通结汤、增液润肠丸等,从人的整体角度出发,合理运用气血津液、阴阳脏腑基本理论,从不同角度用药,既可治表又可治本。此外,尚有运用中医理论,采取足底推拿、自我按摩、肛前推按、穴位注射等方法治疗老年便秘,均可使气血通畅,大便自调。

五、预防

坚持参加适当的体育锻炼,有意培养良好的排便习惯,合理饮食,注意补充膳食纤维。膳食纤维对改变粪便性质和排便习惯性很重要,纤维本身不被吸收,能使粪便膨胀,刺激结肠运动。这对于膳食纤维摄取少的便秘患者,可能更有效。含膳食纤维最多的食物是麦麸,还有水果、蔬菜、燕麦、玉米、大豆、果胶等。此外,应积极治疗全身性及肛周疾病,防止或避免使用引起便秘的药品,培养良好的心理状态,均有利于便秘的防治。

（褚衍青）

第六节 老年性贫血

老年性贫血是老年人群的一种常见病。近年来,老年人贫血的患病率有上升趋势。据资料统计,老年性贫血患病率已达到 $50\%\sim55\%$。同时老年人出现贫血后,由于其各组织及器官代偿能力差,并可影响到其他疾病,因而防治老年性贫血应引起人们的重视。

一、定义

任何原因或不明原因所致的老年人全血红细胞数(RBC)、血红蛋白含量(HGB)和红细胞比容(HCT)低于健康老年人的正常值的一种病理状态称为老年性贫血。

二、诊断标准

世界卫生组织(WHO)的标准是 HGB 低于 130 g/L(男性)和 120 g/L(女性)。国内目前尚无 60 岁以上老年性贫血的统一标准,鉴于老年人的红细胞计数和血红蛋白浓度在男、女之间差别不大,目前认为白仓提出的 $RBC<3.5\times10^{12}/L$,$HGB<110$ g/L,$HCT<0.35$ 作为老年性贫血的标准较为合适。

三、病因

老年性贫血也和其他年龄者一样,有各种不同病因贫血;随着年龄不同,各种贫血的患病率也有所不同(表 7-3)。

从表中可见,慢性病贫血是最多见的贫血,随着年龄增长,患病率也增多。缺铁性贫血在老年人中比年轻人明显减少,但仍位居老年性贫血原因第二位。巨幼细胞性贫血较为增多,老人恶性血液病患病率相对较低。

表 7-3　不同年龄的各种贫血患病率

贫血类型	年龄（岁）		
	20～29	40～49	＞60
缺铁性贫血	20.26％	10.1％	12.3％
巨幼细胞性贫血	1.0％	0.7％	3.2％
溶血性贫血	1.3％	1.0％	1.0％
再生障碍性贫血	3.3％	4.0％	0.7％
血压恶性病	13.9％	5.3％	2.7％
慢性病贫血	63.3％	71.9％	81.2％

老年性贫血病因较多，可能是单一因素或多种因素共同引起的。常见的原因是营养不良或继发于其他全身性疾病。

（一）失血过多

如消化道肿瘤、消化性溃疡、上消化道出血、痔疮出血等。

（二）红细胞生成减少

1.骨髓造血功能不良

如感染、内分泌障碍、慢性肾功能不全、结缔组织病、骨髓病性贫血、再生障碍性贫血等使骨髓造血功能受损，导致血红蛋白浓度下降。

2.造血物质缺乏

人体内造血所需的原料主要是铁、铜、维生素 B_1、维生素 B_6、维生素 C、叶酸、蛋白质等，上述任何一种物质缺乏都可导致贫血。

（三）红细胞破坏过多

在正常情况下，红细胞的生成和破坏处于平衡状态。如果各种原因导致红细胞破坏加速，超过骨髓的代偿能力，则出现贫血。

1.红细胞内在缺陷所致的贫血

如遗传性球形细胞增多症、红细胞葡萄糖、磷酸脱氢酶（G6PD）缺乏、海洋性贫血等，上述情况在老年人中少见。

2.红细胞外因素所致的溶血

（1）感染，如疟原虫、溶血链球菌等感染。

（2）免疫性溶血性贫血。

（3）常继发于淋巴瘤、白血病等。

（4）药物，长期服用降糖药、利尿剂、抗癫痫药等。

（5）其他如脾功能亢进、血型不合的输血后溶血等。

四、临床特点

（1）老年性贫血以继发性贫血多见，约占87.1％。此与老年人相伴随的某些疾病，如肿瘤、感染、肾功能不全、慢性失血、某些代谢性疾病等以及应用药物有关。如发生原因不明的进行性贫血，则一定要考虑恶性肿瘤的可能性。即使是轻度贫血也要仔细寻找原因。

（2）老年人由于各器官有不同程度衰老，且常有心、肺、肝、肾及脑等其他脏器疾病，造血组织应激能力差,因而对贫血的耐受能力低,即使轻度或中度贫血,也可以出现明显的症状,特别是在迅速发生的贫血。

(3)多表现为心脑血管病的症状,因而易忽略贫血的检诊。

(4)老年性贫血易出现中枢神经系统症状而导致误诊。一些老年患者往往以神经、精神等首发症状而就诊,如淡漠、忧郁、易激动、幻想、幻觉等,甚至出现精神错乱。

(5)老年人由于皮肤色素沉着,眼睑结合膜充血,使皮肤黏膜的表现与贫血程度不呈平行关系。

(6)老年性贫血多为综合因素所致,如有的患者既有胃肠道疾病,对叶酸、维生素 B_{12} 吸收障碍导致的营养不良性巨幼细胞性贫血,又同时有慢性失血所致的缺铁性小细胞性贫血。因而在临床表现和实验室检查方面均表现不典型,给诊断治疗带来困难。

(7)老年人免疫器官及其活性都趋向衰退,血清 IgM 水平下降,自身免疫活性细胞对机体正常组织失去自我识别能力,故易发生自身免疫性溶血性贫血。

五、老年人常见的贫血

(一)老年缺铁性贫血

缺铁性贫血是指体内可用来制造血红蛋白的贮存铁已用尽,红细胞生成受到障碍时发生的小细胞低色素性贫血。缺铁性贫血在老年人中较常见,仅次于慢性病性贫血,男、女患病率无明显差别。老年人由于肥胖、高脂血症、糖尿病,过分限制肉、肝、蛋类等含铁多的食物,使铁的摄入不足,消化功能的减退(胃肠道黏膜萎缩、胃酸缺乏)造成铁的吸收不良,以及慢性胃肠道疾病引起慢性失血是老年人缺铁性贫血最主要的三个原因。

1.临床特点

(1)老年女性因已不受月经妊娠和哺乳的影响,患病率与男性无差异。

(2)贫血症状和体征与中青年人的不同之处是老年人吞咽时疼痛、舌萎缩、口角皲裂的发生率较高。

(3)常可出现血液中红细胞、白细胞、血小板的数量减少。

2.诊断

(1)主要症状及体征:疲劳乏力,嗜睡,耳鸣,食欲减退,心慌气短(活动后加重),情绪不稳定,面色苍白,皮肤和毛发干燥,踝部浮肿及下肢浮肿,心率加速,心尖区收缩期杂音。

(2)实验室检查:表现为小细胞低色素性贫血,MCV$<80~\mu m^3$,HGB<110 g/L,RBC$<3.5\times10^{12}$/L;血清铁降至 $10.7~\mu mol$/L 以下,血清铁蛋白低于 $12~\mu g$/L,血清铁饱和度低于 16%。

(3)骨髓象示红细胞大小不等,中心浅染;铁染色含铁血黄素颗粒消失,铁粒幼细胞大多数消失。

(4)诊断要点:具有典型症候的诊断并不难,可据病因、红细胞形态、铁代谢检查、骨髓红色变化及铁染色做出诊断。铁剂治疗性试验是诊断缺铁性贫血一种简单可靠的方法。缺铁性贫血患者每天口服铁剂后,短期内网织红细胞计数明显升高,5～10 天达高峰,以后又降至正常。这种反应仅出现于缺铁性贫血。

缺铁性贫血确诊后,必须进一步查明缺铁原因。必须进行全面系统的体格检查,特别注意消化道检查,如有无溃疡病、痔疮、肠道寄生虫等。女性患者特别注意月经情况及妇科检查。大便潜血试验应作为任何原因不明的缺铁性贫血的常规检查。再根据所发现的线索进一步作针对性的特殊检查,如影像学及生物化学、免疫学检查等。力求探明引起缺铁及缺铁性贫血的原因。

3.治疗

(1)病因治疗:老年人缺铁性贫血首先要查明病因。病因治疗对纠正贫血及防止其复发均有重要意义。单纯的铁剂治疗有可能使血象好转或恢复正常,但对原发疾病不做处理,将不能巩固疗效。

(2)铁剂治疗:口服铁剂。①硫酸亚铁 0.15～0.3 g,3/d。②琥珀酸亚铁 0.1～0.2 g,3/d,对胃肠道刺激较小。③多糖铁复合物胶囊 150 mg,2/d,4～6 周后改为 150 mg,1/d,对胃肠道刺激较小。为了减少铁剂对胃的刺激,应在饭后口服。宜先行少量,渐达足量,2～3 月为 1 个疗程。诊断确实,疗效明显,可在 1～2 周内显著改善,5～10 天网织红细胞上升达高峰,2 周后血红蛋白开始上升,平均 2 个月恢复。为了预防复发,必须补足贮备铁,即血红蛋白正常后,再延长用药 1 个月。6 个月时还可复治 3～4 周。

若口服铁剂后无网织红细胞反应,血红蛋白亦无增加,应考虑如下因素:①患者未按医嘱服药。②患者无缺铁情况,应重新考虑诊断。③仍有出血灶存在,在老年人要注意胃肠肿瘤。④感染、炎症、肿瘤等慢性疾病,干扰了骨髓对铁的利用。⑤铁剂吸收障碍,应考虑改用注射铁剂。缺铁性贫血必要时可用铁注射剂治疗。但由于注射铁剂毒性反应较多,不如口服方便且价格昂贵,故必须严格掌握其适应证。

其适应证如下:①口服铁剂无效或因胃肠道等不良反应不能忍受者。②急需矫正贫血,如短期内须进行手术者。③不易控制的慢性失血,失铁量超过了肠道吸收量。④有胃肠道疾病及曾行胃切除者。⑤有慢性腹泻或吸收不良综合征的患者。

常用的铁剂注射有右旋糖酐铁和山梨醇铁。右旋糖酐铁含铁 5%,首次给药剂量为 50 mg,深部肌内注射。如无不良反应,第 2 天起每天 100 mg。每提高血红蛋白 10 g/L,需右旋糖酐铁 300 mg,总剂量(mg):300×[正常血红蛋白浓度(g/L)-患者血红蛋白浓度(g/L)]＋500 mg(补充储存铁)。右旋糖酐铁可供静脉注射,但不良反应多且严重,应谨慎使用。山梨醇铁不能静脉注射,每提高血红蛋白 10 g/L,需山梨醇铁 200～250 mg。所需总剂量可按照上述右旋糖酐铁所需总剂量的公式计算。约 5% 患者注射铁剂后发生局部疼痛、淋巴结炎、头痛、头晕、发热、荨麻疹、关节痛、肌肉痛、低血压,个别患者有过敏性休克,长期注射过量可发生铁中毒等不良反应。

(3)治疗要点:①积极进行病因和(或)原发病的治疗。②口服铁剂治疗与中青年人相同,但老年人宜加服维生素 C 或稀盐酸,有利于铁的吸收。③对正规铁剂治疗后仅得到血液学暂时改善的老年人,应高度警惕肿瘤的存在。④用铁剂治疗 3～4 周无效者应想到是否缺铁原因未去除或诊断有误;部分缺铁性贫血患者合并缺铜,铁剂治疗反应差,加用铜剂可能有效。

(二)慢性病性贫血

慢性病性贫血通常是指继发于其他系统疾病,如慢性感染、恶性肿瘤、肝脏病、慢性肾功能不全及内分泌异常等,直接或间接影响造血组织而导致的一组慢性贫血。这一类贫血也是老年人最常见的贫血。本组贫血的症状和体征多种多样,除原发病的临床表现外,还有贫血和其他血液学异常。老年人由于慢性病较多,故慢性病所致贫血甚为多见,且常因起病缓慢而隐袭,症状多无特征性而易于漏诊、误诊。

慢性病性贫血发病机制复杂,主要与下列因素有关:红细胞寿命缩短;骨髓造血功能受损,从网状内皮细胞转移铁至骨髓的功能受损,导致血浆铜及游离原卟啉增高;肾衰竭者还与红细胞生成素缺乏有关(病因见表 7-4)。

表 7-4 慢性病贫血病因表

结缔组织病：类风湿性关节炎、系统性红斑狼疮、多发性肌炎、甲状腺炎、结节性动脉周围炎
慢性肾衰竭
慢性肝衰竭
内分泌病：垂体、甲状腺或肾上腺皮质功能低下
非血液系统急性病
慢性感染：结核、真菌、骨髓炎、肾盂肾炎、亚急性细菌心内膜炎、支气管扩张、脓肿、压疮、结肠憩室炎等慢性炎症

1.慢性感染所致贫血

凡持续 2 个月以上的感染、炎症常伴有轻至中度贫血。产生贫血的原因是铁利用障碍。正常肝脾中的单核-巨噬细胞可清除衰老红细胞内破坏后释放出的铁。可溶性铁转移蛋白、脱铁转铁蛋白进入单核-吞噬细胞系统的巨噬细胞后和吸收铁结合转变为转铁蛋白。巨噬细胞携带转铁蛋白经循环进入骨髓腔后释放出铁，铁进入红细胞前体形成血红蛋白。伴随铁的转移，脱铁，转铁蛋白又被释放回血浆。在炎症时，炎性细胞释放白细胞介素-1，并刺激中性粒细胞释放一种能与铁结合的蛋白-脱铁传递蛋白，它可与脱铁-转铁蛋白竞争而与铁结合。铁与之结合后形成乳铁传递蛋白，但不能转运到红细胞前体，故铁不能被利用。其结果是铁沉积在巨噬细胞内，不能作为红细胞生成之用，导致低色素性贫血。另外，各种非特异性因素刺激单核-巨噬细胞系统，加强对红细胞的吞噬破坏作用，导致红细胞寿命缩短，当红细胞破坏加快时，其造血组织缺乏相应的代偿能力，这也是引起慢性疾病性贫血的重要原因。

贫血的临床表现常被原发性疾病的症状所掩盖。贫血一般并不严重，多为正细胞正色素型，但重度贫血时可变为小细胞低色素型。如无原发疾病的影响，骨髓象基本正常，骨髓涂片中铁粒不减少，血清铁降低，转铁蛋白或总铁结合力正常或降低，铁蛋白正常或增多，红细胞内游离原卟啉增多。以上特点可与缺铁性贫血鉴别。

2.恶性肿瘤所致的贫血

恶性肿瘤，特别是大多数的实体瘤，在老年的患病率较中青年高。因此，老年人有贫血要高度警惕有无恶性肿瘤。有时，贫血可以是恶性肿瘤的首现症状，如胃癌及肠癌。

恶性肿瘤引起贫血的机制与慢性感染引起贫血的机制相似，为铁利用障碍。其他影响还有以下几点。

(1)癌细胞转移至骨髓而影响正常造血机制，此称为骨髓病性贫血。

(2)肿瘤细胞生长过快或消化道肿瘤引起营养吸收障碍，导致造血原料不足的营养不良性贫血。

(3)肿瘤本身如消化道肿瘤所致胃肠道慢性失血。

(4)放疗、化疗对造血系统的影响，老年人因骨髓功能低下，对放疗、化疗的耐受性差，易出现骨髓抑制。

(5)老年肿瘤患者免疫功能低下，容易感染从而导致贫血加重。

(6)在因癌细胞侵犯而变狭窄的血管中，或由于肿瘤组织释放组织凝血因子，发生弥散性血管内凝血(DIC)，可形成纤维蛋白网，使红细胞行进时受阻而破碎，发生微血管病性溶血性贫血。

除原发病所引起的症状外，常见的症状是进行性贫血，程度轻重不一。实验室检查与慢性感染所致的贫血特征相似。如骨髓受肿瘤浸润，骨髓中可见癌细胞，中性粒细胞、血小板可减少；发生 DIC 时可出现不能用原发病解释的栓塞、出血和休克;如伴有溶血性贫血,可出现黄疸。

3.肾性贫血

肾性贫血是肾脏疾病进展恶化导致肾衰竭或尿毒症所引起的一种贫血,为尿毒症比较早期出现的特征之一。当尿素氮大于 17.9 mmol/L,肌酐大于 354 μmol/L 时,贫血几乎必然发生。可见于慢性肾盂肾炎、慢性弥漫性肾小球肾炎,也可见于糖尿病肾病、肾囊肿、肾结核、肾动脉硬化、代谢异常及血流动力学障碍等引起的肾小球滤过率减低,有的患者在上述疾病检查中发现贫血,也有的因贫血就诊检查才发现肾衰竭。此种贫血在老年贫血中较常见。

其发病机制:①由于肾脏内分泌功能失常,致红细胞生成素(EPO)生成障碍而使红细胞生成减少,此为肾病性贫血的最主要原因。②代谢异常,潴留的代谢产物抑制红细胞生成及分化,并损害红细胞膜,使其寿命缩短。③骨髓增生不良。④尿毒症时,禁食、腹泻以及容易出血等会造成缺铁、叶酸缺乏和蛋白质不足,尿中蛋白的丢失,特别是运铁蛋白的丢失,也易造成贫血。⑤尿毒症患者常有各种出血而致慢性失血。

临床表现除一般贫血症状、体征外,有肾功衰竭的症状、体征。实验室检查为正细胞正色素性贫血,网织红不高,白细胞和血小板一般正常。骨髓象正常。在肾功衰竭进展,尿素氮水平高度上升时,骨髓可呈低增生状态,幼红细胞成熟受到明显抑制。

肾病性贫血患者可用红细胞生成素(EPO)治疗,效果显著,疗效与剂量及用药时间相关。EPO 对其他慢性病贫血,如恶性肿瘤化疗后的贫血也有效。有资料表明,EPO 能有效纠正老年尿毒症患者贫血,但贫血纠正速率较非老年患者慢,维持剂量较大。不良反应主要为血压升高。起始剂量可按每次100 U/kg,3 次/周,疗程不短于 8 周。治疗期间应根据疗效及不良反应及时调整剂量,密切观察血压并予以相应处理。由于老年人易发生缺铁,应及时防治铁缺乏,以保证疗效。有报道表明 EPO 尚具有免疫调节功能,能提高患者 IgG、IgA。EPO 治疗后的患者,生活质量改善,上呼吸道感染的发生率降低。

4.肝病性贫血

肝病所致贫血在 60 岁以上老年人中占全部老年人贫血的 3%。贫血在慢性肝病时是常见的临床表现,尤其是肝硬化患者多见。

引起贫血的主要因素:①肝病患者的红细胞因膜内胆固醇含量增多,使膜变得僵硬,易在脾脏内破坏,寿命缩短。②门脉高压、腹水时血浆容量增大,血液相对稀释。③肝硬化、门脉高压、食管胃底静脉出血及痔出血以及肝功能不良造成的凝血因子减少所致出血,加重了贫血程度。④肝硬化者,特别是长期嗜酒者,可有营养不良、叶酸缺乏,呈现巨幼红细胞贫血。⑤病毒性肝炎可导致肝炎后再生障碍性贫血,少数肝炎后患者可发生单纯红细胞再生障碍性贫血。

贫血类型主要为正常细胞或轻度大细胞性,多染性细胞和网织红细胞可轻度增多。骨髓细胞常呈现增生象,主要为大细胞-正幼红细胞性增生。

5.内分泌疾病性贫血

老年人内分泌功能一般均有减退,但引起贫血的主要因素为甲状腺、肾上腺和垂体功能减低。

甲状腺功能减退患者常呈现不同程度的贫血。发病原因是甲状腺激素缺乏,机体组织对氧的需求降低,红细胞生成素处于较低水平,红细胞生成相对不足。临床上呈轻度或中度贫血,多为正细胞正色素性贫血,伴细胞轻度大小不一,骨髓象可呈轻度增生低下表现。

肾上腺皮质功能减退时可出现贫血,其主要原因为:①肾上腺皮质功能减退引起脱水,经治疗后血浆容积增加,血液稀释引起贫血,使用皮质类固醇治疗1~2月后,贫血可消失。②肾上腺皮质功能减退引起糖皮质激素分泌不足,使机体功能下降,不能产生足够的红细胞生成素,因而影响了红细胞生成,导致贫血。

垂体功能减退所致贫血是继发于它所致的甲状腺、肾上腺皮质功能减退。

治疗上,主要治疗原发病,随着原发病的缓解,贫血可被纠正。对于内分泌腺功能减退,在补足缺少的激素之后,贫血即可纠正。若伴有叶酸或维生素B_{12}及铁剂缺乏,给予补充即有效。除了慢性肾衰并发贫血比较严重以外,大部分慢性病的贫血并不严重。

贫血较重者可输血,最好输浓缩红细胞,以暂时纠正贫血。

(三)老年巨幼细胞性贫血

巨幼细胞性贫血(简称巨幼贫)主要是叶酸、维生素B_{12}在机体内缺乏引起DNA合成障碍所致的大细胞贫血。可因食物中叶酸、维生素B_{12}来源减少,消化功能差,吸收障碍,机体有慢性疾病(如肿瘤、糖尿病等),需要增加或排泄过多等引起,占老年人贫血患病率的3%~4%。

1.病因特点

(1)摄入不足:人体不能合成叶酸,必须从食物中获得。老年人由于食欲缺乏或限食,导致叶酸摄入减少,加之供老年人的食物常烹煮过度,使食物中叶酸破坏增加。Buxton检测40例精神正常的老年人,血清叶酸水平低于1.5 $\mu g/L$的有47.5%,40例精神异常的老年人,血清叶酸水平低于1.5 $\mu g/L$的有67.5%。维生素B_{12}存在于动物组织中,植物中没有,老年人由于肥胖、高脂血症,过分限制肉类食物的摄入,导致维生素B_{12}的摄入不足。

(2)吸收障碍:有报告表明,36%的营养不良老年患者有叶酸盐的吸收障碍;萎缩性胃炎时,内因子分泌减少,不能形成B_{12}内因子复合物,使回肠吸收减少。随着年龄增长,血清维生素B_{12}水平呈进行性下降。

(3)干扰叶酸代谢的药物:如甲氨喋呤、乙胺嘧啶能抑制三氢叶酸还原酶的作用,影响四氢叶酸的形成;苯妥英钠、苯巴比妥可影响叶酸在肠内的吸收;新霉素、秋水仙碱可影响维生素B_{12}的吸收。

大细胞贫血有营养巨幼贫血和恶性贫血两种。营养巨幼贫血是由上述原因造成叶酸、维生素B_{12}缺乏而引起的。恶性贫血原因尚不清楚,目前认为是由于内因子缺乏或分泌减少,70%~95%患者伴有神经系统症状。营养性巨幼贫血及恶性贫血老年人患病率均较高,而且症状严重。

2.临床特点

(1)老年巨幼细胞贫血患者除贫血外,常伴有白细胞和血小板数量减少。

(2)感染发生率较高。

(3)发病缓慢,常得不到及时诊断。

(4)消化系统病症如腹胀、腹泻或便秘常易被医师认为是消化道本身疾病所致,而忽略了是巨幼细胞贫血的非血液学表现。特别是神经、精神症状更易被认为是老年性改变,而放松了对巨幼细胞贫血的警惕性,典型的表现有四肢麻木,软弱无力,共济失调,下肢强直行走困难,深部感觉减退以至消失,腱反射减弱、消失或亢进,病理反射征阳性,还可有膀胱、直肠功能障碍,健忘,易激动以至精神失常等症。这些表现多出现于维生素B_{12}缺乏,尤其是恶性贫血的患者。单纯的叶酸缺乏极少引起这些表现,但可出现末梢神经炎的症状。

(5)舌炎,舌光滑、发亮、萎缩在老年人较常见。

3.诊断

（1）有贫血的一般症状，常有舌炎、典型的牛肉舌。

（2）大细胞贫血红细胞体积（MCV）在 $100~\mu m^3$ 以上，常伴红细胞、白细胞、血小板数量减少。

（3）生化测定：维生素 B_{12} 和叶酸低于正常。

（4）用维生素 B_{12} 或叶酸试验治疗 4～5 天，血中网织细胞上升表示有效，峰值 5～10 天。

（5）诊断要点：呈大细胞或正细胞正色素贫血，中性粒细胞核呈多分叶现象。骨髓红细胞系增生，出现正常和巨幼细胞并存现象。叶酸和维生素 B_{12} 测定是诊断本病的重要指标（叶酸低于 6.8 nmol/L，维生素 B_{12}＜103 pmol/L）。约 70％恶性贫血患者血清抗内因子抗体阳性。

4.治疗

（1）病因治疗，如有肿瘤、慢性感染、腹泻等应积极治疗。

（2）叶酸，适用于叶酸缺乏者。口服 5 mg，3 次/天，贫血纠正后一般不须维持治疗。胃肠道吸收不良者，可用四氢叶酸肌内注射 5～10 mg，1 次/天，到血象完全恢复正常为止。若治疗效果不好，应考虑到有无混合性贫血或肿瘤等疾病存在。

（3）对于维生素 B_{12} 缺乏者其原因大多与维生素 B_{12} 吸收不良有关，故给药的方式应该是肌内注射。50～100 μg，每天或隔天肌内注射 1 次，总量 1.8～2 mg，贫血纠正后，改为 100 μg，1 次/月。对于病因不能去除者和恶性贫血患者须终身维生素 B_{12} 维持治疗。有神经损害者须加大剂量，必要时可鞘内注射。

在应用维生素 B_{12} 治疗时，大量新生红细胞生成，细胞外钾转移到细胞内，血钾下降，故应预防性口服钾盐。另外，血清和尿中的尿酸水平可能升高，引起肾脏的损害，应密切观察肾功能变化。维生素 B_{12} 治疗后，血小板可骤然增加，应注意预防可能发生的血栓栓塞。

部分胃黏膜萎缩的恶性贫血对肾上腺皮质激素治疗有效。可能与胃黏膜再生、分泌内因子等有关。这类患者应长期应用皮质激素治疗。

叶酸和维生素 B_{12} 治疗 24 小时后，骨髓内巨幼红细胞即可显著减少，3～4 天可恢复正常。中性粒细胞分叶过多的恢复需 1～2 周。纠正贫血需 4～6 周。

（4）治疗要点：①治疗基础疾病。②纠正偏食及不良的烹调习惯。③补充叶酸或维生素 B_{12}。④叶酸和维生素 B_{12} 缺乏引起的巨幼细胞贫血由于两者难以区别，最好维生素 B_{12} 和叶酸同时应用。如患者有维生素 B_{12} 缺乏，仅用叶酸治疗会加重神经系统的损害。⑤严重贫血的患者经维生素 B_{12} 及叶酸治疗后，血钾大量进入新生成的细胞内，血清钾会突然下降，老年人应注意密切观察，必要时应予补钾。

（四）再生障碍性贫血（再障）

再生障碍性贫血（再障）是因骨髓造血组织显著减少，引起造血功能衰竭而发生的一类贫血。欧美国家再障社会人群患病率为 2.2/10 万～2.4/10 万，60 岁以上老年人高达 43.6/10 万，因此西方学者认为再障是一种"老年病"。在我国再障多发于 10～30 岁青少年，但近年来老年患者有增高趋势。

1.病因

病因不明者称为原发性再障，有病因可寻者称为继发性再障。部分原发性再障可能是因为某些病因尚未被认识或原因较为隐蔽而病因不明。

（1）物理因素：各种电离辐射如 X 线、放射性核素、核武器爆炸等均可造成骨髓造血干细胞及骨髓造血微环境的损害，影响造血细胞的增生和分化。

(2)化学因素:苯及其衍生物是引起再障的重要化学物质,其引起再障与剂量可能无关,长期接触比一次大剂量接触的危险性更大。其他化学物质如杀虫剂、重金属盐、染发剂等亦可导致再障。引起再障的药物有各种抗肿瘤药物,抗生素如氯霉素、四环素、磺胺药,抗风湿药如阿司匹林、保泰松,镇静药如氯丙嗪等。其中氯霉素所致的药物性再障最多见。

(3)生物因素:主要是一些病毒,如肝炎病毒、EB病毒等。

2.发病机制

随着实验研究的进展,目前多数学者认为再障的发生与造血干细胞受损、骨髓微环境缺陷及免疫机制有关。

(1)造血干细胞受损:随着骨髓培养技术的发展,证实部分再障患者骨髓细胞体外培养,存在着干细胞缺陷。CFU-C、CFU-E、BFU-E的产生率大多数都显著低于正常人。上述各种致病因素都可以损害干细胞,有缺陷的多能干细胞自身复制的速率低于分化率,最终导致干细胞的减少,而发生全血细胞减少。

(2)造血微环境缺陷:骨髓的微环境是指骨髓的微循环和基质。实验证明,造血微环境不仅为造血提供支持及营养,更主要的是提供一些造血所必需的因子。再障时骨髓活检标本可见到静脉窦壁细胞水肿,网状纤维增加,毛细血管明显坏死,说明造血微环境病理改变为再障重要发病机制之一。

(3)免疫机制:在部分患者中,再障的发生可能与免疫机制有关。无论再障患者或正常人骨髓体外培养时,再障患者的骨髓及外周血的淋巴细胞能抑制红细胞及粒细胞的生成。临床上用同种异基因骨髓移植治疗再障虽未成功,但由于应用了大量免疫抑制剂,患者自身的造血功能都获得恢复。有些患者经单独采用抗淋巴细胞球蛋白或大剂量肾上腺皮质激素后,临床症状得到缓解。说明再障的发生与免疫机制有关。

3.临床表现

(1)急性再障:急性再障亦称重症再障Ⅰ型,而慢性再障病程突然加重达重症再障标准者称重症再障Ⅱ型。急性再障起病急,常以感染发热和出血为首发症状。贫血呈进行性加重。出血症状较重,皮肤及黏膜出血广泛,消化道出血和血尿常见,眼底出血可致视力障碍,严重者可因颅内出血死亡。常见感染部位为口咽部、呼吸系统、肛门周围,并易致败血症。病程短,死亡率高。

(2)慢性再障:起病缓慢,以贫血为主要表现。出血症状较轻,一般只限于皮肤黏膜。感染的发生率不高,且较易控制。病程长,如治疗适当,可获缓解以至痊愈,也有部分患者多年迁延不愈。

4.实验室检查

(1)血象:红细胞、白细胞和血小板数量减少。贫血为正细胞、正色素型。网织红细胞减少。急性再障外周血中性粒细胞低于0.5×10^9/L,血小板低于20×10^9/L。网织红细胞所占比例小于1%,绝对值低于15×10^9/L。

(2)骨髓象:急性再障有核细胞明显减少,淋巴细胞、浆细胞、组织嗜碱性粒细胞、网状细胞等非造血细胞增多,巨核细胞极少见或消失。慢性再障可有局部增生灶,但至少有一个部位增生不良。如增生良好,则红系中常有晚幼红细胞脱核障碍。巨核细胞减少。

(3)骨髓活检:诊断困难时应做骨髓活检,在判断骨髓增生情况时优于骨髓涂片。再障时骨髓造血组织减少,非造血组织增多,巨核细胞数量减少并伴有骨髓间质水肿、出血,说明骨髓造血功能受损。

(4)其他检查:①成熟中性粒细胞碱性磷酸酶活性增高。②核素骨髓扫描,可估计骨髓造血量及其分布情况,以判断造血组织减少程度,有助于不典型再障的诊断。

5.诊断

我国再障诊断标准如下:①全血细胞减少,网织红细胞绝对值减少。②一般无脾大。③骨髓检查显示至少一个部位增生减低或重度减低。如增生活跃,须有巨核细胞减少,骨髓小粒成分中应见非造血细胞增多,有条件者应做骨髓活检等检查。④能排除引起全血细胞减少的其他疾病。

老年人再障特点:①老年人再障发病前多有致病因素接触史。天津血研所分析老年人再障76例中,有致病因素接触史者30例(44.1%),其中与服用氯霉素有关者6例,与服用安乃近、对位乙酰氨基酚、磺胺类药物、土霉素、灰黄霉素等有关者共12例,有长期与油漆及农药接触史共7例,病毒性肝炎相关性5例。②症状不典型,早期易误诊。老年人体力活动少,即使贫血,症状也不明显。老年人皮肤易着色,眼睑结膜充血,皮肤黏膜苍白常被掩盖。老年再障常与其他老年病并存,症状多不典型,易被误诊。③贫血、感染及出血症状多见且严重,易导致心力衰竭、感染性休克或脏器出血而死亡。老年人骨髓脂肪组织增多,造血组织减少,红细胞寿命缩短。老年再障患者骨髓脂肪化更明显,其骨髓基质细胞造血支持功能更为降低。老年人再障症状重,并发症多。④再障治疗效果差,病死率高。一组报道表明老年再障治疗有效率为17.9%,而青中年组为68.5%。

6.治疗

(1)一般治疗。①去除病因:详细调查可能的致病因素,及时去除病因。②输血:老年患者由于心血管代偿功能较差,以成分输血为好,以免发生心力衰竭。输注压积红细胞改善贫血,输注浓缩血小板控制出血。③防治感染:保护皮肤、口腔清洁。白细胞严重低下者,应给予保护性隔离。有感染征象时要及时给予有效的抗生素治疗。中性粒细胞数目低下可给予 G-CSF 或 GM-CSF皮下注射。

(2)急性再障治疗:由于异基因骨髓移植不适宜治疗老年人再障,目前抗胸腺细胞球蛋白(ATG)或抗淋巴细胞球蛋白(ALG)、环孢素 A 及大剂量皮质激素三联治疗已成为老年人再障标准疗法。①ATG 或 ALG:ATG 和 ALG 属于免疫调节剂,可以杀伤抑制性 T 细胞,使辅助性T 细胞增加,T4/T8 比值恢复正常,并有致有丝分裂原的作用。临床上常用马或猪的 ATG,剂量为 $10\sim20$ mg/(kg·d),静脉滴注,连用 $4\sim5$ 天。②环孢素 A(CSA):为免疫抑制剂,可杀伤抑制性 T 细胞。临床所用的剂量为 $5\sim12$ mg/(kg·d),分 2 次口服,应用时间不短于 $3\sim6$ 月。③肾上腺皮质激素:大剂量泼尼松龙 $20\sim30$ mg/(kg·d)静脉滴注,连用 3 天,以后每隔 $4\sim7$ 天剂量减半,至维持量 $20\sim30$ mg/d。老年人须谨防不良反应。再障或急性再障治疗有效率为$60\%\sim75\%$。

(3)慢性再障治疗。①雄性激素:通过使红细胞生成素生成增加而发挥作用,对慢性再障疗效较肯定。常用的制剂有:丙酸睾酮 $50\sim100$ mg,肌内注射,每天或隔天 1 次;司坦唑醇 2.4 mg,口服,1 次/天,一般在 $3\sim6$ 个月后见效,首先网织红细胞升高,然后血红蛋白上升。连用半年无效者应停药。不良反应有毛发增多,痤疮,女性停经及男性化,肝功能损害等。十一酸睾酮50 mg/d,口服,每疗程宜在 3 月以上。②皮质激素:可抑制自身免疫反应,增强毛细血管抵抗力,适用于免疫因素引起的再障或有出血症状的患者。常用剂量为泼尼龙 $20\sim30$ mg/d,顿服或分次口服。③免疫抑制剂:如左旋咪唑、环磷酰胺等,对因免疫因素所致有一定疗效。左旋咪唑每次 25 mg,2～3 次/天,长期使用。本药有不良反应少、价格低廉等优点,通常与雄性激素等联合应用。环磷酰胺 50～100 mg/d,顿服或分次口服。在 ATG 及环孢素 A 等出现后,本药已较少应用于再障的治疗。④中医中药治疗:如川芎嗪、复方皂矾丸等。辨证论治亦可获较好疗效。⑤其他:一叶萩碱有脊髓兴奋作用,16 mg/d,肌内注射,每疗程 160～180 天。硝酸士的宁有脊髓兴奋及扩张微血管、改善造血微环境等作用,可连续或间断给药,剂量 1.5 mg,肌内注射。慢性再障的治疗原则是联合用量、长疗程治疗。其有效率可达 60%。

（褚衍青）

第八章　感染科疾病

第一节　鼠　疫

鼠疫是由鼠疫耶尔森菌引起的自然疫源性疾病,曾被称为黑死病。主要通过带菌的鼠蚤为媒介,经人皮肤侵入引起腺鼠疫,经呼吸道吸入引起肺鼠疫。临床表现为发热、严重毒血症状、淋巴结肿大、肺炎、出血倾向,均可发展为败血症,传染性强,病死率高,是危害人类最严重的烈性传染病之一。鼠疫属国际检疫传染病,我国将其列为法定甲类传染病。

一、流行病学

发病前 10 天内,曾到过流行区或有与染疫的动物、患者接触史。

二、临床表现

潜伏期:多为 2～5 天(1～9 天),原发性肺鼠疫潜伏期数小时至 3 天,曾接受预防接种者,可长达 9～12 天。起病急骤,有高热、畏寒、寒战,可有恶心、呕吐、头痛、四肢痛、颜面潮红、结膜充血、皮肤黏膜出血等。继而出现意识模糊、言语不清、步态蹒跚、腔道出血及血压下降、脏器衰竭等。

(一)腺鼠疫

最为常见,除有发热和全身毒血症症状外,主要表现为急性淋巴结炎。淋巴结肿大且发展迅速,淋巴结及其周围组织显著红肿热痛,于病后 2～4 天达高峰。腹股沟淋巴结最常累及,其次为腋下、颈部,多为单侧。若治疗不及时,淋巴结很快化脓、破溃,于 3～5 天因严重毒血症、休克、继发败血症或肺炎而死亡。

(二)肺鼠疫

可原发或继发于腺鼠疫。起病急,寒战、高热、咳嗽、呼吸短促、胸痛、咳痰,痰为泡沫状或血痰,肺部仅闻到散在湿啰音或胸膜摩擦音。常病后 2～3 天因心力衰竭、出血、休克等死亡。

(三)败血症型鼠疫

多继发于肺鼠疫或腺鼠疫,为最凶险的一型。起病急骤,寒战、高热或体温不升、谵妄或昏迷,进而发生感染性休克、DIC 及广泛皮肤出血和坏死等。病情发展迅速,如不及时治疗常于 1～

3天死亡。因发绀和瘀斑,临终前患者全身皮肤发绀呈黑紫色,故有黑死病之称。

(四)其他类型鼠疫

如皮肤鼠疫、脑膜炎型鼠疫、肠鼠疫、眼鼠疫、扁桃体鼠疫等,均少见。

三、实验室检查

(一)血常规

血白细胞明显升高,可高达 $30×10^9/L$,中性粒细胞亦明显升高。

(二)细菌培养

可取淋巴结穿刺液、脓、痰、血、脑脊液等作涂片、镜检和培养及动物接种。

(三)血清学检查

酶联免疫吸附试验(EHSA)用于测定 F1 抗体,亦可用抗鼠疫的 IgG 测定 F1 抗原。其次放射免疫沉淀试验(RIP)、荧光抗体法(FA)也可应用。

(四)分子生物学检测

主要有 DNA 探针和聚合酶链反应(PCR),近年来应用较多,具有快速、敏感、特异的优点。

四、诊断

(1)流行病学史:发病前 10 天曾到过鼠疫流行区,有鼠疫动物接触史。

(2)突然发热、结膜炎、重度毒血症状、急性淋巴结炎,伴肿胀、剧痛、咳嗽、胸痛、痰中带血、咯血或发生败血症等。

(3)患者 2 次(间隔 10 天)采集血清,用 PHA 法检测 F1 抗体呈现 4 倍以上增长或分离到鼠疫菌可确诊。

五、鉴别诊断

腺鼠疫应与急性淋巴结炎鉴别,肺鼠疫应与大叶性肺炎、肺炭疽、钩端螺旋体病肺出血型、衣原体及支原体肺炎等鉴别,败血症型鼠疫应与其他原因引起的败血症及肾综合征出血热鉴别。

六、治疗原则

治疗原则:早发现、早诊断、严密隔离、就地治疗。

(一)一般治疗

急性期应卧床,保证热量供应,补充足够的液体。疼痛及烦躁不安者用止痛及镇静剂。中毒症状严重者可予肾上腺皮质激素短期应用,但必须与有效抗菌药物联用。呼吸困难、循环衰竭者,应给予吸氧、抗休克治疗。

(二)病原治疗

治疗原则:早期、联合、足量、敏感的抗菌药物。

1.首选链霉素

成人首剂 1 g,以后每次 0.5 g,每 4 小时 1 次,肌内注射,1~2 天后改为每天 0.5 g,每 6 小时 1 次,肌内注射,疗程 7~10 天。

2.庆大霉素

成人每次 8 万 U,每天 2~3 次,肌内注射,疗程 7~10 天。

3.其他

如环丙沙星、氯霉素及第三代头孢菌素也有较好疗效。

七、出院标准

腺鼠疫肿大淋巴结完全消散后再观察 7 天。肺鼠疫痰培养 6 次阴性。

八、预后

鼠疫的病死率为 20%～70%,自应用抗菌药物后,病死率下降至 5%左右。肺型、败血症型、脑膜炎型等病死率高。

九、预防

(一)管理传染源

(1)灭鼠、灭蚤,监测和控制动物间鼠疫。

(2)严格隔离患者,加强疫情报告。接触者医学观察 9 天,曾接受预防接种者应检疫 12 天。患者的分泌物、排泄物彻底消毒或焚烧,染疫动物尸体和死于鼠疫的尸体应用尸袋严密包扎后焚烧。

(二)切断传播途径

加强国际检疫和交通检疫,对来自疫区的车、船、飞机进行严格检疫并且灭鼠灭蚤。对可疑旅客应隔离检疫。

(三)保护易感者

(1)医务人员必须在三级防护基础上,穿高筒靴、戴防护眼镜等。

(2)预防用药:如接触患者应口服磺胺嘧啶每次 1 g,每天 2 次。亦可用四环素,每次 0.5 g,每天 4 次口服,均连用 6 天。

(3)预防接种:主要对象是疫区及其周围的人群、参加防疫、进入疫区的医务人员。接种鼠疫菌苗,通常于接种后 10 天产生抗体,1 个月后达高峰,免疫期 1 年,需每年加强接种。

(郭　帅)

第二节　布氏杆菌病

布氏杆菌病是由布氏杆菌引起的动物源性传染病。本病属细胞内感染,其临床特点为长期发热、多汗、关节痛及肝脾大、睾丸炎等。

一、流行病学史

(1)有流行地区居住,并接触病畜(羊、牛、猪、犬等)或其毛发。

(2)接触或进食未严格消毒的牛奶、乳制品和未煮熟的畜肉。

二、临床表现

潜伏期,一般在 1～3 周,可长达数月。

(一)急性和亚急性期

有间歇性(波浪热)发热,多汗、游走性关节疼痛、神经痛及肝、脾、淋巴结肿大。

(二)慢性期

病程持续 1 年以上称为慢性布氏杆菌病。慢性期症状多不典型,主要表现为疲劳、全身不适、精神抑郁,可有固定或者反复发作下肢无力、关节和肌肉疼痛,周围神经炎,神经根性疼痛。少数患者有骨和关节的器质性损害。

三、实验室检查

(1)血常规:外周白细胞计数正常或减少,淋巴细胞增多达 60%。

(2)布氏杆菌玻片或虎红平板凝集反应阳性或可疑,或皮肤过敏试验后 24 小时、48 小时分别观察 1 次,皮肤红肿浸润范围有一次在 2 cm×2 cm 及以上。

(3)标准试管凝集试验(SAT)滴度为 1∶100 及以上;对半年内有布氏杆菌苗接种史者,SAT 滴度虽 1∶100 及以上,过 2～4 周后应再检查,滴度升高 4 倍及以上;或用补体结合试验(CFT)检查,CFT 滴度 1∶10 及以上;抗人免疫球蛋白实验滴度 1∶400 及以上。

(4)布氏杆菌培养:取血液、骨髓、组织、脓性脑脊液作细菌培养,10 天以上才可以获得阳性结果。急性期培养阳性率达 80%,骨髓培养阳性率高。

四、诊断

根据流行病学、临床表现、布氏杆菌玻片或虎红平板凝集反应阳性,可考虑布氏杆菌病诊断,确诊需分离到布氏菌或 SAT、CFT 阳性。

五、鉴别诊断

布氏杆菌病急性或亚急性期应与伤寒、副伤寒、风湿热、肺结核、疟疾等相鉴别,鉴别时注意本病特征性表现,如发热、多汗、游走性关节痛、神经痛、疲劳等。慢性期布氏杆菌病临床表现不典型、多系统损伤,应详细询问流行病学史和实验室检查进一步确诊。

六、治疗原则

治疗原则:早诊断、早治疗、联合治疗、全疗程。选用能透过细胞膜、细胞内药物浓度高的抗菌药。

(一)急性和亚急性感染

1.一般治疗

注意休息,补充营养,退热、止痛等对症治疗。

2.病原治疗

利福平和多西环素,或多西环素和复方磺胺甲噁唑,或利福平和喹诺酮类,或氨基糖苷类。

WHO 推荐利福平(600～900 mg/d)和多西环素(200 mg/d),疗程超过 6 周,共用 2 个疗程。

(二)慢性感染

1.病原治疗

用药同急性感染,但是可能需要更多的疗程。

2.脱敏治疗

采用少量多次注射布氏杆菌抗原避免引起剧烈的组织损伤,又起到脱敏作用。

3.对症治疗

根据患者具体情况给予相应的对症治疗。

七、出院标准

体温正常 3 天,症状和体征明显缓解,无明确的并发症可以出院。本病疗程较长,出院后需要密切随访。

八、预后

症状出现后 1 个月内,经正规、足疗程的治疗可以治愈的。因诊治不及时、不彻底导致疾病慢性化,治疗较为复杂,部分患者疗效差,可遗留骨和关节器质性损害。并发心内膜炎、神经系统并发症者预后差。

九、预防

(一)管理传染源

对疫区的牲畜进行检疫、治疗,宰杀。

(二)切断传播途径

加强对畜产品的卫生监督和畜产品的消毒,防止病畜及其排泄物污染水源。对与牲畜或畜产品接触密切者,要进行宣传教育,做好个人防护。

(三)保护易感人群

做好高危职业人群的劳动保护和菌苗接种。

（马家军）

第三节　水痘和带状疱疹

水痘-带状疱疹病毒(varicella-zoster virus,VZV)感染可引起临床上两种表现不同的疾病:水痘和带状疱疹。初次感染 VZV 表现为水痘,是小儿常见的急性呼吸道传染病,患儿皮肤黏膜分批出现斑疹、丘疹、疱疹及结痂,全身症状轻微。水痘痊愈后,VZV 病毒可潜伏在感觉神经节内,中老年期激活后引起带状疱疹,其特征是沿身体单侧感觉神经分布的相应皮肤节段出现成簇的斑疹和疱疹,常伴较严重的疼痛。

一、病原学

VZV 为 DNA 病毒,属疱疹病毒科(Herpesvirus)α 疱疹病毒亚科(Alpha-herpesviridae)。病毒呈球形,直径 $180\sim200$ nm。核心为线形双链 DNA(125 kb),由 162 个壳粒组成的立体对称 20 面体核衣壳包裹,外层为针状脂蛋白囊膜。

VZV 为单一血清型。病毒基因组由长片段(L)和短片段(S)组成,编码多种结构和非结构蛋白。人是已知的该病毒唯一自然宿主,病毒只能在人胚成纤维细胞和上皮细胞中增殖,并产生局灶性细胞病变,其特征性改变为核内嗜酸性包涵体及多核巨细胞形成。VZV 在体外抵抗力弱,不耐酸和热,室温下60 分钟、pH<6.2 或>7.8 条件下即可灭活,对乙醚敏感。但在疱疹液中−65 ℃可长期存活。

二、流行病学

水痘多呈散发性,冬春季节可有小流行,5~9 岁儿童占发病总数的 50%。带状疱疹多见于成人,90%病例为 50 岁以上或有慢性疾病及免疫缺陷者。

(一)传染源

患者是唯一传染源。病毒存在于患者疱疹液、血液及鼻咽分泌物中,出疹前 48 小时至疱疹完全结痂均有传染性。水痘传染性极强,带状疱疹患者传染性相对较小。

(二)传播途径

主要通过空气飞沫传播,直接接触水痘疱疹液或其污染的用具也可传播。处于潜伏期的供血者可通过输血传播,孕妇分娩前 6 天患水痘可感染胎儿。

(三)易感人群

人类对 VZV 普遍易感,VZV-IgG 抗体阳性率在 3~7 岁儿童近 50%、40~50 岁为 100%。水痘主要在儿童,20 岁以后发病者<2%。病后免疫力持久,一般不再发生水痘,但体内高效价抗体不能清除潜伏的病毒或阻止 VZV 激活,故患水痘后仍可发生带状疱疹。随着年龄增长,带状疱疹发病率也随之增长。免疫低下或缺陷者,如肿瘤化疗患者、艾滋病患者带状疱疹发生率为35%~50%。

三、发病机制与病理

(一)发病机制

病毒经上呼吸道、口腔、结膜侵入人体,病毒颗粒在扁桃体或其他局部淋巴组织的 T 细胞中复制。被感染的 T 细胞随后将病毒转运至皮肤组织、内脏器官及神经系统,形成病毒血症,引起皮肤及全身组织器官病变。发病后 2~5 天特异性抗体出现,病毒血症消失,症状随之好转。水痘的皮肤病变为棘细胞层细胞水肿变性,细胞液化后形成单房性水疱,内含大量病毒,随后由于疱疹内炎症细胞和组织残片增多,疱内液体变浊,病毒数量减少,最后结痂,下层表皮细胞再生。因病变表浅,愈合后不留瘢痕。病灶周边和基底部血管扩张,单核细胞及多核巨细胞浸润形成红晕,浸润的多核巨细胞核内有嗜酸性病毒包涵体。由于特异性抗体存在,受染细胞表面靶抗原消失,逃避致敏 T 细胞免疫识别,病毒可隐伏于脊髓后根神经节或脑神经的感觉神经节内,在机体受到某些刺激,如发热、疲劳、创伤等,或免疫力降低情况下,潜伏状态的病毒被激活而复制,病毒沿感觉神经向远端传播至所支配的皮区增殖引起带状疱疹。

(二)病理

机体免疫缺陷者发生播散性水痘时,病理检查发现食管、肺、肝、心、肠、胰、肾上腺和肾脏有局灶性坏死和细胞核内含嗜酸性包涵体的多核巨细胞。并发脑炎者有脑水肿、点状出血、脑血管有淋巴细胞套状浸润,神经细胞有变性坏死。并发肺炎者,肺部呈广泛间质性炎症,散在灶性坏死实变区,肺泡可出血及纤维蛋白性渗出物,并可见含包涵体的多核巨细胞。

四、临床表现

(一)典型水痘

潜伏期 10～21 天,多为 14～17 天。前驱期可无症状或仅有轻微症状,也可有低或中等度发热及头痛、全身不适、乏力、食欲缺乏、咽痛、咳嗽等,发热第 1～2 天即迅速出疹。水痘皮疹具特征性,其特点可概括为向心分布,分批出现,斑丘疱(疹)痂"四代"同堂。初为红斑疹,数小时后变为深红色丘疹,再经数小时发展为疱疹。位置表浅,形似露珠水滴,椭圆形,3～5 mm 大小,壁薄易破,周围有红晕。疱液初透明,数小时后变为混浊,若继发化脓性感染则成脓疱,水痘皮疹有瘙痒感,常使患者烦躁不安。1～2 天后疱疹从中心开始干枯结痂,周围皮肤红晕消失,再经数天痂皮脱落,一般不留瘢痕,若继发感染则脱痂时间延长,甚至可能留有瘢痕。皮疹呈向心分布,先出现于躯干和四肢近端,躯干皮疹最多,次为头面部,四肢远端较少,手掌、足底更少。部分患者鼻、咽、口腔、结膜和外阴等处黏膜可发疹,黏膜疹易破,形成溃疡,常有疼痛。水痘皮疹分批出现,每批历时 1～6 天,皮疹数目为数个至数百个不等,皮疹数目愈多,则全身症状亦愈重。一般水痘皮疹经过斑疹、丘疹、疱疹、结痂各阶段,但最后一批皮疹可在斑丘疹期停止发展而隐退,发疹 2～3 天后,同一部位常可见斑、丘、疱疹和结痂同时存在。

水痘为自限性疾病,10 天左右自愈,儿童患者全身症状及皮疹均较轻,成人及婴儿病情较重,皮疹多而密集,病程可长达数周,易并发水痘肺炎。免疫功能低下者易形成播散性水痘,病情重,高热及全身中毒症状重,皮疹多而密集,易融合成大疱型或呈出血性,继发感染者呈坏疽型,若多脏器受病毒侵犯,病死率极高。妊娠早期感染水痘可能引起胎儿畸形,孕期水痘较非妊娠妇女重,若发生水痘后数天分娩亦可发生新生儿水痘。此外,重症水痘可发生水痘肺炎、水痘脑炎、水痘肝炎、间质性心肌炎及肾炎等。

(二)带状疱疹

发疹前 2～5 天局部皮肤常有瘙痒、感觉过敏、针刺感或灼痛,触摸皮肤时疼痛尤为明显,局部淋巴结可有肿痛,部分患者有低热和全身不适。皮疹先为红斑,数小时发展为丘疹、水疱,数个或更多成集簇状,数簇连接成片,水疱成批发生,簇间皮肤正常。带状疱疹沿周围神经相应皮区分布,多限于身体一侧,皮损很少超过躯干中线,5～8 天后水疱内容浑浊或部分破溃、糜烂、渗液,最后干燥结痂。第二周痂皮脱落,遗留渐进性淡红色斑或色素沉着,一般不留瘢痕,病程约 2～4 周。

带状疱疹可发生于任何感觉神经分布区,但以脊神经胸段最常见。三叉神经第一支亦常受侵犯,可能会发生眼带状疱疹,常累及角膜及虹膜睫状体,若发生角膜瘢痕,可导致失明。当累及三叉神经其他支或面神经时,可出现口腔内小囊泡等不典型表现。偶可侵入第 V、VII、IX 和 X 对脑神经而出现面瘫、听力丧失、眩晕、咽部皮疹或咽喉麻痹等。外耳道疱疹、味觉丧失及面瘫三联症称为 Ramsey-Hunt 综合征。黏膜带状疱疹可侵犯眼、口腔、阴道和膀胱黏膜。免疫缺陷时,病毒可侵袭脊髓而出现肢体瘫痪、膀胱功能障碍、排泄困难,偶可引起脑炎和脑脉管炎。皮损轻重随个体而异,有的仅在某一感觉区内出现疼痛而不发疹;有的只有斑疹而无疱疹;有的局部疱疹融合而形成大疱,或出血性疱疹;有的出现水疱基底组织坏死,形成紫黑结痂;50 岁以上患者 15%～75% 可见带状疱疹后神经痛(PHN),持续 1 年以上。大量研究表明,急性期皮疹越严重或皮疹愈合的时间越长,越有可能发生 PHN。皮疹的受累面积越大,发生 PHN 的风险越大。重者可发生播散性带状疱疹,局部皮疹后 1～2 周全身出现水痘样皮疹,伴高热、毒血症明显,甚至病毒播散至全身脏器,发生带状疱疹肺炎和脑膜脑炎,病死率高,此类患者多有免疫功能缺陷或免疫抑制。

五、实验室及辅助检查

(一)血常规
大多正常,偶见白细胞轻度增高。

(二)病原学检查
1.疱疹刮片

刮取新鲜疱疹基底组织涂片,瑞氏染色见多核巨细胞,苏木素伊红染色可常见细胞核内包涵体。

2.病毒分离

将疱疹液直接接种入人胚成纤维细胞,分离出病毒再作鉴定,仅用于非典型病例。

3.病毒 DNA 检测

用聚合酶链反应(PCR)检测患者呼吸道上皮细胞和外周血白细胞中 VZV-DNA,比病毒分离简便。

(三)免疫学检测
补体结合抗体高滴度或双份血清抗体滴度升高 4 倍以上可确诊为近期感染。患者出疹后1～4 天即可检出补体结合抗体,2～6 周达到高峰,6～12 个月后逐渐下降。血清学抗体检查有可能发生与单纯疱疹病毒抗体的交叉反应。取疱疹基底刮片或疱疹液,病毒膜抗原荧光抗体检查(FAMA 试验)简捷有效。

六、并发症

(一)VZV 脑炎
65％发生在出疹后的第 3～8 天,发生率为 1‰～2‰。临床表现为发热,剧烈头痛及呕吐,颈部抵抗,脑膜刺激征阳性,深反射亢进等急性脑膜脑炎表现。部分患者渐进性加重,出现兴奋、昏睡、共济失调、惊厥等,根据神经受损部位不同而出现相应表现。部分可出现格林-巴利综合征和 Reye 综合征。脑脊液常规检查淋巴细胞及蛋白质含量升高,糖和氯化物正常。脑炎程度与水痘轻重似无相关性。多数患者7～10 天体温恢复正常,1～2 月神经功能障碍逐渐恢复。10％患者有神经系统后遗症,病死率约为 5％。

(二)进行性播散性水痘
进行性播散性水痘又称重型水痘,见于免疫抑制或缺陷者。表现为高热、全身皮疹多而密集,出疹期长,疱疹可融合成大疱或呈出血性疹,常为离心分布,四肢多,出疹 1 周后仍可持续高热,约 1/3 病例出现多脏器损害,如水痘性肺炎、肝炎、脑炎等。病死率为 7％。

(三)水痘肺炎
水痘肺炎是水痘最严重的并发症,发生率 4％,多见于成年人(占 20％)。表现为咳嗽、呼吸困难和发热,常出现发绀、咯血、胸痛。胸部 X 线示两肺点片状阴影,主要分布于支气管周围,也可出现胸腔积液和肺门淋巴结肿大。随着皮疹的恢复,肺炎减轻,但肺功能恢复需数周时间。

七、诊断与鉴别诊断

水痘和带状疱疹依临床表现,尤其皮疹形态、分布,典型病例不难诊断,非典型病例需靠实验室检测作出病原学诊断。

水痘需与丘疹样荨麻疹鉴别,后者多见于婴幼儿,系皮肤过敏性疾病,皮疹多见于四肢,可分批出现为红色丘疹,顶端有小水痘,壁较坚实,痒感显著,周围无红晕,不结痂。带状疱疹出疹前应注意与胸膜炎、胆囊炎、肋软骨炎、流行性肌痛等鉴别。

八、治疗

一般治疗和对症治疗为主,可加用抗病毒药,注意防治并发症。

(一)一般治疗与对症治疗

水痘急性期应卧床休息,注意水分和营养补充,避免因抓伤而继发细菌感染。皮肤瘙痒可用含 0.25% 冰片的炉甘石洗剂或 5% 碳酸氢钠溶液局部涂擦,疱疹破裂可涂甲紫或抗生素软膏防继发感染。维生素 B_{12} 500~1 000 mg 肌内注射,每天 1 次,连用 3 天可促进皮疹干燥结痂。全身紫外线照射治疗,有止痒、防继发感染,加速疱疹干涸、结痂、脱落的效果。发现水痘播散应重视综合措施,积极支持治疗甚为重要。

带状疱疹局部治疗可用 5% 碘去氧脲嘧啶溶液溶于 50% 二甲基亚砜制成的溶液外涂,或阿昔洛韦溶液外敷,每天数次,同时可适当用镇静剂(如地西泮等)、镇痛剂(如阿米替林)止痛,且阿司匹林因与 Reye 综合征相关,应尽量避免应用。高频电疗法对消炎止痛、缓解症状、缩短病程疗效较佳。氦-氖激光照射与皮疹相关脊髓后根、神经节或疼痛区,有显著镇痛作用。

(二)抗病毒治疗

年龄 >50 岁的带状疱疹患者,有免疫缺陷或应用免疫抑制剂的水痘和带状疱疹患者,侵犯三叉神经第一支有可能播散至眼的带状疱疹,以及新生儿水痘或播散性水痘肺炎、脑炎等严重患者应及早(发病 24 小时内)使用抗病毒药。首选阿昔洛韦(无环鸟苷 acyclovir, ACV)每次200 mg(800 mg 带状疱疹),每天 5 次口服或 10~12.5 mg/kg 静脉滴注,每 8 小时 1 次,疗程7 天。免疫抑制患者需静脉给药。其他核苷类似物如泛昔洛韦(famciclovir, FAV)、伐昔洛韦(valaciclovir, VCV)作用与阿昔洛韦相同,且半衰期长,不良反应少。伐昔洛韦是阿昔洛韦的前体药物,只能口服给药,生物利用度是阿昔洛韦的 3~5 倍,并且药代动力学比阿昔洛韦更好,给药方法简单:300 mg,每天 2 次,连用 7 天。泛昔洛韦是喷昔洛韦前体,也是口服给药,250 mg 每天 3 次,疗程 7 天。现已证实口服泛昔洛韦、伐昔洛韦治疗皮肤带状疱疹比阿昔洛韦更为便捷,用药次数少,能明显减少带状疱疹急性疼痛的持续时间。但阿昔洛韦因其价格优势,仍是目前带状疱疹抗病毒治疗的一线首选药,特别是对于经济落后的国家地区。病情极严重者,早期加用α-干扰素 10×10^5 U,皮下注射,能较快抑制皮疹发展,加速病情恢复。对于阿昔洛韦耐药者,可给膦甲酸钠120~200 mg/(kg·d),分 3 次静脉注射。抗病毒治疗有助于减少带状疱疹患者急性神经炎症的发生,加速皮损修复;对免疫缺陷患者及早使用抗病毒药物可防治病毒扩散。但抗病毒治疗能否减少皮肤带状疱疹后神经痛的发生率及缩短神经痛时间,目前尚无定论。

(三)防治并发症

皮肤继发感染时可加用抗菌药物,因脑炎出现脑水肿颅内高压者应脱水治疗。肾上腺皮质激素对水痘病程有不利影响,可导致病毒播散,一般不宜应用。但病程后期水痘已结痂,若并发重症肺炎或脑炎,中毒症状重,病情危重者可酌情使用。关于皮质激素治疗带状疱疹后神经痛仍有争议,一些研究表明抗病毒治疗联合激素可提高患者生活质量,目前带状疱疹后神经痛治疗很困难,重在预防。除口服药物外,还可试用神经阻滞疗法。眼部带状疱疹,除应用抗病毒治疗外,亦可用阿昔洛韦眼药水滴眼,并用阿托品扩瞳,以防虹膜粘连。

九、预后

水痘只要不继发严重的细菌感染,其预后良好,不会留下瘢痕。但免疫功能低下,继发严重细菌感染的水痘患者,新生儿水痘或播散性水痘肺炎、水痘脑炎等严重病例,病死率可高达25%。水痘脑炎幸存者还可能会留下精神异常、智力迟钝、癫痫发作等后遗症。

皮肤带状疱疹呈自限性,预后一般良好,预后一般可获得终身免疫,仅偶有复发,不过,若疱疹病损发生于某些特殊部位(如角膜),则可能导致严重的后果。

十、预防

(一)管理传染源

一般水痘患者应在家隔离治疗至疱疹全部结痂或出疹后7天。带状疱疹患者不必隔离,但应避免与易感儿及孕妇接触。

(二)切断传播途径

应重视通风换气,避免与急性期患者接触。消毒患者呼吸道分泌物和污染用品。托儿机构宜用紫外线消毒或用非臭氧型空气净化机净化空气。

(三)保护易感者

(1)被动免疫:用水痘带状疱疹免疫球蛋白(VZIG)5 mL肌内注射,最好在接触后72小时内使用。主要用于有细胞免疫缺陷者、免疫抑制剂治疗者、患有严重疾病者(如白血病、淋巴瘤及其他恶性肿瘤等)或易感染孕妇及体弱者,亦可用于控制、预防医院内水痘暴发流行。

(2)主动免疫:近年国外试用减毒活疫苗,对自然感染的预防效果为68%~100%,并可持续10年以上。对于12月龄以上易感人群都推荐使用,建议所有儿童12~15月时进行第一次接种,4~6岁追加第二次。未曾感染的成人也应接种,孕妇应避免使用。

(宫雪艳)

参 考 文 献

[1] 陈国林.内科学基础与疾病救治[M].北京:中国纺织出版社,2023.

[2] 王绪臻.现代实用临床内科学[M].武汉:湖北科学技术出版社,2022.

[3] 郭希菊,姜鹤,何峰峰.现代内科学[M].广州:世界图书出版广东有限公司,2020.

[4] 解苇生,李爽,张建林,等.现代内科临床诊治[M].长春:吉林科学技术出版社,2023.

[5] 张平.临床内科疾病诊治技术[M].南昌:江西科学技术出版社,2021.

[6] 刘雪艳,刘娜,沙俊莹,等.内科常见疾病临床诊断与治疗[M].哈尔滨:黑龙江科学技术出版社,2021.

[7] 高娟,王佩,魏爱爱.临床神经内科诊疗必备[M].上海:上海交通大学出版社,2023.

[8] 玄进,边振,孙权.现代内科临床诊疗实践[M].北京:中国纺织出版社,2020.

[9] 宋明明.内科临床诊断治疗实践[M].汕头:汕头大学出版社,2023.

[10] 王为光,王为光.现代内科疾病临床诊疗[M].北京:中国纺织出版社,2021.

[11] 刘国丽,刘术青,王威.临床内科诊断与治疗方案[M].南昌:江西科学技术出版社,2022.

[12] 宋波.内科医师临床必备[M].青岛:中国海洋大学出版社,2023.

[13] 孔刚,高丽红,郭玉延.内科诊断思维与治疗原则[M].上海:上海交通大学出版社,2023.

[14] 刘伟霞,孙晓梅,贾安海,等.内科疾病临床治疗[M].哈尔滨:黑龙江科学技术出版社,2022.

[15] 付劭静.临床神经内科疾病诊治[M].南昌:江西科学技术出版社,2021.

[16] 王佃亮,黄晓颖.内科医师诊疗与处方[M].北京:化学工业出版社,2023.

[17] 于方谭.现代临床神经内科学[M].南昌:江西科学技术出版社,2020.

[18] 李志宏.临床内科疾病诊断与治疗[M].汕头:汕头大学出版社,2023.

[19] 宋荣刚,于军霞,王春燕,等.内科常见病诊治思维与实践[M].青岛:中国海洋大学出版社,2023.

[20] 陈军.内科临床诊断思维[M].北京:科学技术文献出版社,2021.

[21] 于德强.临床内科疾病基础与理论[M].上海:上海科学普及出版社,2023.

[22] 韩慧茹.临床内科疾病诊治与处理[M].长春:吉林科学技术出版社,2022.

[23] 王晨,许明昭,杨涛,等.内科疾病临床诊疗实践[M].哈尔滨:黑龙江科学技术出版社,2022.

[24] 毛真真,贺广爱,丁明红,等.内科疾病诊疗思维精解[M].青岛:中国海洋大学出版社,2023.

[25] 厉梦华.常见内科疾病临床诊疗与进展[M].哈尔滨:黑龙江科学技术出版社,2021.

[26] 徐新娟,杨毅宁.内科临床诊疗思维解析[M].北京:科学出版社,2021.

[27] 耿琳,曲光瑾,赵艳秋.临床内科疾病诊疗策略[M].北京:北京大学医学出版社,2023.

[28] 韩岩智.临床内科疾病综合治疗[M].哈尔滨:黑龙江科学技术出版社,2022.

[29] 张阳阳,张树堂.内科常见病诊疗精要[M].汕头:汕头大学出版社,2023.

[30] 于德强.临床内科疾病基础与理论[M].上海:上海科学普及出版社,2023.

[31] 徐慧,周贵星,肖强.临床内科疾病诊疗与康复[M].沈阳:辽宁科学技术出版社,2022.

[32] 史潍华,邵志林.实用临床内科诊疗学[M].天津:天津科学技术出版社,2022.

[33] 金琦.内科临床诊断与治疗要点[M].北京:中国纺织出版社,2021.

[34] 李东.临床内科疾病综合诊疗[M].长春:吉林科学技术出版社,2023.

[35] 李菁.内科常见病诊疗进展[M].武汉:湖北科学技术出版社,2023.

[36] 刘艳艳.急性动脉粥样硬化血栓形成性脑梗死发病患者血小板参数变化的意义[J].中国医药指南,2021,19(14):130-131.

[37] 赵世军,李银宏,刘磊,等.右美托咪定对脑出血患者神经细胞保护及氧化应激反应的影响[J].中国老年学杂志,2023,43(4):829-832.

[38] 赵锋,吴志辉.降钙素原、C反应蛋白联合血常规在儿童急性上呼吸道感染诊断中的价值分析[J].医师在线,2023,13(5):28-30.

[39] 张群,吴长江.纤维支气管镜肺泡灌洗治疗重症肺炎伴呼吸衰竭患者的效果及对炎性反应介质因子的影响分析[J].世界复合医学,2023,9(2):156-159.

[40] 任慧敏,薛乾隆,温德惠,等.膈肌收缩速度联合C反应蛋白/白蛋白比值预测慢性阻塞性肺疾病急性加重期机械通气患者撤机结局的研究[J].中国医刊,2023,58(1):87-91.